T0296403

Patientenzentrierte Medizin in Orthopädie und Unfallchirurgie

Jörg Jerosch
Claudia Linke
(Hrsg.)

Patientenzentrierte Medizin in Orthopädie und Unfallchirurgie

Lösungen für Patientenorientierung, Qualität
und Wirtschaftlichkeit

Mit 107 Abbildungen und 47 Tabellen

Mit einem Geleitwort von Prof. Dr. Bernd Kladny
und Prof. Dr. Reinhard Hoffmann und einem Geleitwort
von Dr. Johannes Flechtenmacher

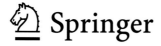 Springer

Herausgeber
Jörg Jerosch
Klinik für Orthopädie, Unfallchirurgie
und Sportmedizin
Johanna-Etienne-Hospital
Neuss, Deutschland

Claudia Linke
Leiterin Health Care Initiatives
Zimmer Biomet Deutschland GmbH
Berlin, Deutschland

ISBN 978-3-662-48080-9   ISBN 978-3-662-48081-6 (eBook)
DOI 10.1007/978-3-662-48081-6

Die Deutsche Nationalbibliothek verzeichnet diese Publikation in der Deutschen Nationalbibliografie; detaillierte
bibliografische Daten sind im Internet über http://dnb.d-nb.de abrufbar.

Umschlagentwurf: Monika Wetzel, Fa. Biomet
Umschlaggestaltung: deblik, Berlin
Fotonachweis Umschlag: © Robert Kneschke und georgejmclittle / fotolia.com

Gedruckt auf säurefreiem und chlorfrei gebleichtem Papier

Springer ist Teil von Springer Nature
Die eingetragene Gesellschaft ist Springer-Verlag GmbH Berlin Heidelberg

Geleitwort

Vertrauen ist ein Phänomen, das in unsicheren Situationen auftritt und abhängig ist von Wissensstand, Erfahrung und Interessenskonflikten. Wissenschaft selbst erfolgt wertfrei, sie kann niemandem sagen, was er tun soll, nur was getan werden kann, und sie erlaubt im Idealfall eine statistische Wahrscheinlichkeitsvoraussage.

Wir sind Ärzte, wir verkaufen kein Autos, keine Urlaubsreisen und sind keine Wellnessunternehmer. Wir behandeln den Menschen mit Krankheit, Verletzung oder Behinderung nach den Regeln des medizinischen Standards, aber auch so, dass für seine persönliche Lebenssituation die beste Lösung gefunden wird. Empathie und Kompetenz zeichnet unser Fach aus.

Vor allem bei elektiven Operationen ist der Eindruck entstanden, wir seien Dienstleister oder Leistungserbringer, wir sind aber Ärzte. Man muss es immer klar und deutlich sagen, diese Sicht geht verloren.

Medizin erscheint manchem immer mehr nach betriebswirtschaftlichen Kriterien ausgerichtet zu sein. Die ökonomischen Einflüsse in der Medizin sind nicht neu. Das schon in der Antike postulierte Paradigma „salus aegroti suprema lex", welches von Williams James Mayo 1910 erneut aufgegriffen wurde, „dass allein das Wohl der Patienten oberstes Ziel sein dürfe", hat gerade in der Zeit von elektiven Eingriffen seine volle Gültigkeit.

Trotz des in der Regel asymmetrischen Informationsstandes (Arzt/Patient) ist deswegen, gerade in unserem Fach, eine partizipative Entscheidungsfindung („shared decision making") notwendig, der Arzt als Experte für den Krankheitsfall und der Patient als Experte für seine Person definieren den richtigen Weg gemeinsam. Hierbei werden wir unserer Verantwortung gerecht, indem wir auch Dinge ansprechen, die Patienten nicht gerne hören, aber die für den Heilungsverlauf und die weitere Lebensführung wichtig sind.

Prof. Jerosch und sein Autorenteam haben die Aufgabe übernommen, eine patientenzentrierte Medizin im deutschen Gesundheitssystem umfänglich und geordnet zu beschreiben, um sowohl die ärztlichen Leser als auch interessierte Laien in diese komplexe Problematik mit allen ihren Facetten einzuführen. Ich kann den Autoren für ihre Arbeit nur danken und meine, dass ein Buch entstanden ist, welches das Interesse von Ärzten, für im Gesundheitswesen Tätige aber auch von potenziellen Patienten wecken sollte.

Dr. med. Johannes Flechtenmacher
Karlsruhe im Oktober 2015

Geleitwort

Die Arzt-Patient-Beziehung hat in der Medizin des 20. Jahrhunderts einen tiefgreifenden Wandel erfahren. Lange Zeit galt das paternalistische Modell, das die Autorität des Arztes in den Vordergrund stellt, verbunden mit der Macht und Kontrolle über Entscheidungen als Voraussetzung für eine erfolgreiche Behandlung. Vor dem Hintergrund der Anerkennung des Selbstbestimmungsrechts des Einzelnen wird zu Beginn des 21. Jahrhunderts zunehmend die Patientenzentrierung im medizinischen Geschehen eingefordert. Beschleunigt wurde dies durch die allgemeine Verfügbarkeit von Wissen und eine veränderte Haltung der Patienten, die eine Partnerschaft in der Arzt-Patient-Beziehung auf Augenhöhe einfordern. Der Patient wird heute als Schlüsselfigur in der Behandlung angesehen. Ein Großteil der Patienten möchte aktiv an medizinischen Entscheidungsprozessen mitwirken. Im öffentlichen Meinungsbild entwickelt sich eine Überzeugung, dass der Patient selbst am besten in der Lage ist, Nutzen und Risiken medizinischer Prozesse abzuwägen und zu entscheiden, was für ihn am besten ist.

Eine patientenzentrierte Medizin im Sinne der Berücksichtigung von Wünschen und Präferenzen des Patienten ohne Darstellung der Möglichkeiten auf der Basis wissenschaftlich abgesicherter Ergebnisse scheint nur schwer möglich. Der fundamentale Paradigmenwechsel von der größtenteils arztzentrierten hin zur patientenorientierten Medizin hat neben den Auswirkungen auf die Patientenversorgung auch enorme Implikationen für medizinische Ausbildung, Wissenschaft, Qualitätsmanagement, Wirtschaft und Recht. Das vorliegende Werk gibt erstmals im deutschsprachigen Raum in Buchform eine Orientierung über die zahlreichen Aspekte der patientenzentrierten Medizin im großen Fach Orthopädie und Unfallchirurgie.

Wir gratulieren den Herausgebern und Autoren zu dieser umfassenden Zusammenstellung von Perspektiven im Sinne der uns anvertrauten Patienten, die wir schon immer im Zentrum unseres Handelns gesehen haben. Wir wünschen viel Erfolg.

Prof. Dr. Bernd Kladny
Generalsekretär DGOOC

Prof. Dr. Reinhard Hoffmann
Generalsekretär DGU

Vorwort

Das deutsche Gesundheitswesen steht seit Jahren unter erheblichem Druck, die steigenden Ausgaben nicht zuletzt aus Angst vor steigenden Versicherungsbeiträgen zu bremsen und gleichzeitig eine qualitativ h\sochwertige Versorgung für unsere Gesellschaft bereitzustellen. Dieser Druck wird nicht nur an Krankenhäuser oder Medizinproduktelieferanten weitergegeben, sondern an alle Akteure, die an der Bereitstellung von Gesundheit beteiligt sind. Dabei geraten vor allem Mediziner mit ihren täglichen Entscheidungen über Ressourcennutzung für Patientenbedürfnisse in den Fokus. So hat sich in der letzten Dekade auch die Situation in der Orthopädie und Unfallchirurgie zunehmend verschärft. Es stellt sich die Frage, wie der hippokratische Eid trotz zunehmender ökonomischer Orientierung Credo ärztlichen Handelns bleiben kann und gleichzeitig Lösungen für die wirtschaftlichen Herausforderungen bei ständig wechselnden Ansprechpartner im System gefunden werden können.

Dieses Buch möchte nun mit einer Sammlung von Lösungen auf die heutigen Herausforderungen in der Orthopädie und Unfallchirurgie reagieren. Die Herausgeber sind davon überzeugt, dass nur interdisziplinär und über die eigenen Institutions- und Ländergrenzen hinweg, neue Wege mit den unterschiedlichen Partnern gefunden werden können. Vor allem das oft angespannte Verhältnis zwischen Verwaltungsdirektoren und Ärzten kann sich nur dann ändern, wenn beide Seiten aufeinander zugehen und die Probleme des jeweils anderen verstehen.

Um dieses Verhältnis jedoch grundlegend zu verbessern, braucht es eine vertrauensvolle Zusammenarbeit, die oftmals erst noch erarbeitet werden muss. Für die Verwaltung sind die Kosten die „Währung", für die Behandlungsteams hingegen ist es die Qualität ihrer Behandlung. Leitende Ärzte werden beispielsweise verstehen müssen, dass keine Ländermittel mehr für die Krankenhausfinanzierung zur Verfügung gestellt werden und müssen auch die Hintergründe zu Begrifflichkeiten wie „Deckungsbeitrag", „Umsatzrendite" und „Fixkostendegressionsabschlag" verstehen. Im Gegenzug werden Verwaltungsdirektoren lernen müssen, dass zunächst erst verschiedene Abläufe angepasst und optimiert werden müssen, bevor Personalressourcen eingespart werden.

Unsere Erfahrung mit beiden Seiten zeigt, dass Medizin und Ökonomie durchaus positiv zusammenwirken können und dass Patienten hiervon profitieren. Entsprechende Beispiele soll das vorliegende Buch zeigen. Schließlich ist ein bedachter und somit wirtschaftlicher Umgang mit den knappen Ressourcen im Gesundheitswesen gerade deswegen ethisch vertretbar, da nur dieser nachhaltig ermöglicht, dass langfristig vor allem die Patienten, die am bedürftigsten sind, all das erhalten, was sie benötigen.

Das Bestreben des vorliegenden Buches ist es also, zu zeigen, wie die verschiedenen Akteure im Gesundheitswesen auf jeweils unterschiedliche Art und Weise nach Lösungen suchen und sich zunehmend auf ein gemeinsames Ziel ausrichten: die Bereitstellung einer effizienten patientenzentrierten Medizin.

Prof. Dr. med. Dr. h.c. Jörg Jerosch   Dr. Claudia Linke

Inhaltsverzeichnis

Autorenverzeichnis XXII

I   Allgemeine Herausforderungen im Gesundheitswesen

1   Das deutsche Gesundheitssystem – Mängel, Defizite und Perspektiven 3
Edmund A. M. Neugebauer
1.1   **Status quo – Warum sind wir da wo wir sind?** 4
1.1.1   Kosten und Reformen 4
1.1.2   Nach der Reform ist vor der Reform 5
1.2   **Mängel und Defizite: Wohin hat uns das ständige Reformieren geführt?** 7
1.2.1   Krankenhäuser 7
1.2.2   Leistungserbringer 8
1.2.3   Patienten 9
1.3   **Perspektiven** 11
Literatur 13

2   Diagnoseaufklärung, Information und Entscheidung
über Behandlungen – Patientenbeteiligung und partizipative
Entscheidungsfindung 15
Jörg Dirmaier, Martin Härter
2.1   **Einleitung** 16
2.2   **Patientenzentrierte Gesundheitsversorgung und partizipative Entscheidungsfindung** . 16
2.2.1   Rahmenbedingungen 16
2.2.2   Entscheidungsmodelle in der Medizin 17
2.2.3   Umsetzung in der Arzt-Patienten-Kommunikation 18
2.2.4   Indikationen für PEF 19
2.2.5   Gesundheitsinformationen und Risikokommunikation 20
2.3   **Praktische Umsetzung von PEF** 21
2.3.1   Medizinische Entscheidungshilfen 21
2.3.2   Patientenschulungen 24
2.3.3   Ärztliche Trainingsmaßnahmen 24
2.4   **Effekte von PEF in der Orthopädie** 25
2.5   **Barrieren bei der Umsetzung von PEF** 25
2.6   **Ausblick** 26
Literatur 27

3   Das Problem aus Sicht eines Patienten 31
Manfred Kremer
3.1   **Arztzentrierte Behandlung** 32
3.2   **Der Wandel** 32
3.3   **Patientenzentrierte Behandlung** 32
3.3.1   Epikrise 32
3.3.2   Mein Job als Patientenvertreter 32

3.3.3   Konzeptentwicklung 33
3.3.4   Praktische Umsetzung, Patientenschule 34
3.4   Fazit... 35

4   Das Problem aus Sicht eines budgetverantwortlichen Arztes – zwischen
         Hippokrates und Umsatzrendite 37
         Jörg Jerosch
4.1   Eid des Hippokrates 38
4.2   Umsatzrendite 38
4.3   Qualität 38
4.4   Probleme bei der Krankenhausfinanzierung........................... 39
4.5   Anforderungen an leitende Ärzte 39
4.6   Die Ökonomie gewinnt (zu viel) an Einfluss........................... 41
4.7   Das Bild aus Sicht der Patienten 43
4.8   Die Rolle der Geschäftsführer 43
4.9   Die Probleme kommen in der Öffentlichkeit an......................... 45
4.10   Die Rolle des DRG Systemes 45
         Literatur 47

5   Patient und Arzt – ein Dialog im Schatten des Wirtschaftlichkeitszwangs 49
         Bodo Antonic
5.1   Vorwort 50
5.2   Einleitung und Fragestellung....................................... 50
5.3   Studiendesign und -durchführung 51
5.4   Schlüsselergebnisse der Studie..................................... 52
5.4.1   Niedergelassene Ärzte.. 52
5.4.2   Klinikärzte 53
5.4.3   Kriterien der Patientenzufriedenheit................................. 53
5.5   Einschätzung der Ärzte und Patienten im Vergleich 55
5.5.1   Fazit 55
5.6   Fazit der Studie 56
5.7   Nicht wissenschaftliches Schlusswort 56

6   Arbeitszufriedenheit in der Pflege als Faktor der Versorgungsqualität 59
         Maria Nadj-Kittler, Katja Stahl
6.1   Arbeitsbedingungen der Pflege im Wandel............................ 60
6.2   Wirtschaftliche Kennzahlen versus Arbeitsbedingungen und Versorgungsqualität 60
6.3   Führung, Arbeitsbelastung, Patientenversorgung: Einflussfaktoren
         der Arbeitszufriedenheit von Pflegekräften 60
6.4   Datenanalyse zur Arbeitszufriedenheit in der Pflege 61
6.4.1   Picker-Befragungen zur Mitarbeiterzufriedenheit 61
6.4.2   Ergebnisse aktueller Befragungen von Pflegekräften aus Orthopädie und Unfallchirurgie ... 62
6.5   Schlussfolgerungen 62
         Literatur 65

7   Umgang mit Mittelknappheit im Krankenhaus aus Sicht der Krankenhausleitung 67
Peter Asché

7.1   **Finanzielle Rahmenbedingungen im Krankenhaussektor** 68
7.2   **Umgang mit Mittelknappheit im Krankenhaus** 69
7.2.1   Mittelknappheit und Ressourcenallokation 69
7.2.2   Handlungsfelder aus Sicht der Klinikleitung 70
7.3   **Ausblick** 73
        Literatur 73

8   Umgang mit Mittelknappheit im Krankenhaus aus Sicht der Industrie 75
Marc D. Michel

8.1   **Aktuelle Aspekte der Mittelknappheit im Umfeld des Krankenhauses** 76
8.2   **Konsequenz der Mittelknappheit für den Patienten** 76
8.3   **Aktuelle Aspekte und Rahmenbedingungen für die Medizinprodukteindustrie** 77
8.4   **Konsequenzen der Mittelknappheit** 77
8.4.1   Einseitige Betrachtung der Medizinprodukte als Kostenfaktor 77
8.4.2   Innovationsmanagement in Deutschland auf dem Prüfstand 79
8.5   **"Wir können doch kein Fazit ziehen, wenn wir noch unterwegs sind ..."** 80
        Literatur 81

9   Die unterschiedlichen Dimensionen der Versorgungsqualität im Krankenhaus 83
Matthias Mohrmann

9.1   **Einleitung** 84
9.2   **Innovation** 84
9.3   **Operative und interventionelle Routineprozeduren** 85
9.4   **Pflegerische Versorgung im Krankenhaus** 86
9.5   **Fazit** 88

10   Probleme im stationären Sektor aus Sicht des Ökonomen 89
Boris Augurzky

10.1   **Einleitung** 90
10.2   **Steigende Leistungsmenge** 90
10.3   **Schrumpfende Finanzierungsbasis** 94
10.4   **Wege aus dem Dilemma** 96
10.5   **Fazit** 99
        Literatur 100

11   Verweildauer als Zielparameter der Patientenversorgung aus ökonomischer und medizinischer Sicht 101
Claudia Linke

11.1   **Paradigmenwechsel in der medizinischen Versorgung seit Einführung der DRG** 102
11.2   **Wie viel Krankenhaus braucht der Patient?** 103
11.3   **Gängige Glaubenssätze im Klinikalltag in Verbindung mit der Verweildauer** 105
11.3.1   Glaubenssatz 1: Lange Verweildauer = gute Qualität 106
11.3.2   Glaubenssatz 2: Kurze Verweildauern sind rein ökonomisch begründet 108

11.3.3   Glaubenssatz 3: Die Entlassung muss sich an der mittleren Verweildauer orientieren 108
11.3.4   Glaubenssatz 4: Gefühlte versus tatsächliche Verweildauer 110
11.3.5   Glaubenssatz 5: Der Patient möchte eine lange stationäre Verweildauer 110
11.4   **Zielparameter der Zukunft für eine optimale medizinische Versorgung** 111
         Literatur 112

12   PROM – Mehr als nur die Standzeit betrachten 115
         Jing Xie
12.1   **Einleitung** 116
12.2   **Mangelnde Patientenzufriedenheit** 116
12.3   **Produkte und Programme für patientenzentrierte Versorgung** 116
12.4   **Zusammenfassung** 117
         Literatur 118

II   Lösungen für das Medizinmanagement

13   Optimierte Diagnostik am Beispiel eines Instituts 121
         Christian Schneider
13.1   **Einführung** 122
13.2   **Strukturierter Diagnostikplan** 122
13.3   **Fallkonferenz als Schlüssel** 123

14   Patientenschulungen 125
         Jörg Jerosch
         Literatur 126

15   Sport- und Physiotherapie 127
         Inga Krauß, J. Heisel
15.1   **Einführung** 128
15.2   **Begriffsbestimmung** 128
15.2.1   Physiotherapie 128
15.2.2   Sport- und Bewegungstherapie 128
15.2.3   Physikalische Therapie 129
15.3   **Relevante Berufsgruppen zur Durchführung der Therapie** 129
15.4   **Allgemeine Ziele und Wirkmechanismen** 130
15.4.1   Schmerzlinderung 130
15.4.2   Funktionelle Anpassungen 130
15.4.3   Psychische Effekte 131
15.4.4   Placeboeffekte 131
15.5   **Spezifizierte Therapieinhalte** 132
15.5.1   Klassische Physiotherapie 132
15.5.2   Sport- und Bewegungstherapie 133
15.5.3   Physikalische Maßnahmen 137
15.6   **Präoperatives Training zur Verbesserung der postoperativen Situation** 142
15.7   **Postoperative Empfehlungen sportlicher Aktivitäten nach Endoprothesenversorgung** 142

15.8   Grundsätzliches zur Behandlung chronischer, akuter und postoperativer
        Beschwerden am Bewegungsapparat 144
        Literatur 144

16   Präoperative Ganzkörperwaschung 147
        Jörg Jerosch
16.1   Einleitung..148
16.2   Studien zur Wirksamkeit von Ganzkörperwaschung mit Chlorhexidin-Waschlotion....149
16.2.1 Präoperative Ganzkörperwaschung mit Chlorhexidindiglukonat in der Orthopädie 149
16.2.2 Präoperative Ganzkörperwaschung mit Chlorhexidindiglukonat in der Gefäßchirurgie 150
16.2.3 Bäder oder Duschvorgänge mit Chlorhexidindiglukonat....................................150
16.2.4 Anwendung von Chlorhexidindiglukonat kombiniert mit Mupirocin 151
16.2.5 Anwendung von Octenisan bei MRSA-Hautkolonisation 152
16.2.6 Eradikation von Propionibakterien 153
        Literatur 155

17   Blutmanagement in der Orthopädie und Unfallchirurgie......................157
        Pascal Knüfermann, Holger Haas
17.1   Einführung..158
17.2   Hintergrund und Historie 158
17.3   PBM als 3-Säulen-Behandlungskonzept 161
17.4   Säule 1: Optimierung des Erythrozytenvolumens und präoperatives
        Anämiemanagement..163
17.5   Säule 2: Vermeidung von Blutungen und Blutverlusten...............................167
17.6   Säule 3: Erhöhung und Ausschöpfung der Anämietoleranz...........................168
17.7   Wirtschaftliche Aspekte von PBM 169
        Literatur 169

18   Flüssigkeitsmanagement 173
        Jörg Jerosch
        Literatur 175

19   Postoperative Schmerztherapie..177
        Joachim Nadstawek
19.1   Aufklärung über die postoperative Schmerztherapie................................179
19.1.1 Aufklärung des Patienten über eine patientenkontrollierte Analgesie über eine
        Schmerzpumpe (PCA) 179
19.1.2 Aufklärung über einen Periduralkatheter (PDK) zur postoperativen Schmerztherapie.......179
19.2   Schmerzprophylaxe..180
19.2.1 Novalgin..181
19.2.2 Diclofenac und Ibuprofen..181
19.2.3 Piritramid (Dipdolor) 182
19.2.4 Tramadol 182
19.2.5 Paracetamol 182
19.3   Schmerzmessung 183
19.4   Postoperative Schmerztherapie im Aufwachraum 183
19.4.1 Geplante Schmerztherapie über PCA 183
19.4.2 Geplante Schmerztherapie über PDK 184

19.5   **Patientenkontrollierte intravenöse Analgesie (PCA/PCIA)** 184
19.5.1   Würzburger Schmerztropf-PCA versus PCA mit Piritramid................................185
19.5.2   Kontraindikationen..185
19.5.3   Programmierung der PCA-Pumpen...185
19.5.4   PCA bei Kindern...187
19.6   **Periduralkatheter (PDK)** 187
19.6.1   Indikationen und Kontraindikationen 187
19.6.2   PDK und Thromboseprophylaxe...188
19.6.3   PDK-Anlage 189
19.6.4   Intraoperative peridurale Medikamentengabe 190
19.6.5   PDK auf der Normalstation...191
19.6.6   Beendigung der Periduralanalgesie 192
19.6.7   Umgang mit Komplikationen 192
19.7   **Periphere Nervenblockaden**...193
19.7.1   Intraoperatives Vorgehen 193
19.7.2   Plexuskatheter im Aufwachraum 193
19.8   **Praktisches Vorgehen im Schmerzdienst** 194
19.8.1   Vorgehen bei unzureichender Analgesie...194
19.8.2   Organisatorisches 194
19.9   **Postoperative Analgesie bei Kindern** 196
19.9.1   Schmerzmessung 196
19.9.2   Applikationsweise von Medikamenten 196
19.9.3   Medikamentöse Schmerztherapie...197
19.9.4   Patientenkontrollierte Analgesie (PCA) 198
19.9.5   Periphere Nervenblockaden, Epiduralanalgesie und Kaudalanästhesie 198
19.10   **Sonderfälle**...199
19.10.1 Vorgehen bei Kopfschmerzen nach der Punktion......................................199
19.10.2 Drogenabhängige oder opioidgewöhnte Patienten 199
         Literatur 201

20   **Perioperatives Schmerzmanagement aus Sicht des Operateurs** 203
         Jörg Jerosch
20.1   **Pathophysiologie des Schmerzes**..204
20.2   **Präoperative Phase**..205
20.3   **Schmerzdokumentation**..206
20.4   **Präemptive Analgesie** 207
20.4.1   NSAR 207
20.4.2   Opiate 208
20.4.3   NMDA-Rezeptor-Antagonisten..208
20.4.4 α_2-Rezeptor-Agonisten 208
20.4.5   Regionalanästhesie..208
20.4.6   Lokale Infiltrationsanästhesie 210
20.5   **Operative Phase**...211
20.6   **Postoperative Analgesie**...212
20.7   **Fazit für die Praxis**..213
         Literatur 213

21 **Perioperative Antibiotikaprophylaxe**..217
Jörg Jerosch
21.1 **Einführung**..........................218
21.2 **Risikostratifizierung**..........................219
21.3 **Indikation**..........................219
21.4 **Zeitpunkt**..........................219
21.5 **Wirkstoffe**..........................221
Literatur..........................222

22 **Intraoperative lokale Anwendungen zur Infektprophylaxe**...................225
Jörg Jerosch
Literatur..........................227

23 **Anwendung von Drainagen, Tourniquets und CPM**..........................229
Jörg Jerosch
23.1 **Drainagen**..........................230
23.2 **Tourniquet**..........................230
23.3 **Continous passive motion**..........................230
Literatur..........................231

24 **Das EndoCert-Konzept**..233
Holger Haas
24.1 **Hintergrund**..........................234
24.2 **Entwicklung**..........................234
24.3 **Kernelemente**..........................235
24.4 **Formaler Aufbau des Zertifizierungsverfahrens**..........................237
24.5 **Ablauf des Verfahrens**..........................238
24.6 **Erfahrungen aus den Pilotphasen und erste Ergebnisse**..........................240
24.6.1 Personal..........................240
24.6.2 Institutionalisierte Besprechungen..........................240
24.6.3 Kernprozesse..........................240
24.6.4 Stützprozesse..........................241
24.6.5 Qualitätsindikatoren..........................241
24.7 **Aktueller Stand**..........................241
24.8 **Diskussion und Ausblick**..........................241
Literatur..........................242

25 **Lösungskonzepte für eine effiziente OP-Nutzung**..........................245
Dirk Pfitzer, Roman Hipp, Katja Pöhls
25.1 **Einleitung**..........................246
25.2 **3-Punkte-Plan zur Steigerung der Effizienz im OP**..........................246
25.2.1 Vermeidung jeglicher Stillstandzeiten..........................246
25.2.2 Minimierung von Effizienzverlusten im OP-Ablauf..........................247
25.2.3 Sicherstellung eines bedarfsgerechten Personaleinsatzes..........................249
25.3 **Unterstützung durch übergeordnete Rahmenbedingungen**..........................250
25.4 **Einbettung der OP-Analyse in weitere Betrachtungen**..........................252
25.5 **Effektives Change Management als Voraussetzung für eine nachhaltige Umsetzung**..252
Literatur..........................253

26   Juristische Aspekte der Prozessoptimierung im Krankenhaus 255
Heiko Schott
26.1   **Hintergrund** 256
26.2   **Konsequenzen** 256
26.2.1 Zeitliche Komponente 257
26.2.2 Inhaltliche Komponente 258
26.2.3 Formelle Komponente 259
26.3   **Fazit** 259

27   Mindestmenge – Spezialisierung des Operateurs 261
Jochem Schunck
27.1   **Einleitung** 262
27.1.1 Mindestmengen 262
27.1.2 Spezialisierung des Operateurs 264
27.2   **Diskussion** 264
        Literatur 265

28   Warum bedarf es neuer Konzepte wie dem Rapid-Recovery-Programm? 267
Kirill Gromov, Henrik Husted
28.1   **Einleitung** 268
28.2   **Krankenhausverweildauer** 268
28.3   **Mortalität und Morbidität** 269
28.4   **Patientenzufriedenheit** 269
28.5   **Kosten** 270
28.6   **Sicherheit** 270
28.7   **Fazit** 270
        Literatur 271

**29   Rapid-Recovery-Management als organisatorische Innovation für die
        kontinuierliche medizinische Optimierung** 273
Claudia Linke, Tobias Heitmann
29.1   **Notwendigkeit für eine patienten- und prozessorientierte sowie ganzheitliche
        Betrachtung des Behandlungsverlaufs** 274
29.2   **Von strukturierten Behandlungspfaden bis hin zum Rapid-Recovery-Management** ... 274
29.2.1 Schritt 1: Prozessoptimierung durch patienten- und informationsorientierte
        Wertschöpfungskonfiguration des Behandlungsprozesses 277
29.2.2 Schritt 2: Kontinuierliche klinische Verbesserungen 279
29.2.3 Schritt 3: Evaluation von Ergebnissen und Herausbildung einer hauseigenen Evidenz 279
29.3   **Kommunikation als Behandlungsmarke** 280
29.4   **Effekte des Rapid-Recovery-Managements** 280
29.5   **Medizinmanagement der Zukunft** 281
        Literatur 283

III   Indikationsspezifische Lösungen

**30   Praktische Umsetzung der Behandlungspfade in der Knie- und
Hüftendoprothetik** 287
Joachim Schmidt, Eddo Groß
30.1   **Einleitung** 288
30.2   **Behandlungspfad** 288
30.3   **Erstkontakt des Patienten** 288
30.4   **Rapid-Recovery-Schulung** 289
30.5   **Aufnahmetag bzw. OP-Tag** 289
30.6   **Postoperativer stationärer Aufenthalt** 299
30.7   **Nachstationärer Verlauf** 302
         Literatur 304

**31   Bewegungstherapie in der Rehabilitation nach Knie- oder Hüft-TEP-
Implantation** 305
Simon Hendrich
31.1   **Einleitung und Hintergrund** 306
31.2   **Rehabilitation nach Knie- oder Hüft-TEP** 306
31.3   **Bewegungstherapie nach Knie- oder Hüft-TEP** 307
31.3.1   Evidenz zur Bewegungstherapie nach Knie-TEP 307
31.3.2   Evidenz zur Bewegungstherapie nach Hüft-TEP 307
31.3.3   Dosierung der Bewegungstherapie nach Knie- oder Hüft-TEP 308
31.3.4   Einfluss der Bewegungstherapie nach Knie- oder Hüft-TEP 309
31.3.5   Forschungsdefizit 310
31.4   **Zusammenfassung und Ausblick** 310
         Literatur 311

32   Umsetzung von Rapid Recovery in der Schulterendoprothetik 315
Mathias Herwig
32.1   **Einleitung** 316
32.2   **Einführung eines Behandlungspfads** 316
32.3   **Konkrete Umsetzungen am Johanna-Etienne-Krankenhaus** 317
32.3.1   Indikationsstellung und Sprechstunde 317
32.3.2   Prästationärer Tag und Patientenschule 318
32.3.3   Aufnahmetag 319
32.3.4   OP-Tag 320
32.3.5   Stationärer Verlauf 322
32.3.6   Entlassungstag 323
32.3.7   Poststationäre Phase 324
32.4   **Prozessevaluation und Auswertung** 324
32.4.1   Schmerztherapie 324
32.4.2   Prästationäre und stationäre Prozesse 325
32.4.3   Poststationärer Prozess 326
32.4.4   Aufenthaltsdauer 328
32.4.5   Klinische Scores 328
32.5   **Fazit** 329
         Literatur 329

33   **Umsetzung des Fast-Track-Konzepts in der Wirbelsäulenchirurgie** 331
            Christoph Fleege, Michael A. Rauschmann

33.1   **Einführung** 332
33.2   **Präoperative Aspekte der Behandlungsoptimierung** 332
33.2.1   Verbesserte Patienteninformation durch Patientenschule...............................332
33.2.2   Steigerung der Patientenzufriedenheit durch die Patientenschule 334
33.3   **Intra- und postoperative Aspekte zur Reduktion von Komplikationen und**
            Verbesserung des Outcomes 335
33.3.1   Optimale Lagerung des Patienten 335
33.3.2   Intraoperative Wärmeregulation und deren Folgen.....................................336
33.3.3   Maßnahmen zur Reduktion des intraoperativen Blutverlusts............................336
33.3.4   Periduralkatheter und weitere Möglichkeiten zur Schmerzreduktion 338
33.4   **Postoperatives Nachbehandlungsmanagement** 339
33.4.1   Müssen postoperative Drainagen sein? Wenn ja, wie lange? 339
33.4.2   Multifaktorielle Einflüsse auf die Frühmobilisation...................................340
33.4.3   Postoperative Korsettbehandlung – hilfreich oder behindernd?.........................341
33.5   **Konsequentes Entlassungsmanagement** 342
33.6   **Entwicklung der Krankenhausverweildauer durch strukturierte**
            Behandlungskonzepte 342
33.7   **Zusammenfassung** 342
            Literatur 343

34   **Multimodales Konzept in der konservativen Wirbelsäulenbehandlung**.......345
            Christian Schneider

34.1   **Einführung** 346
34.2   **Schmerzbehandlung** 346
34.3   **Psychosoziale Aspekte** 346
34.4   **Physio- und Trainingstherapie**...347
34.5   **Stationäre Behandlung**..347

35   **Arthosemanagement in Praxis und Klinik**....................................349
            Klaus Baum, Jörg Jerosch, Axel Schulz

35.1   **Einführung** 350
35.2   **Konservatives Arthrosemanagement**...350
35.2.1   Basistherapie..351
35.2.2   Erweiterte nicht medikamentöse Therapie..356
35.2.3   Erweiterte medikamentöse Therapie 357
35.3   **Operative Therapie**...359
35.3.1   Gelenkerhaltende Operationen 359
35.3.2   Gelenkersatz..359
35.4   **Multimodales Arthrosemanagement** 360
            Literatur 361

36 **Sehnenmanagement in Praxis und Klinik am Beispiel der**
Achillessehnentendopathie 363
Frank Weinert, Lukas Weisskopf

36.1 **Einführung** 364

36.2 **Diagnostik** 365

36.2.1 Anamnese 365

36.2.2 Untersuchung 366

36.2.3 Bildgebung 366

36.3 **Therapie** 366

36.3.1 Auslösende Faktoren erkennen und verändern 366

36.3.2 Heilungsprozesse aktiv anregen 367

36.3.3 Ergänzende therapeutische Maßnahmen 367

36.3.4 Kombination statt Monotherapie 368

36.3.5 Komplikationen nach Achillessehnenoperationen 372

36.3.6 Fazit 373

Literatur 374

Erratum zu: Das deutsche Gesundheitssystem – Mängel, Defizite und Perspektiven ... E1
Edmund A. M. Neugebauer

Autorenverzeichnis

Peter Asché
Universitätsklinikum Aachen
Pauwelsstr. 30
52074 Aachen

Dr. Bodo R. V. Antonic
Die Kontur Marketing- und Vertriebsberatung
Löcknitzstr. 19
15537 Grünheide

Dr. Boris Augurzky
Stiftung Münch
Maximilianstr. 58
80538 München
RWI
Hohenzollernstr. 1–3
45128 Essen

Prof. Dr. Klaus Baum
Trainingsinstitut
Wilhelm-Schlombs-Allee 1
50858 Köln

Dr. phil. Jörg Dirmaier
Universitätsklinikum Hamburg-Eppendorf
Institut und Poliklinik für Medizinische Psychologie
Martinistr. 52
20246 Hamburg

Dr. med. Christoph Fleege
Orthopädische Universitätsklinik Friedrichsheim gGmbH
Abteilung für Wirbelsäulenorthopädie
Marienburgstr. 2
60528 Frankfurt am Main

Dr. Kirill Gromov
Copenhagen University Hospital
Dept. of Orthopaedic Surgery
Blegdamsvej 9
2100 Copenhagen
Dänemark

Eddo Groß
Orthoparc Klinik GmbH
Klinik für Orthopädie in Köln
Aachener Str. 1021B
50858 Köln

Dr. med. Holger Haas
Gemeinschaftskrankenhaus Bonn
Zentrum für Orthopädie, Unfallchirurgie und Sportmedizin
Bonner Talweg 4–6
53113 Bonn

Prof. Dr. med. Dr. phil. Martin Härter
Universitätsklinikum Hamburg-Eppendorf
Institut und Poliklinik für Medizinische Psychologie
Martinistr. 52
20246 Hamburg

Prof. Dr. med. Dr. h. c. mult. Jürgen Heisel
Jörglestr. 14
72661 Grafenberg

Dr. Tobias Heitmann
Zimmer Biomet Deutschland GmbH
Gustav-Krone-Str. 2
14167 Berlin

Dr. Simon Hendrich
Richterstr. 52
91052 Erlangen

Mathias Herwig
Johanna-Etienne-Krankenhaus
Klinik für Orthopädie und Unfallchirurgie
Am Hasenberg 46
41462 Neuss

Dr. Roman Hipp
Porsche Consulting GmbH
Porschestr. 1
74321 Bietigheim-Bissingen

Henrik Husted
Copenhagen University Hospital
Department of Orthopaedic Surgery
Blegdamsvej 9
2100 Copenhagen
Dänemark

Prof. Dr. med. Dr. h.c. Jörg Jerosch
Johanna-Etienne-Krankenhaus
Klinik für Orthopädie und Unfallchirurgie
Am Hasenberg 46
41462 Neuss

Prof. Dr. med. Pascal Knüfermann
Gemeinschaftskrankenhaus Bonn
Abteilung für Anästhesie, Intensivmedizin und
Schmerztherapie
Bonner Talweg 4-6
53113 Bonn

PD Dr. rer. soc. Inga Krauß
Medizinische Universitätsklinik Tübingen
Abteilung Sportmedizin
Hoppe-Seyler-Str. 6
72076 Tübingen

Dipl.-Psych. Manfred Kremer
Am Löricker Wäldchen 8
40547 Düsseldorf

Dr. Claudia Linke
Zimmer Biomet Deutschland GmbH
Gustav-Krone-Str. 2
14167 Berlin

Marc D. Michel
Peter Brehm GmbH
Am Mühlberg 30
91085 Weisendorf

Matthias Mohrmann
AOK Rheinland/Hamburg
Kasernenstr. 61
40213 Düsseldorf

Maria Nadj-Kittler
Picker Institut Deutschland gGmbH
Kieler Str. 2
22769 Hamburg

Prof. Dr. med. Dr. h.c. Joachim Nadstawek
Schmerzzentrum an der Janker Klinik
Villenstr. 4
53129 Bonn

Prof. em. Dr. Prof. h.c. Edmund Neugebauer
Universität Witten/Herdecke
Fakultät für Gesundheit
Department für Humanmedizin
Ostmerheimer Str. 200 (Haus 38)
51109 Köln

Dirk Pfitzer
Porsche Consulting GmbH
Porschestr. 1
74321 Bietigheim-Bissingen

Dr. Katja Pöhls
Porsche Consulting GmbH
Porschestr. 1
74321 Bietigheim-Bissingen

Prof. Dr. med. Michael Rauschmann
Orthopädische Universitätsklinik Friedrichsheim
gGmbH
Abteilung für Wirbelsäulenorthopädie
Marienburgstr. 2
60528 Frankfurt am Main

Prof. Dr. med. Joachim Schmidt
Orthoparc Klinik GmbH
Klinik für Orthopädie in Köln
Aachener Str. 1021 B
50858 Köln

Dr. med. Christian Schneider
Schön Klinik München Harlaching
Sportorthopädisches Institut und Rückeninstitut
Harlachinger Str. 51
81547 München

Heiko Schott
Rechtsanwälte Schmelter & Schott
Leithestraße 39
45886 Gelsenkirchen

Dr. med. Axel Schulz
Praxis für Orthopädie
Brenscheider Str. 71
58515 Lüdenscheid

Dr. med. Jochem Schunck
Eduardus-Krankenhaus gGmbH
Klinik für Allgemeine Orthopädie und
Rheumatologie
Custodisstr. 3-17
50679 Köln

Dr. Katja Stahl
Picker Institut Deutschland gGmbH
Kieler Str. 2
22769 Hamburg

Dr. med. Frank Weinert
Sportpraxis Rottal-Inn
Frontenhausener Str. 20
84140 Gangkofen

Dr. med. Lukas Weisskopf
Altius Swiss Sportmed Center
Sehnenzentrum Schweiz
Habich-Dietschy-Str. 5a
CH-4310 Rheinfelden

Dr. Jing Xie
Zimmer Biomet Inc.
56 East Bell Drive
P. O. Box 587
Warsaw, IN 46581-0587
USA

Allgemeine Herausforderungen im Gesundheitswesen

Kapitel 1   Das deutsche Gesundheitssystem – Mängel, Defizite und Perspektiven – 3
Edmund A. M. Neugebauer

Kapitel 2   Diagnoseaufklärung, Information und Entscheidung über Behandlungen – Patientenbeteiligung und partizipative Entscheidungsfindung – 15
Jörg Dirmaier, Martin Härter

Kapitel 3   Das Problem aus Sicht eines Patienten – 31
Manfred Kremer

Kapitel 4   Das Problem aus Sicht eines budgetverantwortlichen Arztes – zwischen Hippokrates und Umsatzrendite – 37
Jörg Jerosch

Kapitel 5   Patient und Arzt – ein Dialog im Schatten des Wirtschaftlichkeitszwangs – 49
Bodo Antonic

Kapitel 6   Arbeitszufriedenheit in der Pflege als Faktor der Versorgungsqualität – 59
Maria Nadj-Kittler, Katja Stahl

Kapitel 7   Umgang mit Mittelknappheit im Krankenhaus aus Sicht der Krankenhausleitung – 67
Peter Asché

Kapitel 8   **Umgang mit Mittelknappheit im Krankenhaus aus Sicht der Industrie – 75**
Marc D. Michel

Kapitel 9   **Die unterschiedlichen Dimensionen der Versorgungsqualität im Krankenhaus – 83**
Matthias Mohrmann

Kapitel 10   **Probleme im stationären Sektor aus Sicht des Ökonomen – 89**
Boris Augurzky

Kapitel 11   **Verweildauer als Zielparameter der Patientenversorgung aus ökonomischer und medizinischer Sicht – 101**
Claudia Linke

Kapitel 12   **PROM – Mehr als nur die Standzeit betrachten – 115**
Jing Xie

Das deutsche Gesundheitssystem – Mängel, Defizite und Perspektiven

Edmund A. M. Neugebauer

1.1   Status quo – Warum sind wir da wo wir sind? – 4
1.1.1   Kosten und Reformen – 4
1.1.2   Nach der Reform ist vor der Reform – 5

1.2   Mängel und Defizite: Wohin hat uns das
        ständige Reformieren geführt? – 7
1.2.1   Krankenhäuser – 7
1.2.2   Leistungserbringer – 8
1.2.3   Patienten – 9

1.3   Perspektiven – 11

        Literatur – 13

Die Originalversion dieses Kapitels wurde revidiert: Abb. 1.1 wurde ausgetauscht. Ein Erratum zu diesem
Kapitel ist verfügbar unter: DOI 10.1007/978-3-662-48081-6_37

J. Jerosch, C. Linke (Hrsg.), *Patientenzentrierte Medizin in Orthopädie und Unfallchirurgie*,
DOI 10.1007/978-3-662-48081-6_1, © Springer-Verlag Berlin Heidelberg 2016

1.1   Status quo – Warum sind wir da wo wir sind?

Die Entstehungsgeschichte des deutschen Gesundheitswesens mit seinen Wurzeln kann bis zu den mittelalterlichen Handwerkerzünften und Hospitälern zurückverfolgt werden. Die gesetzliche Krankenversicherung wurde 1883 durch Reichskanzler Otto von Bismarck noch vor der Unfallversicherung (1884) und der gesetzlichen Rentenversicherung (1889) eingeführt. Es galt allgemeiner Versicherungszwang. Zu den Leistungen von Beginn einer Krankheit an gehörte die freie ärztliche Behandlung, Arznei sowie Brillen, Bruchbänder und ähnliche Heilmittel, Krankenhauspflege und bei Erwerbsunfähigkeit (heute: Arbeitsunfähigkeit) vom dritten Tag an ein Krankengeld. Die Krankenunterstützung endete spätestens mit Ablauf der 13. Woche nach Krankheitsbeginn.

Die gesetzliche Krankenversicherung (GKV) ist heute eine der 5 Säulen der sozialen Sicherung und im Sozialgesetzbuch (SGB V) geregelt. Die GKV arbeitet nach dem Solidarprinzip: Jeder Versicherte zahlt einen festen Prozentsatz seines Bruttolohns unabhängig vom Krankheitsrisiko. Die Arbeitgeber und Arbeitnehmer tragen jeweils etwa die Hälfte (ab 2015 ist der Beitragssatz für die Arbeitgeber festgeschrieben, während er für Arbeitnehmer variabel ist). Die Krankenkassen finanzieren sich aus Zuweisungen zum Gesundheitsfond und kassenindividuellen Zusatzbeiträgen. Die Abrechnung medizinischer Leistungen erfolgt nach dem Sachleistungsprinzip.

Die GKV spielt im deutschen Gesundheitswesen die dominierende Rolle: Etwa 90 % der Bevölkerung (rund 70 Millionen) sind in der GKV krankenversichert. Die Anzahl der Krankenkassen hat sich im Lauf der Jahre ständig reduziert. Waren es 1970 noch 1815 Krankenkassen, hatte sich 1990 die Anzahl bereits auf 1147 reduziert. Heute gibt es nur noch 123 Kassen (Stand: 1. Juli 2015). Wer in Deutschland nicht in der gesetzlichen Krankenversicherung pflichtversichert ist, kann sich privat krankenversichern. Mit 8,83 Millionen waren 2014 rund 11 % aller Versicherten in Deutschland privat krankenvollversichert. Der Konzentrationsprozess der Kassen hat insbesondere durch das GKV-Wettbewerbsstärkungsgesetz aus dem Jahr 2007 eine große Dynamik

erfahren. Es kam häufig zu Fusionen mit einer oder mehreren Kassen; dadurch konnte man sich besser im Gesundheitsmarkt aufstellen, weil eine große Kasse mit Medikamentenherstellern, Ärzten und Krankenhäusern besser verhandeln und so günstigere Preise erzielen kann als eine kleine Kasse.

Solche dualen Krankenversicherungssysteme (gesetzlich und privat) existieren außer in Deutschland noch in Frankreich, Österreich, Niederlande, Belgien, Luxemburg und Japan. In den USA existiert ein rein marktwirtschaftlich orientiertes System. Die finanzielle Absicherung des Krankheitsrisikos erfolgt zu einem beträchtlichen Teil über privatwirtschaftliche Versicherungsunternehmen.

1.1.1   Kosten und Reformen

In den ca. 130 Jahren seit Bismarck wurde kaum ein gesellschaftlicher Teilbereich so vielen Reformen unterzogen wie unser Gesundheitssystem. Nach Ende des 2. Weltkriegs bis in die 1970er-Jahre erlebte das deutsche Gesundheitssystem eine erhebliche Expansion. Sowohl die Zahl der Leistungserbringer als auch die angebotenen Leistungen nahmen deutlich zu. 1955 gab es 85.000 Ärzte, d. h. 832 Bürger pro Arzt, 1990 waren es schon 238.000 Ärzte, d. h. 335 Bürger pro Arzt, und 2007 schließlich 315.000 Ärzte, d. h. 261 Bürger pro Arzt (Porter u. Guth 2012). Gleichzeitig haben die Dynamik des medizinischen Fortschritts, die Vielfalt von gesundheitsbezogenen Produkten, Dienstleistungen und Anbietern sowie die Nachfrage der Bevölkerung nach Gesundheitsleistungen erheblich zugenommen. Bis 2009 bildeten sich 45 medizinische Fachdisziplinen heraus, die zusammen den stationären und ambulanten Bereich abdecken.

Der wachsende Zugang zu den Leistungserbringern (u. a. wachsende Krankenhauskapazitäten), neue Vergütungsregeln im stationären Bereich (DRG-System [Diagnosis Related Groups] seit 2003) sowie immer mehr Arztpraxen und Apotheken im ambulanten Bereich führten zu einer riesigen "Kostenexplosion" (Porter u. Guth 2012). Diese "Explosionsmetapher" wird keineswegs von allen Gesundheitsexperten geteilt, da sich z. B. der Anteil am Bruttosozialprodukt, der für das Gesundheitswesen ausgegeben wird, seit 1975 nicht wesentlich gesteigert hat. Dagegen sind die Einnahmen der GKV deutlich zurückgegangen. Die Bevölkerung wird älter, d.h. wir haben weniger Beitragszahler, und gleichzeitig verschlechtert sich auch das Verhältnis von Beitragszahlern zu Nichtbeitragszahlern (Braun et al. 1998).

Einige Zahlen: Im Jahr 2013 wurden insgesamt 314,9 Milliarden Euro für Gesundheit in Deutschland ausgegeben (11 % des Bruttoinlandsprodukts). Dies bedeutet einen Anstieg von 12,1 Milliarden Euro oder 4,0 % gegenüber dem Jahr 2012. Auf jeden Einwohner entfielen 3910 Euro (2012: 3770 Euro; Statistisches Bundesamt). Auf die GKV alleine entfielen 57,6 % der Gesamtausgaben. Gemessen an seiner Wirtschaftsleistung hat Deutschland mit die höchsten Gesundheitsausgaben: 2 % über dem Durchschnitt der OECD-Länder. Die Frage "Sind wir deshalb auch gesünder?" muss erlaubt sein. Die Antwort: Es gibt hierzu eher Hinweise, dass dem nicht so ist.

Die Bedeutung des Gesundheitswesens wird in den kommenden Jahrzehnten noch weiter wachsen, die Kosten werden weiter steigen: Deutschland ist eine alternde Gesellschaft. Dafür ist einerseits die geringe Geburtenzahl verantwortlich und andererseits die noch immer zunehmende Lebenserwartung. Menschen über 60 Jahre werden in einigen Jahren die Mehrheit der Bevölkerung stellen. Mit der größeren Zahl älterer Bürgerinnen und Bürger wird auch der Bedarf an Gesundheits- und Pflegeleistungen wachsen. Die Auswirkungen der Zuwanderung aus den Kriegsregionen kann allerdings heute noch nicht abgeschätzt werden.

Die "Kostenexplosion" oder die "Einnahmenimplosion" löste eine Vielzahl von Reformen aus. Seit der zweiten Hälfte der 1970er-Jahre wird die Gesundheitspolitik in Deutschland deshalb vom Ziel der Ausgabenbegrenzung dominiert. Von 1977 bis 2010 gab es insgesamt **15 Reformgesetze,** d.h. alle 2 Jahre eine Reform (Porter u. Guth 2012). "Seitdem gehören befristete Sparmaßnahmen genauso zum ständigen gesundheitspolitischen Instrumentarium wie die Regulierung der Zahl der Leistungserbringenden und die jährlichen Ausgabengrenzen, die sich an der Entwicklung der beitragspflichtigen Einkünfte orientieren. Um Anreize für die Leistungserbringenden und Krankenkassen zu schaffen, sich aus eigenem Interesse an den Sparzielen zu orientieren, wurden ab den 1990er-Jahren verstärkt **wettbewerbliche Steuerungsformen** in das System integriert, am umfangreichsten im Krankenhaus und im Arzneimittelbereich. Alles vorrangig mit dem Ziel, vorhandene Wirtschaftlichkeitsreserven zu erschließen, um so Ausgaben zu begrenzen." (Gesundheitspolitische Kommission der Heinrich-Böll-Stiftung 2013)

1.1.2 Nach der Reform ist vor der Reform

Gesundheitssysteme werden nicht von Fachleuten am Reißbrett entworfen, sondern entwickeln sich in längerfristigen und unterschiedlich verlaufenden historischen und parteipolitischen Prozessen. Das Gesundheitssystem und die Organisationen im Gesundheitswesen sind als komplexe Systeme zu verstehen. Aus der Systemtheorie wissen wir, dass eine zentralistische Steuerung (hier durch Top-down-Reformgesetze) bei hoher Systemkomplexität zum Scheitern verurteilt ist. Je komplexer ein System, desto fataler ist es, die Bewältigung an einer einzigen Stelle zu bündeln: ausufernde ineffiziente Strukturen sind die Folge (◼ Abb. 1.1).

"Die Sicherheit, mit der Erfolge von Reformmaßnahmen vorhergesagt werden können, ist nicht so hoch wie oft erhofft, und auch die notwendigen Rahmenbedingungen lassen sich nicht nach einfachen Regeln ableiten. Implementierung und Intervention bedürfen folglich einer sorgfältigen theoretischen Fundierung ('Rahmenkonzept'), die im politischen Umfeld oft fehlt, sowie weiterhin ausführlicher Pilotierungen und fortlaufender Anpassungen der Kontextbedingungen." (Schrappe 2015) Dies ist eine zentrale Aufgabe und Herausforderung der Versorgungsforschung. Die Politik wird dies alleine nicht schaffen.

Eine Vielzahl von Reformgesetzen für unser Gesundheitswesen sind kürzlich von der Bundesregierung als Systeminnovationen neu auf den Weg gebracht worden, z.B. GKV-Versorgungsstärkungsgesetz, e-Health-Gesetz (Gesetz für sichere digitale Kommunikation und Anwendungen im Gesundheitswesen), Krankenhausstrukturgesetz etc. Diese sollen das Gesundheitssystem mit der Hoffnung auf eine bessere Versorgung positiv beeinflussen, wie die früheren Reformgesetze auch. Für die weitere Entwicklung wäre aber zunächst ein Rahmenkonzept notwendig, das zum einen die Erfolgswahrschein-

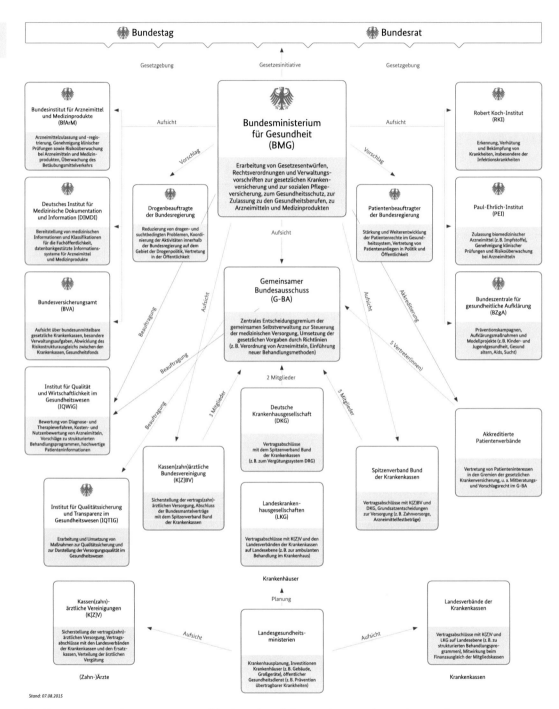

▣ Abb. 1.1 Das Gesundheitssystem in Deutschland. (Mit freundlicher Genehmigung des Bundesgesundheitsministeriums)

lichkeit der nächsten Schritte einzuschätzen hilft, das zum anderen die Bedingungen der Umsetzung formulieren lässt und das drittens die Größe des Effekts vorhersehen lässt, sodass man keine zu hohen Erwartungen aufbaut, die dann enttäuscht werden. Kurz: **Kontextbedingungen kennen, sachgerecht umsetzen, zielgerichtet evaluieren** (Schrappe 2015). Mit Geldern aus dem Innovationsfonds (§ 92a SGB V) GKV-Versorgungsstärkungsgesetz besteht nun erstmals die Chance auf Begleitevaluation der neuen Gesetzesinitiativen (▶ Abschn. 1.3).

1.2 Mängel und Defizite: Wohin hat uns das ständige Reformieren geführt?

Die Herbsttagung des Deutschen Ethikrats am 27. Oktober 2014 in Dresden stand unter dem Motto: "Der Klinikalltag zwischen ethischem Anspruch und ökonomischen Bedingungen." Das Deutsche Netzwerk Versorgungsforschung (▶ www.dnvf.de) führte das zweite Forum Versorgungsforschung gemeinsam mit der KBV und der BÄK am 5. November 2014 unter dem Motto "Patientenzentrierung versus Ökonomisierung" durch (▶ www.netzwerk-versorgungsforschung.de/index.php?page=2-dnvf-forum). Dies kommt nicht von ungefähr, sondern weil die Vielzahl der Reformen und insbesondere die Einführung der DRG im Jahr 2003 zu diesem Spannungsverhältnis geführt haben und die Auswirkungen jetzt in vollem Umfang sichtbar und fühlbar werden und nicht mehr kompensierbar erscheinen. Die Proteste mehren sich und "Die Zeit" titelte bereits am 20. September 2012: "Geld oder Leben. Was hat in Krankenhäusern Vorrang: der Profit oder die Patienten? Einladung zu einer längst überfälligen Debatte." Vier Mediziner publizierten sogar ein Manifest für eine menschliche Medizin. Studierende der Universität Witten/Herdecke schrieben ein Buch mit dem Titel: "Heal your hospital – Studierende für neue Wege der Gesundheitsversorgung" (Interdisziplinäres AutorInnenteam Witten 2015).

Der Deutsche Ethikrat stellt deshalb völlig richtig in der Abschlussbesprechung im Oktober in Dresden fest: "Als zentrales Problem der Patientenversorgung im Krankenhaus wurde ein vorrangig an ökonomischen Effizienzgesichtspunkten ausgerichtetes Finanzierungssystem herausgearbeitet, bei dem das Patientenwohl und die Qualität der Versorgung zunehmend in den Hintergrund geraten. Es komme zu Unter- und Überversorgung. Arbeitsverdichtung, Prozessoptimierung und Outsourcing seien als Mittel zur Hebung von Wirtschaftlichkeitsreserven in vielen Krankenhäusern ausgeschöpft, ohne dass damit ihre Existenz gesichert werden könne. Die Arbeitsverdichtung und die Überformung medizinischen sowie pflegerischen Handelns durch wirtschaftliche Faktoren werde von vielen Krankenhausmitarbeitern internalisiert, und es werde als persönliches Versagen empfunden, Patienten nicht mehr so versorgen zu können, wie man es eigentlich fachlich für notwendig hält." (Florian 2014)

Im Folgenden möchte ich auf die Auswirkungen auf die Krankenhäuser, die sog. Leistungserbringer (Ärzte, Pflege, Physio- und Ergotherapeuten, Psychotherapeuten etc.) und die Versicherten/Patienten eingehen. Die Liste der angesprochenen Probleme, Mängel und Defizite erhebt keinen Anspruch auf Vollständigkeit, sondern sie dient nur zur Bewusstmachung der vielschichtigen Problematik.

1.2.1 Krankenhäuser

Mit den Gesundheitsreformen sollten Krankenhäuser effizienter, billiger und transparenter werden. Die Operation ist gelungen. Aber den Patienten geht es nicht gut. Die Transparenz ist bei Weitem noch unzureichend. Wir haben zwar eine gesetzliche Qualitätssicherung mit jährlichen Berichten, die aber für den Patienten zur Orientierung nicht geeignet sind, weil kaum lesbar sind (▶ Abschn. 1.2.3).

Die Krankenhauslandschaft von heute ist eine heterogene Mischung aus geschichtlicher Entwicklung, staatlicher Planung und marktwirtschaftlichem Wettbewerbsverhalten der Akteure: Sie genügt nur noch sehr begrenzt den heutigen Anforderungen. Es existieren erhebliche Überkapazitäten bei erheblichen Unterinvestitionen. In keinem OECD-Land (Zahlen für 2011) stehen bezogen auf die Bevölkerung mehr Klinikbetten zur Verfügung, d. h. für Deutschland 8,3 Betten pro 1000 Einwohner. *Im Vergleich:* OECD 5,0 pro 1000 Einwohner, Dänemark 3,5 pro 1000 Einwohner (Flintrop 2013). *Die Folge:* Hierzulande werden besonders viele Behandlungen und Operationen durchgeführt. Besonders die Orthopäden stehen nahezu ständig in der Schusslinie, zu viele Hüft- und Knieendoprothesen einzubauen, weil sich hiermit nach DRG hohe Gewinne für das Krankenhaus erzielen lassen. Die Ausgaben der Krankenkassen für die Kliniken steigen deshalb jedes Jahr um mehr als 2 Milliarden Euro – und trotzdem steckt mehr als die Hälfte der deutschen Krankenhäuser tief in den roten Zahlen. Die prekäre finanzielle Lage vieler Häuser zeigt sich auch darin, dass der Anteil der Kliniken mit roten Zahlen laut "Krankenhaus-Barometer" des Deutschen Krankenhausinstituts (Mitteilung vom 20.11.2013) von 31 % im Jahr 2011 auf 51 % im vergangenen Jahr gestiegen ist. Das Geschäftsergebnis war bei fast 60 % der Kliniken rückläufig. Aktuell schätzten nur noch 13 % der Kliniken ihre Lage als gut ein.

Die Gesundheitspolitische Kommission der Heinrich-Böll-Stiftung führt in Ihrer Stellungnahme richtig aus, "dass die finanziellen Anreize vielfach falsch gesetzt sind. Sie sind *nicht* an den Gesundheitsnutzen für die Patienten und Versicherten gekoppelt und wirken stattdessen viel zu häufig in die genau entgegengesetzte Richtung: die Produktion von möglichst vielen medizinischen Interventionen, die wiederum neuen Behandlungsbedarf induzieren können." (Gesundheitspolitische Kommission der Heinrich-Böll-Stiftung 2013)

"Kreatives Codieren" wird von der Krankenhausleitung verordnet, um möglichst hohe Vergütungen und Risikozuschläge auszulösen. Hierfür gibt es inzwischen eigene Kurse. Es gibt aber auch andere Anreize, die in Richtung einer Vorenthaltung von Leistungen wirken, ohne Bezug auf Qualitätsaspekte und Erfordernis einer Behandlung. In aller Regel sind Vergütungen zudem sektoren- bzw. berufsgruppenspezifisch auf die jeweiligen Betriebsformen der Anbietenden (Praxis, Pflegedienst, Krankenhaus usw.) ausgerichtet. Die jeweils Verantwortlichen werden dazu angehalten, sich auf ihren spezifischen Versorgungsauftrag zu begrenzen.

Die Vergütungssysteme spiegeln die fragmentierten Strukturen wieder (◻ Abb. 1.1). Ein Beispiel

dafür ist die Vakuumversiegelungstherapie bei chronischen Wunden, die, wenn überhaupt, nur im Krankenhaus vergütet wird. Der Patient muss sich zur Pflege der Wunde aus der ambulanten Versorgung wieder in das Krankenhaus einweisen lassen. Die Logik dieses Finanzierungssystems verhindert also eine integrierte, abgestimmte Versorgung.

Hinzu kommt, dass die Patienten häufig damit alleingelassen werden, die Versorgungsbrüche zwischen den Sektoren zu überwinden. "Was die Koordination der Versorgung angeht, befinden wir uns noch im Mittelalter", stellte der ehemalige KBV-Vorsitzende Dr. Andreas Köhler auf einem Kongress im Januar 2015 in Berlin fest. Die Zahlen geben ihm Recht: In einem internationalen Ranking des Commonwealth Fund, bei dem die Gesundheitssysteme von 11 Ländern verglichen wurden, erreichte Deutschland im Bereich Coordinated Care nur den vorletzten Platz.

Die angesprochenen Probleme der Krankenhäuser sind nicht den Gesundheitsberufen und -einrichtungen anzulasten, sie sind klar systembedingt. Das Gesundheitssystem und seine Rahmenbedingungen sind zu wenig am Gesundheitsnutzen der Patienten und Versicherten orientiert. Belohnt werden derzeit diejenigen, die viel diagnostizieren und therapieren – **trotzdem reichen die erzielten Erlöse nicht**.

1.2.2   Leistungserbringer

In der Klage über die Ökonomisierung drückt sich bei den Leistungserbringern die Unzufriedenheit mit einem Gesundheitssystem aus, das von den in der Versorgung Tätigen verlangt, sich zwischen ihrem Selbstverständnis als einen Heilberuf Ausübende, ihren eigenen ökonomischen Interessen (sie sind über das Krankenhaus angestellt oder haben eine Praxis zu finanzieren) und ihrer Systemverantwortung zu entscheiden. Ein System, das nicht den Gesundheitsnutzen erbrachter Leistungen (verbesserter Gesundheitsstatus), sondern die bloße Durchführung von Leistungsziffern belohnt, schafft Unzufriedenheit. Im derzeitigen System müssen die Leistungserbringer Leistungen an ihren Patienten generieren – ohne Rücksicht auf deren Nutzen. Durch die Verordnung zu vieler und überflüssiger Diagnoseleistungen mit dadurch verursachten zum Teil erheblichen körperlichen und psychischen Schäden für den Patienten, durch den Verkauf medizinisch fragwürdiger und nachgewiesen unwirksamer Methoden als "individuelle Gesundheitsleistungen" in den Praxen, durch die Bevorzugung lukrativerer Privatpatienten, durch die Durchführung von möglichst umfangreichen Behandlungen teilweise ohne ausreichende medizinische Indikation ist das System in eine bedenkliche Schieflage geraten.

Giovanni Maio (2015) von der Universität Freiburg hat das treffend formuliert: **"Ein System, das auf Effizienz getrimmt ist, verliert die Patienten aus dem Blick."** Genau das wollen die Leistungserbringer nicht. Sie sind nicht Therapeuten geworden, die Mehrzahl von ihnen will erfolgreich im Sinne ihrer Patienten wirken, also heilen, lindern, wenn möglich ohne zu schaden. Dies ist angesichts der demographischen Entwicklung und der zunehmenden Zahl chronisch Kranker schon Herausforderung genug – und nicht selten frustrierend.

Wir alle als Patienten oder potenzielle Patienten (Versicherte) wollen nach den Prinzipien der evidenzbasierten Medizin (EbM) behandelt werden. Dies ist unter den Bedingungen des Gesundheitssystems mehr als erschwert oder gar unmöglich. In der klinischen Praxis der EbM bedeutet evidenzbasiertes Verhalten und Handeln die Integration individueller klinischer Expertise mit der besten verfügbaren externen Evidenz aus systematischer Forschung (auf Grundlage von S3-Leitlinien, systematische Reviews etc.) unter Einbezug der Werthaltungen und Präferenzen des Patienten. Nicht ausreichend umgesetzt ist bisher die Einbeziehung des Patienten in den Entscheidungsprozess, die evidenzbasierte Patienteninformation und der Einsatz sog. Entscheidungshilfen ("decision aids"). Nur der Patient, der versteht, was passiert, und "mitmachen möchte", trägt positiv zu seinem Behandlungsergebnis bei: Die Behandlung wird für das Leistungserbringerteam erleichtert, die Patientenzufriedenheit steigt, die Genesung erfolgt schneller und die Arzt-Patienten-Beziehung verbessert sich.

Ein vertrauensvolles Verhältnis zwischen Arzt und Patient sowie eine partizipative Entscheidungsfindung ("shared decision making", SDM) machen den Kern einer Patientenorientierung aus. Doch die Kommunikation zwischen Arzt und Patient ist oft gestört, wie Untersuchungen aus Deutschland zeigen: "Im Schnitt dauert ein Arztkontakt 8 min, nach spätestens 20 Sekunden werden die Patienten von ihrem Arzt unterbrochen. Und von den Informationen, die ihnen der Arzt weitergibt, verstehen sie nur die Hälfte." In den letzten 10 Jahren wurde Zeit für Patienten kürzer (68 %), die Gesprächsbereitschaft geringer (38 %) und das gegenseitige Vertrauen schlechter (27 %; Bertelsmann Stiftung 2014).

Eine Reform des Gesundheitssystems sollte den Arzt wieder Arzt sein lassen dürfen und so das Vertrauen des Patienten in seinen Arzt stärken. Arzt und Patient müssen wieder zusammengeführt werden. Die Rahmenbedingungen unseres derzeitigen Gesundheitssystems entfernen den Arzt von seinem Patienten und sind einem guten Arzt-Patienten-Verhältnis abträglich.

1.2.3 Patienten

Patienten sind das Herzstück des Gesundheitssystems. Das ist so, **ohne Patienten brauchten wir kein Gesundheitssystem!** Gefühlt verspricht auch mindestens jedes zweite Krankenhaus in seinem Leitbild auf der Internetseite, der Patient stehe im Mittelpunkt ihres Handelns. Zertifikate, die vor allem auf die Effizienz von Abläufen abzielen, sollen dies den Patienten glauben lassen. Der Alltag, vor allem in Krankenhäusern, entspricht diesem Leitbild nur selten. Er ist in der Regel durch Leistungs- und Zeitdruck geprägt. Schichtdienste und hohe Patientenzahlen in recht kurzer Zeit plus ein Vergütungssystem, das die kommunikative Medizin nicht ausreichend würdigt und entlohnt, lassen die Kommunikation mit dem Patienten auf der Strecke bleiben.

Während einer Visite wird vor allem zwischen den Ärzten (mit Fachvokabular) und auch mit dem Pflegepersonal über Laborergebnisse kommuniziert; der Patient kommt meist nicht einmal zu Wort. Und das obwohl es im Zweifel der einzige Zeitpunkt ist, in dem alle diese beteiligten Gruppen zusammen in einem Raum stehen.

Es gibt gute wissenschaftlich belastbare Studien, die zeigen, dass der Patient durch aktives Mitwirken den Behandlungsverlauf positiv mitgestalten kann. Er kann Verantwortung für seine Genesung mit übernehmen. Wichtig ist dabei, dass der Arzt einen verständlichen Kommunikationsstil pflegt und den

Patienten an Entscheidungen beteiligt. Es handelt sich immer um einen "Zwei-Wege Austausch":

- Der Arzt informiert über Optionen und Evidenz.
- Der Patient äußert eigene Werthaltungen und Präferenzen.

Alle Beteiligten haben entscheidungsrelevante Informationen. Deshalb sollten sich alle medizinischen und sozialen Dienstleistungen am Patienten orientieren und nicht am Erbringer der Leistung.

Im fünften Buch des Sozialgesetzbuchs (SGB V), GKV Artikel 1 des Gesetzes vom 20. Dezember 1988 ist bereits die Mitbeteiligung und Mitverantwortung des Patienten festgehalten:

"Die Versicherten sind für ihre Gesundheit mitverantwortlich; sie sollen durch eine gesundheitsbewusste Lebensführung, durch frühzeitige *Beteiligung an gesundheitlichen Vorsorgemaßnahmen* sowie durch aktive *Mitwirkung an Krankenbehandlung und Rehabilitation* dazu beitragen, den Eintritt von Krankheit und Behinderung zu vermeiden oder ihre Folgen zu überwinden. Die Krankenkassen haben den Versicherten dabei durch Aufklärung, Beratung und Leistungen zu helfen und auf gesunde Lebensverhältnisse hinzuwirken."

Seit 2004 vertreten der Patientenbeauftragte der Bundesregierung sowie ein Patientenvertreter im Gemeinsamen Bundesausschuss (GBA) die Interessen der Patienten. 2013 ist das Patientenrechtegesetz in Kraft getreten. Hier heißt es unter anderem in § 630c Abs. 1 und 2 BGB:

"(1) Behandelnder und Patient sollen zur Durchführung der Behandlung zusammenwirken.

(2) Der Behandelnde ist verpflichtet, dem Patienten in verständlicher Weise zu Beginn der Behandlung und, soweit erforderlich, in deren Verlauf sämtliche für die Behandlung wesentlichen Umstände zu erläutern, insbesondere die Diagnose, die voraussichtliche gesundheitliche Entwicklung, die Therapie und die zu und nach der Therapie zu ergreifenden Maßnahmen."

Auch der Sachverständigenrat zur Begutachtung der Entwicklung im Gesundheitswesen (SVR) beschreibt in seinem Sondergutachten vom Juni 2012, dass Patienten ein konstitutiver Part im Behandlungs- und Versorgungsgeschehen zugesprochen werden sollte und Patientenpräferenzen bei der Auswahl von Gesundheitsleistungen als wichtig angesehen werden sollen. Er führt aus, dass sich das Verständnis der Patientenrolle deutlich gewandelt habe und die Patienten/Nutzer zuverlässige Informationen und vor allem Informations- und Medienkompetenz benötigen.

Patientenpartizipation ist gesellschaftlich, rechtlich und normativ als Ziel gefordert und akzeptiert, nicht aber unbedingt so gelebt. Solange die aus Patientensicht beurteilte Qualität der Versorgung als Anreiz nicht umgesetzt wird und die erbrachte Leistungsmenge primär vergütungsrelevant ist, wird sich das System nicht ändern. Die Patientenperspektive wird über ihre Alibifunktion in der Qualitätsdiskussion nicht hinaus kommen. Das wird auch so bleiben, solange Patienten das Recht und die Expertise zur subjektiven Qualitätsbewertung nicht ernsthaft zugestanden wird.

Die vom Gemeinsamen Bundesausschuss geplante Erfassung patientenrelevanter Endpunkte ist ein Anfang auf dem Weg zu einer am Patienten orientierten Gesundheitsversorgung (▶ Abschn. 1.3). Der Nachteil: Sie fokussiert auf die Qualität der Behandlungsergebnisse aus Patientensicht und sind in der Regel auf eine bestimmte Indikation und damit nur auf einen kleinen Ausschnitt der Patientenpopulation beschränkt. Es sind aber die Prozesse, und hier insbesondere die Interaktion und Kommunikation mit den Betreuenden sowie das Schnittstellenmanagement, die entscheidenden Einfluss auf das Behandlungsergebnis nehmen. Ein umfassendes Bild der Versorgungsqualität aus Patientensicht kann daher nur durch gemeinsame Erfassung von Patientenerfahrungen und patientenrelevanten Endpunkten gewonnen werden.

Es gibt zahlreiche Hinweise, dass eine gute Patientenerfahrung nicht nur klinisch, sondern betriebswirtschaftlich wie auch volkswirtschaftlich vorteilhaft ist. Sie wird aber erst dann ihren eigentlichen Stellenwert als Qualitätskriterium erreichen, wenn sie als wichtiges Steuerungsinstrument der Versorgungssicherung genutzt wird. Für ein System, das das Potenzial der Patientenperspektive zur Verbesserung der Versorgungsqualität begreift und bereit ist, aus Patientenerfahrungen zu lernen, bedarf es nicht weniger als eines Bewusstseinswandels. Mir scheint, dass das deutsche System hierfür noch lange nicht bereit ist.

Versicherte und Patienten haben es mit einem hochfragmentierten Gesundheitsmarkt zu tun, auf dem es kaum wissenschaftlich gesicherte und unabhängige Informationsangebote über die Qualität von Anbietern und Krankenkassen gibt. Auswahlentscheidungen für bestimmte Anbieter oder Krankenkassen fallen daher oft eher zufällig oder nach Kriterien, die mit der zu erwartenden Versorgungsqualität wenig zu tun haben (Qualität des Essens, Fernsehprogramm usw.). Um den Versicherten gezielte Wahlentscheidungen zwischen Leistungserbringenden und Krankenkassen zu ermöglichen, ist Qualitätstransparenz unverzichtbar. Relevante Qualitätsmerkmale für die Entscheidungen sind aber nur vereinzelt (z. B. ▶ www.weisse-liste.de oder ▶ www.qualitätskliniken.de) und meist in für Versicherte schwer zugänglicher oder auch schwer verständlicher Form verfügbar. Die Initiative des Deutschen Netzwerks Evidenzbasierte Medizin "Gute Praxis Gesundheitsinformation" (▶ www.ebm-netzwerk.de/was-wir-tun/fachbereiche/patienteninformation/gpgi-entwurf.pdf) ist ein Weg in die richtige Richtung und sehr begrüßenswert.

Resümee: Aus Patienten und Patientinnen sind im bestehenden Gesundheitssystem Konsumenten geworden, Ärztinnen, Ärzte und Pflegepersonal sind zu medizinischen Leistungserbringern mutiert – und gemeinsam befinden sie sich auf einem Gesundheitsmarkt als Teilnehmer eines Wettbewerbs.

1.3 Perspektiven

Ich beginne in diesem letzten Kapitel wiederum mit einer Aussage des Deutschen Ethikrates von seiner Herbsttagung 2014 in Dresden. Hier heißt es:

"Es müsse ein qualitätsorientiertes, nachhaltiges Finanzierungssystem geschaffen werden, das ärztliche Entscheidungen, die sich am Patientenwohl orientieren, ermöglicht und nicht ökonomisch bestraft. Auf welche Weise dabei auch psychosoziale Größen und patientenberichtete Ergebnisse erfasst werden können, müsse noch erörtert werden. Anreize sollten im Sinne einer Beziehungsmedizin geschaffen und an konkrete Zielsetzungen gekoppelt werden. Ökonomie sowie ärztliche und pflegerische Kompetenz sollten in der Krankenhausleitung gleichberechtigt zusammenarbeiten. Das Krankenhaus

solle sich auf seine historischen Wurzeln als soziale Einrichtung besinnen." (Florian 2014)

Selbst wenn die bisherigen Reformen nicht die erwünschten Ergebnisse gezeigt haben, bin ich vorsichtig optimistisch, dass die von der jetzigen Regierung eingeleiteten Maßnahmen und Gesetzesinitiativen eine Weiterentwicklung im Sinne der Patienten und der dringend nötigen Patientenzentrierung versprechen. Aus Patientenperspektive ist das übergeordnete Ziel der Gesundheitsversorgung ein Mehr an Gesundheit, nicht ein Mehr an Versorgung. "Value-based health care" ist hierfür ein vergleichsweise neuer Begriff, der die Maximierung des Nutzens für die Patienten als grundlegendes Ziel eines Gesundheitssystems und seiner Leistungserbringer erklärt. Die nachfolgend ausgeführten Initiativen mögen meinen derzeitigen Optimismus begründen:

❯ Im Koalitionsvertrag der Bundesregierung wurde eine breite Qualitätsoffensive angekündigt, die stationäre Versorgung verbessern zu wollen. "Im Zentrum unserer Gesundheitspolitik stehen die Patientinnen und Patienten und die Qualität ihrer medizinischen Versorgung."

Mit dem GKV-Finanzstruktur- und Qualitäts-Weiterentwicklungsgesetz (GKV-FQWG) wurde inzwischen das Institut für Qualitätssicherung und Transparenz (IQTIG) neu geschaffen. Es soll im Auftrag des Gemeinsamen Bundesausschusses an Maßnahmen zur Qualitätssicherung und zur Darstellung der Versorgungsqualität im Gesundheitswesen arbeiten. Insbesondere soll es beauftragt werden, für die Messung und Darstellung der Versorgungsqualität möglichst sektorenübergreifend abgestimmte Indikatoren und Instrumente **einschließlich Modulen für ergänzende Patientenbefragungen** zu entwickeln.

Schrappe (2015) schreibt dazu vorausschauend, dass eine Erfolg versprechende "umfassende Qualitätsstrategie" nur vor dem Hintergrund eines problemorientierten Weiterentwicklungskonzeptes des gesamten Gesundheitswesens entwickelt und umgesetzt werden kann. Qualität sollte dabei nicht als defensives Instrument verstanden werden, das unerwünschte Nebeneffekte der Vergütungssystematik neutralisiert, sondern als ein integraler Bestandteil einer Zukunftsstrategie werden, die sich aus den zu-

1

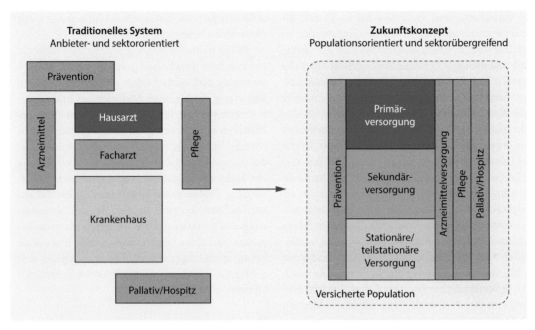

Traditionelles System
Anbieter- und sektororientiert

Zukunftskonzept
Populationsorientiert und sektorübergreifend

Prävention

Arzneimittel

Hausarzt

Facharzt

Pflege

Krankenhaus

Pallativ/Hospiz

Primär-
versorgung

Prävention

Sekundär-
versorgung

Arzneimittelversorgung

Pflege

Pallativ/Hospiz

Stationäre/
teilstationäre
Versorgung

Versicherte Population

◨ **Abb. 1.2** Von der sektoralen (traditionelles System) zur sektorenübergreifenden und populationsorientierten Versorgung – das Zukunftskonzept für das Deutsche Gesundheitssystem – basierend auf Kooperation und Transparenz der Strukturen. (© Sachverständigenrat zur Begutachtung der Entwicklung im Gesundheitswesen 2009)

künftigen Aufgaben einer Gesundheitsversorgung ableitet. Er formuliert 5 Ziele:

- Qualitäts- statt Mengenorientierung
- Orientierung an chronischen Mehrfacherkrankungen älterer Patienten
- Integration und Koordination (Aufhebung der Sektorierung)
- Präventions- statt Erkrankungsbezug
- Patienten- statt Anbieterorientierung

Daraus entwickelt er einen dreidimensionalen Orientierungsrahmen, der folgende Dimensionen umfasst:

- Morbiditätsdimension, betreffend die Versorgung und Krankheitsprävention einer älter werdenden Bevölkerung mit chronischen Mehrfacherkrankungen (Chronizität/Prävention)
- Integrationsdimension, betreffend die bessere Koordination und den Abbau der Sektorierung bei erhaltenem Zugang zur Versorgung (Struktur)
- Qualitätsdimension, betreffend 6 Perspektiven, unter besonderer Beachtung der Einheit der

klassischen Qualitätssicherung, des Nutzens und der Patientenorientierung

Der Qualitätsoffensive ist zu wünschen, dass sie sich im Rahmen dieser Vorstellungen entwickelt.

❯ Der Innovationsfonds wurde in der Folge als Teil des GKV-Versorgungsstärkungsgesetzes (§§ 92a und b) auf den Weg gebracht.

Das Gesetz trat am 1. August 2015 in Kraft. Der Fonds stellt von 2016 bis 2019 aus den Mitteln der Kassen und der Liquiditätsreserve des Gesundheitsfonds jährlich 225 Millionen Euro für innovative, **möglichst sektorenübergreifende Versorgungsprojekte** und jährlich 75 Millionen Euro für die Versorgungsforschung zur Verfügung. Das Zukunftskonzept einer "sektorenübergreifenden und populationsorientierten Versorgung" (◨ Abb. 1.2) kann durch die Förderung entsprechend der Vorstellungen des Sachverständigenrates weiter vorangetrieben werden. Die Logik des traditionellen Systems verhindert eine integrierte und abgestimmte Versorgung. Die Patienten werden häufig damit alleingelassen, Versorgungsbrüche zwischen den Sektoren zu überwinden. Der Innovationsfonds bietet große Chancen für System- und Prozessinnovationen im Gesundheitssystem und für die prospektive und begleitende Versorgungsforschung. Das Deutsche Gesundheitssystem hat damit eine historische Chance damit zu beginnen, das unstrukturiert gewachsene Gesundheitssystem, wenn auch langsam, in ein lernendes Gesundheitssystem zu entwickeln.

> Krankenhaus-Strukturgesetz (KHSG): Gute Qualität wird bezahlt und der Abbau von Überkapazitäten wird finanziert.

Ein gemeinsam mit den Ländern erarbeitetes Krankenhaus-Strukturgesetz (KHSG) soll zum 1. Januar 2016 in Kraft treten. Damit wird der Weg frei, um Kliniken erstmals nach Qualität zu bezahlen. Vorgesehen ist, künftig außerordentlich gute Qualität bei bestimmten Leistungen besser zu bezahlen. Für schlechte Ergebnisse sind Abschläge geplant. Qualität soll darüber hinaus in die Krankenhausplanung einfließen. Kernstück des Gesetzes ist ein Strukturfonds. Dieser soll den Abbau von Überkapazitäten finanzieren, stationäre Angebote konzentrieren und Häuser in nicht akutstationäre lokale Versorgungseinrichtungen wie Gesundheits-, Pflegezentren oder stationäre Hospize umwandeln. Der Strukturfonds soll einmalig mit Mitteln in Höhe von 500 Millionen Euro aus der Liquiditätsreserve des Gesundheitsfonds gefüllt werden. Die Länder müssen den gleichen Beitrag leisten, damit Projekte finanziert werden.

Auch für eine bessere Pflege am Bett ist ein weiteres Förderprogramm vorgesehen, das 2016 bis 2018 aufgelegt wird und bis zu 660 Millionen Euro umfasst.

Was der Entwurf nicht thematisiert, ist der bestehende, durch die Bundesländer zu verantwortende Investitionsstau in den Häusern. Dieser soll sich Schätzungen zufolge auf 30–50 Milliarden Euro belaufen und bleibt nach wie vor ungelöst. Das Bundesgesundheitsministerium (BMG) geht von Mehrkosten für die gesetzliche Krankenversicherung (GKV) durch die Reform bis 2020 von rund 5,4 Milliarden Euro aus.

Literatur

Bertelsmann Stiftung (2014) Gesundheitsmonitor: Ärzte beziehen Patienten zu wenig in Therapieentscheidungen ein. www.bertelsmann-stiftung.de/de/presse-startpunkt/presse/pressemitteilungen/pressemitteilung/pid/gesundheitsmonitor-aerzte-beziehen-patienten-zu-wenig-in-therapieentscheidungen-ein/

Braun B, Kühn H, Reiners H (1998) Das Märchen von der Kostenexplosion – Populäre Irrtümer zur Gesundheitspolitik, 3. Aufl. Fischer, Frankfurt am Main

Flintrop J (2013) Krankenhausfinanzierung: Wasser auf die Mühlen der Krankenkassen. Deutsches Ärzteblatt 16:749–750 (A)

Florian U (2014) Ethischer Anspruch und Kostendruck im Krankenhaus sind nur schwer miteinander vereinbar. Pressemitteilung des Deutschen Ethikrats vom 24.10.2014

Gesetz zur Stärkung des Wettbewerbs in der gesetzlichen Krankenversicherung (GKV-Wettbewerbsstärkungsgesetz–GKV WSG) Bundesgesetzblatt Jahrgang 2007, Teil I, Nr. 11. http://www.bgbl.de/xaver/bgbl/start.xav?startbk=Bundesanzeiger_BGBl&start=//* %255B@attr_id= %27bgbl107s0378.pdf %27 %255D#__bgbl__%2F %2F*[%40attr_id %3D %27bgbl107s0378.pdf %27]__1437408672458

Gesundheitspolitische Kommission der Heinrich-Böll-Stiftung (2013) Mehr Gesundheitseffizienz: Von der Kranken- zur Gesundheitsversicherung – neue Anreiz- und Steuerungsstrukturen im Gesundheitswesen. Wirtschaft und Soziales, Bd. 11. Heinrich-Böll-Stiftung, Berlin

Interdisziplinäres AutorInnenteam Witten (2015) Heal your hospital – Studierende für neue Wege der Gesundheitsversorgung. Mabuse, Frankfurt

Maio G (2015) Sinn und Geld in der Onkologie. (Ausgabe 29, S 2) www.gerechte-gesundheit.de

Porter ME, Guth C (2012) Chancen für das deutsche Gesundheitssystem. Springer, Heidelberg, S 69–77

Sachverständigenrat zur Begutachtung der Entwicklung im Gesundheitswesen (2009) Sondergutachten 2009: Koordination und Integration – Gesundheitsversorgung in einer Gesellschaft des längeren Lebens. www.svr-gesundheit.de/index.php?id=14

Schrappe M (2015) Qualität 2030 – Agenda zur grundlegenden Reform des deutschen Gesundheitswesens. Medizinisch wissenschaftliche Verlagsgesellschaft, Berlin

Statistisches Bundesamt (2014) Gesundheitsausgaben 2013. https://www.destatis.de/DE/ZahlenFakten/GesellschaftStaat/Gesundheit/Gesundheitsausgaben/Gesundheitsausgaben.html

Diagnoseaufklärung, Information und Entscheidung über Behandlungen – Patientenbeteiligung und partizipative Entscheidungsfindung

Jörg Dirmaier, Martin Härter

2.1   Einleitung – 16

2.2   Patientenzentrierte Gesundheitsversorgung
und partizipative Entscheidungsfindung – 16
2.2.1   Rahmenbedingungen – 16
2.2.2   Entscheidungsmodelle in der Medizin – 17
2.2.3   Umsetzung in der Arzt-Patienten-Kommunikation – 18
2.2.4   Indikationen für PEF – 19
2.2.5   Gesundheitsinformationen und Risikokommunikation – 20

2.3   Praktische Umsetzung von PEF – 21
2.3.1   Medizinische Entscheidungshilfen – 21
2.3.2   Patientenschulungen – 24
2.3.3   Ärztliche Trainingsmaßnahmen – 24

2.4   Effekte von PEF in der Orthopädie – 25

2.5   Barrieren bei der Umsetzung von PEF – 25

2.6   Ausblick – 26

        Literatur – 27

J. Jerosch, C. Linke (Hrsg.), *Patientenzentrierte Medizin in Orthopädie und Unfallchirurgie*,
DOI 10.1007/978-3-662-48081-6_2, © Springer-Verlag Berlin Heidelberg 2016

2.1   Einleitung

Eine *aktive Beteiligung von Patienten* und, je nach Situation, auch von Angehörigen in den verschiedenen Phasen einer Erkrankung – von der Diagnosemitteilung und der Information bzw. Aufklärung über Behandlungsmöglichkeiten bis zu einer gemeinsamen medizinischen Entscheidungsfindung – wird im Zuge einer zunehmend sich durchsetzenden Patientenorientierung als zentraler Faktor angesehen. Ausgehend von einer früher stark paternalistisch geprägten Versorgung, in der Patienten eine passive Rolle einnahmen, werden Patienten heute als Schlüsselfigur in der Behandlung angesehen. Diese Entwicklung resultiert einerseits aus einem veränderten Rollenverständnis der Patienten, andererseits nutzen Patienten inzwischen eine Fülle an Möglichkeiten, sich über verschiedene Medien über ihre Erkrankungen und die Behandlungsmöglichkeiten zu informieren. Ein Großteil der Patienten erwartet mittlerweile, über ihre Erkrankung und entsprechende Therapieoptionen umfassend aufgeklärt sowie bei Entscheidungs- und Behandlungsprozessen aktiv beteiligt zu werden (Chewning et al. 2012). Zudem bestehen heute bei vielen Krankheitskonstellationen mehrere evidenzbasierte Therapieoptionen, womit die Notwendigkeit steigt, diese unterschiedlichen Möglichkeiten hinsichtlich ihrer Effektivität und ihrer Nebenwirkungen sowie unter Berücksichtigung individueller Bedürfnisse abzuwägen.

Forschungsarbeiten in den USA aus den frühen 1970er-Jahren zum Phänomen der sog. *kleinräumigen regionalen Variation* von Gesundheitsdienstleistungen (Dartmouth Atlas of Health Care: Wennberg u. Gittelsohn 1973, ► www.dartmouthatlas.org) haben einen weiteren wegweisenden Stimulus gesetzt, die Versorgung stärker an den Präferenzen der Patienten auszurichten und damit direkt die Entwicklung neuer Entscheidungswege in der Medizin mit angestoßen – weg vom klassischen paternalistischen Entscheidungsmodell hin zu einer *partizipativen Entscheidungsfindung* ("shared decision making"). Ähnliche Initiativen wurden in den letzten Jahren in Großbritannien, den Niederlanden und in Deutschland umgesetzt (Melchior et al. 2014). Nicht zuletzt zeigen Forschungsergebnisse, dass eine stärkere Beteiligung von Patienten an medizinischen Entscheidungsprozessen unter anderem in einer höheren Behandlungszufriedenheit, einer verbesserten Adhärenz, mehr Wissen über Erkrankungen, geringeren Entscheidungskonflikten, verbessertem Gesundheitsverhalten bzw. Selbstmanagement und einem verbessertem Gesundheitszustand resultieren kann (Coulter u. Ellins 2007, Stacey et al. 2014). Darüber hinaus wurde im Zuge von Gesundheitsreformen bzw. Gesetzesinitiativen eine stärkere Beteiligung der Patienten umgesetzt. Neben der konkreten Beteiligung bei medizinischen Entscheidungen steht hier die Beteiligung bei der Behandlung, dem Management von chronischen Erkrankungen sowie die Beteiligung auf Systemebene, wie z. B. Planung und Bewertung von ambulanten, stationären und rehabilitativen Versorgungsleistungen, im Vordergrund (Dirmaier u. Härter 2011).

Der vorliegende Beitrag konzentriert sich auf den Teilbereich der partizipativen Entscheidungsfindung (PEF). Dieses Konzept wird in Abgrenzung zu anderen Modellen medizinischer Entscheidungsfindung dargestellt und seine konkrete Umsetzung im Kontext der orthopädischen Behandlung vertieft. Erwartbare Effekte der PEF in der Orthopädie werden berichtet sowie Barrieren aufgezeigt, die einer Umsetzung im klinischen Alltag entgegenstehen können.

2.2   Patientenzentrierte Gesundheitsversorgung und partizipative Entscheidungsfindung

2.2.1   Rahmenbedingungen

Da Patientenbedürfnisse zunehmend in den Mittelpunkt einer qualitativ hochwertigen Versorgung rücken und zudem ein eigenverantwortlicher Umgang der Patienten mit ihrer Erkrankung gefordert wird, hat eine patientenzentrierte Gesundheitsversorgung in den letzten Jahren mehr und mehr an Bedeutung gewonnen (Holman 2005). Basierend auf einer systematischen Zusammenfassung der in der wissenschaftlichen Literatur beschriebenen Definitionen beschreibt ein integratives Modell insgesamt 15 relevante Dimensionen einer patientenzentrierten Gesundheitsversorgung (Scholl et al. 2014), die in

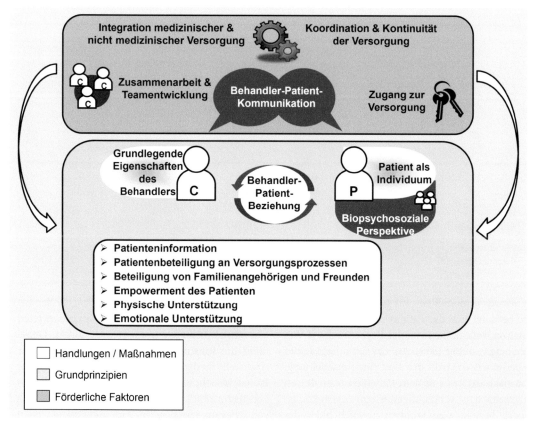

Abb. 2.1 Integratives Modell einer patientenzentrierten Gesundheitsversorgung

3 übergeordnete Kategorien (Grundprinzipien, förderliche Faktoren, Handlungen und Maßnahmen) unterteilt werden können (■ Abb. 2.1).

Die Umsetzung einer patientenzentrierten Versorgung findet entsprechend dem integrativen Modell auf unterschiedlichen Ebenen statt: Auf der *Makroebene* wurden Rechte geschaffen, durch welche die Partizipation von Patienten verbessert werden soll (z. B. in Deutschland: Gesetz zur Modernisierung der gesetzlichen Krankenversicherung 2003, Patientenrechtegesetz 2013). Auf der *Mesoebene* der Institutionen im Gesundheitswesen wurden durch die Förderung der Patientenberatung, von Patienteninitiativen und Selbsthilfegruppen bereits etablierte Einrichtungen weiter ausgebaut bzw. neu gegründet (Härter et al. 2011). Die *Mikroebene* umfasst die individuelle medizinische Entscheidung im direkten Gespräch zwischen Arzt und Patient. In diesem Bereich ist der Ansatz des "shared decision making" (deutsche Übersetzung: "partizipative Entscheidungsfindung, PEF") entstanden. Als Grundlage wird eine partnerschaftliche Arzt-Patient-Interaktion formuliert, die durch einen gemeinsamen und gleichberechtigten Entscheidungsfindungsprozess bei der Auswahl von für den Patienten möglichst optimal passenden diagnostischen, therapeutischen oder weiteren gesundheitsbezogenen Maßnahmen gekennzeichnet ist.

2.2.2 Entscheidungsmodelle in der Medizin

Das Modell der *partizipativen Entscheidungsfindung* wird häufig in Abgrenzung zu anderen Modellen der medizinischen Entscheidungsfindung beschrieben (■ Tab. 2.1). Dabei nimmt es eine Mittelstellung zwischen dem paternalistischen Modell und dem

Tab. 2.1 Modelle medizinischer Entscheidungsfindung. (Adaptiert nach Charles et al. 1999)

		Paternalistisches Modell	Partizipative Entscheidungsfindung	Informationsmodell
Informations-austausch	Richtung des Informationsflusses	Vom Arzt zum Patienten	Vom Arzt zum Patienten und vom Patienten zum Arzt	Vom Arzt zum Patienten
	Art der Information	Medizinisch	Medizinisch und persönlich	Medizinisch
	Ausmaß der Information	Entsprechend der gesetzlichen Anforderungen	Alles für die Entscheidung Relevante	Alles für die Entscheidung Relevante
Wer wägt die unterschiedlichen Behandlungen gegeneinander ab?		Arzt alleine	Arzt und Patient	Patient alleine
Wer entscheidet, welche Behandlung durchgeführt wird?		Arzt	Arzt und Patient	Patient

Informationsmodell ein. Im *paternalistischen Modell* befindet sich der Patient in einer weitgehend passiven Rolle und ist von der Expertise des Arztes abhängig (Coulter 1999). Auf der Grundlage seines Expertenwissens trifft der Arzt eine Entscheidung, ohne sich explizit mit dem Patienten über dessen Präferenzen zu verständigen. Beim *Informationsmodell* besteht die Hauptverantwortlichkeit des Arztes darin, dem Patienten auf möglichst neutrale Weise alle wichtigen Informationen zur Behandlung mitzuteilen. Basierend auf der Annahme, dass der Patient sich über seine eigenen Präferenzen im Klaren ist und am besten weiß, was gut für ihn ist, trifft er autonom seine Entscheidung (Charles et al. 1999). Beim Ansatz der PEF sollen der Informationsaustausch und die Entscheidungsprozesse zwischen Arzt und Patient auf gleichberechtigter Ebene stattfinden und dabei auch individuelle Aspekte wie Werte, Bedürfnisse und Emotionen des Patienten einschließen. PEF ist vom Konzept des "informed consent" abzugrenzen, in dem zwar ähnliche Voraussetzungen (mehrere gleichwertige Behandlungsoptionen) vorliegen und ein ähnliches Ziel (Stärkung der Kontrolle über die eigene gesundheitliche Versorgung) verfolgt wird, jedoch weniger aus ethischer, sondern eher aus rechtlicher Perspektive (z. B. Einwilligung zur Teilnahme an Studien, Einwilligung für eine bestimmte Behandlung). Definiert wird PEF als *Interaktionsprozess* mit dem Ziel, unter gleichberechtigter aktiver Beteiligung von Patient und Arzt auf Basis geteilter Informationen zu einer gemeinsam verantworteten Übereinkunft zu kommen (Härter 2004). Dabei fließt die Information in beide Richtungen, der Arzt stellt medizinische Informationen bereit, der Patient bezieht seine Präferenzen und persönlichen Lebensumständen mit ein, die für die Entscheidung von Relevanz sein können. Arzt und Patient treffen schließlich eine gemeinsame Entscheidung und teilen sich die Verantwortung.

2.2.3 Umsetzung in der Arzt-Patienten-Kommunikation

Die Umsetzung einer partizipativen Entscheidungsfindung folgt einem klar erkennbaren Ablauf mit *aufeinander aufbauenden Handlungsschritten*, wobei Informationen in mindestens 2 Richtungen fließen. Ärzte stellen *notwendige medizinische Informationen* bereit, Patienten berichten von ihren *Präferenzen und persönlichen Lebensumständen* (Werte, Bedürfnisse, Ziele), die für die gesundheitsbezogene Entscheidung von Relevanz sein können. Für eine gelungene Partizipation an einer medizinischen Entscheidung wurden folgende konsensuell entwickelte Handlungsschritte (Tab. 2.2) vorgelegt (Elwyn et al. 2012, Härter 2004): Der gemeinsame Entscheidungsprozess beginnt, indem zunächst von ärztlicher Seite die Notwendigkeit einer Behand-

▣ **Tab. 2.2** Gesprächsablauf eines ärztlichen PEF-Gespräch (Härter 2004, Elwyn et al. 2012)	
Problemdefinition: Mitteilen, dass eine Entscheidung ansteht	Team Talk
Gleichberechtigung ("equipoise"): Gleichberechtigung der Partner und Gleichberechtigung der Behandlungsmöglichkeiten formulieren	
Behandlungsmöglichkeiten beschreiben: Über Optionen und deren Vor- und Nachteile informieren	Option Talk
Verständnis, Gedanken und Erwartungen erfragen: Die Sicht des Patienten mit einbeziehen	
Präferenz klären und Entscheidungsfindung: Beteiligungswunsch ermitteln und Entscheidung herbeiführen	Decision Talk
Vereinbarungen treffen: Vereinbarungen zur Umsetzung der Entscheidung treffen	

lungsentscheidung und das Angebot einer gleichberechtigten Zusammenarbeit beider Partner bei der Entscheidungsfindung formuliert werden. Daraufhin erfolgt die Beschreibung der unterschiedlichen Behandlungsmöglichkeiten mit ihren jeweiligen Vor- und Nachteilen. Anschließend wird der Patient zu seinem Verständnis der Informationen sowie nach seinen Erwartungen und Befürchtungen hinsichtlich der Entscheidung befragt. Im nächsten Schritt werden die unterschiedlichen Präferenzen von Patient und Arzt ermittelt, ein Abwägen der Behandlungsalternativen erfolgt und ein Plan zur Umsetzung der gewählten Behandlung wird beschlossen (Härter 2004).

Das Konzept der partizipativen Entscheidungsfindung ist insbesondere in *Situationen medizinischer Unsicherheit* angezeigt. Unsicherheit kann bei *präferenzsensitiven Entscheidungen* eine Rolle spielen, wenn die medizinische Evidenz und klinische Erfahrung mehr als eine Behandlungsoption ermöglichen und wenn die Wahl von den persönlichen Präferenzen, Charakteristika und Umständen der Patienten beeinflusst wird (Légaré u. Witteman 2013). Unsicherheit kann auch eine Rolle spielen, wenn die wissenschaftliche Evidenz nicht eindeutig

oder nicht vorhanden ist. Außerdem ist PEF geeignet, wenn die Wichtigkeit der Entscheidung und der Konsequenzen für den Patienten hoch ist, das heißt, wenn es sich um eine chronische und lebensverändernde Erkrankung handelt.

PEF sollte in dem Ausmaß stattfinden, das von Patienten in der jeweiligen Situation tatsächlich gewünscht wird. In Krisen- oder Notfallsituationen oder wenn sich Patienten durch eine Beteiligung überfordert fühlen, ist PEF weniger oder gar nicht angebracht (Müller-Engelmann et al. 2010).

2.2.4 Indikationen für PEF

Die PEF ist besonders bei schwerwiegenden und/oder chronischen Erkrankungen indiziert, so auch in der Orthopädie. Sie eignet sich auch besonders, wenn mehr als eine gleichwertige, im besten Fall evidenzbasierte Therapieoption zur Wahl steht. Bei vielen Entscheidungen in der orthopädischen Behandlung geht man davon aus, dass es eine medizinisch überlegene Behandlungsalternative gibt. Aktuelle Studien zeigen jedoch, dass die Evidenzlage nicht so klar ist, wie oft angenommen (Chou et al. 2009) wird. Sie stützen damit die Bedeutung von PEF in der Orthopädie.

Außerdem ist PEF geeignet, wenn die Wichtigkeit der Entscheidung und der Konsequenzen für den Patienten hoch ist, das heißt, wenn es sich – wie beispielsweise bei chronischen Rückenschmerzen – um eine lebensbegleitende und -verändernde Erkrankung handelt. Whitney (2003) bezeichnet diese beiden relevanten Variablen als "Entscheidungssicherheit" und "Bedeutung der medizinischen Entscheidung für den Patienten" (▣ Abb. 2.2). Zweifellos kann man an dieser Stelle darüber diskutieren, inwieweit Patientenpräferenzen ihre Bedeutung mit zunehmender Evidenz verlieren müssen. Konflikte zwischen Patient und Behandler können sich nach Whitneys Modell dann ergeben, wenn sowohl die subjektive Bedeutung der Erkrankung als auch die medizinische Entscheidungssicherheit hoch sind, die Empfehlung des Arztes allerdings mit dem Behandlungswunsch des Patienten nicht übereinstimmt bzw. die Motivation des Patienten zur Umsetzung der Behandlungsempfehlung möglicherweise nicht ausreichend vorhanden ist.

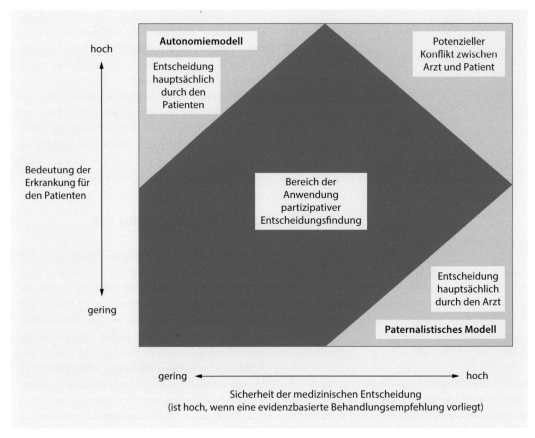

Abb. 2.2 Anwendungsbereiche der PEF in Abhängigkeit von den Faktoren Bedeutung und Entscheidungssicherheit. (Adaptiert nach Whitney 2003)

PEF sollte natürlich nur in dem Ausmaß stattfinden, das von Patienten in der jeweiligen Situation tatsächlich gewünscht wird. In Krisen- oder Notfallsituationen oder wenn sich Patienten durch eine Beteiligung überfordert fühlen, ist PEF nach Meinung der meisten Autoren weniger oder gar nicht indiziert (Müller-Engelmann et al. 2010).

2.2.5 Gesundheitsinformationen und Risikokommunikation

Im Rahmen der partizipativen Entscheidungsfindung spielt eine angemessene *Vermittlung medizinischer Fachinformationen* eine große Rolle. Ein wichtiger Aspekt ist dabei die verständliche *Kommunikation von Risiken und Nebenwirkungen*, aber auch der Effekte der zur Wahl stehenden Interventionen. Sowohl Patienten (Laien) als auch Ärzte schätzen Risiken im Hinblick auf die Gesundheit oder die Effekte von Behandlungen sehr oft nicht korrekt ein (Wegwarth & Gigerenzer, 2011): So beantwortete z. B. jeder dritte Gynäkologe die Frage falsch, wie hoch die Rate der Mortalität durch regelmäßige Mammographien reduziert wird (Gigerenzer et al. 2008). Um eine gut informierte Entscheidung unterstützen zu können, sollten Vor- und Nachteile bzw. Nutzen und Risiken unterschiedlicher diagnostischer und therapeutischer Möglichkeiten in Form von Wahrscheinlichkeiten gegeneinander abgewogen werden. Als verständliche Darstellungsformen haben sich *absolute Häufigkeiten* bzw. deren grafi*sche Darstellungen* (oder die Anzahl von Personen, die zur Verhinderung eines Todes-/Krankheitsfalls behandelt werden müssen, NNT ["number needed to treat"]) mittels Entscheidungstafeln herausgestellt (Gaissmaier u. Gigerenzer 2013).

Übersichtsarbeiten aus dem internationalen Bereich zeigen, dass *Patienteninformationen* das Wissen über die Erkrankung und Behandlungsmöglichkeiten verbessern und einen positiven Einfluss auf gesundheitsbezogenes Verhalten und Selbstwirksamkeit haben können (Coulter 2012). Positive Effekte zeigen sich insbesondere, wenn Informationen bedarfsorientiert vorgehalten werden. Dabei werden umfangreiche Informationen in kleinen Einheiten entsprechend der Nutzerpräferenzen präsentiert. Auf diese Weise besteht die Möglichkeit, die persönliche Relevanz und somit das Erinnern an die Informationen zu erhöhen (Hawkins et al. 2008).

2.3 Praktische Umsetzung von PEF

Verschiedene Maßnahmen stehen zur Verfügung, um PEF stärker im klinischen Alltag zu verankern: Entscheidungshilfen bieten Ärzten wie auch Patienten innerhalb oder außerhalb der Konsultation konkrete Unterstützung bei spezifischen Behandlungsentscheidungen. Im Rahmen von Schulungen werden Ärzten und Patienten die notwendigen Kompetenzen vermittelt.

2.3.1 Medizinische Entscheidungshilfen

Medizinische Entscheidungshilfen beinhalten standardisierte Informationen, eine verständliche Darstellung von Behandlungsmöglichkeiten und der jeweiligen Vor- und Nachteile sowie Wahrscheinlichkeiten für einen Behandlungserfolg (Stacey et al. 2012). Zudem werden Werte und Präferenzen auf Seiten der Patienten im Rahmen der Entscheidungsfindung berücksichtigt und integriert. Entscheidungshilfen ("decision aids") können dem Patienten text-, video- oder webbasiert dargeboten werden. Nach Elwyn et al. (2010) können im Wesentlichen 2 Kategorien unterschieden werden:

− Entscheidungshilfen, die in Konsultationen verwendet werden
− Entscheidungshilfen, die primär außerhalb von Konsultationen verwendet werden

In den letzten Jahren werden Entscheidungshilfen zunehmend webbasiert umgesetzt, zudem werden mittlerweile auch stark komprimierte Entscheidungshilfen erarbeitet. Diese enthalten Zusammenfassungen der wichtigsten Wirkungen und Nebeneffekte von diagnostischen und therapeutischen Maßnahmen bzw. bewerten die jeweils wichtigsten Fragen bezüglich verschiedener Behandlungsoptionen mit Pro und Kontra (z. B. "option grids", ▶ www.optiongrid.org). Es wurden wissenschaftlich begründete Kriterien zur Bewertung der Qualität von Entscheidungshilfen erarbeitet (IPDAS, "international patient decision aids standards"), anhand dieser wird geprüft, ob eine Entscheidungshilfe systematisch entwickelt wurde, ob die Informationen neutral dargestellt sind und ob die Entscheidungshilfe den Nutzer zum Abwägen der Optionen anleitet, ihn durch den Entscheidungsprozess führt und ihre Effekte in Studien überprüft worden sind (Elwyn et al. 2006).

Im Rahmen eines Cochrane-Reviews zeigte sich in insgesamt 115 ausgewählten Studien, dass der Einsatz von Entscheidungshilfen zu mehr Wissen, realistischeren Erwartungen über den Erkrankungsverlauf, höherer Zufriedenheit und verbesserter Therapietreue führt (Stacey et al. 2014). Zudem resultierten eine Reduktion von Entscheidungskonflikten und eine stärker erlebte Beteiligung bei Behandlungsentscheidungen. Entscheidungshilfen können auch zu einer Reduktion von gesundheitsbezogenen Ängsten führen, wobei hier die Datenlage noch uneinheitlich ist, über eine Steigerung von Ängsten wird jedoch nicht berichtet (Stacey et al. 2012).

Eine insbesondere in den USA und Kanada mittlerweile häufiger eingesetzte Entscheidungshilfe ist die Unterstützung durch sogenannte "decision coaches" (Stacey et al. 2012). "Decision coaching" wird in der Regel durch speziell geschultes medizinisches Fachpersonal wie Pflegekräfte oder MTA angeboten und zielt darauf ab, die Zuversicht und die Kompetenzen von Patienten hinsichtlich der partizipativen Entscheidungsfindung mit dem Arzt zu erhöhen. "Decision coaching" kann persönlich oder über Kommunikationsmedien wie das Telefon erfolgen. Entscheidungshilfen können, müssen dabei aber nicht zum Einsatz kommen (Stacey et al. 2012).

◘ Tab. 2.3 gibt einen exemplarischen Überblick über aktuell für den Bereich der Orthopädie verfügbare Entscheidungshilfen. Alle aufgeführten

Tab. 2.3 Entscheidungshilfen in der Orthopädie – aktuelle Beispiele

Anbieter	Name	Entscheidung	Sprache			Art[a]			Medium		
			Deutsch	Englisch	Spanisch	Konsultation	Außerhalb	Interaktiv	Web	Papier	Video
Healthwise US	Achillessehnenruptur: Soll ich mich operieren lassen?	Operation vs. Gips/Orthese		✓			✓		✓	✓	
Agency for Healthcare Research and Quality US	Medikamentöse Behandlung der Psoriasisarthritis	Klassische Basismedikamente vs. Immunsuppressiva/Zutostatika vs. Biologika		✓			✓		✓	✓	✓
Cochrane Musculoskeletal Group Canada	Soll ich die Osteoarthritis in meinem Knie mit Ultraschall behandeln lassen?	Ultraschall vs. andere Behandlungsmöglichkeiten		✓			✓		✓	✓	
Cochrane Musculoskeletal Group Canada	Soll ich gegen meine rheumatoide Arthritis Tocilizumab einnehmen?	Tocilizumab vs. andere Behandlungsmöglichkeiten		✓			✓		✓	✓	
Healthwise US	Lendenwirbelsäulenschmerzen: Soll ich eine Kernspintomographie machen lassen?	Kernspintomographie ja/nein		✓				✓	✓	✓	
Healthwise US	Lendenwirbelsäulenschmerzen: Soll ich meine Wirbelsäule einrichten lassen?	Wirbelsäule einrichten lassen ja/nein		✓	✓			✓	✓	✓	
Healthwise US	Lendenwirbelsäulenschmerzen: Soll ich eine epidurale Injektion von Steroiden ausprobieren?	Epidurale Injektion von Steroiden ja/nein, andere Behandlungsmöglichkeiten (z. B. Medikamente, Krankengymnastik)		✓			✓	✓	✓	✓	

[a] In Anlehnung an Elwyn et al. 2010: *Konsultation* Entscheidungshilfen, die von Behandlern in Konsultationen verwendet werden; *außerhalb* Entscheidungshilfen, die auch außerhalb von Behandlerkonsultationen verwendet werden können; *interaktiv* Entscheidungshilfen, die interaktiv (z. B. online) gestaltet sind

◻ **Tab. 2.3** *(Fortsetzung)*

Anbieter	Name	Entscheidung	Sprache			Art[a]			Medium		
			Deutsch	Englisch	Spanisch	Konsultation	Außerhalb	Interaktiv	Web	Papier	Video
Option Grid Collaborative UK	Dupuytren-Erkrankung: Behandlungsoptionen	Lagerungsschiene vs. Nadelfasziotomie vs. Operation vs. Enzymtherapie		✓		✓	✓	✓	✓	✓	
Healthwise US	Bandscheibenvorfall: Soll ich mich operieren lassen?	Operation ja/nein		✓			✓	✓	✓	✓	
Option Grid Collaborative UK	Ischialgie nach Bandscheibenvorfall: Behandlungsoptionen	Epidurale Injektion vs. Operation vs. Behandlung ohne Injektion/Operation		✓		✓			✓	✓	
Healthwise US	Meniskusriss: Soll ich eine Operation durchführen lassen?	Operation ja/nein, alternative Behandlungsmöglichkeiten (z. B. Physiotherapie)		✓			✓	✓	✓	✓	
Healthwise US	Arthritis: Soll ich eine Hüftgelenksoperation durchführen lassen?	Hüftgelenksoperation ja/nein, alternative Behandlungsmöglichkeiten		✓			✓	✓	✓	✓	
Option Grid Collaborative UK	Kniearthrose: Behandlungsoptionen	Medikamentöse Schmerztherapie, Steroidgelenkinjektionen, Kniegelenkersatzoperation		✓		✓			✓	✓	✓
Agency for Healthcare Research and Quality US	Gesunde Knochen: Entscheidungshilfe für Frauen nach der Menopause	Bisphosphonate vs. andere Medikamente		✓			✓	✓	✓	✓	

[a] In Anlehnung an Elwyn et al. 2010: *Konsultation* Entscheidungshilfen, die von Behandlern in Konsultationen verwendet werden; *außerhalb* Entscheidungshilfen, die auch außerhalb von Behandlerkonsultationen verwendet werden können; *interaktiv* Entscheidungshilfen, die interaktiv (z. B. online) gestaltet sind

Entscheidungshilfen entstammen 2 Online-Inventaren für (▶ https://decisionaid.ohri.ca; ▶ www.thedecisionaidcollection.nl), die nur Entscheidungshilfen beinhalten, die entsprechend den aktuellen Qualitätskriterien für Entscheidungshilfen (IPDAS, ▶ http://ipdas.ohri.ca) eine als ausreichend beurteilte Qualität aufweisen.

2.3.2 Patientenschulungen

Patientenschulungen zur partizipativen Entscheidungsfindung haben eine Stärkung von Patientenkompetenzen und die Vermittlung kommunikativer Fertigkeiten für das Gespräch mit dem Arzt zum Ziel. Im Gegensatz zu Entscheidungshilfen beinhalten Patientenschulungen keine krankheitsspezifischen Informationen und fokussieren nicht auf eine klar umrissene medizinische Entscheidung. Sie können aus schriftlichen Unterlagen, Training oder Videos bestehen. Während es sich bei schriftlichen Unterlagen zumeist um Checklisten oder Vorbereitungsblätter für das Arztgespräch handelt, kann beispielsweise auch mithilfe von Filmen vermittelt werden, wie sich Patienten in das Gespräch mit dem Arzt einbringen können. Eine beispielhafte Intervention schlägt vor, dass Patienten ihren Behandlern 3 oder 4 einfache Fragen stellen sollten, um PEF zu stimulieren (Shepherd et al. 2011):
- Was sind meine (Behandlungs-)Optionen?
- Was sind Nutzen und Risiken?
- Wie wahrscheinlich sind diese?
- Was geschieht, wenn ich nichts tue?

Die Frage der Wirksamkeit von patientenseitigen Interventionen, die auf eine stärkere Beteiligung in ärztlichen Konsultationen abzielen, wurde im Rahmen einer systematischen Übersichtsarbeit untersucht. Dabei konnten geringfügige Effekte auf das Frageverhalten der Patienten in ärztlichen Konsultationen nachgewiesen werden. Keine Effekte zeigten sich hinsichtlich der Zufriedenheit, der erlebten Angst vor bzw. nach einer Konsultation sowie bezüglich des Wissens (Kinnersley et al. 2008). Weitere Primärstudien fanden, dass Patienten nach einer Schulung mehr Fragen in der Konsultation stellten, ein stärkeres Kontrollerleben bezüglich der eigenen Gesundheit haben, sich bei der Entscheidungsfin-

dung autonomer fühlen und ein stärkeres Partizipationsbedürfnis (Kopke et al. 2009, Loh et al. 2007) angeben. Zudem zeigte sich, dass in PEF geschulte Patienten sich besser an Informationen aus der Konsultation erinnern und die Behandlung sowie Behandlungsempfehlungen besser verstehen (Hamann et al. 2005). Kleine positive Effekte wurden in Bezug auf Selbstwirksamkeit, Gesundheitszustand und Inanspruchnahmeverhalten gefunden (Loh et al. 2007).

2.3.3 Ärztliche Trainingsmaßnahmen

Obwohl einige Ärzte PEF gegenüber anderen Kommunikationsstrategien vorziehen, wird in der Praxis der Orthopädie der Großteil der Entscheidungen arztzentriert getroffen (Bozic et al. 2014, Elwyn et al. 2013). Im Rahmen von *ärztlichen Aus- und Fortbildungsmaßnahmen zur partizipativen Entscheidungsfindung* werden spezifische ärztliche Gesprächs- und Handlungskompetenzen vermittelt. Dazu gehört, dass Ärzte die individuellen Bedürfnisse ihrer Patienten hinsichtlich einer Beteiligung am medizinischen Entscheidungsprozess spezifisch erfragen. Ein weiterer wichtiger Bestandteil ist die Kommunikation von Vor- und Nachteilen sowie möglicher Risiken oder Ungewissheiten, die bei bestimmten Behandlungsoptionen bestehen. Fortbildungsprogramme wurden z. B. in Großbritannien entwickelt und überprüft (Elwyn et al. 2004). Für den deutschsprachigen Bereich wurde ein Trainingsmanual zur PEF entwickelt (Bieber et al. 2007):
- Es führt in theoretische Grundlagen der PEF ein,
- vermittelt patientenzentrierte Kommunikationsstrategien und
- erläutert die Umsetzung einer PEF in beispielhaften Indikationen.

Erweitert werden diese Ansätze durch die Verbindung von PEF mit einer auf Veränderung zielenden Intervention, dem "motivational interviewing", bei Indikationen, bei denen die Evidenz spezifische verhaltensändernde Maßnahmen favorisiert (Elwyn et al. 2014). "Motivational interviewing" kommt vorrangig zur Anwendung, um die Ambivalenz von Patienten bezüglich notwendiger Verhaltensänderungen (z. B. Umsetzung eines gesundheitsförderlichen Lebensstils oder Medikamentenadhärenz) zu verringern. Beide Ansätze können kombiniert werden, wenn im Rahmen der Behandlung eines Patienten sowohl eine Verhaltensänderung wie auch eine Entscheidung zwischen verschiedenen Behandlungsoptionen notwendig wird (Elwyn et al. 2014).

Ein wichtiger Bestandteil solcher Fortbildungsprogramme umfasst darüber hinaus die Frage, wie der unterschiedlichen *Gesundheitskompetenz* ("health literacy") von Patienten und den daraus resultierenden Schwierigkeiten in der Entscheidungsfindung begegnet werden kann. Die "Teach-back-Methode" (d. h. der Patient wird gebeten, die vermittelten Informationen in eigenen Worten zu wiederholen) ist z. B. bei vulnerablen Bevölkerungsgruppen und Patienten sinnvoll, deren Sprachkompetenz sich von der ihres Arztes stark unterscheidet (Weiss 2007).

Ein Cochrane-Review untersuchte, welche Interventionen eine stärkere PEF auf Seiten der Ärzte erzielen können, wobei nur 2 von 5 Studien signifikante Effektstärken (1,06 bzw. 2,11) aufwiesen. In der ärztlichen Konsultation verwendete Entscheidungshilfen sowie eine Kombination aus Schulungsmaterialien, Schulungstreffen und Feedback für Ärzte führten zu einer stärkeren Umsetzung der PEF-Handlungsschritte (Légaré et al. 2010).

Bezüglich der Effekte von verschiedenen PEF-Interventionen auf gesundheitsrelevante Parameter allgemein zeigt sich in zusammenfassenden Analysen noch ein uneinheitliches Bild: Ein Cochrane-Review im Bereich psychischer Erkrankungen kommt auf der Basis von letztendlich nur 2 einbezogenen Studien zu dem Ergebnis, dass sich hier – unter Umständen aufgrund der sehr begrenzten Anzahl selektierter Studien – keine Effekte von PEF auf das gesundheitsbezogene Outcome nachweisen lassen (Duncan et al. 2010). Im Gegensatz dazu zeigt ein weiteres Review, dass 5 der eingeschlossenen 11 Studien Effekte von PEF auf Behandlungsadhärenz und Gesundheitsstatus nachweisen konnten (Joosten et al. 2008). Die Interventionen (Videos, Informationsbroschüren, Trainings von Ärzten) wie auch die verwendeten Outcomes (Patientenzufriedenheit, Lebensqualität, Angst/Depression) sind in den Studien jedoch sehr heterogen, klare Schlussfolgerungen und Aussagen über Effektstärken sind somit nicht bzw. nur begrenzt möglich.

2.4 Effekte von PEF in der Orthopädie

Eine Übersichtsarbeit zum Effekt partizipativer Entscheidungsfindung in der orthopädischen Chirurgie im Jahr 2012 (Slover et al. 2012) zeigte, dass noch keine klaren Schlussfolgerungen über die Effektivität von Entscheidungshilfen in der orthopädischen Praxis getroffen werden können. Zwischenzeitlich wurden weitere Studien zu den Effekten von PEF im orthopädischen Bereich durchgeführt: In einer randomisierten kontrollierten Studie von Bozic und Kollegen (2013) wurde bei 123 Patienten mit Arthrose des Knies bzw. der Hüfte untersucht, welche Effekte eine patientenseitige PEF-Intervention (Entscheidungshilfe) auf das Wissen und die Entscheidungsfindung hat. Die Ergebnisse zeigten, dass Patienten der Interventionsgruppe im Vergleich zur Kontrollgruppe zu einer informierten Entscheidung kamen, mehr Wissen aufwiesen und sich besser auf den Arztbesuch vorbereitet fühlten. Hinsichtlich der Entscheidung für oder gegen einen chirurgischen Eingriff ließen sich keine signifikanten Unterschiede beobachten.

Weitere Studien zeigten z. B. eine Verringerung der Anzahl von chirurgischen Eingriffen (Arterburn et al. 2012) und kamen zu ähnlichen Ergebnissen bezüglich der Verbesserungen verschiedener Aspekte (z. B. Entscheidungssicherheit, Wissen, Vorbereitung auf Entscheidungsbeteiligung) einer informierten Entscheidung (de Achaval et al. 2012, Fraenkel et al. 2007). In einer großen randomisierten kontrollierten Studie, in der unter anderem Veränderungen der Operationsraten bei 6 präferenzsensitiven Situationen (u. a. Hüft- und Kniearthrose) untersucht wurden, zeigten sich wiederum keine Änderungen bei der Anzahl der nach einer PEF-Intervention durchgeführten Operationen. Zusammenfassend kann aber nach wie vor von einer nur sehr begrenzten empirischen Grundlage bezüglich der Effekte von PEF in der Orthopädie ausgegangen werden (Youm et al. 2013).

2.5 Barrieren bei der Umsetzung von PEF

Trotz der nachgewiesenen positiven Effekte einer Beteiligung der Patienten an der Behandlung und eines hohen Bedürfnisses nach Beteiligung gibt es nach wie vor Schwierigkeiten bei der Implementierung der PEF. Am häufigsten wird von ärztlicher Seite *Zeitmangel* als zentrales Problem genannt. Es liegt aber keine robuste Evidenz vor, die belegt, dass ein Engagement in PEF mehr Zeit erfordern würde als die Routineversorgung (Légaré et al. 2008). Zudem geben Ärzte an, dass PEF aufgrund bestimmter *Patienteneigenschaften* (z. B. Präferenzen, Kompetenzen, vulnerable Gruppen) und bestimmter *klinischer Situationen* (z. B. Notfallsituationen, keine gleichwertigen Therapieoptionen) nicht umsetzbar sei (Légaré et al. 2008). Studien belegen konsistent, dass eine Beteiligung stärker gewünscht als erfahren wird (Légaré u. Witteman 2013).

Patientenseitig wird als mögliche Barriere insbesondere eine *eingeschränkte Gesundheitskompetenz* diskutiert. Bei Anforderungen, die sich aus einer Erkrankung ergeben, wird auch von einer *Patientenkompetenz* als spezifische Form der Gesundheitskompetenz gesprochen (Abel u. Sommerhalder 2007). Geringe Ausprägungen in der Gesundheitskompetenz können sich negativ auf den Prozess der PEF auswirken, weswegen neue Ansätze versuchen, die individuelle Gesundheitskompetenz stärker zu berücksichtigen (McCaffery et al. 2010).

Von Patienten wird zudem als häufige Barriere das Machtgefälle zwischen Arzt und Patient benannt: Es werde keine Beziehung etabliert, in der Patienten sich trauen könnten, Fragen zu stellen oder eine abweichende Meinung zu äußern (Peek et al. 2009). Aus Angst davor, als "schwieriger Patient" zu gelten oder die Zeit des Arztes zu sehr in Anspruch zu nehmen, werden sogar relevante Fragen zurückgehalten (z. B. Frosch et al. 2012).

Neben den genannten inhaltlichen Faktoren sind zudem konzeptionelle Probleme des Begriffs Patientenbeteiligung und deren Auswirkungen als mögliche Barrieren der Implementierung entsprechender Maßnahmen zu diskutieren. Ein möglicher Grund hierfür ist, dass sehr heterogene Dimensionen innerhalb des Konstrukts Patientenbeteiligung zusammengefasst werden, wie z. B. *Edukation, Selbstmanagement, Empowerment, Patientenorientierung, Engagement* oder *partizipative Entscheidungsfindung*, die jeweils auf mehr oder weniger stark überschneidende Aspekte einer Beteiligung von Patienten fokussieren.

Diese Schwierigkeiten bezüglich der Implementierung von PEF zeigen sich auch beispielhaft für den Bereich der chirurgischen Orthopädie. Eine kürzlich durchgeführte Online-Befragung von 518 Mitgliedern der American Academy of Hip and Knee Surgeons (AAHKS) ergab, dass ein Großteil der Befragten den Patienten keine Maßnahmen zur Entscheidungsunterstützung, wie z. B. Entscheidungshilfen oder Informationsmaterialien, zur Verfügung stellt, obwohl die Befragten Maßnahmen zur Entscheidungsunterstützung generell als sinnvoll ansehen. Als Hauptgrund für den seltenen Einsatz wurden die nicht vorhandene Finanzierungsmöglichkeiten dieser Maßnahmen angegeben (Bozic et al. 2014).

2.6   Ausblick

Die Umsetzung einer stärkeren Patientenbeteiligung im Rahmen von Diagnosemitteilung, Aufklärung und der Behandlungsplanung wird von Patienten, von klinischer, wissenschaftlicher Seite sowie von gesundheitspolitischer Seite befürwortet. Dies kann vor allem dadurch erreicht werden, dass Patienten und Angehörige bei der Aufklärung und Diagnosemitteilung ihren Bedürfnissen und Präferenzen entsprechend informiert werden und medizinische Entscheidungen im Sinne einer partizipativen Entscheidungsfindung getroffen werden. Das deutsche Gesundheitssystem nimmt – neben politischen und gesetzgeberischen Initiativen – durch Forschungsförderung seit mehr als einem Jahrzehnt gezielt Einfluss auf die Entwicklung einer stärkeren Patientenbeteiligung (Härter et al. 2011). So wurden vom Bundesministerium für Gesundheit von 2008 bis 2014 über 70 Forschungsprojekte zur versorgungsnahen Forschung und dem Themenschwerpunkt "Chronische Krankheiten und Patientenorientierung" gefördert. Unter Patientenorientierung wird in diesem Zusammenhang sowohl die Ausrichtung der Versorgung auf individuelle Patientenbedürfnisse als auch der Versorgungsstrukturen und Versorgungsprozesse zur Unterstützung von Empowerment, Selbstmanagement, Selbstverantwortung der Betroffenen sowie einer partizipativen Entscheidungsfindung verstanden.

Trotz dieser Forschungsprogramme sind jedoch größere Anstrengungen, insbesondere im Bereich der Entwicklung und Implementierung von medizinischen Entscheidungshilfen und spezifischen Trainingsprogrammen, notwendig.

Eine erfolgreiche Umsetzung hängt sowohl von organisatorischen Aspekten als auch davon ab, inwieweit Barrieren auf ärztlicher Seite und auch patientenseitig überwunden werden können. Auf ärztlicher Seite kann die Implementierung vor allem durch eine stärkere Berücksichtigung von Interventionen zur Patientenorientierung und PEF im Rahmen der Aus- bzw. Weiter- und Fortbildung von medizinischem Fachpersonal forciert werden. Hier können neue Initiativen und Reformcurricula der ärztlichen Ausbildung modellbildend sein, die sich explizit einer patientenzentrierten Medizin als Ausbildungsziel verschreiben (Hertwig et al. 2013). Der medizinpsychologischen Lehre und Forschung kommt dabei ein gewichtiger Stellenwert zu, diese zentralen Anliegen einer im besten Sinne psychosozialen Medizin zu befördern, die die Anliegen und Bedürfnisse von Patienten im Umfeld von Aufklärung, Diagnosemitteilung und einer partizipativen Gestaltung der Versorgung in den Vordergrund stellt. So wurde z. B. seit dem Wintersemester 2012/13 im Rahmen der Entwicklung des Hamburger Reformcurriculums Humanmedizin die Themen Patientenorientierung und partizipative Entscheidungsfindung in verschiedene Wahlpflichtstränge integriert (v. a. in den sog. longitudinalen Track zu "Kommunikation und klinische Untersuchungsmethoden" und in den Second Tracks zur "Psychosozialen Medizin" und "Community Medicine"). Im Bereich "Kommunikation" wurden eigenständige neue Module zur patientenzentrierten Gesprächsführung und zum PEF-Gesprächstraining entwickelt und in das Reformcurriculum integriert.

Literatur

Abel T, Sommerhalder K (2007) Gesundheitskompetenz: Eine konzeptuelle Einordnung. Institut für Sozial- und Präventivmedizin, Bern

Arterburn D, Wellman R, Westbrook E, Rutter C, Ross T, McCulloch D et al (2012) Introducing decision aids at group health was linked to sharply lower hip and knee surgery rates and costs. Health Affairs 31(9):2094–2104

Bieber C, Loh A, Ringel N, Eich W, Härte, M (2007) Patientenbeteiligung bei medizinischen Entscheidungen – Manual zur Partizipativen Entscheidungsfindung (Shared Decision Making). Universitätsklinikum Heidelberg

Bozic KJ, Belkora J, Chan V, Youm J, Zhou T, Dupaix J et al (2013) Shared decision making in patients with osteoarthritis of the hip and knee: results of a randomized controlled trial. J Bone Joint Surg 95(18):1633–1639

Bozic KJ, Chenok KE, Schindel J, Chan V, Huddleston JI 3rd, Braddock C 3rd et al (2014) Patient, surgeon, and healthcare purchaser views on the use of decision and communication aids in orthopaedic surgery: a mixed methods study. BMC Health Services Research 14:366

Charles C, Gafni A, Whelan T (1999) Decision-making in the physician-patient encounter: revisiting the shared treatment decision-making model. Social Science and Medicine 49(5):651–661

Chewning B, Bylund CL, Shah B, Arora NK, Gueguen JA, Makoul G (2012) Patient preferences for shared decisions: A systematic review. Patient Education and Counseling 86(1):9–18

Chou R, Fanciullo GJ, Fine PG, Adler JA, Ballantyne JC, Davies P et al (2009) Clinical guidelines for the use of chronic opioid therapy in chronic noncancer pain. J Pain 10(2):113–130

Coulter A (1999) Paternalism or partnership? Patients have grown up-and there's no going back. BMJ 319(7212):719–720

Coulter A (2012) Patient engagement – what works? J Ambulatory Care Management 35(2):80–89

Coulter A, Ellins J (2007) Effectiveness of strategies for informing, educating, and involving patients. BMJ 335:24–27

de Achaval S, Fraenkel L, Volk RJ, Cox V, Suarez-Almazor ME (2012) Impact of educational and patient decision aids on decisional conflict associated with total knee arthroplasty. Arthritis Care Res 64(2):229–237

Dirmaier J, Härter M (2011) Stärkung der Selbstbeteiligung in der Rehabilitation. Bundesgesundheitsblatt Gesundheitsforschung Gesundheitsschutz 54(4):411–419

Duncan E, Best C, Hagen S (2010) Shared decision making interventions for people with mental health conditions. Cochrane Database of Systematic Reviews 1, Retrieved 2013. http://onlinelibrary.wiley.com/doi/2010.1002/14651858.CD14007297.pub14651852/abstract

Elwyn G, Dehlendorf C, Epstein RM, Marrin K, White J, Frosch DL (2014) Shared decision making and motivational interviewing: achieving patient-centered care across the spectrum of health care problems. Annals of Family Medicine 12(3):270–275

Elwyn G, Edwards A, Hood K, Robling M, Atwell C, Russell I et al (2004) Achieving involvement: process outcomes from a cluster randomized trial of shared decision making skill development and use of risk communication aids in general practice. Family Practice 21(4):337–346

Elwyn G, Frosch D, Thomson R, Joseph-Williams N, Lloyd A, Kinnersley P et al (2012) Shared decision making: a model for clinical practice. J General Internal Med 27(10):1361–1367

Elwyn G, Frosch D, Volandes AE, Edwards A, Montori VM (2010) Investing in deliberation: a definition and classification of decision support interventions for people facing difficult health decisions. Medical Decision Making 30(6):701–711

Elwyn G, O'Connor A, Stacey D, Volk R, Edwards A, Coulter A et al (2006) Developing a quality criteria framework for patient decision aids: online international Delphi consensus process. BMJ 333(7565):417–419

Elwyn G, Scholl I, Tietbohl C, Mann M, Edwards AG, Clay C et al (2013) "Many miles to go ...": a systematic review of the implementation of patient decision support interventions into routine clinical practice. BMC Medical Informatics and Decision Making 13(Suppl 2):S14

Fraenkel L, Rabidou N, Wittink D, Fried T (2007) Improving informed decision-making for patients with knee pain. J Rheumatol 34(9):1894–1898

Frosch DL, May SG, Rendle KA, Tietbohl C, Elwyn G (2012) Authoritarian physicians and patients' fear of being labeled 'difficult' among key obstacles to shared decision making. Health Affairs (Millwood) 31(5):1030–1038

Gaissmaier W, Gigerenzer G (2013) Wenn fehlinformierte Patienten versuchen, informierte Gesundheitsentscheidungen zu treffen. In: Gigerenzer G, Muir Gray JA (Hrsg) Bessere Ärzte, bessere Patienten, bessere Medizin. Aufbruch in ein transparentes Gesundheitswesen. MWV Medizinisch-Wissenschaftliche Verlagsgesellschaft, Berlin, S 29–44

Gigerenzer G, Gaissmaier W, Kurz-Milcke E, Schwartz LM, Woloshin S (2008) Helping doctors and patients: Make sense of health statistics. Psychological Science in the Public Interest 8(2):53–96

Hamann J, Hein J, Kissling W (2005) Patientenempowerment – eine wirksame Strategie zur Förderung der Patientenbeteiligung bei medizinischen Entscheidungen. In: Härter M, Loh A, Spies C (Hrsg) Gemeinsam entscheiden – erfolgreich behandeln. Deutscher Ärzte-Verlag, Köln, S 45–51

Härter M (2004) Partizipative Entscheidungsfindung (Shared Decision Making) – ein von Patienten, Ärzten und der Gesundheitspolitik geforderter Ansatz setzt sich durch (Editorial). Zeitschrift für Evidenz, Fortbildung und Qualität im Gesundheitswesen 98(2):89–92

Härter M, Müller H, Dirmaier J, Donner-Banzhoff N, Bieber C, Eich W (2011) Patient participation and shared decision making in Germany – history, agents and current transfer to practice. Zeitschrift für Evidenz, Fortbildung und Qualität im Gesundheitswesen 105(4):263–270

Hawkins RP, Kreuter M, Resnicow K, Fishbein M, Dijkstra A (2008) Understanding tailoring in communicating about health. Health Education Research 23(3):454–466

Hertwig R, Buchan H, Davis DA, Gaissmaier W, Härter M, Kolpatzik K et al (2013) Wie werden Gesundheitsfachkräfte und Patienten im Jahr 2020 zusammenarbeiten? Ein Manifest für den Wandel. In: Gigerenzer G, Muir Gray JA (Hrsg) Bessere Ärzte, bessere Patienten, bessere Medizin. Aufbruch in ein transparentes Gesundheitswesen. MWV Medizinisch-Wissenschaftliche Verlagsgesellschaft, Berlin, S 325–347

Holman HR (2005) Chronic disease and the healthcare crisis. Chronic Illness 1(4):265–279

Joosten EA, DeFuentes-Merillas L, de Weert GH, Sensky T, van der Staak CP, de Jong CA (2008) Systematic review of the effects of shared decision-making on patient satisfaction, treatment adherence and health status. Psychotherapy and Psychosomatics 77(4):219–226

Kinnersley P, Edwards A, Hood K, Ryan R, Prout H, Cadbury N et al (2008) Interventions before consultations to help patients address their information needs by encouraging question asking: systematic review. BMJ 337:a485

Kopke S, Kasper J, Muhlhauser I, Nubling M, Heesen C (2009) Patient education program to enhance decision autonomy in multiple sclerosis relapse management: a randomized-controlled trial. Multiple Sclerosis 15(1):96–104

Légaré F, Ratte S, Gravel K, Graham ID (2008) Barriers and facilitators to implementing shared decision-making in clinical practice: update of a systematic review of health professionals' perceptions. Patient Education and Counseling 73(3):526–535

Légaré F, Ratté S, Stacey D, Kryworuchko J, Gravel K, Graham ID et al (2010) Interventions for improving the adoption of shared decision making by healthcare professionals. Cochrane Database of Systematic Reviews 5, Retrieved 2013, from. http://onlinelibrary.wiley.com/doi/2010.1002/14651858.CD14006732.pub14651852/abstract

Légaré F, Witteman HO (2013) Shared decision making: examining key elements and barriers to adoption into routine clinical practice. Health Affairs (Millwood) 32(2):276–284

Loh A, Simon D, Wills C, Kriston L, Niebling W, Härter M (2007) The effects of a shared-decision-making intervention in primary care of depression: a cluster-randomized controlled trial. Patient Education and Counseling 67(3):324–332

McCaffery KJ, Smith SK, Wolf M (2010) The challenge of shared decision making among patients with lower literacy: a framework for research and development. Medical Decision Making 30(1):35–44

Melchior H, Schulz H, Härter M (2014) Stellenwert regionaler Variationen bei depressiven Erkrankungen und Implikationen für die Versorgungsforschung. Bundesgesundheitsblatt Gesundheitsforschung Gesundheitsschutz 57:224–233

Müller-Engelmann M, Keller H, Donner-Banzhoff N, Krones T (2010) Shared decision making in medicine: the influence of situational treatment factors. Patient Education and Counseling 82(2):240–246

Peek ME, Wilson SC, Gorawara-Bhat R, Odoms-Young A, Quinn MT, Chin MH (2009) Barriers and facilitators to shared decision-making among African-Americans with diabetes. J General Intenal Med 24(10):1135–1139

Scholl I, Zill JM, Härter M, Dirmaier J (2014) An integrative model of patient-centeredness – a systematic review and concept analysis. PLoS One 9(9):e107828

Shepherd HL, Barratt A, Trevena LJ, McGeechan K, Carey K, Epstein RM et al (2011) Three questions that patients can ask to improve the quality of information physicians give about treatment options: a cross-over trial. Patient Education and Counseling 84(3):379–385

Slover J, Shue J, Koenig K (2012) Shared decision-making in orthopaedic surgery. Clin Orthop Relat Res 470(4):1046–1053

Stacey D, Kryworuchko J, Bennett C, Murray MA, Mullan S, Legare F (2012) Decision coaching to prepare patients for making health decisions: a systematic review of decision coaching in trials of patient decision AIDS. Med Decis Making 32(3):E22–E33

Stacey D, Legare F, Col NF, Bennett CL, Barry MJ, Eden KB et al (2014) Decision aids for people facing health treatment or screening decisions. Cochrane Database of Systematic Reviews 1:CD001431

Wegwarth O, Gigerenzer G (2011) Risikokommunikation: Risiken und Unsicherheiten richtig verstehen lernen. Deutsches Ärzteblatt 108(9):A-448

Weiss BD (2007) Health literacy and patient safety: Help patients understand. Manual for clinicians, 2. Aufl. American Medical Association Foundation and American Medical Association, Chicago IL

Wennberg J, Gittelsohn (1973) Small area variations in health care delivery. Science 182(4117):1102–1108

Whitney SN (2003) A new model of medical decisions: Exploring the limits of shared decision making. Medical Decision Making 23(4):275–280

Youm J, Chenok KE, Belkora J, Chiu V, Bozic KJ (2013) The emerging case for shared decision making in orthopaedics. Instructional Course Lectures 62:587–594

Das Problem aus Sicht eines Patienten

Manfred Kremer

3.1   Arztzentrierte Behandlung – 32

3.2   Der Wandel – 32

3.3   Patientenzentrierte Behandlung – 32
3.3.1   Epikrise – 32
3.3.2   Mein Job als Patientenvertreter – 32
3.3.3   Konzeptentwicklung – 33
3.3.4   Praktische Umsetzung, Patientenschule – 34

3.4   Fazit – 35

J. Jerosch, C. Linke (Hrsg.), *Patientenzentrierte Medizin in Orthopädie und Unfallchirurgie*,
DOI 10.1007/978-3-662-48081-6_3, © Springer-Verlag Berlin Heidelberg 2016

3.1   Arztzentrierte Behandlung

Anfang der 1980er-Jahre hatte ich meine erste Operation: Mittelohr, Tympanoplastik. Vor der Operation wurde mir erklärt, dass ich rechts künstliche Gehörknöchelchen bekäme, ein Kunststoffersatzteil, das es bislang nur in den USA gebe. Und man erklärte mir weiter: Bevor es dieses hochwertige Implantat gegeben habe, war man nach der Operation zwar die Entzündung im Mittelohr los, dafür allerdings taub. Da war ich schon mal froh, was mir die Ärzte hier bieten konnten. Ich wachte nach der Operation aus der Narkose auf, und der Professor stand vor meinem Bett: "Hallo Herr K, bei Ihnen im Ohr war ja alles zerstört, ein Trümmerfeld, wir haben 2 h für die Operation gebraucht. Sie haben unseren ganzen Operationsplan durcheinandergebracht." Der Professor war eine echte Koryphäe, hatte einen Superjob bei mir gemacht, aber ich hatte ihm Zeit gestohlen und nun plagte mich ein schlechtes Gewissen.

Da hatte ich wohl die sog. arztzentrierte Behandlung erfahren: Der Arzt untersucht dich, sagt dir, was du hast und was du als Behandlung bekommst und dass du froh sein kannst, dass es bei ihm eine gute Therapie für dich gibt. Und nach der Operation erzählt dir der Operateur, was er für einen tollen Job gemacht hat. Ich muss gestehen, ich fand das damals okay – vielleicht, weil ich einen autoritären Vater hatte und mir insofern eine solch paternalistische Behandlung vertraut war, ich hatte nichts gegen diese Art der fürsorglichen Bevormundung.

3.2   Der Wandel

So wie sich in den letzten Jahrzehnten der eher autoritäre Erziehungsstil zu einem eher demokratischen gewandelt hat, so hat sich auch der Behandlungsstil der Ärzte und des Pflegepersonals gegenüber dem Patienten gewandelt. Der Arzt und das Pflegepersonal sind zunehmend zu freundlichen Dienstleistern geworden, der Patient zum Kunden, dem man etwas anbietet und der mitentscheiden bzw. wählen kann (Mitsprache/Wahlleistungen).

3.3   Patientenzentrierte Behandlung

Im Jahr 2011 war ich wieder Patient in einer Klinik, diesmal mit Schulterbruch: Humerusfraktur, 3 Fragmente, schlimm! Nun saß mir der Professor in der Ambulanz auf einem Stuhl direkt gegenüber, auf Augenhöhe. Er schlug mir wegen der Schwere des Bruchs vor, eine Endoprothese einzusetzen. Ich dachte bei dem Wort Prothese sofort an Männer mit Holzbein, wie ich sie aus meiner Kindheit kannte, und beschwor den Professor, es doch erst einmal mit Titanplatte und Schrauben zu versuchen. Der Professor schaute mich an, zog die Augenbrauen etwas hoch und sagte dann: "Ja gut, versuchen wir es." Als Operationsinformation bekam ich eine Broschüre der Klinik-Orthopädie, in der meine Nagelosteosynthese anschaulich beschrieben war.

Nun hatte ich wohl eine patientenorientierte Behandlung erfahren: Ich wurde gut über die Operation informiert, ich wurde in die Therapieüberlegungen einbezogen und durfte sogar die Entscheidung über die OP-Methode treffen. Das Konzept: "shared decision making", d. h. partizipative Entscheidungsfindung – ein Mitte der 1990er-Jahre im angloamerikanischen Raum entwickeltes Konzept der Arzt-Patient-Beziehung.

3.3.1   Epikrise

Ein halbes Jahr später stellte sich heraus, dass meine Entscheidung falsch war: Die Schrauben lockerten sich, die Knochen wuchsen nicht zusammen. Danach wurde eine Endoprothese eingesetzt, mit der ich gut lebe.

3.3.2   Mein Job als Patientenvertreter

Kurz vor meiner Klinikentlassung nach der zweiten Operation "engagierte" mich der Professor, an der Entwicklung eines neuen patientenzentrierten Behandlungskonzeptes mitzuarbeiten, dem sog. "Rapid Recovery" (RR), das in ▶ Kap. 27 ausführlich beschrieben wird.

3.3.3 Konzeptentwicklung

Im Rahmen der Entwicklung des Rapid-Recovery-Programms für die Schulterendoprothetik wurde ich als "Patientenvertreter" von Beginn an aktiv eingebunden. Meine Rolle war es, alle Elemente des RR-Behandlungskonzeptes aus den Augen eines Patienten zu betrachten und zu bewerten. Die Entwicklung des Programms fand in sog. Steuerungsgruppen (Ärzte, Pflegepersonal, Physiotherapeuten, Sozialarbeiter, Patientenvertreter) statt. Bei der Entwicklung des Patienteninformationsmaterials und des Behandlungsablaufs war es meine Rolle, darauf zu achten, dass der Patient das neue Programm und die Programmelemente als Unterstützung für seine schnelle Genesung positiv wahrnimmt und den Sinn des Ablaufs versteht.

Während der Erarbeitung der *Patientenbroschüren* lag mein besonderes Augenmerk darauf zu prüfen, ob die Informationen ausreichend sind und ob auch wirklich alles thematisiert ist, was der Patient wissen will. Konzentrieren sich die Informationen auf das Wesentliche und sind sie für jeden verständlich? Denn wenn man einen Patienten für ein Behandlungsprogramm gewinnen will, muss man seine Sprache sprechen.

Ich achtete bei den Inhalten der **Patientenbroschüren** besonders auf folgende Punkte:
- Sind die Informationen ausreichend, ist alles angesprochen, was der Patient vor einer Operation wissen will?
- Beschränken sich die Informationen auf das Wesentliche – ohne "Info-Overkill"?
- Sind die verwendeten Begriffe sprachlich eineindeutig, d. h. ohne "surplus of meaning" und unmissverständlich?
- Sind die Informationen für jeden verständlich formuliert, d. h. sind sie auch ohne den Pschyrembel zu verstehen? (Wer oder was ist Redon?)
- Tragen die Schaubilder/Grafiken in den Informationsbroschüren zum Verständnis bei oder verwirren sie eher, d. h. sind sie nach den Begriffen der Kommunikationsforschung "self-explaining" oder "confusing", sind sie hilfreich oder nur "nice to have"?
- Erfährt der Patient bei den wesentlichsten Behandlungsmodulen, was sein Benefit dabei ist, was er persönlich davon hat?

Bei der Festlegung des **Behandlungsablaufs** des neuen Programms prüfte ich insbesondere:
- Wird der Patient den Ablauf als Erleichterung empfinden?
- Erkennt der Patient den Sinn des Ablaufs?
- Was sind die Vorteile des neuen Behandlungsablaufs für den Patienten?

Meine Erfahrungen mit der Teilnahme an den klinikinternen **Steuerungsgruppen** sind durchweg positiv und lassen sich wie folgt zusammenfassen:
- Sehr hohes Engagement aller Beteiligten: Ärzte, Schwestern, Pflegepersonal, Physiotherapeuten etc.
- Basis für das Engagement: Alle glauben an das neue Konzept sowie an den Nutzen für Patient und Klinik. Grund: Der Nutzen des Programms wurde vor der Implementierung klinikintern kommuniziert und als Vorteil für alle überzeugend dargestellt.
- Teilnehmerdiskussionen in den Steuerungsgruppen auf absoluter Augenhöhe: Relevanz des Beitrags ist entscheidend, nicht der Status der Person.
- Entscheidungen erfolgen nie ex cathedra vom Chefarzt, sondern immer im Konsens.
- So wie der Patient im neuen Behandlungsprogramm in den Fokus gestellt werden soll, so wurden auch meine Anregungen als ehemaliger Patient in den Diskussionen wichtig genommen: Vor der Verabschiedung jedes Textes für die Infobroschüren wurde mein Placet gewünscht.

Einfluss des Inputs des **Patientenvertreters** auf die Entwicklung des neuen Programms:
- Die durch mich vertretene Patientensicht hatte einen großen Einfluss auf die Entwicklung des Konzepts, und zwar sowohl auf alle Patienteninformationsmaterialien als auch auf die Behandlungsabläufe.
- Beispiel: Ich bemängelte, dass man im Krankenbett nie weiß, was im Tagesablauf als nächstes passiert (Röntgen, Physiotherapie, Blutentnahme?). Um dem Patienten diese Unsicherheit zu nehmen, wurde ein Wochenstundenplan entwickelt, den jeder Patient

erhält und auf dem er z. B. ablesen kann, dass am Dienstag um 9 Uhr sein Katheter gezogen wird.

- Beabsichtigter Nebeneffekt: Ärzte und Pflegepersonal sind durch den Stundenplan zu zeitgerechten Behandlungen angehalten.
- Alle klinisch Beteiligten, d. h. Ärzte, Pflegepersonal, Verwaltung, sind davon überzeugt, dass das neue Behandlungskonzept nur ein Erfolg wird, wenn es gelingt, die Patienten für dieses Programm zu gewinnen. Und dazu muss man die Bedürfnisse des Patienten kennen und die Sprache der Patienten sprechen.

3.3.4   Praktische Umsetzung, Patientenschule

Etwa 8 Tage vor ihrem Operationstermin werden die Patienten in einer Gruppe von 3–5 Patienten zu einem Informationstag in die Klinik eingeladen, der Tag der Patientenschule. Die Patienten sind in Begleitung ihres Ehe-/Lebenspartners oder einer anderen Vertrauensperson (z. B. Kinder), der im weiteren Behandlungsverlauf die Rolle des persönlichen Coaches wahrnimmt und in den gesamten Behandlungsablauf eingebunden ist. Vormittags werden die Patienten noch einmal einzeln von einem Arzt über den Ablauf ihrer individuellen Behandlung (Art der Endoprothese etc.) informiert, dann wird ihnen schon einmal eine Abduktionsorthese probeweise angepasst. Danach geht es zum gemeinsamen Mittagessen und schließlich in einen speziellen Raum zur gemeinsamen Patientenschule. Hier werden die Patienten vorab über ihren gesamten **Behandlungsweg** während ihres Klinikaufenthalts informiert.

- Zu Beginn stellt sich der Behandlungsbetreuer vor, dies ist eine Person, die für die Patienten über den gesamten Klinikaufenthalt Ansprechpartner für Fragen und Wünsche ist.
- Ein Arzt erklärt die Ursachen von Gelenkproblemen und deren Behebung.
- Er informiert über die Narkose, den Ablauf der Operation, die Schmerzbehandlung danach.
- Die Stationsschwester stellt sich und die Station vor und erklärt den Tagesablauf im Klinikbett, z. B. Arztvisiten, Essenszeiten, Schwesterndienste etc.

- Ein Physiotherapeut erklärt die Wichtigkeit der schnellen Mobilisierung im direkten Anschluss an die Operation, die Physiotherapiebehandlung am Bett und später in einem speziellen Physiotherapieraum auf der Station.
- Als Patientenvertreter erzähle ich dann meine persönliche "Schulter-Story": Meine Wahl der Klinik/des Arztes, meine subjektive Bewertung der Klinik, meine Erfahrungen mit der Reha – und ich erzähle über das Leben mit einer Endoprothese im Alltag. Ich beantworte alle Fragen der Patienten, die ihnen auf dem Herzen liegen und die sie hier einem "Betroffenen" stellen können, einem, der wie sie auch "Schulter hat", wie man im Rheinland sagt. Dabei stelle ich klar, dass ich das unentgeltlich tue.
- Am Ende der Patientenschule informiert eine Sozialarbeiterin über die anschließende Reha, stellt einige Rehakliniken vor, die in das neue Programm eingebunden sind, und klärt individuell im Anschluss daran spezifische Fragen der Patienten (Welche Rehaklinik akzeptiert meine Krankenversicherung etc.)

Als Patientenvertreter gebe ich – ausgehend von meinen eigenen Erfahrungen als Schulterpatient – auch eine Reihe von praktischen Hinweisen, z. B.:

- Arztsuche: 3 Quellen, niedergelassener Orthopäde, Bekannte, Internet. Als Schulterpatient im Internet checken, ob die Klinik pro Jahr mindestens 100 Schulterendoprothesenoperationen durchführt.
- Bei Fragen an den Arzt: vor dem Arztkontakt einen Zettel mit Stichpunkten vorbereiten.
- Meine Hinweise zur Reha
  - Besser stationär als ambulant.
  - Rehakliniken sind keine Wellness-Hotels mit Gourmet-Köchen, sondern Gelenktrainingscamps mit Kost und Logis.
- Ausweise: gelben Endoprothesenpass außer Haus immer bei sich führen (Flughafen!) und einen grünen Behindertenausweis beim Versorgungsamt beantragen – wichtig für die Sicherheit des Arbeitsplatzes, bei der Steuererklärung, für Sitzplatz in Bus/Bahn. Für den Antrag fachliche Hilfe in Anspruch nehmen, damit man mindestens einen Grad der

Behinderung (GdB) von 50 und damit einen Ausweis bekommt.

- Erstes Autofahren: nur mit Begleitperson; operierter Arm kann das Lenkrad nur bis Stellung "12 Uhr" drehen; Linksschulteroperierte können nur schwer ein Parkticket bei Parkhauseinfahrt aus dem Automaten ziehen. Selbes Problem bei der Ausfahrt.
- Physiotherapie/Übungen: unverzichtbar als Nachsorge; Anschaffung eines Therabands für eigene Übungen: jeden Tag 2-mal 15–20 min.
- Meine übrigen Empfehlungen fürs Leben mit Endoprothese:
  - Leben entschleunigen, vor allem bei Treppen, Leitern, Getränkekisten, Duschen, Sport
  - Überkopfarbeiten nicht ohne Hilfe
  - neue Bewegungsabläufe lernen, z. B. beim Haarewaschen
  - evtl. Hilfsmittel nutzen, z. B. Greifzangen

Mein Beitrag als Patientenvertreter ist inzwischen ein fester Bestandteil in der Patientenschule. Ich kann dazu beitragen, dass die Patienten den Benefit der Rapid-Recovery-Module für sich erkennen, z. B. emotionale Sicherheit durch Kenntnis des Behandlungsablaufs und des Behandlungsteams, Sinn der motorischen Mobilisierung schon kurz nach der Operation. Ich teile meine Erlebnisse mit den Patienten und beantworte Fragen. Ich erzähle, wie die Genesung nach der Operation bei mir vorangeschritten ist – und was nach welcher Zeit wieder möglich war, wie z. B. Autofahren. Hierbei weise ich immer darauf hin, dass bei Menschen 60+ die Genesung und Wiedererlangung der Mobilität länger dauert als man sich das vielleicht vorgestellt hat, vor allem bei großen Endoprothesen und starker Schädigung der Muskeln und Sehnen (Rotatorenmanschette). Souveränes Autofahren erst ein halbes Jahr nach der Operation wieder möglich!

Meine wichtigsten Erfahrungen als Patientenvertreter: Die Patienten sind begierig, die Erfahrungen eines "Betroffenen" mit Schulterendoprothese zu erfahren. Man will vor allem von mir wissen, wie es einem 1, 2, 3, 4 Monate danach geht, was man dann wieder alles tun kann und ob die quälenden Schmerzen weg sind (v. a. nachts, damit man wieder schlafen kann). Man spürt, dass die Patienten ei-

nem ehemaligen Patienten absolut glauben, weil sie wissen: "Der hatte auch Schulter, der will uns nichts verkaufen."

3.4 Fazit

Die gelebten Erfahrungen eines Betroffenen schätzen die Patienten. Dadurch entsteht Vertrauen in die Behandlung, die Klinik, die Ärzte, das Pflegepersonal und die Physiotherapie. Ängste werden abgebaut. Zudem motiviert es die Patienten, eigene Ziele für die Zeit nach der Operation zu setzen und gleichzeitig realistische Erwartungen zu haben.

Das Problem aus Sicht eines budgetverantwortlichen Arztes – zwischen Hippokrates und Umsatzrendite

Jörg Jerosch

4.1   Eid des Hippokrates – 38

4.2   Umsatzrendite – 38

4.3   Qualität – 38

4.4   Probleme bei der Krankenhausfinanzierung – 39

4.5   Anforderungen an leitende Ärzte – 39

4.6   Die Ökonomie gewinnt (zu viel) an Einfluss – 41

4.7   Das Bild aus Sicht der Patienten – 43

4.8   Die Rolle der Geschäftsführer – 43

4.9   Die Probleme kommen in der Öffentlichkeit an – 45

4.10   Die Rolle des DRG Systemes – 45

        Literatur – 47

J. Jerosch, C. Linke (Hrsg.), *Patientenzentrierte Medizin in Orthopädie und Unfallchirurgie*,
DOI 10.1007/978-3-662-48081-6_4, © Springer-Verlag Berlin Heidelberg 2016

4.1   Eid des Hippokrates

"Ich schwöre und rufe Apollon, den Arzt und As-
klepios und Hygieia und Panakeia und alle Götter
und Göttinnen zu Zeugen an, dass ich diesen Eid
und diesen Vertrag nach meiner Fähigkeit und nach
meiner Einsicht erfüllen werde. Ich werde den, der
mich diese Kunst gelehrt hat, gleich meinen Eltern
achten, ihn an meinem Unterricht teilnehmen lassen, ihm, wenn er in Not gerät, von dem Meinigen
abgeben, seine Nachkommen gleich meinen Brü-
dern halten und sie diese Kunst lehren, wenn sie sie
zu lernen verlangen, ohne Entgelt und Vertrag. Und
ich werde an Vorschriften, Vorlesungen und aller
übrigen Unterweisung meine Söhne und die meines
Lehrers und die vertraglich verpflichteten und nach
der ärztlichen Sitte vereidigten Schüler teilnehmen
lassen, sonst aber niemanden. Ich werde ärztliche
Verordnungen treffen zum Nutzen der Kranken
nach meiner Fähigkeit und meinem Urteil, hüten
aber werde ich mich davor, sie zum Schaden und in
unrechter Weise anzuwenden.

Auch werde ich niemandem ein tödliches Gift
geben, auch nicht, wenn ich darum gebeten werde,
und ich werde auch niemanden dabei beraten; auch
werde ich keiner Frau ein Abtreibungsmittel geben.
Rein und fromm werde ich mein Leben und meine
Kunst bewahren. Ich werde nicht schneiden, sogar
Steinleidende nicht, sondern werde das den Männern überlassen, die dieses Handwerk ausüben.

In alle Häuser, in die ich komme, werde ich zum
Nutzen der Kranken hineingehen, frei von jedem
bewussten Unrecht und jeder Übeltat, besonders
von jedem geschlechtlichen Missbrauch an Frauen
und Männern, Freien und Sklaven.

Was ich bei der Behandlung oder auch außerhalb meiner Praxis im Umgange mit Menschen sehe
und höre, das man nicht weiterreden darf, werde
ich verschweigen und als Geheimnis bewahren.
Wenn ich diesen Eid erfülle und nicht breche, so
sei mir beschieden, in meinem Leben und in meiner Kunst voranzukommen, indem ich Ansehen
bei allen Menschen für alle Zeit gewinne; wenn ich
ihn aber übertrete und breche, so geschehe mir das
Gegenteil."

Dieser Text beinhaltet durchaus sehr zeitgemäße
Themen wie akademische Lehrer, Ausbildung, ärztliche Verordnung, Sterbehilfe, Abtreibung, häusli-

che Gewalt sowie disziplinarische Maßnahmen. Ir-
gendwelche Hinweise zu Geld oder Ökonomie sucht
man jedoch vergebens.

4.2   Umsatzrendite

Die Umsatzrendite bezeichnet das Verhältnis von
Gewinn zu Umsatz innerhalb einer Rechnungsperi-
ode. Der Betrachter erkennt daraus, wie viel Prozent
des Umsatzes als Gewinn verblieben ist. Beispiel:
Eine Umsatzrendite von 10 % entspricht einem Gewinn von 10 Cent je Euro Umsatz. Die Formel zur
Berechnung lautet:

$$\text{Umsatzrendite} = \frac{\text{Gewinn}}{\text{Umsatz}} \times 100$$

Sofern keine außerordentlichen Faktoren vorliegen, liefert die Umsatzrendite Hinweise auf die
Marktstellung eines Unternehmens. Je ausgeprägter dessen Alleinstellungsmerkmale, desto größer
die erzielbare Umsatzrendite. Eine schwache Umsatzrendite – im unteren einstelligen Prozentbe-
reich – deutet meist auf einen hart umkämpften,
wettbewerbsintensiven Markt hin. Der Gewinn
von Unternehmen mit hoher Umsatzrendite ist
weniger anfällig für Schwankungen von Wechsel-
kursen, Zinssätzen, Rohstoffpreisen und sonstigen
Aufwandspositionen.

4.3   Qualität

Der Begriff der medizinischen Qualität ist mit dem
Namen Donabedian verbunden. Er differenziert
3 Qualitätsdimensionen:
- Strukturqualität
- Prozessqualität
- Ergebnisqualität

Unter **Strukturqualität** werden die Beschreibung
der Rahmenbedingungen, die für die medizinische
Versorgung im Einzelfall gegeben sind, und die zur
Produkterstellung notwendigen Fähigkeiten der
Institution verstanden (personelle und materielle
Ressourcen). Die **Prozessqualität** bezieht sich auf
die Art und Weise, wie Leistungen erbracht werden,

und beschreibt somit die Gesamtheit aller Aktivitäten, die im Verlauf der tatsächlichen Erstellung des Produkts vollzogen werden. Unter **Ergebnisqualität** werden die Veränderungen des gegenwärtigen und zukünftigen Gesundheitszustands des Patienten, die dem vorausgegangenen medizinischen, d. h. ärztlichen, pflegerischen und administrativen Handeln zuschreibbar sind, verstanden.

Donabedian ging davon aus, dass zwischen den Qualitätsdimensionen ein kausaler Zusammenhang besteht, d. h. dass eine Verbesserung der Struktur- und Prozessqualität zu einer Verbesserung des Ergebnisses führt. Diese Kausalität ist jedoch nur schwerlich nachzuweisen. Eine perfekte Durchführung einer Behandlung führt nicht zwangsläufig zu einem optimalen Behandlungsergebnis.

4.4 Probleme bei der Krankenhausfinanzierung

Die strukturelle Unterfinanzierung der Krankenhäuser stellt ein zunehmendes Problem dar. 70 % der Chefärzte sind der Meinung, dass aufgrund der Mittelknappheit im Krankenhaus negative Effekte in der Krankenversorgung entstehen. Die Pflegedirektoren sehen diesen Effekt sogar zu 82 % und auch die Geschäftsführer zu 66 %. Die Daten beruhen auf Forschungsergebnissen des Lehrstuhls für Medizinmanagement der Universität Duisburg-Essen. Die Datenbasis bezieht sich auf die Befragung von 1432 Chefärzten, 336 Pflegedirektoren und 284 Geschäftsführern. 45 % der Chefärzte nehmen an ihrer täglichen Praxis Entscheidungskonflikte zwischen ärztlichen und wirtschaftlichen Zielsetzungen wahr (Fintrop u. Rieser 2014).

Laut Dr. med. Theodor Windhorst, Präsident der Ärztekammer Westfalen-Lippe, erfolgte seit 1995 eine enorme Arbeitsverdichtung mit Zunahme von Krankenhausinfektionen, Dekubitalulzera und auch Burn-out-Syndromen bei den Mitarbeiterinnen und Mitarbeitern im Gesundheitswesen (Fintrop u. Rieser 2014). Die durchschnittliche Arbeitszeit je Mitarbeiter sinke insbesondere aufgrund des verschärften Arbeitszeitgesetzes. Gleichzeitig werden im gleichen Zeitraum jedoch mehr Patienten behandelt. Die mittlere Verweildauer in deutschen Krankenhäusern reduzierte sich von 9,7 Tagen im Jahr 2000 auf 7,6 Tage im Jahr 2012. Im gleichen Zeitraum stiegen die Fallzahlen von 17,3 Millionen (Jahr 2000) auf 18,6 Millionen (Jahr 2012). Diese Zahlen zeigen deutlich die Arbeitsverdichtung.

Laut dem Gesundheitsökonom Wassem werden Mittel im Gesundheitswesen zweckentfremdet. Bei fehlenden Investitionen aus den Ländermitteln sind die Krankenhäuser gezwungen, absolut zwingende notwendige Investitionen aus den Mitteln für die Patientenversorgung zu nehmen (Fintrop u. Rieser 2014). Bei den privaten Krankenhausträgern werden aus den Mitteln, die die Krankenkassen für die Behandlung der Patienten bereitstellen, sogar noch Ausschüttungen für die Aktionäre getätigt. Hier stellt sich die Frage, ob dies überhaupt vom Gesetzgeber so intendiert ist.

Prof. Paul Unschuld von der Berliner Charité formulierte in der Eröffnungsveranstaltung des Deutschen Internistentages 2014 in Berlin deutlich: "Die Patienten sind die einzigen Verbündeten der Ärzte im Kampf für eine qualitativ gute Versorgung." Er kritisiert die zunehmende Ökonomisierung im Gesundheitswesen. Patienten stehen nicht mehr als Leidende, sondern als Kunden im Fokus. Anders als ein Dienstleister-Kunden-Verhältnis sei das Arzt-Patienten-Verhältnis besonders von Vertrauen geprägt. Doch dieses stehe derzeit auf dem Spiel, so Prof. Unschuld. Als eines der Beispiele aus seinem klinischen Alltag führt er die klinische Gesundheitsakte an. Damit gehe jede Vertraulichkeit von Gesundheitsdaten verloren. Es besteht die Gefahr, dass es so möglich wird, bestimmte Gruppen aufzuspüren, zu überwachen und auszusondern.

4.5 Anforderungen an leitende Ärzte

Eine Vielzahl von Gründen hat dazu geführt, dass der Ärztemangel nun auch auf der Ebene der leitenden Ärzte angekommen ist. Die Besetzung von leitenden Positionen an Krankenhäusern ist seit einiger Zeit nicht mehr so reibungslos wie vor Jahren. Das Karriereziel "leitender Arzt" hat aus verschiedenen Gründen an Attraktivität verloren. Es bewerben sich zunehmend weniger Oberärzte auf Leitungspositionen. Eine qualifizierte Kandidatenauswahl ist den Headhuntern in einigen Bereichen nur noch dadurch möglich, dass zunehmend Ärzte angesprochen werden, die auch bereits in Leitungspositionen als Chefärzte arbeiten.

Auf die zunehmend schwieriger werdende Akquise weist auch die Tatsache hin, dass die Träger weniger Chefarztpositionen im Ärzteblatt ausschreiben. So lagen im Jahr 2003 beispielsweise 561 Ausschreibungen vor, im Jahr 2013 nur noch 372. Sicherlich waren die Anreize im Jahr 2003 hinsichtlich der finanziellen Situation noch deutlich günstiger als im Jahr 2013. Die Chefarztgehälter sind deutlich nach unten korrigiert worden. Gleichzeitig verdienen gerade leitende Oberärzte im außertariflichen Bereich, mit zusätzlichen individuellen Vereinbarungen wie Zielleistungsvereinbarungen, deutlich mehr als vor 10 Jahren. Somit sind die Einkommensunterschiede zwischen leitenden Oberärzten und Chefarztpositionen unter rein ökonomischen Gesichtspunkten kaum noch lukrativ.

Das Gehalt ist jedoch keinesfalls das einzige ausschlaggebende Kriterium für eine Bewerbung. Ein wichtiger Motivationsfaktor ist der erhoffte Zugewinn an Gestaltungs- und Entscheidungsmöglichkeiten. Hier haben sich jedoch auch erhebliche Änderungen eingestellt. Personalmangel, teilweise äußerst rigide Sparvorgaben und überhöhte Erwartungen an die Umsatzrendite verändern das Klima erheblich. So hat ein privater Träger im deutschen Krankenhauswesen beispielsweise die Parole "13 plus" an seine leitenden Ärzte herausgegeben (mehr als 13 % Umsatzrendite). Ein anderer privater Träger hat eine Prothesenfirma aufgekauft, um hier die Erlöskette für das Unternehmen noch positiver zu gestalten.

In diesem Gesamtkontext darf es nicht verwundern, dass öffentliche Krankenhäuser zurzeit die beliebtesten Arbeitgeber für angehende Chefärzte sind, gefolgt von freigemeinnützigen und konfessionellen Krankenhäusern. Dies jedenfalls zeigt die Studie "Arbeitgeberattraktivität von Kliniken: Für welche Träger sich angehende Chefärzte entscheiden" der Personalberatung Rochus Mummert in Kooperation mit dem Lehrstuhl für Marketing und Gesundheitsmanagement der Universität Freiburg, für die bundesweit 239 Ärzte in leitenden Funktionen deutscher Krankenhäuser befragt wurden. "Städtische Kliniken und Kreiskrankenhäuser genießen als Arbeitgeber ein höheres Vertrauen, da sie regional verwurzelt sind und in der Regel eine gewisse Größe haben", sagt Henrik Räwer, Klinikexperte bei Rochus Mummert. "Sie strahlen Stabilität aus. Gerade für kleinere Privatkliniken ist es schwer, damit zu konkurrieren."

Während die Oberärzte mit dem Arbeitszeitgesetz eine geregelte Wochenarbeitszeit haben, auf die auch die Aufsichtsbehörden achten, gilt das für leitende Ärzte nicht. Hier wird erwartet, dass man, um die Papierroutine abzuarbeiten, morgens zwischen 6:30 Uhr und 7 Uhr die Arbeit beginnt und dann nach getaner Klinikroutine abends noch für Sitzungen bis 20 oder 21 Uhr zur Verfügung steht. All das ist natürlich kein Anreiz für Oberärzte, eine solche Position anzustreben, insbesondere wenn man die sonstigen Merkmale der Generation Y betrachtet.

Von Seiten der ärztlichen Standesorganisationen wird dieses Problemfeld durchaus gesehen. Dies zeigt sich beispielsweise auf der Internet-Homepage der Bundesärztekammer (▶ www.baek.de/aerzte), auf der ein Bereich eingerichtet wurde, der über erfolgreiche Modelle der Wahrnehmung von Leitungsfunktionen in Teilzeit in Krankenhäusern informiert. Hier wird dargestellt, dass Arbeitnehmer nach dem Teilzeit- und Befristungsgesetzt (TzBfG) grundsätzlich einen Rechtsanspruch auf Teilzeitarbeit besitzen. Hierbei sieht § 6 des TzBFG explizit vor, dass Teilzeit auch bei leitenden Positionen ermöglicht werden soll. Die Bundesärztekammer räumt jedoch ein, dass bislang Teilzeit als Arbeitsmodell wenig karrieretauglich ist. Und dass für viele weiterhin kaum vorstellbar ist, dass Oberärzte oder Chefärzte in Teilzeit tätig sind. Zweifelsfrei wächst jedoch das Interesse an familienfreundlichen Arbeitszeitkonzepten, und es wird gesellschaftlich zunehmend weniger akzeptiert, dass Teilzeit zu verringerten Karrierechancen führen soll. Der 117. Deutsche Ärztetag 2014 in Düsseldorf hat sich mit diesem Thema intensiv mit mehreren Entschließungen befasst. Hier wurde unter anderem gefordert, dass leitende Positionen in der Klinik auch mit Familie und in Teilzeit zu erreichen sein müssen. Allen Beteiligten ist jedoch durchaus klar, dass erhebliche Widerstände zu überwinden sind, wenn derartige Gespräche mit Vorgesetzten und Krankenhausgeschäftsführern geführt werden.

Von heutigen Chefärzten erwartet man, dass sie absolute Multitalente sind. Vorausgesetzt wird die medizinische Expertise, mit der sie zum Leistungsträger für das Unternehmen werden. Gleichzeitig sollen sie auch den Spagat zum wirtschaftlichen Erfolg schaffen und, wie es in Ausschreibungstexten häufig formuliert wird, eine "ökonomische Kompetenz" mitbringen. Darüber hinaus finden sich in Ausschreibungstexten die Begriffe "soziale und kommunikative Kompetenz, Organisationsgeschick und Führungsstärke". Gleichzeitig sind Chefärzte verantwortlich für die ärztliche Weiterbildung und sind zweifelsfrei ein wichtiges Vorbild für die nachrückende Ärztegeneration. Sie stellen zudem das Gesicht des Hauses hinsichtlich der medizinischen Versorgung dar (siehe Focus-Listen).

Versucht man, all diese Anforderungen zu erfüllen, so kommt es zu einer absoluten Zerreißprobe zwischen Beruf auf der einen Seite und Privatleben auf der anderen Seite. Alle im Gesundheitswesen müssen sich darüber im Klaren sein, dass ein derartiger leitender Arzt keinesfalls ein Vorbild für die Oberarzt- oder Assistentengeneration sein kann. Auch wenn in letzter Zeit in den Ausschreibungstexten auf eine höhere Familienfreundlichkeit abgehoben wird – unter den oben genannten Voraussetzungen ist sie gar nicht möglich.

Wenn immer wieder von Rollenüberforderungen gesprochen wird, so darf dieses nicht nur die berufliche Sphäre, sondern muss auch die Privatsphäre der handelnden Personen beinhalten. Es entsteht insbesondere ein ganz erheblicher Druck dadurch, dass die Schere zwischen den zu erbringenden Relativgewichten sowie den zur Verfügung gestellten Sach- und Personenressourcen immer weiter auseinanderklafft.

Ärzte in Führungspositionen beklagen drastisch, dass sie nicht ausreichend bei strategischen Fragen und Zielsetzungen eingebunden sind, am Ende aber für negative Ergebnisse verantwortlich gemacht werden. Beispiele aus dem klinischen Alltag lassen sich viele finden. So gibt es Chefärzte, die über das Outsourcen der eigenen Apotheke erst durch Pharmareferenten erfahren. Die hierdurch verursachte differente Besteuerung bei der Erstellung und Anwendung von Chemotherapeutika fällt hingegen wieder auf das Budget der jeweiligen Abteilung zurück. Beim Outsourcing von Steri-Einheiten werden leitende Ärzte eventuell "gehört", deren Empfehlungen jedoch nicht umgesetzt. Die dadurch

zusätzlich entstehenden Kosten, etwa durch verlängerte Operationszeiten oder zusätzlich zu öffnende OP-Siebe, da Siebe nicht komplett gepackt oder unsteril sind, werden hingegen den Abteilungsbudgets zugeschlagen.

Die letzten Jahre zeigen auch sehr deutlich, dass bei leitenden Ärzten, die sich mit ihren Problemen alleine gelassen fühlen, zunehmend der Wunsch entsteht, noch einmal das Krankenhaus zu wechseln, auch wenn das ursprünglich in der persönlichen Karriere- und Familienplanung nicht vorgesehen war. Die Erfahrung zeigt jedoch, dass häufig in der neuen Position die Probleme aus Sicht des leitenden Arztes und auch aus Sicht der Geschäftsführung absolut die Gleichen sind. Eine Lösung für das vorher bestandene Problem bietet sich in der Regel somit weder für den leitenden Arzt, noch für die Geschäftsführung. Eigentlich kann es nur der Weg sein, die Identifizierung mit der Klinik und die Kompetenz der ärztlichen Führungskräfte wiederzugewinnen. Die Realität ist jedoch, dass sich durch die Rollenüberforderung (beruflich und privat) in Kombination mit dem Kostendruck ein zunehmendes Gefühl von Ohnmacht breit macht.

Aus ärztlicher Sicht ist auch darauf hinzuweisen, dass im Krankenhausbereich natürlich die Behandlung des Patienten im Mittelpunkt stehen muss (patientenzentrierte Medizin) und nicht das Interesse der Länder, die mit ihren Budgets die Finanzierung der Krankenhäuser nicht mehr sicherstellen können, oder das Interesse der Aktionäre, die bei privaten Krankenhausketten eine jährliche Rendite und eine Steuerung der Aktienkurse entsprechend dem DAX-Index erwarten.

4.6 Die Ökonomie gewinnt (zu viel) an Einfluss

Für leitende Klinikärzte haben umsatzrelevante Steuerungsgrößen mehr Gewicht als die Patientenzufriedenheit. Auch stehen das Wohl der Mitarbeiter und zusätzliche Sozialleistungen für das Personal nicht im Fokus der Chef- und Oberärzte. Leitende Kliniker haben laut einer Studie der Hochschule für Technik und Wirtschaft in Aalen (Dr. Bodo R.V. Antonic von der HTW Aalen, ▶ Kap. 5) zunehmend taktische und umsatzrelevante Steuergrößen im Fokus. Strategien für die Fort- und Weiterentwicklung ihrer klinischen Einrichtung finden zunehmend geringere Beachtung. Bettenbelegungen, die Fallschwere, das Abrechnungsvolumen und das DRG-System sind beim leitenden ärztlichen Klinikpersonal allgegenwärtig. Assistenz- und Stationsärzte nehmen sich noch etwas Zeit für die Patienten und kümmern sich um die Patientenzufriedenheit und Hilfestellungen. Das interessiert die leitenden ärztlichen Mitarbeiter weniger.

Ebenso empfinden die Patienten, dass die Stationsärzte freundlicher sind und mehr Zuwendung zeigen als die leitenden Mediziner. Hygiene und Sauberkeit steht bei allen Befragten im Mittelpunkt des Interesses. Das dürfte an der breiten Diskussion über Krankenhausinfektionen liegen. Stationsärzte sind näher am Patienten und legen Wert auf eine gute Beratung, Freundlichkeit und Hilfestellungen. Soziale Leistungen wie Mitarbeiterwohnungen, Kindergärten für das Klinikpersonal und die Zufriedenheit am Arbeitsplatz findet bei den leitenden Klinikärzten nur wenig Berücksichtigung.

"Zu Lasten einer empathischen Arzt-Patienten-Beziehung droht der Patient zum Werkstück in einem industriellen Prozess zu werden", so Prof. Dr. med. Arved Weimann, Chefarzt am Klinikum St. Georg in Leipzig (Weimann 2014). Wie dies im klinischen Alltag aussieht, stellt der Artikel von Bliemeister (2014) sehr deutlich dar.

Der bisher nur Insidern bekannte negative Einfluss der Ökonomie wird nun zunehmend auch der Bevölkerung deutlich. So titelte Spiegel-Online im Oktober 2014: "Hygieneskandal an Uniklinik Mannheim: Totes Insekt im Operationsbesteck – Haare, Keime und Knochensplitter an vermeintlich sterilen Instrumenten: In der Uniklinik Mannheim sind die Zustände internen Unterlagen zufolge noch schlimmer als bislang bekannt." Stolz waren die Stadt und der Geschäftsführer Alfred Dänzer darauf, dass die Uniklinik 4,5 Millionen Euro im Jahr 2013 und im Vorjahr sogar knapp 6 Millionen Euro erwirtschaftete. Der rentable Betrieb wurde jedoch offensichtlich mit einem harten Sparkurs und in der Folge mit Schlamperei und Unterausstattung erkauft.

Nach einer anonymen Anzeige legte das Regierungspräsidium Karlsruhe Anfang Oktober 2014 Teile des OP-Betriebs wegen Hygienemängeln still und schickte mehr als ein Dutzend nicht qualifi-

zierte Mitarbeiter nach Hause. Klinikgeschäftsführer Alfred Dänzer rechtfertigte die Probleme bisher damit, dass "auf dem Markt kein qualifiziertes Personal vorhanden gewesen" sei. Im Übrigen habe es aus dem Haus "keinerlei Hinweise" auf die Probleme gegeben. Es zeigte sich jedoch, dass die Probleme lange bekannt waren. Im CIRS (Critical Incident Reporting System) sind insbesondere Defizite im Sterilisationsbereich seit mehr als 2 Jahren vermerkt. Das Beschwerdesystem enthält Dutzende Hilferufe des Personals, die die Klinikleitung längst hätten alarmieren müssen.

Schon im März 2012 hieß es in einer Antwort der Arbeitsgruppe, die die Beschwerden bearbeitet: "Es wurde besprochen, dass die Mitarbeiter der Sterilisation regelmäßig an den Instrumentenschulungen teilnehmen sollen." Die jedoch fanden offenbar nicht oder nur unzureichend statt. Die Pannen nahmen zu, die Hilferufe von Ärzten und Pflegern wurden dringlicher. Im Juni 2013 fragte ein Pfleger: "Wie viel Verantwortung für regelwidriges Verhalten soll die Pflege noch tolerieren?" Einige Monate später war zu lesen: "Wir sind kein Produktionsbetrieb, hier geht es um Menschenleben."

Im Oktober 2013 monierte ein Arzt schlimme Mängel am Operationsgerät: "Regelmäßig sind Siebe unvollständig gepackt oder Instrumente und Geräte nicht vollständig funktionstüchtig." Und weiter: "In meiner Operation heute fehlten 4 Instrumente." Etwa zur gleichen Zeit wurden nach Spiegel-Online-Informationen in 2 Sieben der Orthopädieabteilung Staphylokokken nachgewiesen. Der Befund wurde auch der Geschäftsleitung gemeldet. Abhilfe geschaffen wurde offenbar nicht.

Ein OP-Mediziner bestätigt die Missstände. Vielfach hätten bei Operationen mehrere sterilisierte Instrumentensätze geöffnet werden müssen, weil darin Werkzeug fehlte. "Die Siebe sind fehlerhaft gepackt", sagt der Zeuge. Auch er berichtet von verschmutzten Geräten, weil sie unzureichend vorgereinigt waren oder die Sichtkontrolle ausfiel. "Es gab Haare und Knochensplitter, wo sie nicht sein sollten." Ein CIRS-Eintrag berichtet Anfang 2014 sogar von einem Insekt im Operationsbesteck: "Beim Öffnen eines OP-Siebes befand sich im sterilen OP-Sieb eine tote Fliege."

Das Mannheimer Personal verzweifelte schier an der Untätigkeit der Verantwortlichen. Im November 2013 war in CIRS zu lesen: "Patienten müssen verschoben werden, weil nicht genügend Instrumente/Siebe in einem Haus der Maximalversorgung zur Verfügung stehen." Und nur ein paar Tage später fast schon flehentlich: "Bitte, bitte lassen Sie es nicht dazu kommen, dass Patienten zu Tode gespart werden. Mehr, viel mehr Personal im Steri."

Als selber im deutschen Gesundheitswesen aktiv tätige Person kann der Autor bestätigen, dass es sich bei den oben dargestellten Vorkommnissen in der Uniklinik Mannheim keinesfalls um Ausnahmen handelt. Das Finanzierungssystem im Krankenhaus ist heute vorrangig auf ökonomische Effizienzaspekte ausgerichtet. Für den Arzt ist der Patient jedoch Zweck der Gesundheitsversorgung und nicht Mittel zur Erlösmaximierung. Die tägliche Routine im Krankenhaus sieht hingegen anders aus. Die Patientenversorgung wird immer marginaler. Begrifflichkeiten, die dieses sehr deutlich beschreiben, sind:

- Arbeitsverdichtung
- Prozessoptimierung
- Outsourcing

Das Ziel ist, finanzielle Mittel einzusparen. Ein Profit für den Patienten ist nicht zu erkennen. Kurzfristig werden die Bilanzen, Umsatzrenditen und Deckungsbeiträge der Krankenhäuser mit derartigen Strategien schöngerechnet; diese Maßnahmen sichern die Existenz der Krankenhäuser und der Abteilung jedoch nur sehr kurzfristig. Es ist ein Wandel zu fordern hin zu einem qualitätsorientierten nachhaltigen Finanzierungssystem, dass die ärztliche Entscheidung, die sich an den Bedürfnissen des Patienten orientiert, herausfordert und nicht ökonomisch bestraft. Der verantwortliche Arzt muss einem Patienten von einer bestimmten Therapie abraten dürfen, auch wenn das nicht im Sinne der Zielvereinbarungen der Ärzte und der Geschäftsführer ist. Die ärztliche und pflegerische Kompetenz darf nicht betriebswirtschaftlichen Zielen untergeordnet werden.

In der Summe brauchen wir für unsere kranken Patienten eine Zone, die frei ist von ökonomischen Zwängen. Ein Krankenhaus ist eine soziale Einrichtung und darf nicht zu einem auf Profitmaximierung ausgelegten Wirtschaftsunternehmen degradiert werden. Sehr deutlich kommt dies bei

privaten Trägern zutage. Bei derartigen Unternehmen ist zwangsläufig der Shareholder Value wichtiger als das unmittelbare Wohl der Patienten. Das mag niemand so zugeben, dennoch ist es tägliche Realität, dass mit immer weniger Geld und immer weniger Mitarbeitern medizinische und pflegerische Qualität gesteigert werden soll. Sehr drastisch zeigt das die Aussage des Geschäftsführers des Fresenius-Klinikkonzerns Ulf Schneider, der eine Rendite von 15 % als realistisches Ziel einstuft.

"Was meinen Sie, was in diesem Land los wäre, wenn die Menschen wüssten, was in diesem Land los ist?" (Volker Pispers)

4.7 Das Bild aus Sicht der Patienten

Drei von vier Patienten sind mit dem deutschen Gesundheitssystem insgesamt zufrieden; sieben von zehn Patienten mit den sie behandelnden Ärzten, so eine Umfrage der Techniker Krankenkasse gemeinsam mit dem Meinungsforschungsinstitut Forsa (Forsa 2014). Gleichzeitig sehen jedoch auch neun von zehn Patienten einen Reformbedarf im Gesundheitssystem. Hier finden sich vonseiten der Patienten vor allen Dingen zwei Problemkreise. Ein Großteil der Patienten sorgt sich um die Finanzierbarkeit des Gesundheitswesens sowie auch um die Möglichkeit, bei einer Erkrankung am medizinischen Fortschritt teilnehmen zu können. 85 % der Befragten gehen davon aus, dass die Krankenkassenbeiträge in Zukunft weiterhin deutlich steigen werden. 54 % glauben, dass die Leistungsumfänge in Zukunft deutlich eingeschränkt werden müssen, 47 % befürchten eine sinkende medizinische Qualität in der Patientenversorgung.

Die Patienten schätzen die Gesamtsituation somit sehr realistisch ein. Zweidrittel würden auch durchaus höhere Krankenkassenbeiträge in Kauf nehmen, um am medizinischen Fortschritt weiter teilhaben zu können.

4.8 Die Rolle der Geschäftsführer

Der Autor ist selber Chefarzt an einer orthopädisch-unfallchirurgischen Klinik und hat während der 15-jährigen Zugehörigkeit in dem Unterneh-

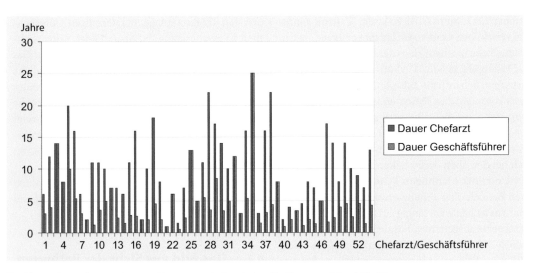

◧ **Abb. 4.1** Dauer der gemeinsamen Zusammenarbeit zwischen Chefärzten und Geschäftsführern

men 6 neue Geschäftsführer miterlebt. Bei allen Geschäftsführern findet sich, insbesondere zum Dienstbeginn, der gleiche Reflex. Die Excel-Dateien mit den Budgetberichten werden geöffnet, und es werden regelhaft jeweils 1–2 Stelle beim ärztlichen und 1–2 Stellen beim nicht ärztlichen Personal gestrichen, sodass sich der Deckungsbeitrag für die Vorstellung beim Aufsichtsrat positiv darstellt. Die verbleibenden Mitarbeiter müssen dann ihre Arbeitsabläufe auf die neuen Gegebenheiten anpassen. Dieses Vorgehen führt zwangsläufig zu Qualitätsverlusten bei der Patientenversorgung und zu Überlastungen der Mitarbeiter. Auch von ärztlicher Seite wird natürlich die Notwendigkeit ökonomischer Betrachtungen gesehen. Medizinisch sinnvoll wäre es jedoch, zunächst Prozesse zu optimieren und erst dann die überflüssigen Ressourcen zu streichen. Hierzu soll das vorliegende Buch in den Sektionen II und III konstruktive Lösungen anbieten.

Insgesamt nimmt wegen der genannten Gründe das Konfliktpotenzial zwischen leitendem Arzt und Geschäftsführung zwangsläufig zu. Das zeigt sich allein schon durch die mittlere Unternehmenszugehörigkeit von Chefärzten und Krankenhausgeschäftsführern. Konkrete Zahlen hierzu waren im Rahmen der Recherche zu diesem Artikel von keiner offiziellen Stelle zu erfahren (Bundesministerium für Gesundheit, Deutsche Krankenhausgesellschaft, Bundesärztekammer, Landesärztekammer Nordrhein, Verband leitender Klinikärzte, Kienbaum und

Partner). Aus diesem Grund wurde im Herbst 2014 vom VLOU (Verband leitender Orthopäden und Unfallchirurgen), Sektion Mitte/West, unter Leitung von Dr. Walter Schäfer und Prof. Jörg Jerosch eine Umfrage unter den leitenden Ärzten dieser Sektion durchgeführt. Die Daten von 55 leitenden Ärzten konnten ausgewertet werden. Es zeigte sich, dass leitende Ärzte im Median 9,5 Jahre in der jeweiligen Position sind, wohingegen der Median bei Geschäftsführern bei 3,5 Jahren lag (◧ Abb. 4.1). Nur wenige Chefärzte hatten einen langfristigen Partner in der Geschäftsführung. Der Mittelwert der Geschäftsführer pro Chefarzt lag bei 3 (Standardabweichung 2).

Diese Daten zeigen deutlich, dass Chefärzte durch die lange Unternehmenszugehörigkeit ihre medizinischen und strategischen Entscheidungen auf Nachhaltigkeit ausrichten, wohingegen Geschäftsführer mit zunehmend mehr Dreijahresverträgen und jahresspezifischen Zielleistungsvereinbarungen auf kurzfristige Unternehmensziele ausgerichtet sind. Das führt auch zu ökonomisch nicht sinnvollen Ansätzen, wenn beispielsweise eine Firma zum Jahresende die Kyphoplastiesets zu einen extrem günstigen Preis für die Abnahme größerer Mengen anbietet, der Krankenhausgeschäftsführer diesem Kauf jedoch nicht zustimmt, um seine persönliche wirtschaftliche Jahreszielvereinbarung nicht zu gefährden. Ökonomisch wäre es sinnvoll, eine große Menge von Sets für das darauf folgende Jahr abzunehmen.

Aus diesem Grund wäre es vielleicht auch sinn-voll, die Jahreszielvereinbarungen, sowohl für Ge-schäftsführer als auch für leitende Ärzte, erheblich aufzuweichen und beispielsweise mehr in "Fünf-jahresplänen" zu denken, um mehr Nachhaltigkeit nicht nur auf medizinisch-strategischem, sondern auch auf den wirtschaftsstrategischen Bereich aus-zudehnen.

Interessant in diesem Zusammenhang ist auch eine Studie der KPMG AG, einer Wirtschaftsprü-fungsgesellschaft aus Berlin (Penter 2014). Diese Studie zeigte, dass jedes vierte Krankenhaus Jahr für Jahr Mitglieder der Geschäftsführung austauscht. Die Autoren haben analysiert, dass das Risiko des Geschäftsführerwechsels um 50 % größer ist als im Vorstand eines DAX-Unternehmens. Die nähere Analyse zeigt, dass die Rate bei öffentlichen Kran-kenhäusern etwa 20 % beträgt, bei privaten Kran-kenhäusern 31,7 % und bei freigemeinnützigen 24,7 %.

Untersucht wurde in diesem Zusammenhang auch, ob ein Geschäftsführerwechsel sich auf die Ertragslage des Krankenhauses auswirkt. Unabhän-gig vom Wechsel der Geschäftsführung beobachten die Autoren einen Rückgang der positiven Jahres-ergebnisse im Untersuchungszeitraum 2009–2012 um etwa 17 %. Wechselnde Geschäftsführungen in einem Krankenhaus mit bereits negativem Jah-resergebnis führten etwa in gleicher Häufigkeit zu einer Verbesserung oder einer Verschlechterung des Jahresgesamtergebnisses: 48,4 % der Krankenhäuser mit Negativergebnis verbesserten nach einem Ge-schäftsführerwechsel ihr Ergebnis und rund 51,6 % verschlechterten es weiter. In den Jahren 2011 und 2012 zeigte sich sogar nur bei einem Drittel der Krankenhäuser ein positiver Effekt eines Geschäfts-führerwechsels auf das Jahresergebnis.

Erfolgreich wird nur ein Team aus Geschäfts-führung und leitenden Ärzten sein, welches sich auf langfristige strategisch-medizinische und strategisch-ökonomische Ziele in vertrauensvoller Zusammenarbeit einigen kann, indem die medizi-nisch-ökonomische Kompetenz der leitenden Ärzte bei strategischen Frage- und Zielsetzungen nicht nur gehört wird, sondern auch mit in die Planung eingebunden wird und Pawlowsche Reflex der Ge-schäftsführer (Exel-Datei auf, Personalstellen raus, Exel-Datei zu) der Vergangenheit angehört.

4.9 Die Probleme kommen in der Öffentlichkeit an

Früher lud die eher großzügige Vergütung von Klinikleistungen zur Verschwendung ein. Hier schlägt das Pendel mittlerweile stark in die Gegen-richtung aus. Der allgemeine Sparzwang nimmt in deutschen Krankenhäusern überhand. Es gilt, ein vernünftiges Maß zwischen Medizin und Ökonomie zu finden. Im Jahr 2014 lud der deutsche Ethikrat zu einer öffentlichen Tagung mit dem Titel "Vom Kran-kenhaus zum kranken Haus?!" ein. Im Rahmen die-ser Tagung wurde von der Ärzteschaft stark bedauert, dass unter den jetzigen Bedingungen die Ärzte ge-zwungen sind, dem Patienten eine ganz wichtige Res-source in der Arzt-Patienten-Beziehung vorzuent-halten, und hierbei handelt es sich um die Zeit. Das Gleiche gilt durchaus auch für die Pflegekräfte. Pfle-ger und Ärzte müssen in deutschen Krankenhäusern im täglichen Ablauf ständig Entscheidungen treffen, bei denen sie zwischen medizinischen und ökonomi-schen Argumenten abwägen müssen. Das verursacht bei beiden Gruppen erheblichen emotionalen Stress. Beide Berufsgruppen erleben in ihrem Alltag, dass sie entweder im Sinne des ökonomischen Interesses oder im Sinne des Patienten agieren können. Das führt zu einem kontinuierlichen Interessenskonflikt.

4.10 Die Rolle des DRG Systemes

Es ist auch zu kurz gegriffen, das DRG-System (Diagnosis Related Groups) für all diese Probleme verantwortlich machen zu wollen. Bereits in den 1980er-Jahren zeigte sich ein zunehmender Ein-fluss marktwirtschaftlich orientierter Gesundheits-ökonomen auf die Krankenhauspolitik. Bereits im Jahr 1989 lag ein Grundsatzdokument des Bundes-arbeitsministeriums (dieses war seinerzeit noch für die Gesundheitspolitik zuständig) vor, in dem die Folgen in folgenden Begrifflichkeiten vorkamen:

- schrittweise Weiterentwicklung zu einem Preissystem
- interne Budgetierung
- interne Wirtschaftlichkeitsanreize
- Einbeziehung der Chefärzte in die Budgetver-antwortung
- erfolgsabhängige Chefarztverträge

Wir sind mittlerweile in einem Bereich angekommen, in dem der Kostendruck auf das Lohnleitsystem, insbesondere bei den deutschen Krankenhäusern, enorm ist. Im DRG-System ist nur ein Gewinn zu erzielen, wenn es gelingt, wirtschaftlicher zu arbeiten, als in der Kalkulation oder der DRG-Pauschale gerechnet wurde. Einen entscheidenden Einfluss spielt hierbei die Liegedauer. Der interne Mechanismus des DRG-Systems sorgt dafür, dass der Kostendruck immer weiter zunimmt. Dabei muss allen handelnden Personen im System bewusst sein, dass es aufgrund der DRG-Eigenmechanismen zwangsläufig zu einem "unethischen Hamsterrad" kommt:

- Die Festlegung der DRG, berechnet aufgrund der Durchschnittskosten der Kalkulationen, erfordert, dass alle Krankenhäuser, die mit ihren Kosten über diesem Durchschnitt liegen, ihre Kosten entsprechend zu senken haben.
- Soweit dies möglich ist, kommt es in der darauffolgenden Kalkulationsrunde abermals zu einer Senkung des Kostendurchschnitts und konsequenterweise auch auf dieser Grundlage zu einer Absenkung des neu festgesetzten Preises.
- Durch diese Senkung des Preises geraten erneut die Kliniken unter Kostendruck und müssen ihre Kosten senken.

Diese DRG-eigene Kalkulationslogik führt zu einer Abwärtsspirale der Preise, wobei das Krankenhaus selber dafür sorgt, dass es jedes Jahr zu einer Verschlechterung der Preise kommt, die es für dieselbe Leistung erhält. In diesem Gesamtgeflecht gilt es, folgende zusätzliche Aspekte zu berücksichtigen:

- Es findet sich eine rückläufige bzw. überhaupt keine Investitionsförderung durch die Bundesländer für die Krankenhäuser.
- Die zugestandenen Leistungserweiterungen durch die Kostenträger fallen jährlich geringer aus als die Tarifsteigerung der im Krankenhaus Beschäftigten.

Das DRG-System hat somit einen solchen Kostendruck auf deutsche Krankenhäuser ausgelöst, dass mehr als die Hälfte der Häuser rote Zahlen schreibt. Alle Experten sind sich darüber einig, dass es keine Lösung sein kann, in das alte Finanzierungssystem der Tagessätze zurückzufallen. Es ist aber aus Sicht vieler Fachleute geboten, die zweifelsfrei immer knapper werdenden Ressourcen adäquat einzusetzen. Die deutschen Krankenhäuser mit dem DRG-System und der DRG-eigenen Logik zum Ressourceneinsparen alleine zu lassen, führt unweigerlich zum Zusammenbruch des Systems. Hier sind Politik und die öffentliche Meinung gefragt, eine ethische Ressourcenverteilung durchzuführen. Diese Aufgabe kann nicht Konzerngeschäftsführungen überlassen werden, die evtl. auch noch aktiengesteuert sind. Hierbei geht es zu allererst darum, den ökonomischen Druck in den Krankenhäusern zu mindern.

> **Wenn Krankenhäuser Investitionen aus den DRG-Erlösen finanzieren müssen, fehlt dieses Geld naturgemäß bei der Versorgung der Patienten.**

Letztendlich werden die Politik und auch die öffentliche Meinung den Mut aufbringen müssen, unpopuläre Entscheidungen zu treffen. Hierzu zählen beispielsweise:

- In überversorgten Bereichen Abteilungen oder Krankhäuser schließen.
- Der " Flatrate" auf Krankenkassenkarte eine Absage erteilen.
- Basisleistungen definieren, die aus der Solidargemeinschaftskrankenkasse zu erbringen sind.
- Gemeinsam mit der Ärzteschaft "faire Zuzahlungsmodelle" für Zusatzleistungen zu entwickeln, wie diese beispielsweise in der Zahnmedizin schon gang und gäbe sind.
- Das DRG-System renovieren, sodass beispielsweise die Krankenhausfinanzierung nicht zu 100 % an den Klinikleistungen oder Fallpauschalen hängt, sondern dass das DRG-System nur ein Instrument neben anderen bei der Vereinbarung eines krankenhausindividuellen Budgets ist.

Prof. Dr. med. Dr. phil. Dr. theol. Eckhard Nagel, ärztlicher Direktor des Universitätsklinikums Essen und Mitglied des Deutschen Ethikrates, formuliert in diesem Zusammenhang absolut treffend: "Je mehr die Medizin in Rentabilitätskalkülen zu denken lernt, desto mehr wird sie sich zuallererst von den Schwächsten verabschieden."

Zweifelsfrei müssen Krankenhäuser Ressourcen mit Bedacht und Verantwortung einsetzen. Zu einem solchen verantwortungsvollen Umgang mit finanziellen Mitteln gehört zweifelsfrei auch, Arbeitsabläufe zu hinterfragen und wirtschaftlicher zu Gestalten. Das Unternehmen Krankenhaus bewusst dazu zu nutzen, um Gewinne zu erwirtschaften, ist jedoch absolut unethisch. Auch den Terminus "Einsparpotenzial" in direktem Zusammenhang mit Qualitätssteigerung zu bringen, ist widersinnig. Die Gesellschaft muss sich die Frage stellen, ob sie unser Gesundheitswesen in eine Gesundheitswirtschaft umwandeln möchte. In diesem Zusammenhang formuliert Bernd Hontschik in seinem Buch "Hippokrates for sale":

> "Nicht mehr der Kranke ist Gegenstand der Medizin, der Heilkunst, sondern die Krankheit wird zum Gegenstand eines profitablen Wirtschaftsprogramms."

Das ist nicht dass, was wir Ärzte wollen!

Literatur

Fintrop J, Rieser S (2014) Die Mittelknappheit schadet dem Patienten. Deutsches Ärzteblatt 111(37):B1287–1288
Räwer H (2014) Arbeitgeberattraktivität von Kliniken: Für welche Träger sich angehende Chefärzte entscheiden. Personalberatung Rochus Mummert
Weimann A (2014) Die Suche nach dem richtigen Maß. Deutsches Ärzteblatt 111(45):B1646
Bliemeister H (2014) Katastrophe Krankenhaus. Deutsches Ärzteblatt 111(51-52):1651
Forsa (2014) Umfrage der Techniker Krankenkasse gemeinsam mit dem Meinungsforschungsinstitut Forsa. Deutsches Ärzteblatt 111(42):B1524
Penter V, Schulze J, Holler F (2014) Geschäftsführerwechsel im deutschen Krankenhaus. http://www.kpmg.com/DE/de/Documents/Studie%20GF-Wechsel%20im%20deutschen%20Krankenhaus.pdf

Patient und Arzt – ein Dialog im Schatten des Wirtschaftlichkeitszwangs

Bodo Antonic

5.1   Vorwort – 50

5.2   Einleitung und Fragestellung – 50

5.3   Studiendesign und -durchführung – 51

5.4   Schlüsselergebnisse der Studie – 52
5.4.1   Niedergelassene Ärzte – 52
5.4.2   Klinikärzte – 53
5.4.3   Kriterien der Patientenzufriedenheit – 53

5.5   Einschätzung der Ärzte und Patienten im Vergleich – 55
5.5.1   Fazit – 55

5.6   Fazit der Studie – 56

5.7   Nicht wissenschaftliches Schlusswort – 56

J. Jerosch, C. Linke (Hrsg.), *Patientenzentrierte Medizin in Orthopädie und Unfallchirurgie,*
DOI 10.1007/978-3-662-48081-6_5, © Springer-Verlag Berlin Heidelberg 2016

5.1   Vorwort

Die Art und Weise, wie ein Unternehmen gesteuert wird bzw. welche Schlüsselgrößen dazu herangezogen werden, sagt viel über die dem Unternehmen innewohnenden Werte bzw. den Kontext, in dem sich ein Unternehmen bewegt. Unternehmen, die als Organisationen mit finanzieller Schräglage beschrieben werden können, werden sicherlich dazu neigen, kurzfristige "harte" Schlüsselgrößen wie Umsatz, Deckungsbeitrag und Ertrag heranzuziehen; Unternehmen mit hinreichend finanziellem Wasser unter dem Kiel, so gilt es zu vermuten, konzentrieren sich ggf. stärker auf "weiche" Schlüsselkennzahlen, wie z. B. die Mitarbeiterzufriedenheit.

Unternehmen des Gesundheitswesens, mögen es nun Krankenhäuser oder Arztpraxen sein, befinden sich heute mehr denn je unter enormem wirtschaftlichen Druck. Die Jahre der finanziellen Selbstverständlichkeit sind spätestens mit den Gesundheitsreformen der 1990er-Jahre vorübergegangen. Das gesamte Gesundheitswesen unterliegt einem Wirtschaftlichkeitsdruck, der alle Marktteilnehmer in eine Mitbewerbssituation zwingt, zu mehr vertrieblicher Aktivität verpflichtet und manches Unternehmen sogar in die Insolvenz treibt. Gesetzlich gewollt, müssen heute all diese Leistungserbringer wirtschaftlich handeln, unabhängig von der Frage einer nicht nur theoretisch denkbaren Interessenskollision zwischen Ethik und kaufmännischen Überlegungen.

Ein Schlüsselelement für die Sicherung des unternehmerischen Erfolgs könnte ein zunehmendes Maß an Kundenzentrierung sein. Ist diese schon in "normalen" Unternehmen bisweilen infrage gestellt, so gerät sie spätestens im Gesundheitswesen an die Grenzen eines tradierten Arzt- und Patientenbildes; der Patient als Kunde – nicht selten als Sündenfall verstanden!

Unbelastet von diesen Überlegungen stellten sich meine Studenten und ich uns die Frage, nach welchen Schlüsselkennzahlen Arztpraxen und Krankenhäuser gesteuert werden sowie nach welchen Kriterien der Mensch als Kunde und Patient seinen Praxis- bzw. Klinikaufenthalt bewertet.

Die Ergebnisse bestätigten unsere Erwartungen – eine Kundenzentrierung, wie sie ggf. in einer dienstleistungsnahen Branche zu erwarten gewesen wäre, war nicht zu beobachten. Der Patient mit seinen Bedürfnissen findet sich nicht im Fokus der Ärzteschaft. Wer daraus eine Ärzteschelte abzuleiten willens ist, der ist aufgerufen, sein Vorhaben zu überdenken. Für uns sind die Ergebnisse der nun vorliegenden Trenduntersuchung nicht Ausdruck einer Patientenignoranz durch die "Götter in Weiß", sondern spiegeln nur die doch recht fragwürdige Behandlung des Gesundheitswesens durch die Politik wider. Menschen brauchen Raum und Zeit, und dies kostet Geld.

Wir würden uns daher freuen, wenn die Studie ein Gedankenanstoß darstellt, in einem der wohlhabendsten Länder dieser Welt ein menschenzugewandtes Gesundheitssystem zu entwickeln – und nicht die Chimäre "Wirtschaftlichkeit" länger in den Wertewettstreit zu schicken.

5.2   Einleitung und Fragestellung

Im Wintersemester 2013/2014 wurden an der Hochschule für Wirtschaft und Technik (HTW) Aalen zwei Trenduntersuchungen zu den Themen "Steuergrößen in Klinik und Praxis" und "Bewertungskriterien der Zufriedenheit von Patienten in Klinik und Praxis" durchgeführt. Die Grundannahmen waren hierbei:

- Aufgrund des zunehmenden Wirtschaftlichkeitsdrucks im Gesundheitswesen ist eine Dominanz der operativen gegenüber den strategischen Steuergrößen zu beobachten.
- In einem Gesundheitssystem mit nahezu vollständiger oder vollständiger Patientenzentrierung kennen die Leistungserbringer in Klinik und Praxis die Bewertungskriterien der Zufriedenheit (sowie deren Gewichtung) von Patienten in Klinik und Praxis nahezu vollständig und nutzen diese als Steuergrößen.

Eckpfeiler dieses Verständnisses sind die Schlüsselgrößen nach A. Gälweiler und die Möglichkeit, die Leistungsempfänger des Gesundheitssystems sowohl als Patienten als auch als Kunden zu verstehen.

Damit ergaben sich folgende Fragestellungen:
- Welche Steuergrößen werden heute in der Klinik bzw. in der Praxis zur Steuerung der Organisation bzw. des Unternehmens herangezogen und wie sind diese zueinander gewichtet?

- Welche Kriterien verwenden Patienten, um ihre Zufriedenheit mit dem Praxisbesuch bzw. Klinikaufenthalt zu bewerten?
- Kennen Ärzte diese Kriterien und die Gewichtung der Patienten?
- Gibt es hierbei Unterschiede zwischen den einzelnen Fachgruppen bzw. den hierarchischen Ebenen innerhalb des Krankenhauses?

5.3 Studiendesign und -durchführung

Die Studie wurde in eine Phase I und in eine Phase II aufgeteilt; Phase I war qualitativ-explorativ, Phase II quantifizierend.

In Phase I wurden je 7 Ärzte aus Klinik und Praxis bundesweit am Telefon oder persönlich im Raum Baden-Württemberg zum Thema Steuergrößen befragt. Die Aussagen wurden abstrahiert und durch weitere (theoretisch abgeleitete) Untersuchungsitems angereichert. Damit ergaben sich bei den Klinikärzten 16 Items, bei den niedergelassenen Ärzten hingegen 14 Items, die der quantitativen Phase zugeführt wurden (Tab. 5.1).

In der sich anschließenden Phase II wurden diese Items den Ärzten zur Gewichtung von 1 bis 10 (1 niedrig, 10 hoch) mittels strukturierter Fragebögen vorgelegt. Diese Befragung lief in Einzelfällen (Baden-Württemberg) persönlich, in der überwiegenden Zahl von Fällen jedoch wurden die Daten via Telefon oder mittels per E-Mail versendeter Fragebögen erhoben.

Die zur Gruppe der Fachärzte Aggregierten sowie die in der Klinik Befragten kamen aus den Fachgruppen Kardiologie, Pulmologie, Diabetologie, Orthopädie, Geriatrie, Onkologie, Neurologie, Dermatologie, HNO, Nephrologie und Urologie. Ohne den Anspruch der Repräsentativität zu erheben, wurde damit versucht, einen für die deutsche Ärzteschaft stehenden Querschnitt zu erfassen. Dafür wurden unter anderem 300 Krankenhäuser nach den Kriterien konfessionell, universitär, Leuchtturmhaus, Ketten (der Grund- und Regelversorgung) selektiert; 157 Krankenhäuser konnten für die Teilnahme gewonnen werden (Tab. 5.2).

Zusätzlich zum Thema Steuergrößen wurden die Ärzte zu Bewertungskriterien interviewt, wie

Tab. 5.1 Quantifizierte Items (Ärzte)

Klinik	Praxis
Bettenbelegungszahl	Umsatz pro Quartal
Fallschwere	Terminauslastung
Landesbasiswert	Patienten pro Quartal
Abrechnungsvolumen ("Umsatz")	Quartalsgewinn
	aktuelle Liquidität
Gewinn, Verlust, Kostenträgerrechnung	Patientenauslastung
DRG-System, z. B. Größen des Case Mix, Case-Mix-Index	Kosten/Nutzen-Analysen der einzelnen Mitarbeiter in ihrer Praxis
Zusatzpackage (Mitarbeiterwohnungen, Kindergärten, PJ-Vergütung etc.)	Patienten pro Tag/Woche etc.
	Prognose der Patientenzahl für die Zukunft
neue Therapieformen	Anzahl der durch "Empfehler" kommenden Patienten
Gebäude- und Geräteinvestitionen in Euro	Anzahl der Bewerbung auf Stellenausschreibungen
Schlüsselgrößen abgeleitet aus Krankenhausstrategie als Ergebnis der Mehrjahresplanung	Ruf
	Nutzung neuer Zugangskanäle zum Patienten, z. B. Rezeptbestellung via Internet
Messgrößen aus dem QM-System	
Patientenzufriedenheit	Nutzung neuer Produkte und Dienstleistungen, die ggf. noch nicht abrechnungsfähig sind
Mitarbeiterzufriedenheit	
Marktstellungsdaten aus externen Datenquellen wie Krankenversicherungen, statistisches Landesamt	
Anzahl und Qualität der Mitarbeiterschulungen und Fort- und Weiterbildungen	

Tab. 5.2 Interviewpartner: befragte Ärzte

Klinik	Praxis
143 Chefärzte/leitende Ärzte (Oberärzte, leitende Oberärzte)	183 API (Allgemeinmediziner, Praktiker, hausärztlich tätige Internisten)
247 Stationsärzte	119 Fachärzte

Tab. 5.3 Quantifizierte Items (Patienten)

Klinik	Praxis
Kurze Wartezeiten bis zum Krankenhausaufenthalt, kurze Wartezeiten zwischen den Behandlungen, gut organisierte Abläufe bei der Patientenaufnahme und -entlassung	Kurze Wartezeit
	Freundliches, aufmerksames/zugewandtes Personal bzw. Arzt
Freundliches und aufmerksames/zugewandtes Personal bzw. Arzt	Fachliche Kompetenz des Arztes
	Gute Beratung, Hilfestellung, Krankheitsbild erklärt, Erklärung alternativer Behandlungen
Fachliche Kompetenz des Arztes	Vertrauenswürdigkeit des Arztes
Gute Beratung, Hilfestellung im Patientengespräch, Krankheitsbild verständlich erklärt, Erklärung von alternativen Behandlungsansätzen	Hygiene/Sauberkeit der Praxis
	Modernität bzw. Gesamteindruck der Praxis
Vertrauenswürdigkeit des Arztes	
Hygiene/Sauberkeit	
Ausstattung der Zimmer	
Gutes Essen	

sie in einer Patientenuntersuchung vorab ermittelt werden konnten (**Tab. 5.3**). Hierbei wurden die Ärzte zum Perspektivenwechsel aufgefordert, indem sie gefragt wurden, welche gewichtende Reihenfolge sie als Ergebnis einer Patientenbefragung erwarten würden. Damit sollte in Erfahrung gebracht werden, welche "Erwartungswelt" der Arzt den Patienten betreffend internalisiert.

In der vorab durchgeführten Patientenbefragung wurden 286 Praxispatienten und 257 Klinikpatienten befragt (Phase II). Dieser Teil der Befragung wurde persönlich und unmittelbar nach Praxisbesuch oder Klinikaufenthalt und im Raum Baden-Württemberg durchgeführt. Vorgeschaltet war eine qualitativ-explorative Phase I mit je 15 Patienten.

5.4 Schlüsselergebnisse der Studie

5.4.1 Niedergelassene Ärzte

Ganz eindeutig ist die Dominanz operativer Steuergrößen zu erkennen. Dies gilt für API (Allgemeinmediziner, Praktiker, hausärztlich tätige Internisten) wie für Fachärzte. Nahezu sämtliche Steuergrößen strategisch-prognostischer Natur werden in beiden Ärztegruppen hinsichtlich ihrer Bedeutung geringer gewichtet. Eine unbedeutende Rolle scheint die Bewertung des Angestellten als Kosten- und Profitcenter zu spielen.

Der Ruf scheint für Fachärzte im Vergleich zu den API von größerer Bedeutung zu sein; nicht weiter verwunderlich, eingedenk der Bedeutung des Empfehler- und Überweisermarketings für Fachärzte. Fachärzte setzen sich noch nicht so intensiv mit Produkten und Dienstleistungen, wie z. B. IGeL, auseinander, die (noch) keine Abrechnungsmöglichkeiten gegenüber den Kostenträgern bieten (im Durchschnitt der Befragten! Fachgruppenunterschiede werden hier nicht berücksichtigt). Dies kann ggf. mit einem höheren Wirtschaftlichkeitsdruck in den API-Praxen erklärt werden.

Bemerkenswert war das Ausbleiben der Steuergrößen aus dem Formenkreis der "Patientenzufriedenheit". Zur Verdeutlichung sei jedoch hinzugefügt, dass damit nicht zwingend daraus geschlossen werden kann, dass Patientenzufriedenheit den Ärzten unwichtig ist. Die Befragungsergebnisse zeigen jedoch, dass Patientenzufriedenheit noch nicht als Steuergröße einer Praxis im "kollektiven Durchschnittsbewusstsein" der niedergelassenen Ärzte angekommen zu sein scheint.

Fazit

Diese Ergebnisse können als Ausdruck eines deutlich erhöhten Zwangs zu Fragen der Wirtschaftlichkeit interpretiert werden. Der Arzt als Unternehmer reagiert instinktiv und konzentriert sich auf naheliegende Erfolgsgrößen, die es zu monitoren gilt, so er die Überlebensfähigkeit seiner Praxis (kurzfristig) gewährleisten will. Ein weiterer (langfristiger) Blick in die Zukunft fehlt jedoch oftmals (**Abb. 5.1**).

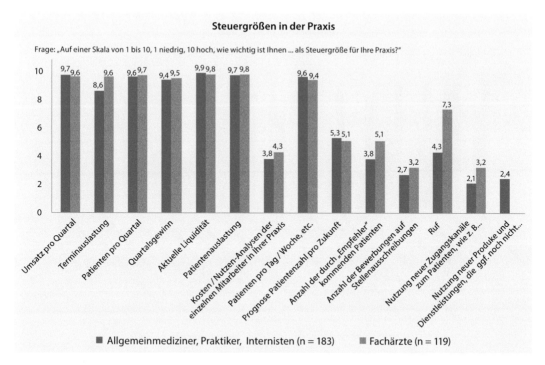

☑ **Abb. 5.1** Gewichtung der Steuergrößen in der Praxis. (© Steinbeis-Edition)

5.4.2 Klinikärzte

Auch hier ist die Dominanz operativer Steuergrößen zu erkennen. Dies gilt insbesondere für Chef- und leitende (Ober-)Ärzte. Das ist nicht verwunderlich, eingedenk des vom DRG-System ausgehenden und auf den Krankenhäusern ruhenden Wirtschaftlichkeitsdrucks, auf den die Krankenhaus- und Abteilungsleitung eine Antwort finden muss.

Sobald sich die Nähe zum Patienten im alltäglichen Tun verstärkt, vergibt der Stationsarzt höhere Gewichtungswerte als leitende Ärzte. Eine mögliche Interpretation hierfür könnte sein: Der Stationsarzt scheint näher am Patienten zu sein und damit eine andere Perspektive einzunehmen – nicht verwunderlich, die Sinnhaftigkeit und Nachvollziehbarkeit dieser Interpretation vorausgesetzt, erscheinen die unterschiedlichen Gewichtungsbalancen bei den Items Mitarbeiter- und Patientenzufriedenheit.

Fazit

Leitende Ärzte und Stationsärzte vergeben Gewichtungen, die ihren Rollen und Funktionen gemäß zu erwarten waren. Erfreulich ist, dass Patientenzufriedenheit im Bewusstsein der Klinik angekommen ist. Hier liegt eine Chance zur Differenzierung, aus der heraus der Überlebenskampf der Klinik gemeistert oder zumindest positiv beeinflusst werden kann. Der Unterschied (hinsichtlich des kollektiven Bewusstseins für das Thema Patientenzufriedenheit) zwischen Klinikern und niedergelassenen Ärzten könnte mit dem viel unmittelbareren Zwang zur Wirtschaftlichkeit in der inhabergeführten und ggf. mit Insolvenz bedrohten Praxis erklärt werden (☑ Abb. 5.2).

5.4.3 Kriterien der Patientenzufriedenheit

Fachärzte wie API kennen hinsichtlich einiger Kriterien ihre Patienten recht gut bis sehr gut, jedoch zeigen sich in 2 Bereichen deutliche Abweichungen hinsichtlich der Bewertung durch die Patienten und der durch die Ärzte vermuteten Bewertung. So stehen Hygiene und Sauberkeit sowie ein moderner Gesamt-

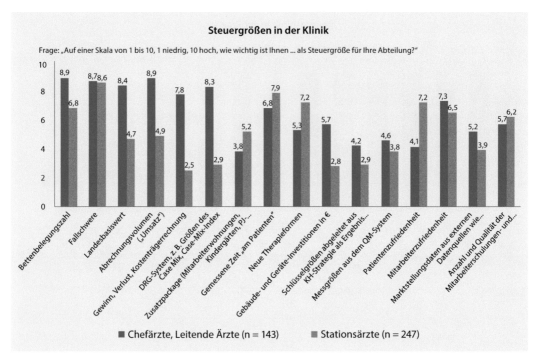

Abb. 5.2 Gewichtung der Steuergrößen in der Klinik. (© Steinbeis-Edition)

eindruck der Praxis deutlich stärker im Mittelpunkt der Bewertung, als dies die Ärzte vermuten. Dies bedeutet Möglichkeiten zur Praxisdifferenzierung.

Tendenziell scheinen die API ihre Patienten besser zu kennen. Die Übereinstimmungen der Bewertungen können hinsichtlich der dienstleistungsassoziierten Kriterien "kurze Wartezeiten", "freundliches Personal" und "Beratung" bei diesen Ärztegruppen als besser eingestuft werden. In die gleiche Richtung stößt die Überbewertung der ärztlichen Beratungskompetenz durch die Fachärzte. Dies spricht dafür, dass der Patient heute immer mehr auf ein Weltbild zurückgreift, in dem der Arzt als Dienstleister angesehen wird. Der Patient emanzipiert sich und wird zum multifaktoriell entscheidenden "Kunden"; ärztliches Können reicht nicht mehr alleine! (Anmerkung: Wie immer wird man bei solchen Betrachtungen der Vielfalt der Ärzte- und Patientenmeinungen und damit dem Einzelnen nicht immer gerecht, es können im Einzelfall signifikante Abweichungen auftreten.)

Ärzte überschätzen die Bedeutung des Themas "Vertrauen in den Arzt". Es drängt sich die Idee auf, dass es nicht nur das allgemeine Vertrauen (als Traditionswert der Ärzteschaft) ist, welches zählt, sondern auch im Bereich des Gesundheitswesens die Verpackung (Hygiene, Modernität) einen zunehmenden Wert erfährt. So sind beispielsweise MRSA (umgangssprachlich auch "Krankenhausbakterien") längst im Bewusstsein der Bevölkerung angekommen!

Fazit

Um dem sich emanzipierenden Patienten einen Mehrwert zu bieten und sich im Wettbewerb gegenüber anderen Praxen zu behaupten, muss eine ausgeprägte Patiennähe geschaffen werden. Der Schlüssel dazu ist ein patientenzentriertes Praxismanagement, welches in erster Linie Ausdruck einer inneren Haltung des Arztes sowie seines Personals sein sollte und dabei über eine rein technische Interpretation mit (optimierten) Prozessen, wie sie in Qualitätsmanagementhandbüchern beschrieben werden, hinausgeht.

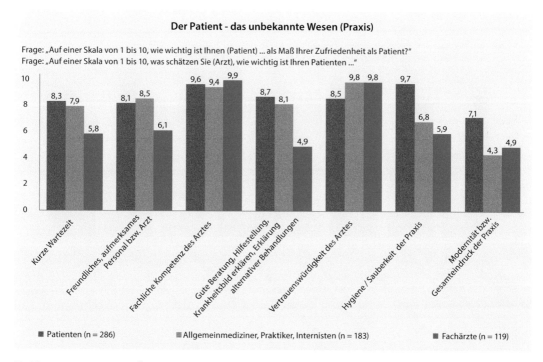

Abb. 5.3 Einschätzung der Ärzte und Patienten (Praxis). (© Steinbeis-Edition)

5.5 Einschätzung der Ärzte und Patienten im Vergleich

– Fachärzte wie API kennen hinsichtlich einiger Kriterien ihre Patienten recht gut bis sehr gut, jedoch zeigen sich auch hier deutliche Abweichungen hinsichtlich der Bewertung durch die Patienten und der durch die Ärzte vermuteten Bewertung.

– In der Klinik dominieren aus Patientensicht die "fachliche Kompetenz" und das Thema "Hygiene". Beim ersteren teilen Klinikärzte die gleiche Erlebniswelt, aber auch in der Klinik wird die Bedeutung des Themas Hygiene für den Patienten deutlich unterschätzt.

– Bei Stationsärzten drückt sich ihre Nähe zum Patienten darin aus, dass sie in der Regel den Patienten und seine Bewertung der Kriterien ein bisschen besser als ihre leitenden ärztlichen Vorgesetzten einzuschätzen wissen. Stationsärzte verstehen den Wunsch des Patienten nach "zugewandter" Medizin.

– Chefärzte und leitende Ärzte überschätzen den Patientenwunsch nach modernen Zimmern; Stationsärzte hingegen unterschätzen die Bedeutung des Themas "Vertrauen".

– Klinikessen als "Zufriedenheitserzeuger" wird deutlich unterschätzt.

5.5.1 Fazit

Es ist anzunehmen, dass vor allem der lebenserfahrene leitende Arzt um das Thema Vertrauen in der Klinik weiß. Der Patient ist zumeist in einer ernstzunehmenden medizinischen Situation und will Heilung und Linderung. Es erscheint sinnvoll, darüber nachzudenken, den Faktor Mensch stärker in den Mittelpunkt zu rücken. Lösung: Teure Investitionen in "Zimmerschnickschnack" könnten ggf. zurückgefahren werden und in Investitionen in den Kostenfaktor "Mensch und Arzt (bzw. Heil- und Pflegepersonal)" umgewandelt werden (Abb. 5.3, Abb. 5.4).

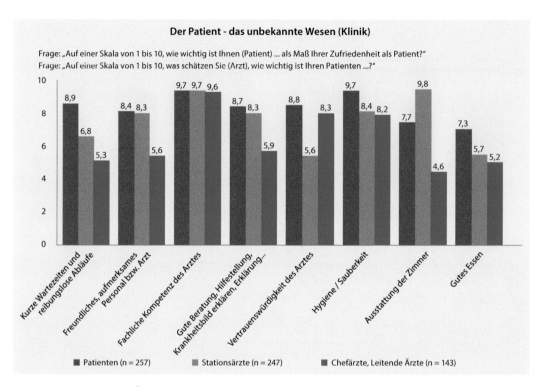

Der Patient - das unbekannte Wesen (Klinik)

Frage: „Auf einer Skala von 1 bis 10, wie wichtig ist Ihnen (Patient) ... als Maß Ihrer Zufriedenheit als Patient?"
Frage: „Auf einer Skala von 1 bis 10, was schätzen Sie (Arzt), wie wichtig ist Ihren Patienten ...?"

■ Patienten (n = 257)   ■ Stationsärzte (n = 247)   ■ Chefärzte, Leitende Ärzte (n = 143)

Abb. 5.4 Einschätzung der Ärzte und Patienten (Klinik). (© Steinbeis-Edition)

5.6   Fazit der Studie

Für Ärzte in Klinik und Praxis kann diese Studie einige wertvolle Handlungshinweise bieten. Beide Ärztegruppen sollten deutliche Anstrengungen dahingehend unternehmen, dem Patienten zu zeigen, dass sein Wunsch nach Hygiene verstanden und angenommen wurde. Hier existieren nach Meinung des Autors latente und ggf. diffuse Ängste des Patienten vor Keimen und anderen Ansteckungspotenzialen, die nicht adäquat bedient werden. Die medizinische Einrichtung, die sich hier transparent darstellt, wird in der Bewertung der Patienten an Ansehen gewinnen.

Ärzte kennen ihre Patienten als Patienten – jedoch nicht als "Kunden". Dabei unterschätzen Ärzte vielleicht den möglichen Dualismus und die sich daraus ergebenden Handlungs- und Optimierungsfelder. Der Patient von heute wünscht sich einen Dienstleister, Menschen und Arzt, der ihm ein Wohlfühlerlebnis bietet. Moderne Praxen und eine hohe Vielfalt und Qualität des Essens erscheinen hier als Wege zur Lösung.

Je schwerer der Patient sich von seiner Krankheit betroffen fühlt, desto mehr rückt das Thema Vertrauen zum Arzt in den Mittelpunkt. Die jungen Ärzte dürfen von ihren erfahrenen Klinikkollegen die Kraft des "Prinzips Vertrauen" als Garant des "Sich-in-die-Hände-geben" kennenlernen; dieselben dürfen den "Alteingesessenen" ein Beispielgeber in Sachen Patientennähe sein.

5.7   Nicht wissenschaftliches Schlusswort

Die Erkenntnisse der Trenduntersuchung erscheinen nachvollziehbar und zur Umsetzung anzuraten. Erwähnt sei, dass aus Sicht des Autors ein Damoklesschwert über dem Gesundheitssystem schwebt. Der wachsende Wirtschaftlichkeitsdruck zwingt Ärzte, mehr und mehr auf Distanz zum Patienten zu gehen, zu Unternehmern in einem System zu werden, welches politisch gewollt finanziell immer weiter beschnitten wird, obgleich der demographische Wandel an sich eine bessere finanzielle Ausstattung nach sich ziehen müsste. Die Leidtragenden sind der Patient und der Arzt.

Zugleich muss der Arzt erkennen, dass er neben seiner tradierten Rolle als "vertrauensvoller Heiler" sich mit zusätzlichen Forderungen durch den Patienten konfrontiert sieht. Die Zauberworte des emanzipierten Patienten heißen Infotainment und Wohlfühlerlebnis.

❯ Erstmals erschienen am 10.1.2015 in der Steinbeis-Edition, Stuttgart, ISBN 978-3-95663-022-4.

Diese Studie erfuhr keine finanzielle Unterstützung – weder direkt, noch indirekt. Keine Partei oder anderweitige Interessengruppe hat uns für die Erstellung dieser Studie Zuwendungen zukommen lassen. Sie ist das Ergebnis wissenschaftlicher Neugier und studentischer Ausbildung.

Arbeitszufriedenheit in der Pflege als Faktor der Versorgungsqualität

Maria Nadj-Kittler, Katja Stahl

6.1   Arbeitsbedingungen der Pflege im Wandel – 60

6.2   Wirtschaftliche Kennzahlen versus Arbeitsbedingungen und Versorgungsqualität – 60

6.3   Führung, Arbeitsbelastung, Patientenversorgung: Einflussfaktoren der Arbeitszufriedenheit von Pflegekräften – 60

6.4   Datenanalyse zur Arbeitszufriedenheit in der Pflege – 61
6.4.1   Picker-Befragungen zur Mitarbeiterzufriedenheit – 61
6.4.2   Ergebnisse aktueller Befragungen von Pflegekräften aus Orthopädie und Unfallchirurgie – 62

6.5   Schlussfolgerungen – 62

Literatur – 65

J. Jerosch, C. Linke (Hrsg.), *Patientenzentrierte Medizin in Orthopädie und Unfallchirurgie*,
DOI 10.1007/978-3-662-48081-6_6, © Springer-Verlag Berlin Heidelberg 2016

6.1 Arbeitsbedingungen der Pflege im Wandel

Die Attraktivität des Pflegeberufs steht und fällt mit seinen Arbeitsbedingungen. So wie die Geschichte der Krankenpflege generell eng mit der Entwicklung der Medizin in der Gesellschaft verbunden ist, so hat sich der Kontext, in dem Pflegeleistungen erbracht werden, in den vergangenen Jahren stark verändert. Neue Techniken, Materialien und verbesserte Operationsmethoden haben Anzahl und Komplexität der Eingriffe massiv ansteigen lassen – gerade im chirurgischen und orthopädischen Bereich. Immer mehr und vor allem immer mehr alte und sehr alte Patienten werden operiert und beispielsweise durch künstliche Gelenke schmerzfrei und aktiv gehalten. Unabhängig von Alter, sozialem Status oder bestehenden Komorbiditäten hat jeder Patient nicht nur Anspruch auf einen medizinisch-technisch einwandfreien Eingriff, sondern auch auf eine menschlich zugewandte und empathische Betreuung.

Doch nicht nur im Zusammenspiel mit den Patienten leistet die Pflege einen entscheidenden Beitrag. Gerade in so hochkomplexen Betrieben wie modernen Krankenhäusern sind Mitarbeiter wichtige Wissens- und Leistungsträger im Hinblick auf Fachkompetenz, Arbeitsabläufe und Prozesse. Fluktuation, Kündigungen, aber auch längere Ausfallzeiten durch Krankheit oder Burn-out stellen die Einrichtungen wirtschaftlich wie organisatorisch vor große Herausforderungen. Umso wichtiger ist es, die Motivation und Loyalität erfahrener Mitarbeiter zu erhalten und ihr Fachwissen und ihre Expertise dadurch langfristig zu sichern. Denn Qualität und Effizienz der Gesundheitsversorgung werden in Krankenhäusern – allem technischen Fortschritt zum Trotz – maßgeblich von Menschen bestimmt: von denjenigen, die die Versorgung direkt erbringen, von denjenigen, die sie indirekt ermöglichen, und von denjenigen, die sie als Patienten erfahren.

6.2 Wirtschaftliche Kennzahlen versus Arbeitsbedingungen und Versorgungsqualität

Am Zusammenhang zwischen der Art und Weise, wie Patienten ihre Behandlung und Betreuung erleben, und einer ganzen Reihe von Outcomes gibt es in der wissenschaftlichen Literatur keinen Zweifel mehr. Sichtbar wird die Korrelation unter anderem bei der Inanspruchnahme medizinischer Leistungen, in der Therapietreue, beim Behandlungserfolg (Ashish et al. 2008, Doyle et al. 2013, Manary et al. 2013), aber auch in der verringerten Anzahl von Beschwerden und Regressansprüchen (Shirley u. Sanders 2013, Sofaer u. Firminger 2005). Gleichzeitig mehren sich die Hinweise darauf, dass dieser Zusammenhang auch zwischen der Arbeitszufriedenheit der Mitarbeiter und ihrer Arbeitsmotivation, Ausfallzeiten, Retention und Fluktuation besteht (Aiken et al. 2009, Coomber u. Barriball 2007, Gothe et al. 2008, Rauhala et al. 2007).

Trotz der offensichtlichen Wechselwirkungen finden sich diese Aspekte einer leistungsfähigen Gesundheitsversorgung in den Führungs- und Steuerungsinstrumenten von Klinikleitungen nicht wieder. Sie sind dominiert von medizinisch-prozessualen und wirtschaftlichen Kennzahlen ("key performance indicators", KPI), obwohl weder der wirtschaftliche Erfolg eines Krankenhauses noch die Verweildauer etwas über die tatsächliche Qualität der Patientenversorgung aussagt. Bewertungen jedoch, die sich nach wie vor ausschließlich auf harte Fakten, Zahlen und Statistiken als vermeintlich entscheidende Größen für die Versorgungsqualität und den Erfolg des Krankenhauses stützen, sind nicht auf der Höhe der Zeit – der aktuelle wissenschaftliche Erkenntnisstand ist ein anderer.

Zu einem umfassenden Bild von der Versorgungsqualität und Leistungsfähigkeit eines Krankenhauses gehören auch sog. weiche Kennzahlen. Nur wer die Erfahrungen der Patienten im Versorgungsprozess, vor allem aber auch die Arbeitssituation der Mitarbeiter aus deren Perspektive kennt, kann die Versorgungsqualität realistisch beurteilen, Interessenkonflikte verstehen und Verbesserungsmaßnahmen gezielt und sinnvoll einleiten.

6.3 Führung, Arbeitsbelastung, Patientenversorgung: Einflussfaktoren der Arbeitszufriedenheit von Pflegekräften

Das Picker-Institut führt seit fast 20 Jahren wissenschaftlich fundierte Befragungen in Gesundheitseinrichtungen durch. Die Antworten von

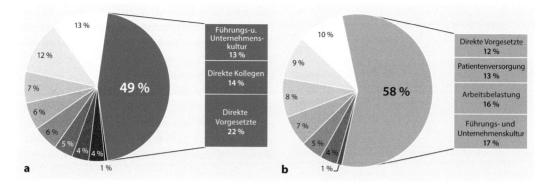

◼ Abb. 6.1a,b Einfluss der Faktoren auf die Arbeitszufriedenheit. **a** Ärzte, **b** Pflegepersonal (Daten aus Stahl u. Nadj-Kittler 2013, Picker Report 2013)

Mitarbeitern und Patienten sind wichtige Informationsquellen und wertvolle Indikatoren für eine umfassende Analyse der Versorgungsqualität. Auf der Grundlage aktueller Befragungsdaten hat das Institut zuletzt im Jahr 2013 die Rückmeldungen zu Einflussfaktoren der Arbeitszufriedenheit von Pflegekräften systematisch ausgewertet. Wie die Ergebnisse zeigen, sind für Mitarbeiter in der Pflege neben Faktoren wie Führung und Vorgesetzte vor allem die Themen Arbeitsbelastung sowie die Bedingungen der Patientenversorgung zentrale Einflussgrößen ihrer Zufriedenheit mit dem Arbeitsplatz – in deutlichem Gegensatz zu Ärzten, für die die Bedingungen der Patientenversorgung eine erkennbar geringere Rolle spielt (◼ Abb. 6.1).

Auch bei der Frage nach konkretem Verbesserungsbedarf in den einzelnen Bereichen sind die als kritisch erlebten Faktoren Arbeitsbelastung sowie Führungs- und Unternehmenskultur bei Pflegekräften führend. Jeweils fast die Hälfte der Mitarbeiter sieht hier großen Handlungsbedarf. Gefolgt wird der Themenkomplex Führung/Unternehmenskultur von Bedingungen der Patientenversorgung: Hier gibt es nach Ansicht von 46 % der Befragten große Defizite. Als unbefriedigend wird insbesondere der Zeitmangel für die Kommunikation und Interaktion mit Patienten und Angehörigen empfunden. Außerdem wird berichtet, dass es Probleme in Bezug auf eine an den Bedürfnissen der Patienten ausgerichtete Versorgung gibt.

Führung und Unternehmenskultur sind also ein zentrales Thema für die Arbeitszufriedenheit – auch in der Pflege. Doch während für Ärzte vor allem die Interaktionen und Strukturen innerhalb der eigenen Berufsgruppe bedeutsam erscheinen, die stark mit dem beruflichen Fortkommen verknüpft sind, spielen für Pflegekräfte die Bedingungen der Patientenversorgung eine zentrale Rolle. Diese unterschiedlichen Bedürfnisse machen deutlich, dass Maßnahmen zur Stärkung der Arbeitszufriedenheit zielgruppenspezifisch auf der Grundlage von Mitarbeiterrückmeldungen entwickelt werden müssen, um Wirkung zeigen zu können.

6.4 Datenanalyse zur Arbeitszufriedenheit in der Pflege

6.4.1 Picker-Befragungen zur Mitarbeiterzufriedenheit

Mitarbeiterzufriedenheit ist ein komplexes, mehrdimensionales Konstrukt, dessen alleinige Erfassung über ein Globalmaß irreführend wäre (Winter 2005). Für die Picker-Befragung werden daher mittels faktoren- und regressionsanalytischer Verfahren jeweils die prioritären Themenbereiche der Arbeitszufriedenheit von Mitarbeitern ermittelt.

Im Mittelpunkt des Picker-Mitarbeiterfragebogens stehen 12 Themenbereiche mit 80 geschlossenen Fragen, mit deren Hilfe mehrheitlich über Berichtsfragen Erfahrungen und Erlebnisse abgefragt werden, die auf mögliche Problemlagen schließen lassen. Die abgefragten Themen reichen von Führungsfragen, Kollegen, Zusammenarbeit über Beschäftigungsbedingungen, interne Organisation und Zeitmanagement, Arbeitsumgebung

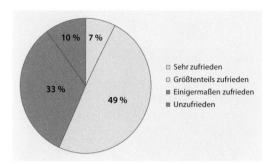

○ Abb. 6.2 Arbeitszufriedenheit: Wie zufrieden sind Sie insgesamt mit Ihrem Arbeitsplatz? (Daten aus Stahl u. Nadj-Kittler 2013, Picker Report 2013)

und -ausstattung, Aus-, Fort- und Weiterbildung bis hin zur Pflege und Behandlung der Patienten sowie einer abschließenden Einschätzung zum Gesamteindruck.

6.4.2 Ergebnisse aktueller Befragungen von Pflegekräften aus Orthopädie und Unfallchirurgie

Für die im Folgenden dargestellten Ergebnisse hat das Picker-Institut Deutschland die Daten aus Mitarbeiterbefragungen aus dem Zeitraum 2010 bis 2013 ausgewertet. Die Rückmeldungen von Pflegekräften aus 23 orthopädischen bzw. unfallchirurgischen Abteilungen zeigen, dass knapp die Hälfte der Pflegemitarbeiter (49 %) mit ihrem Arbeitsplatz zufrieden ist, allerdings nur ein sehr kleiner Anteil (7 %) sehr zufrieden (○ Abb. 6.2).

Genau diese Arbeitszufriedenheit macht aber einen großen Unterschied für den Arbeitgeber. Denn von den insgesamt zufriedenen Pflegekräften denkt nur ein knappes Viertel (23 %) manchmal oder häufig über einen Wechsel des Arbeitgebers nach, hingegen fast Zweidrittel (64 %) der unzufriedenen Pflegekräfte (○ Abb. 6.3).

Während Überstunden in beiden Gruppen sehr häufig anfallen (84 % bzw. 90 %), werden sie von zufriedenen Pflegekräften signifikant seltener als belastend empfunden als von unzufriedenen (23 % bzw. 55 %). Neben Faktoren wie der intra- und interprofessionellen Zusammenarbeit, dem Verhältnis zu direkten Vorgesetzten, der Wahrnehmung der

Führungs- und Unternehmenskultur sowie einem Gefühl der Wertschätzung der eigenen Arbeit ist für diesen Unterschied mit entscheidend, wie gut die Arbeitsbedingungen eine patientenorientierte Versorgung zulassen.

Das Maß, in dem sich Pflegekräfte auf die Kernelemente ihrer Tätigkeit konzentrieren können, ist ein wesentlicher Treiber ihrer Arbeitszufriedenheit. So sind auch nur 21 % der zufriedenen Pflegekräfte der Ansicht, dass ihre Abteilung insgesamt nicht gut genug organisiert ist, um den Bedürfnissen der Patienten gerecht zu werden, im Vergleich zu immerhin 60 % der unzufriedenen (○ Abb. 6.4).

Massiver fällt die Kritik an der Krankenhausleitung aus, die maßgeblich für die Schaffung der Rahmenbedingungen einer patientenzentrierten Versorgung verantwortlich ist: Knapp die Hälfte der zufriedenen Pflegekräfte ist der Meinung, dass die Krankenhausleitung nicht darauf hinarbeitet, die bestmögliche Patientenversorgung zu gewährleisten, in der Gruppe der unzufriedenen liegt dieser Anteil sogar bei 78 %. Das zentrale Problem aus Sicht der Pflegekräfte ist allerdings der Mangel an Zeit, um Patienten ihren Bedürfnissen entsprechend versorgen zu können. Auch hier ist ein deutlicher Unterschied zwischen den beiden Gruppen zu beobachten, der Anteil ist jedoch sowohl bei den zufriedenen wie den unzufriedenen Pflegekräften sehr hoch (67 bzw. 92 %; ○ Abb. 6.5). Hier liegt der Verdacht nahe, dass Pflegekräfte es mittlerweile als normal hinnehmen, keine patientenzentrierte Versorgung leisten zu können – keine gute Nachricht für Patienten.

6.5 Schlussfolgerungen

Dass sich zufriedene und unzufriedene Pflegekräfte in ihren Wahrnehmungen der Arbeitsbedingungen und des Arbeitsklimas unterscheiden, ist wenig überraschend. Alarmierend ist jedoch das Ausmaß des Unterschieds, den die dargestellten Rückmeldungen offenbaren. Bereits in der Vergangenheit haben Studien mehrfach bestätigt, dass die Rahmenbedingungen, die der Ausübung der eigentlichen pflegerischen Tätigkeit und der individuellen Betreuung der Patienten entgegenstehen, die Arbeitszufriedenheit sowie die Identifikation mit dem

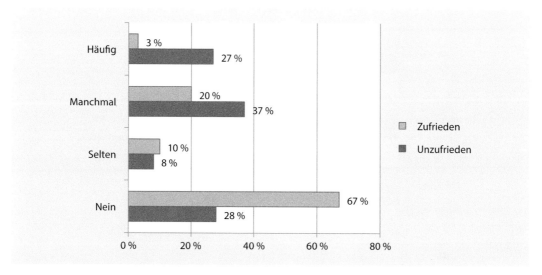

☐ Abb. 6.3 Arbeitszufriedenheit und Wechselabsicht: Denken Sie darüber nach, das Krankenhaus als Ihren Arbeitgeber zu verlassen? (Daten aus Stahl u. Nadj-Kittler 2013, Picker Report 2013)

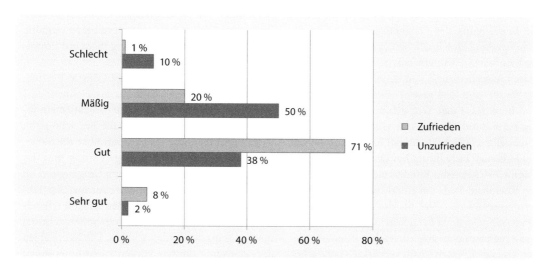

☐ Abb. 6.4 Arbeitszufriedenheit und Erfüllung von Patientenbedürfnissen: Im Ganzen betrachtet, wie gut ist Ihre Abteilung organisiert, um den Bedürfnissen der Patienten gerecht zu werden? (Daten aus Stahl u. Nadj-Kittler 2013, Picker Report 2013)

Arbeitgeber negativ beeinflussen und Gedanken an einen Arbeitsplatzwechsel begünstigen (Newman et al. 2001, Peltier et al. 2003).

Darüber hinaus ist die Arbeitszufriedenheit der Pflegenden ein guter Gradmesser für die Betreuungszufriedenheit der Patienten, denn die Korrelation zwischen der Zufriedenheit der Pflegekräfte mit den Bedingungen der Patientenversorgung und den Urteilen der Patienten über ihre Betreuung und Behandlung ist signifikant. Maßnahmen zur Stärkung der Rahmenbedingungen, die Pflegenden eine an den Bedürfnissen der Patienten orientierte Versorgung ermöglichen, führen in der Folge also auch zu einer besseren Versorgungsqualität aus Patientensicht. Vor diesem Hintergrund erscheint der massive Stellenabbau in der Pflege gerade in den letzten Jahren – neben zahlreichen anderen negativen Auswirkungen (Isforth et al. 2013, Isforth u. Weidner 2010) – noch um ein Vielfaches bedenklicher.

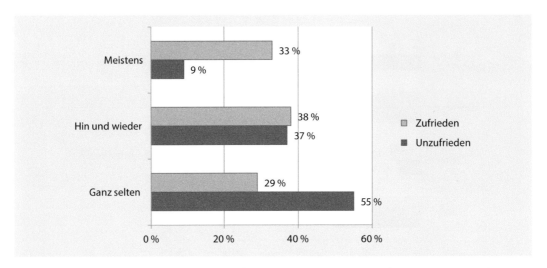

◨ **Abb. 6.5** Arbeitszufriedenheit und Zeitmangel als Defizite in der Patientenversorgung: Haben Sie genug Zeit, um Patienten ihren Bedürfnissen entsprechend versorgen zu können? (Daten aus Stahl u. Nadj-Kittler 2013, Picker Report 2013)

Die Politik hat sich für diese Legislaturperiode die Bewältigung des Personalmangels sowie die Sicherstellung des ärztlichen, pflegerischen und medizinischen Fachpersonals als eine von 3 prioritären Aufgaben zur Zukunftssicherung der Krankenhäuser zum Ziel gesetzt. Einige Maßnahmen sind bereits auf den Weg gebracht. So sehen die von einer Bund-Länder-Arbeitsgruppe Ende 2014 vorgestellten Eckpunkte Investitionen in Höhe von 660 Millionen Euro für ein bundesweites Pflegeprogramm vor. Als erstes Bundesland hat der Landtag von Rheinland-Pfalz mit einer Änderung des Heilberufegesetzes den Weg für die Errichtung einer Landespflegekammer frei gemacht, die Anfang 2016 ihre Arbeit aufnehmen wird. Andere Bundesländer werden folgen. Neben einem verstärkten politischen Einfluss, etwa durch die Mitwirkung bei der Gesetzgebung, werden professionell Pflegende durch die Pflegekammer eine eigene Standesvertretung haben, die sie in die Lage versetzt, als gleichwertiger Partner mit anderen medizinischen Berufsgruppen für ihre Interessen einzutreten. Zu den Aufgaben der Kammern gehören außerdem die Festlegung einer Berufsordnung und die Definition zeitgemäßer Qualitätsstandards.

Doch die Politik kann und wird nicht alles richten. Auch die Arbeitgeber sind gefordert. Der Handlungsbedarf ist so akut, dass sie nicht auf regulatorische Vorgaben und deren Umsetzung war-

ten können. Da die Gründe für die beschriebenen deutlichen Wahrnehmungsunterschiede vielfältig sind, wird sich auch die Lösung nicht auf Einzelmaßnahmen beschränken können.

Internationale Vorbilder zeigen, dass sich erfolgreiche Krankenhäuser dadurch auszeichnen, dass ihre strategische Ausrichtung auf den Patientennutzen fokussiert und sich durch alle Bereiche zieht, angefangen bei der Zieldefinition über die Steuerungskennzahlen, die Prozessgestaltung und das Personalmanagement bis hin zum Umgangston im gesamten Haus. Grundlage einer solchen Ausrichtung sollten valide erhobene Daten sein, die – handhabbar aufbereitet – für die Unternehmensführung nutzbar gemacht werden können. Die Kennzahlen der weichen Faktoren wirken mehrdimensional (Arbeitszufriedenheit, Patientenzufriedenheit, besserer Behandlungserfolg, höhere Wirtschaftlichkeit) und sind hervorragend zur Definition qualitativer Sollziele geeignet, auch in Balanced Score Cards (BSC).

Reale Patienten- und Mitarbeitererfahrungen müssen Eingang in die Qualitätsziele der Krankenhäuser finden und als Steuerungselemente genutzt werden. Könnte sich die Politik dazu durchringen, die Einbeziehung der Patientenerfahrung auch gesetzlich zu verankern, ließe sich diese auch mit entsprechenden Entgeltanreizen koppeln. Patienten- und Mitarbeiterorientierung sind keine Leerformeln aus Leitbildern und Marketingaktionen. Sie sind messbare Qualitätsindikatoren, die konkreten Mehrwert schaffen können – für zufriedenere Mitarbeiter und gut versorgte Patienten.

Literatur

Aiken LH, Clarke SP, Sloane DM et al (2009) Effects of hospital care environment on patient mortality and nurse outcomes. J Nurs Adm 39(7–8 Suppl):45–51

Ashish KJ, Orav EJ, Zheng J et al (2008) Patients' perception of hospital care in the United States. N Engl J Med 359(18):1921–1931

Braun B, Darmann-Flick I, Stegmüller K, Greiner AD, Siepmann M (2014) Gutachten zur Situation der Pflege in hessischen Akutkrankenhäusern. Hessisches Sozialministerium, Wiesbaden

Coomber B, Barriball KL (2007) Impact of job satisfaction components on intent to leave and turnover for hospital-based nurses: a review of the research literature. Int J Nurs Stud 44(2):297–314

Doyle C, Lennox L, Bell D (2013) A systematic review of evidence on the links between patient experience and clinical safety and effectiveness. BMJ Open 3(1):e001570

Gothe H, Köster AD, Storz P et al (2008) Arbeits- und Berufszufriedenheit von Ärzten. Eine Übersicht der internationalen Literatur. Deutsches Ärzteblatt 104(20):1394–1399

Isforth M, Weidner F, Gehlen D (2013) Pflege-Thermometer 2012. Eine bundesweite Befragung von Leitungskräften zur Situation der Pflege und Patientenversorgung auf Intensivstationen im Krankenhaus. Institut für Angewandte Pflegeforschung e.V. (dip), Köln

Isforth M, Weidner F (2010) Pflege-Thermometer 2009. Eine bundesweite Befragung von Leitungskräften zur Situation der Pflege und Patientenversorgung im Krankenhaus. Institut für Angewandte Pflegeforschung e.V. (dip), Köln

Kelley JM, Kraft-Todd G, Schapira L, Kossowsky J, Riess H (2014) The influence of the patient-clinician relationship on healthcare outcomes: a systematic review and meta-analysis of randomized controlled trials. PLoS One 9(4):e94207

Manary MP, Boulding W, Staelin R et al (2013) The patient experience and health outcomes. N Engl J Med 368(3):201–203

Newman K, Maylor U, Chansarkar B (2001) The nurse retention, quality of care and patient satisfaction chain. Int J Health Care Qual Assur Inc Leadersh Health Serv 14(2–3):57–68

Peltier J, Nill A, Schibrowsky JA (2003) Internal marketing, nurse loyalty and relationship marketing: an exploratory study of German nurses. Health Mark Q 20(4):63–82

Rauhala A, Kivimaki M, Fagerstrom L et al (2007) What degree of work overload is likely to cause increased sickness absenteeism among nurses? Evidence from the RAFAELA patient classification system. J Adv Nurs 57(3):286–295

Shirley ED, Sanders JO (2013) Patient satisfaction: Implications and predictors of success. J Bone Joint Surg Am 95(10):e69

Sofaer S, Firminger K (2005) Patient perceptions of the quality of health services. Annu Rev Public Health 26:513–559

Stahl K, Nadj-Kittler M (2013) Zentrale Faktoren der Patienten- und Mitarbeiterzufriedenheit. Picker Report 2013. Picker Institut Deutschland gGmbH, Hamburg

Winter S (2005) Mitarbeiterzufriedenheit und Kundenzufriedenheit: Eine mehrebenenanalytische Untersuchung der Zusammenhänge auf Basis multidimensionaler Zufriedenheitsmessungen. Inauguraldissertation. Mannheim: Wirtschaftswissenschaftliche Fakultät der Universität Mannheim

Umgang mit Mittelknappheit im Krankenhaus aus Sicht der Krankenhausleitung

Peter Asché

7.1   Finanzielle Rahmenbedingungen
        im Krankenhaussektor – 68

7.2   Umgang mit Mittelknappheit im Krankenhaus – 69
7.2.1   Mittelknappheit und Ressourcenallokation – 69
7.2.2   Handlungsfelder aus Sicht der Klinikleitung – 70

7.3   Ausblick – 73

        Literatur – 73

J. Jerosch, C. Linke (Hrsg.), *Patientenzentrierte Medizin in Orthopädie und Unfallchirurgie*,
DOI 10.1007/978-3-662-48081-6_7, © Springer-Verlag Berlin Heidelberg 2016

7.1   Finanzielle Rahmenbedingungen im Krankenhaussektor

Zahlreiche Verbände und Gesellschaften im Gesundheitswesen schlagen seit Jahren Alarm. Der Verband der Krankenhausdirektoren Deutschlands, der Verband der Leitenden Krankenhausärzte Deutschlands, der Verband der Deutschen Universitätsklinika, der Deutscher Pflegerat, die Deutsche Krankenhausgesellschaft und andere weisen auf die Unterfinanzierung der deutschen Krankenhäuser hin, die sich in den letzten Jahren dramatisch zugespitzt hat. Die Prognosen gehen mittlerweile von über 50 % aller Krankenhäuser mit einem negativen Jahresergebnis in 2014 aus (Baumann 2013, Heinrich u. Fischer 2013, VKD, 2013). Neben der unzureichenden Investitionsfinanzierung ist die fehlende vollständige Refinanzierung der jährlichen Tarif- und somit Personalkostensteigerungen ein wesentliches Element dieser negativen Entwicklungen. Dabei stellt sich die Frage, ob diese Entwicklung "hausgemacht" oder systemimmanent ist und wie wir mit zunehmender Mittelknappheit im Krankenhaus umgehen können.

Die Deutsche Krankenhausgesellschaft veröffentlicht jährlich eine Broschüre namens "Zahlen, Daten und Fakten". Aus der jüngsten Ausgabe 2014 (inklusive Daten für das Jahr 2012) lassen sich folgende Fakten und Erkenntnisse ableiten: Im Zeitraum von 2002 bis 2012 stieg die Zahl der in deutschen Krankenhäusern stationär behandelten Patienten um 10 % auf nunmehr ca. 18,6 Millionen Patienten (DKG 2014). Im gleichen Zeitraum nahm die Anzahl der Vollkräfte im Krankenhaus allerdings lediglich um 0,5 % (von 833.541 auf 837.754 Vollkräfte) zu. Ein Blick auf die einzelnen Berufsgruppen zeigt eine deutliche Umstrukturierung mit folgenden Veränderungen (◘ Tab. 7.1)

Interessant ist dabei die Veränderung der Personalbelastungszahlen innerhalb der Berufsgruppen, also wie viele Vollkräfte kommen auf 1000 stationäre Patienten. Hier zeigt die Jahresentwicklung im Vergleich 2002 zu 2012 folgendes Bild (DKG 2014):

- Im ärztlichen Dienst stieg die Anzahl der Vollkräfte von 6,5 auf 7,7, also um 18,5 %.
- Im Pflegedienst sank die Quote von 18,8 auf 16,8 Vollkräfte, also um 11,5 %.
- Im Verwaltungsdienst blieb die Quote mit 3,3 Vollkräften gleich.

Dies führt zu einer bemerkenswerten Schlussfolgerung: In den vergangenen 10 Jahren wurden mit nahezu der gleichen Vollkräftezahl in deutschen Krankenhäusern rund 10 % mehr stationäre Patienten in deutlich kürzerer Liegezeit behandelt. Lediglich innerhalb der Dienstarten gab es Umverteilungen, insbesondere kam es zu einem Abbau von Stellen des Pflegedienstes und zu einem Aufbau von Arztstellen. Die Ursache dieser Verschiebung ist eine Konsequenz der Logik des DRG-Systems.

Eine solche Leistungsentwicklung war und ist nur möglich durch massive Umstrukturierungsmaßnahmen, Prozessoptimierungen, Outsourcing und Rationalisierungsmaßnahmen seitens der Krankenhäuser. Ausgliederungen von Bereichen der Infrastruktur, die möglicherweise nicht als Kernkompetenz angesehen werden, Optimierungen von Ablauf- und insbesondere von Schnittstellenprozessen in der medizinischen Versorgung, Beitritt in Einkaufsgemeinschaften, Aufbau von Kooperationsmodellen, Bereinigung des Leistungsangebots oder Spezialisierungen sind nur wenige, aber seit Jahren gängige Beispiele, wie die Verantwortlichen der Krankenhäuser auf diese Marktentwicklung reagieren.

Wenn wir die Verhältnisse im Zeitraum 2002 bis 2012 kritisch bewerten und die Rahmenbedingungen heranziehen, dann kann schlechtes Management bei den Leistungsträgern und Entscheidern in einem Krankenhaus möglicherweise in Einzelfällen zu einer wirtschaftlichen Schieflage führen, aber sicher nicht auf "die Krankenhäuser" übertragen werden. Die These der enormen Rationalisierungspotenziale in den deutschen Krankenhäusern hat sich durch stetes wiederholen seit mindestens 15 Jahren, aber vor allem durch die konkreten Leistungen und die objektivierbaren Erfolge vieler Krankenhäuser mittlerweile abgenutzt bzw. relativiert. Diese Erkenntnis gewinnt zunehmend auch in der Politik an Bedeutung.

Die erhebliche Leistungsentwicklung von 10 % mehr stationären Patienten bei nahezu gleicher Personalstärke, die deutliche Prozessoptimierung und Umstrukturierung in den Krankenhäusern deuten schließlich nicht auf hausgemachte Probleme bei

Jahr	Personal insgesamt	Ärzte	Pflegedienst insgesamt	Medizinisch-technischer Dienst	Funktionsdienst	Klinisches Hauspersonal	Wirtschaftsund Versorgungsdienst	Technischer Dienst	Verwaltungsdienst
2002	833.541	112.763	327.384	124.568	84.094	20.652	64.001	19.987	57.772
2003	823.939	114.105	320.158	124.927	84.198	19.589	60.489	19.694	57.927
2004	805.988	117.681	309.510	123.465	84.257	17.256	56.514	19.163	57.026
2005	796.097	121.610	302.346	122.810	84.283	15.626	53.312	18.645	57.114
2006	791.914	123.715	299.328	122.620	84.964	14.774	51.088	18.471	56.891
2007	792.299	126.000	298.325	123.774	86.216	14.010	48.546	18.038	56.914
2008	797.554	128.117	300.417	125.438	88.414	13.063	46.002	17.681	57.326
2009	807.874	131.227	303.656	128.608	90.574	12.197	44.286	17.369	57.895
2010	811.729	134.079	304.708	129.736	92.151	11.358	42.509	17.450	58.379
2011	825.654	138.955	310.817	135.000	95.076	11.031	42.054	17.280	59.759
2012	837.754	142.875	313.478	137.722	97.761	10.977	41.542	17.148	60.581

◻ **Tab. 7.1** Krankenhauspersonal, umgerechnet in Vollkräfte (DKG 2014)

der negativen Finanzierungssituation hin, sondern auf systemimmanente Rahmenbedingungen. Verstärkt wird diese Einschätzung durch Langzeitentwicklungen und Probleme der vergangenen Jahre, die ungemindert und wiederholt diskutiert werden, nämlich die Finanzsituation inklusive der Frage der auskömmlichen Investitionsquote, die Personalsituation und die enorme Bürokratisierung.

7.2 Umgang mit Mittelknappheit im Krankenhaus

7.2.1 Mittelknappheit und Ressourcenallokation

Die Ursachen für die Mittelknappheit im Gesundheitswesen sind hinreichend bekannt. Unabhängig von den finanziellen und rechtlichen Rahmenbedingungen der Krankenhäuser, auf die im Rahmen dieses Beitrags eingegangen wird, haben gesellschaftspolitische Prozesse und Veränderungen stattgefunden. Das Thema Gesundheit nimmt in der Medienpräsenz seit Langem einen hohen Stellenwert ein. Berichterstattungen über neue Behand-

lungsmethoden, Qualität und Patientensicherheit, ethische Fragestellungen usw. nehmen in der öffentlichen Diskussion breiten Raum ein und generieren ein hohes Maß an Aufklärung in der Bevölkerung und nachvollziehbar wachsende Ansprüche. Zunehmende Aufklärung und Transparenz schaffen mehr Vergleich und Wettbewerb und gipfeln unter anderem in zugänglichen Krankenhausvergleichsportalen der Kostenträger und publizierten Ärzte- und Klinikhitlisten.

Neben den wachsenden Ansprüchen sind der medizinisch-technische Fortschritt und der demographische Wandel wesentliche Treiber für eine wachsende Nachfrage nach Krankenhausleistungen, die massiven Einfluss auf die sich ständig neu justierenden Marktanteile der Leistungserbringer ausüben. Klassische betriebswirtschaftliche Mechanismen sind Rationalisierung und Rationierung.

Die Rationierung, also die Beeinflussung und Begrenzung des medizinischen Leistungsgeschehens, wird einerseits durch verschiedene Maßnahmen des Gesetz- und Verordnungsgebers beeinflusst (Krankenhausplanung und Feststellungsbescheide, Mindestmengenregelungen, Mehr- und Minderlösausgleiche usw.), aber auch durch die Unternehmens- und Klinikleitungen vorgenommen. Mittelknappheit und Rationierung bedeutet eine transparente und konsistente Leistungsplanung inklusive der Planung der erforderlichen Ressourcen und der daran orientierten Budgetierung. Dabei ist der Einklang mit der ärztlichen Therapiefreiheit herzustellen.

Die Rationalisierung, also alle Aktivitäten zur Hebung von Wirtschaftlichkeitsreserven, werden von der Unternehmensleitung gesteuert, wobei eine Daueraufgabe darin besteht, die Gratwanderung zwischen Kosteneffizienz und Wirtschaftlichkeit und evidenzbasierter Medizin ohne Abstriche im Sinne einer Qualitätseinbuße zu bestehen. Die gängigen Handlungsfelder werden im Folgenden beschrieben.

7.2.2 Handlungsfelder aus Sicht der Klinikleitung

Handlungsfeld Erlösoptimierung

Welche Werkzeuge und Handlungsfelder bieten sich dem Krankenhausmanagement, um die Probleme der Mittelknappheit anzugehen? Diese Frage erhält vor allem besondere Bedeutung vor dem Hintergrund der geplanten Perspektiven und Erwartungshaltungen, die die große Koalition in ihrer Koalitionsvereinbarung erweckt, wo es z. B. heißt: "Die Menschen müssen sich darauf verlassen können, nach dem neusten medizinischen Stand und in bester Qualität behandelt zu werden." Dies kann fast schon als Paradigmenwechsel gegenüber der aktuellen Rechtslage aufgefasst werden, denn in § 12, SGB V, ist lediglich von einer "ausreichenden und zweckmäßigen Versorgung" die Rede. Aus Sicht des Bürgers kann dies nur begrüßt werden, aber die Krankenhausfachwelt weiß, dass dies auf Basis der aktuellen rechtlichen und finanziellen Rahmenbedingungen der Krankenhäuser absolut nicht realisierbar ist. Schon die Erfüllung und Umsetzung der Vorgaben des § 12, SGB V, bereitet den Häusern zunehmend Schwierigkeiten, sodass der zitierte Satz aus der Koalitionsvereinbarung ohne massive finanzielle Unterstützung eher in die Rubrik Populismus fällt.

Als wesentliche Reaktionsmuster aus Sicht des Krankenhausmanagements haben sich sowohl die Erlösoptimierung als auch die Kostenreduzierung herausgestellt. Mit der Einführung des DRG-Systems sollten ordnungspolitisch unter anderem folgende Ziele erreicht werden:

- Transparenz des Leistungsgeschehens
- effizienter Ressourceneinsatz
- Steigerung der Wirtschaftlichkeit
- Qualitätsverbesserung
- Verweildauerreduzierung
- Erhöhung des Wettbewerbs

Falls Krankenhäuser bis zu diesem Systemwandel in den Jahren 2002/2003 noch keine umfassende Kosten- und Leistungsrechnung aufgebaut hatten, waren sie spätestens dann hierzu gezwungen. Auf Basis der InEK-Kalkulationen (Institut für das Entgeltsystem im Krankenhaus) konnten nunmehr die tatsächlich erbrachten Leistungen kostenmäßig gespiegelt werden, und zwar ärztliche, pflegerische und Sekundärleistungen sowie medizinische und nicht medizinische Infrastruktur. Zur Realisierung der Ziele Transparenz, Effizienz, Wettbewerb und Wirtschaftlichkeit wurden somit die notwendigen Voraussetzungen geschaffen.

Gleichzeitig musste der Fokus der Krankenhäuser massiv auf Fragen der Dokumentation und Vollständigkeit der Leistungserfassung gelegt werden, um die angestrebte leistungsgerechte Vergütung sicherzustellen. In dieser Phase entstanden teilweise neue Berufsfelder im Krankenhaus, wie z. B. Dokumentationsassistenten und Casemanager. Gleichzeitig musste vielerorts massiv in die IT-Struktur investiert werden. Zwischen Kostenträgern und Krankenhäusern begann eine bis dahin unbekannte Aufrüstung, d. h. der MDK (medizinischer Dienst der Krankenversicherungen) als Prüfinstanz der Kostenträger bewertete aus seiner Sicht die seitens der Krankenhäuser für abrechnungsfähig erachteten Leistungen hinsichtlich Notwendigkeit und Zahlungspflicht. Diese Entwicklung entzieht der medizinischen Versorgung nebenbei bemerkt ärztliche Leistungsträger in bis dato unbekanntem Ausmaß.

Über eine umfassende und aussagefähige Dokumentation der erbrachten Leistungen hinaus ist eine Optimierung der Erlössituation als Reaktionsmuster des Krankenhausmanagements somit nur durch eine Veränderung bzw. Anpassung des Leistungsangebots zu erzielen. In der Folge haben sich viele

Krankenhäuser z. B. von kleineren Belegabteilungen oder unwirtschaftlichen Bereichen getrennt oder neue und gemäß DRG-Katalog besser vergütete Leistungen eingeführt. Diese Entwicklung hat sich als ein zentraler Treiber der Wettbewerbssituation zwischen den Einrichtungen erwiesen. Im Prinzip können kleinere Häuser bestimmte Nischen belegen bzw. Spezialisierungen vornehmen, während sich die Hochleistungsmedizin überwiegend an Maximalversorgungshäusern und Universitätskliniken konzentriert.

Handlungsfeld Kostenreduktion

Neben der Erlösoptimierung ist gleichermaßen die Kostenreduzierung von Relevanz. Hierbei zählt nicht nur die exakte Kostenanalyse der erforderlichen Behandlungsschritte und -prozesse, sondern vor allem auch die fundierte Personalbedarfs- und -kostenermittlung. Umstrukturierungen in den Leistungsbereichen, Restrukturierungen in der Infrastruktur, Outsourcing bestimmter betrieblicher Einheiten, Umschichtung oder Abbau von Personalstrukturen sind hierbei wesentliche interne Elemente zur Zielerreichung. Notwendige, aber besonders kostenintensive Behandlungsstrukturen werden über Kooperationen mit anderen Leistungserbringern gemeinsam genutzt.

Basis jeglicher Kostensteuerung ist ein aussagefähiges und zeitnahes Berichtswesen. Ohne die erforderlichen Kompetenzen und Ressourcen im kaufmännischen und medizinischen Controlling und ohne Aufbau einer soliden Kostenarten-, Kostenstellen- und Kostenträgerrechnung ist die Unternehmensführung nicht in der Lage, den Kostenstellenverantwortlichen die für deren Kliniksteuerung relevanten Daten und Auswertungen zu liefern. Die Klinikdirektoren müssen die in ihrem jeweiligen Verantwortungsbereich beeinflussbaren Primär- und Sekundärkosten in aussagefähiger Form so aktuell wie möglich zumindest monatlich zur Verfügung gestellt bekommen, wenn die Unternehmensleitung eine ressourcengerechte Leistungserbringung einfordert. Neben gängigen Plan/Ist-Vergleichen dienen die InEK-Leistungsauswertungen im Vergleich zu den tatsächlichen Kosten als hilfreiche Stellschraube, insbesondere bei der Personalbemessung.

Die Kosten- und Prozesssteuerung, z. B. mithilfe einer fundierten Deckungsbeitragsrechnung,

funktioniert allerdings auch nur, wenn ein entsprechendes klinisches Informationssystem genutzt werden kann. Die Architektur der IT-Infrastruktur muss konsequent an den Bedürfnissen der Kostenstellenverantwortlichen und der Unternehmensleitung orientiert sein, um die Prozessabläufe gezielt zu unterstützen. Ein flächendeckendes Belegungs- und Casemanagement ist anzustreben, um unnötige zeitliche Verzögerungen und Schnittstellenprobleme in der Patientenversorgung zu vermeiden. Die Investition in Aufbau und Pflege dieser IT-Infrastruktur hat höchste Priorität, um schlanke Prozesse und somit effiziente Kostenstrukturen zu erreichen.

Handlungsfeld Unternehmensstrategie

Neben diesem kleinen Einmaleins des Krankenhausmanagements sind die wesentlichen Optimierungspotenziale über eine entsprechende Unternehmensstrategie eines Krankenhauses zu erzielen. Jedes Krankenhaus bzw. das Krankenhausmanagement muss auf Basis der spezifischen Voraussetzungen und der jeweiligen Marktbedingungen eine eigene Unternehmensstrategie erarbeiten und gezielt umsetzen. Die Handlungsspielräume von mittel- und langfristigen Maßnahmen sind entsprechend kreativ auszunutzen und realistisch zu bewerten. Hierbei spielen interne strategische Entscheidungen, also z. B. Aufgabe bestimmter bisheriger Leistungsfelder oder zukunftsorientierte Anpassung des Leistungsspektrums, eine ebenso entscheidende Rolle wie externe Maßnahmen. Hierzu zählen unter anderem Kooperationsmöglichkeiten mit anderen Leistungserbringern, sektorenübergreifende Angebote, Gründung von medizinischen Versorgungszentren oder Beitritt zu Krankenhausketten.

Ein besonderer Fokus bei der strategischen Unternehmensentwicklung ist auf die Personalentwicklung zu legen. Die Schwierigkeiten in nahezu allen Berufsgruppen, kompetentes Fachpersonal im Krankenhaus zu finden, sind allgemein bekannt. In vielen Regionen Deutschlands führen die mangelnden Personalressourcen teilweise zu einem deutlichen Leistungsabbau bis hin zur Schließung ganzer Fachabteilungen in Krankenhäusern. Eine (fach-)ärztliche, pflegerische oder IT-spezialisierte Fachkraft hat in der Regel diverse berufliche Alternativen zur Auswahl und wird sich – neben privaten und geographischen Faktoren – an einen Arbeitgeber wenden, der zukunftsorientiert und empathisch aufgestellt ist und Entwicklungsmöglichkeiten bietet.

In der jüngsten und aktuellsten gesundheitspolitischen Diskussion nimmt das Thema "Qualität" einen zentralen Stellenwert ein. Nicht nur innerhalb der Koalitionsvereinbarung, sondern auch in den Medien nimmt der Komplex Patientensicherheit, Hygiene, Qualitätsmanagement, Qualitätssicherung usw. sehr breiten Raum ein. Das Thema scheint geradezu neu entdeckt zu sein, wobei zu berücksichtigen ist, dass wohl kaum eine Branche bereits heute einen so hohen und präzise dokumentierten Qualitätsstandard erreicht hat wie das Gesundheitswesen. Die Maßnahmen zur Qualitätssicherung, Dokumentation, Prüfung und Kontrolle haben bereits heute in den Krankenhäusern zu einem erheblichen Bürokratisierungsschub geführt. Die aktuellen Gesetzesinitiativen lassen eine weitere Bürokratisierungswelle befürchten. Es ist keine Frage, dass entsprechende qualitätssichernde und -verbessernde Maßnahmen verbindlich in der Gesundheitswirtschaft zu verankern sind. Objektivität, Transparenz und Nachhaltigkeit sollten auch hierbei die entscheidenden Impulsgeber sein. Es ist aber auch zu wünschen, dass kein neuer Moloch entsteht, sondern mit Bedacht und Realismus auf die Erfordernisse der Patienten und Krankenhäuser eingegangen wird.

Hierzu mögen folgende Voraussetzungen aus Sicht des Krankenhausmanagements dienen:

- Alle Maßnahmen zur Förderung von Qualität und Patientensicherheit in den Krankenhäusern sollten ausschließlich dem Ziel einer Verbesserung der Ergebnisqualität der Patientenbehandlung dienen. Ist ein solcher Nachweis nicht gegeben, führt die entsprechende Maßnahme lediglich zu Aktionismus, den sich die Krankenhäuser in der angespannten Situation definitiv nicht mehr leisten können.
- Eng damit verbunden ist die Voraussetzung, wonach Qualität klar definiert und zweifelsfrei messbar gemacht werden muss. Nur so können Vergleichbarkeiten gewährleistet und Wettbewerbsverzerrungen vermieden werden.
- Mehr Transparenz und zunehmende Behandlungsqualität bedeuten in der Regel auch mehr Ressourcen, insbesondere im Personal- und

IT-Bereich. Wenn dies politisch gewollt ist, muss konsequenterweise auch die Gegenfinanzierung sichergestellt sein.
- Eine sinnvolle und am Behandlungsprozess orientierte Qualitätssicherung muss auch die anderen am Behandlungsprozess beteiligten Leistungserbringer und Gesundheitsdienstleister mit einbeziehen und verpflichten. Das heißt in der Konsequenz, dass unter anderem auch der vertragsärztliche Bereich einheitliche Vorgaben zur Dokumentation von Diagnosen und Prozeduren anwenden muss, die mit den Anforderungen an die Krankenhäuser kompatibel sind.

Handlungsfeld Human Ressources

Das Problem des Fachkräftemangels ist längst in der Gesellschaft angekommen. Krankenhäuser leiden in besonderem Maße unter fehlenden Fachkräften, insbesondere im ärztlichen Dienst, Pflegedienst und Funktionsdienst, aber auch in bestimmten Bereichen des Verwaltungsdienstes. Die Ursachen dafür sind vielfältig. Gesellschaftliche Themen wie "work life balance" und die Vereinbarkeit von Familie und Beruf werden mit den Belastungen im Schichtdienst zunehmend als unvereinbar empfunden. Die Abwanderung von Ärzten in Bereiche außerhalb der medizinischen Versorgung, also z. B. medizinischer Dienst der Krankenkassen, Beratungsunternehmen u. Ä., ist besorgniserregend. IT-Fachleute, Ingenieure oder Finanz- und Kostenrechnungsspezialisten sind mit den im Krankenhausbereich üblichen Tarifstrukturen nur schwer anzuwerben bzw. zu halten.

Der Pflegeberuf hat in den vergangenen Jahren durch zahlreiche Negativschlagzeilen über Stress und Arbeitsverdichtung deutlich an Attraktivität verloren. Hier kann durchaus von einer dramatischen Entwicklung gesprochen werden. Das Dilemma liegt in der Stellenreduktion aus wirtschaftlichen Gründen, Arbeitsverdichtung und dem individuellen Wunsch nach Vermeidung von Mehrarbeit einerseits und der zunehmenden Anforderungen durch Fallzahlsteigerungen, Verweildauerverkürzungen, Dokumentationsaufwand, Qualitätsanforderungen und Patientenerwartungen andererseits. Eine gutachterliche Stellungnahme für die Vereinte Dienstleistungsgewerkschaft (ver.di) kommt im Ergebnis der Personalbemessung für den Pflegedienst zu einem Mindestbedarf von 34.000 zusätzlichen Stellen und einem Maximum von 70.000 Stellen (Greß u. Stegmüller 2014). Den Beteiligten ist – neben den finanziellen Auswirkungen – natürlich bewusst, dass die aktuelle Arbeitsmarktsituation einen solchen Bedarf keineswegs befriedigen kann, ohne eine grundsätzliche Änderung der Vergütungsstrukturen und attraktivitätsfördernden Aktivitäten.

Eine Erkenntnis aus zahlreichen Mitarbeiterbefragungen quer durch die Krankenhauslandschaft ist die Tatsache, dass sich Mitarbeiter nur dort langfristig gut aufgehoben fühlen, wo ihnen die Unternehmensstrategie transparent erscheint und sie in Entscheidungsprozesse mit eingebunden werden, individuelle Entwicklungsmöglichkeiten im Unternehmen erfahren können und ihnen mit Wertschätzung seitens der Dienstvorgesetzten begegnet wird.

Die Krankenhausleitung ist gut beraten, die Rahmenbedingungen für die Mitarbeiter, soweit für die Betriebsabläufe möglich, deren individuellen Bedürfnissen anzupassen. Flexible Arbeitszeiten, Arbeitszeitkonten, neue Arbeitszeitmodelle, wohlwollender Umgang mit Elternzeiten usw. sind hierbei gängige Verfahren. Daneben dienen betriebliche und außerbetriebliche Fort- und Weiterbildungsmöglichkeiten, aber auch Maßnahmen der betrieblichen Gesundheitsförderung als zielführende Motivatoren.

Empathie und Wertschätzung ist sinnvollerweise über regelmäßige Mitarbeitergespräche und transparente Zielvereinbarungen zu erreichen. Der Mitarbeiter erhält hierdurch ein klares Feedback seines Dienstvorgesetzten und trifft gemeinsam einen Vereinbarungsstatus über die Erwartungshaltung an den Tätigkeitsbereich und die Person. Gleichzeitig kann er seine Ideen und Vorstellungen des Aufgabenbereichs mit einbringen. Die Investition in eine solche zunächst zeitintensive Herangehensweise wird sich mittelfristig auszahlen, da mit einer geringeren Fluktuation und einem Rückgang sog. "Krisengespräche" mit Mitarbeitern zu rechnen ist. Angesichts der zunehmenden Schwierigkeiten am Fachkräftemarkt sollte das Thema Personalentwicklung ein zentraler Schwerpunkt in der strategischen Ausrichtung eines Hauses sein.

Im Übrigen gelten die Grundsätze von transparenter Kommunikation, Wertschätzung und Respekt in besonderem Maße auch für die Führungsebene. Auch hier belegen Untersuchungen und Studien zusammengefasst folgende Erkenntnis (Tonus et al. 2014): "Unternehmenskultur, der persönliche Umgang zwischen den Führungsebenen, Transparenz und wirtschaftlicher Erfolg hängen in deutschen Kliniken eng zusammen und bedingen sich gegenseitig."

7.3 Ausblick

Während die genannten 4 Handlungsfelder in der jeweiligen Gestaltungssphäre des einzelnen Krankenhauses liegen, unterstehen die Krankenhäuser natürlich zahlreichen Gesetzmäßigkeiten, die nur mittelbar im jeweiligen Einflussbereich liegen. Es gibt wohl kaum eine weitere Branche, die in vergleichbarem Umfang einer Gesetzes- und Verordnungsflut unterliegt wie das Gesundheitswesen. Eine über Jahre nicht an den Tarifentwicklungen orientierte Veränderungsrate, eine unzureichende Investitionsförderung, Preis- und Mengenreglementierungen, Bürokratisierungsschübe und kostenintensive Verordnungen und -auflagen haben viele Krankenhäuser ausgezehrt und zu erheblichen Substanzverlusten beigetragen. Eine grundlegende Reform des Gesundheitswesens, die dem volkswirtschaftlichen Wert der Gesundheitswirtschaft gerecht wird, ist nicht in Sicht, wenn auch erste Anzeichen für eine Würdigung seitens des Gesetzgebers zu erkennen sind.

Die beleuchteten Handlungsfelder zum Umgang mit Mittelknappheit im Krankenhaus sind nicht neu und lediglich schlaglichtartig erläutert. Eine zielführende Wirkung kann nur im konsequenten Zusammenspiel aller Maßnahmen erzielt werden.

Literatur

Baumann D (2013) Jede zweite Klinik macht Verlust. www.fr-online.de/wirtschaft/krankenhaeuser-jede-zweite-klinik-macht-verlust,1472780,25092946.html
DKG (2014) Zahlen, Daten, Fakten 2014. Deutsche Krankenhaus Verlagsgesellschaft, Düsseldorf, S 16 (32, 35)
Greß S, Stegmüller K (2014) Personalbemessung und Vergütungsstrukturen in der stationären Versorgung. http://gesundheitspolitik.verdi.de/++file++54770cceba949b45

c9002cc9/download/Gre%C3%9F_Stegmuller_verdi_Per-
sonalbemessung_18_11_14.pdf

Heinrich A, Fischer K (2013) Das Finanzdesaster deutscher
Krankenhäuser. www.wiwo.de/finanzdesaster-deutscher-
krankenhaeuser

Tonus C, Ansorg J, Löbus P, Krug A (2014) Kommunikation und
Konfrontation zwischen chirurgischen Chefärzten und
der Krankenhaus-Geschäftsleitung in Deutschland. Pas-
sion Chirurgie, Bd. Q4 2014. Schaefermueller publishing,
Berlin, S 24–33

VKD (2013) Lage der Krankenhäuser bleibt prekär. www.vkd-
online.de/lage-der-krankenhaeuser-bleibt-prekaer

Umgang mit Mittelknappheit im Krankenhaus aus Sicht der Industrie

Marc D. Michel

8.1   Aktuelle Aspekte der Mittelknappheit im
        Umfeld des Krankenhauses – 76

8.2   Konsequenz der Mittelknappheit für den Patienten – 76

8.3   Aktuelle Aspekte und Rahmenbedingungen
        für die Medizinprodukteindustrie – 77

8.4   Konsequenzen der Mittelknappheit – 77
8.4.1   Einseitige Betrachtung der Medizinprodukte als Kostenfaktor – 77
8.4.2   Innovationsmanagement in Deutschland auf dem Prüfstand – 79

8.5   "Wir können doch kein Fazit ziehen, wenn
        wir noch unterwegs sind ..." – 80

        Literatur – 81

J. Jerosch, C. Linke (Hrsg.), *Patientenzentrierte Medizin in Orthopädie und Unfallchirurgie*,
DOI 10.1007/978-3-662-48081-6_8, © Springer-Verlag Berlin Heidelberg 2016

8.1 Aktuelle Aspekte der Mittelknappheit im Umfeld des Krankenhauses

Einschneidende gesundheitspolitische, technologische, ökonomische und demographische bzw. soziale Veränderungen stellen das Krankenhausmanagement vor zunehmend komplexere Herausforderungen. Unter dem mit der Einführung DRG einhergehenden finanzwirtschaftlichen Druck werden Krankenhäuser verschlankt, Versorgungsaufträge aufgekündigt, Stellen abgebaut und Kliniken geschlossen. Nach einer Studie des Deutschen Krankenhausinstituts (DKI) schrieb jedes zweite Krankenhaus im Jahr 2012 Verluste – 2011 waren es "lediglich" 31 % (Blum et al. 2013)!

Die Gesundheitsausgaben in Deutschland im Jahr 2012 betrugen 11,3 % des Bruttoinlandsprodukts, was einem Ausgabenvolumen von über 300 Milliarden Euro entspricht (▶ www.destatis. de/DE/ZahlenFakten/GesellschaftStaat/Gesundheit/Gesundheitsausgaben/Tabellen/Einrichtungen. html). Gerade der Krankenhausbereich verursacht dabei mit Ausgaben in Höhe von fast 79 Milliarden Euro einen Großteil dieser Kosten. Strukturelle Probleme im Krankenhaus, die sich im Zeitverlauf verstärkt haben, vor allem aber der medizinische Fortschritt haben den Horizont des Machbaren weit über jeden Finanzierungsrahmen hinausgetrieben. Man muss wohl konstatieren, dass die moderne Medizin aufgrund ihrer umfassenden diagnostischen und therapeutischen Möglichkeiten in einer zunehmend dynamischen "Fortschrittsfalle" sitzt, aus der sie ohne umfassende gesundheitspolitische Reformen nicht mehr herauskommt.

So ist seit über 2 Jahrzehnten das deutsche Krankenhauswesen – quasi als Speerspitze des medizinischen Fortschritts – von Modernisierungsmaßnahmen besonders hart betroffen, da dessen Strukturen, Kapazitäten und Anreizsysteme so nicht mehr zeitgemäß bzw. finanzierbar sind. Parallel dazu mehren sich ebenfalls seit über 2 Jahrzehnten die Stimmen, die eine stärkere Patientenorientierung, Qualitätsmanagement, Wirtschaftlichkeit sowie Humanisierung im Krankenhaus anmahnen (Blum et al. 2013).

8.2 Konsequenz der Mittelknappheit für den Patienten

Dem Ziel, Menschlichkeit, Qualität und ethisches Verhalten zur Maxime im Krankenhausalltag zu machen stehen neben anderen wichtigen Faktoren vor allem auch eher inhumane ökonomische Begrifflichkeiten wie beispielsweise "patient lifetime value" (PLV, Pfaff 1994) entgegen, also eine Art "Patientenwertermittlung", die sich anhand des Gewinns oder Verlusts mit dem Patienten über die gesamte Dauer der Patientenbeziehung bemisst. Im Klartext kann das nur heißen:

- Medizinischen Rundum-Service am Patienten wird es nicht mehr geben.
- Nur noch Leistungen, die positive Deckungsbeiträge erwirtschaften, werden durch die Kliniken angeboten.
- Leistungen, die nicht wirtschaftlich erbringbar sind, werden entweder nicht angeboten, oder – wenn es zur Erfüllung der Primäranforderung notwendig ist – eingekauft.

Hieraus resultieren Anforderungen, insbesondere an den ärztlichen Dienst, die primär mit dem traditionellen Anforderungsprofil des Arztes nicht mehr identisch sind, den humanitären Auftrag des "Arztseins" deutlich in den Hintergrund drängen und damit stellvertretend für eine Entwicklung stehen, die es kritisch zu hinterfragen lohnt und deren Nutzen für die Patienten fragwürdig ist:

- Ist unsere Gesellschaft wirklich bereit, Krankenhäuser zukünftig als "Gesundungsfabriken" zu akzeptieren, in denen es ausschließlich um Kostencontrolling, Prozessmanagement und Erlösoptimierung und nicht um Ethik und Humanität geht? Dies kann und darf nicht der Sinn und Zweck einer Gesundheitspolitik sein. Gerade bei einer nicht von der Hand zu weisenden Mittelknappheit müssen die umfassende Qualität der Versorgung und mit ihr der mündige Patient im Mittelpunkt aller Bemühungen um ein modernes Krankenhauswesen stehen.
- Ist der leitende Arzt der Zukunft wirklich nur Funktionsträger in einem System, das vom Geschäftsführer, vom Verwaltungsdirektor

oder von welchem Ökonomen auch immer gesteuert wird, oder ist er vielleicht nicht doch einer der Hauptleistungsträger in einem System, das ohne ihn – bei gegebenem ökonomischen Verantwortungsbewusstsein – seine ureigenen Aufgaben, nämlich das Behandeln von Patienten, nicht erfüllen kann?

Meines Erachtens ist keine der beiden skizzierten Fragen positiv zu beantworten oder gar politisch gewollt. Patienten werden sich auch in Zukunft in erster Linie wegen des fachlichen, also des medizinischen Rufs zur Behandlung in eine Klinik ihrer Wahl begeben.

Und weil in keinem anderen Lebensbereich der Einzug von Technik stärker befürwortet und positiver bewertet wird als in der Medizin, erwarten die Patienten bei ihrer Behandlung den Einsatz innovativer, leistungsfähiger Medizinprodukte. Gemäß des "Philips Health & Well-being Index Deutschland 2010" glauben Dreiviertel der Deutschen (74 %), dass die Medizintechnik eine entscheidende Rolle dabei einnimmt, ihnen ein längeres Leben zu ermöglichen – lediglich 7 % stimmen dieser Aussage überhaupt nicht zu. Und mehr als 90 % der Deutschen schätzen die Entwicklungen bei Vorsorge, Diagnose und Behandlung als positiv ein – negative Auswirkung sehen nur jeweils weniger als 5 % der Befragten (Philips 2010).

8.3 Aktuelle Aspekte und Rahmenbedingungen für die Medizinprodukteindustrie

Die Welt der Medizintechnologien (MedTech) ist faszinierend: Implantate bringen das Herz wieder in Rhythmus, kranke Gelenke zum schmerzfreien Bewegen, Augen zum Sehen und Ohren zum Hören. Neue MedTech-Verfahren und -Produkte verbessern die Lebensqualität, sie retten und erhalten oftmals Leben.

Eigentlich müsste blanke Zufriedenheit bei den deutschen Medizinprodukteherstellern herrschen: Die Medizintechnikbranche steht verstärkt im Fokus von Politik und Öffentlichkeit. Wirtschafts- und Forschungspolitik sehen die Medizintechnik als eine

Zukunftsbranche an, die nachhaltige Chancen für Patientenversorgung, Wachstum und Arbeitsplätze bietet. SPD und Union haben im Koalitionsvertrag die Gesundheitswirtschaft und die Medizintechnik als "Leitmarkt" und Kernbereich der deutschen Wirtschaft bezeichnet und die besondere Bedeutung der Branche im demographischen Wandel unterstrichen.

Die Gesundheitswirtschaft ist mit 6,2 Millionen Beschäftigten der größte Arbeitgeber Deutschlands. In anderen Branchen sind weitere 4 Millionen Arbeitsplätze von der Gesundheitswirtschaft abhängig (indirekte und induzierte Arbeitsplätze). Seit dem Jahr 2008 ist die Beschäftigtenzahl im Gesundheitswesen um insgesamt 1.000.000 Menschen gestiegen (Bundesverband Medizintechnologie 2015).

Das Umsatzvolumen der Medizintechnikbranche stieg im Jahr 2013 auf 22,8 Milliarden Euro. Dazu trägt vor allem der Export bei – der MedTech-Standort Deutschland schwächelt dagegen: Das Umsatzwachstum der MedTech-Unternehmen hat sich hierzulande gegenüber dem Vorjahr deutlich abgeschwächt und liegt im Inland bei durchschnittlich nur noch 2,6 %. In den Vorjahren waren es noch rund 5 %. Besser entwickelt sich mit rund 4,4 % der weltweite Umsatz. Dabei ist die deutsche Medizintechnikindustrie mit Exportquoten zwischen 60 und 65 % historisch betrachtet schon immer exportintensiv. Im Jahr 2013 lag die Exportquote sogar bei 68 %, so hoch wie nie! Aber: Mitte der 1990er-Jahre waren es "lediglich" rund 40 % Exportquote. Warum ist das so, warum ist die Exportquote so stark gestiegen? Hat der Standort Deutschland – nach den USA und Japan immerhin der drittgrößte MedTech-Markt der Welt – in den letzten Jahren an Attraktivität verloren?

8.4 Konsequenzen der Mittelknappheit

8.4.1 Einseitige Betrachtung der Medizinprodukte als Kostenfaktor

Zweifelsfrei haben vor allem die DRG (Diagnosis Related Groups) – insbesondere durch massive Erlösminderungen bei der Versorgung stationärer Patienten Jahr für Jahr – einen starken und nachhaltigen Druck auf die Kliniken geschaffen. Aber auch der seit Jahren kritisierte Investitionsstau an Krankenhäusern hat die wirtschaftliche Lage der Krankenhäuser weiter zugespitzt, was vor allem zu Lasten der Menschen, die in den Krankenhäusern arbeiten, und zu Lasten einer qualitativ hochwertigen Behandlung der Patienten geht. Eine im Jahr 2010 vom Verband der High-Tech-Industrie "Spectaris" in Auftrag gegebene EMNID-Umfrage unter 100 öffentlichen Krankenhäusern hat gezeigt, dass mehr als die Hälfte der Klinikentscheider erwarten, dass fällige Investitionen in moderne Geräte und Ausstattungen nicht getätigt werden und in Folge dessen die Patienten nicht mit den neuesten Methoden behandelt werden können. Besonders besorgniserregend ist vor allem der Umstand, dass rund 59 % der Krankenhausentscheider perspektivisch keine Verbesserung der finanziellen Situation oder eine Verringerung des Investitionsstaus von rund 50 Milliarden Euro erwarten (Medizintechnik-Branchenverband Spectaris 2010).

Um den wirtschaftlichen Druck abzufedern, hat das einzelne Krankenhaus 2 Optionen: seine Erlöse zu steigern, sofern sie denn mit positiven Deckungsbeiträgen einhergehen, oder seine Kosten zu senken. Eine Studie von Ernst & Young aus dem Jahr 2010 zeigt, dass 65 % der 150 befragten Krankenhäuser vor allem im Bereich "Material/medizinische Verbrauchsgüter" Kostensenkungsmaßnahmen planen. Damit steht "Kostenfaktor Medizintechnik" mit weitem Abstand ganz oben auf der Agenda, gefolgt von baulicher Instandhaltung (49 %) sowie Kostensenkungsmaßnahmen im Pflegedienst (39 %). Warum aber lediglich 4 % der befragten Krankenhäuser Kostensenkungsmaßnahmen im Bereich "Organisationsoptimierung" sowie 4 % überhaupt keine Kostensenkungsmaßnahmen planen, ist kaum verständlich (Viering u. Söhnle 2010).

Was bei der Diskussion um Kosten im Krankenhaus immer wieder vergessen, zumindest aber unterschätzt wird: Hüft- und Knieimplantate machen lediglich rund 1,7 % der Sachkosten sowie 0,7 % der Gesamtkosten einer Klinik aus. Damit ist klar: Eine einseitige Fokussierung der Kliniken auf die Sachkosten, insbesondere den Implantatebereich, reicht aufgrund des geringen Kostenhebels nicht aus, um die gesamtwirtschaftlichen Probleme nachhaltig zu lösen. Und: Die DRG-Erlöse für die Krankenhäuser

werden sich künftig verschlechtern, wenn weitere Preisreduktionen, z. B. durch "single sourcing", realisiert werden und der zum Teil unseriöse (Preis-) Kampf um Marktanteile seitens der Industrie unverändert weitergeführt wird.

Fakt ist, dass sich aufgrund der genannten Umstände in den letzten 10 Jahren der Druck auf die Preise weiter verstärkt hat. Und Fakt ist auch, dass (immer mehr) der Preis – nicht etwa Qualität, Handhabung oder Ähnliches - *das* Hauptentscheidungskriterium für die Krankenhausbeschaffung ist: laut der Studie "Monitoring Einkauf & Logistik im Krankenhaus 2014" für immerhin 63 % der 191 Befragten. Die Handhabung sowie die Prozesswirkung eines Produkts sind hingegen lediglich für 29 % der Befragten ein Entscheidungskriterium … (Lorenz 2014).

Dieser Preisdruck verursacht auf Herstellerseite enormen Druck auf die Margen. Ein Rechenbeispiel für ein Unternehmen mit einem branchenüblichen Gewinn vor Steuern und Zinsen (EBIT) von 8,9 % verdeutlicht dies eindrucksvoll: Ohne kompensatorische Maßnahmen hat ein 5 %iger Preisrückgang eine Reduktion des EBIT auf 3,9 %, also um weniger als die Hälfte des ursprünglichen EBIT, zur Folge. Um diesen auszugleichen, wären Mengensteigerungen um 8 %, Senkungen der variablen Kosten um 17 % oder Senkungen der Fixkosten um 9 % erforderlich. Dass dies aller Voraussicht nach im aktuellen Krankenhausumfeld nahezu unmöglich ist, dürfte allen Beteiligten klar sein (Michel u. Ivens 2006).

Knappe Krankenhausbudgets, rückläufige Margen und das Auseinanderbrechen etablierter Geschäftsbeziehungen zwischen Arzt und Hersteller führen also dazu, dass innerhalb der Medizinprodukteindustrie tiefgreifende Anpassungsprozesse notwendig werden. Seit Jahren müssen die Hersteller einen anhaltenden Preis- und damit Kosten- und Rationalisierungsdruck bewältigen. Und das, obwohl eine Studie des Bundesministeriums für Wirtschaft und Technologie gezeigt hat, dass im Krankenhaussektor gemessene Produktivitätsverbesserungen ausschließlich auf den technologischen Fortschritt ("technische Veränderung") zurückzuführen sind, während Effizienzveränderungen kaum stattgefunden haben bzw. sogar leicht negative Werte ergaben (Schneider et al. 2013). Obwohl demnach mit neuen Diagnose-, Behandlungs- und Therapiemöglichkeiten Effizienzsteigerungen und damit ggf. ein hohes Einsparpotenzial verbunden sein können, führt die DRG- und investitionsstau-immanente Mittelknappheit dazu, dass der Medizinproduktesektor in erster Linie als Kostenfaktor wahrgenommen und bewertet wird.

8.4.2 Innovationsmanagement in Deutschland auf dem Prüfstand

Durch Innovationen der Gesundheitswirtschaft und medizintechnischen Fortschritt wurden in den letzten Jahren volkswirtschaftliche Einsparungen in Höhe von 22 Milliarden Euro erzielt. Das ist ein Ergebnis der Studie "Innovationsimpulse der Gesundheitswirtschaft", die das Bundeswirtschaftsministerium (BMWi) im März 2011 vorstellte.

Aber: Aufgrund steigender Investitionskosten, kürzer werdender Produktlebenszyklen und der zum Teil langen Zeit bis zur Markteinführung bzw. Erstattungsfähigkeit von Innovationen ist das Forschungsrisiko für die MedTech-Industrie stark gestiegen. Den forschenden Herstellern, die schon heute 9 % des Umsatzes in Forschung und Entwicklung investieren (zum Vergleich: Chemieindustrie 5 %, verarbeitende Industrie 3,8 %), verlangt der medizinisch-technische Fortschritt auch weiterhin hohe Forschungsaufwendungen ab. Durch die fehlende Herauslösung der Sachkosten aus den DRG hat sich beispielsweise bei den Gelenkimplantaten eine Preisspirale nach unten verfestigt. Mit dem Ergebnis, dass wir in Deutschland im internationalen Vergleich die niedrigsten Endoprothesenpreise haben.

Niedrige Preise führen dazu, dass gemäß einer Umfrage des BVMed im Jahr 2014 nur noch ein Viertel der Unternehmen in diesem Jahr in Deutschland ein besseres Gewinnergebnis erwartet, ein Drittel erwartet sogar zurückgehende Gewinne (Bundesverband Medizintechnologie 2014). Das liegt vor allem am weiterhin extremen Preisdruck, insbesondere durch Einkaufsgemeinschaften, an der innovationsfeindlichen Politik der Krankenkassenverbände, gestiegenen Rohstoffpreisen, höheren Außenständen und – last but not least – an den deutlich gestiegenen Zulassungskosten.

Vor allem eine Manifestierung als "Niedrigpreisland" bei Medizinprodukten wird weitreichende Folgen für den (Forschungs)Standort Deutschland haben: Nur 8 Monate nach der Einführung hat beispielsweise Pfizer sein Krebsmedikament "Bosulif" vorübergehend wieder vom Markt genommen. Nicht etwa aus Zweifeln an der Sicherheit oder der Wirksamkeit dieses Präparats, sondern weil aus Sicht von Pfizer kein angemessener Preis mit den Kostenträgern zu vereinbaren war (Hofmann 2013). Auch in der Medizintechnik gibt es bereits Beschlüsse erster Unternehmen, aus wirtschaftlichen Gründen keine Innovationen mehr in Deutschland einzuführen.

Neben der Zurückhaltung bei der Einführung von neuen Produkten in Deutschland steht ein weiterer gefährlicher Trend zu befürchten, nämlich dass aufgrund der genannten Rahmenbedingungen deutsche Firmen nicht nur ihre Produktion, sondern auch ihre Forschungs- und Entwicklungsaktivitäten ins Ausland verlagern könnten. Unter dem Begriff "reverse innovation" beschäftigen sich die MedTech-Hersteller heute damit, Innovationsprozesse in Schwellenländern wie Indien zu initiieren, welche zu an lokalen Bedürfnissen angepassten Produkten führen sollen.

"Reverse innovation" unterscheidet sich somit fundamental von der bekannten Strategie, abgespeckte Varianten von beispielsweise in Deutschland entwickelten Premiumprodukten für Entwicklungsländer herzustellen oder veraltete Technologien dorthin zu exportieren. Bemerkenswert ist vor allem die Tatsache, dass die vor Ort konzipierten, teils radikal einfachen Produkte Exportchancen in hoch entwickelte Industrienationen haben, da sie das Potenzial besitzen, teure, in den Industrieländern kostenintensive Technologien zu verdrängen. Ein bekanntes Beispiel ist ein tragbares Ultraschallgerät, das aus Indien über China seinen Weg zu General Electric (GE) fand. So verkauft GE inzwischen eine große Zahl der für Indien konzipierten Geräte erfolgreich in Frankreich. Die Unternehmensberatung Roland Berger prognostiziert, dass der Umsatzanteil mit in Schwellenländern für den lokalen Markt produzierten Gütern von heute 12 % binnen 5 Jahren auf 18 % wachsen wird. Brasilien, Russland, Indien und China, die sog. "BRIC-Staaten", werden in 3 Jahren in allen MedTech-Kategorien unter den weltweit 10 größten Märkten aufgeführt sein.

Eine Herbstumfrage des Bundesverbands Medizintechnologie e. V. (BVMed) im Jahr 2014 zeigt, dass die 94 befragten Unternehmen das Innovationsklima in Deutschland insgesamt schlechter als in den Vorjahren urteilen. Der Innovationsklimaindex des BVMed ist auf einer Zehnerskala signifikant um 1,3 Punkte von 6,2 auf 4,9 gesunken. Bemängelt werden vor allem eine innovationsfeindliche Politik der Krankenkassen, niedrige Erstattungspreise in Deutschland sowie bürokratische Prozesse, zu denen auch das Thema "Zulassung von Medizinprodukten" zählt (Bundesverband Medizintechnologie 2014a).

Gerade das Zulassungsverfahren ist in den letzten Jahren komplexer, zeit- und damit kostenintensiver geworden. Insbesondere für kleine und mittlere Unternehmen (KMU, 90 % der MedTech-Unternehmen haben lediglich bis zu 100 Beschäftigte) ist dies angesichts sinkender Preise immer schwerer darstellbar. Ein verschärftes staatliches Zulassungssystem für Medizinprodukte, intensivere Regulierungen und höhere Zulassungsbarrieren führen sicherlich nicht wie eine "Conditio-sine-qua-non-Formel" zur äquivalent erhöhten Patientensicherheit, sondern verlängern signifikant die Zeit, bis wichtige Innovationen beim Patienten ankommen.

In diesem Kontext ist es sicher wenig hilfreich, Forderungen zu formulieren, man möge doch die Zulassungen wie bei der US-amerikanischen Food and Drug Administration (FDA) organisieren. Gerade die immer wieder gelobte FDA steht in den Vereinigten Staaten aktuell massiv in der Kritik. So kam das "Wall Street Journal" beispielsweise im Oktober 2011 zu dem Schluss: "FDA regulations needlessly kill thousands". Studien haben gezeigt, dass trotz FDA-Zulassung in den USA, aber auch in Japan, Zwischenfälle mit Medizinprodukten nicht eliminiert oder signifikant reduziert werden. In beiden genannten Ländern sind Schadensfälle und produktbedingte Komplikationen bei identischen Produktkategorien nicht geringer als in Deutschland.

Auch der gerne postulierte Appell, die Medizinprodukte doch genauso zu regulieren wie Arzneimittel, deutet stark darauf hin, dass die grundlegenden Unterschiede zwischen Arzneimitteln und Medizinprodukten an vielen Stellen nicht richtig verstanden werden – es handelt sich nämlich um grundverschiedene Produktkategorien, die hinsichtlich des Zulassungsverfahrens gewissermaßen "smart regulation" und kein "one size fits all" benötigen.

8.5   "Wir können doch kein Fazit ziehen, wenn wir noch unterwegs sind …"

Eine Studie des Bundesministeriums für Wirtschaft und Technologie hat gezeigt, dass in der Gesundheitswirtschaft die Produktivität im Zeitraum 2002 bis 2010 mehr als doppelt so stark gestiegen ist wie in der Gesamtwirtschaft. Im Einzelnen zeigt sich, dass die Gesundheitswirtschaft sowohl ein Wachstumstreiber ist als auch in Krisenzeiten als stabilisierender Faktor des Wirtschaftsstandorts Deutschland wirken kann (Schneider et al. 2013).

Trotz also seiner hohen volkswirtschaftlichen Bedeutung hat der (Forschungs-)Standort Deutschland vor den oben genannten Hintergründen erste Risse bekommen. Dabei hätten wir – Ärzte wie Industrie – gemeinsam die besten Voraussetzungen: Wir haben hervorragend ausgebildete Ärzte und Ingenieure. Wir haben hervorragende Forschungsbedingungen durch unsere universitären Einrichtungen und Forschungsinstitute. Wir haben früher und heute immense medizintechnische Fortschritte erzielt, gerade durch die enge Zusammenarbeit von Ärzten und Ingenieuren. Dieser medizintechnische Fortschritt hat bewirkt, dass wir heute gemeinsam Patienten helfen können, die vor einigen Jahren noch nicht behandelt werden konnten. Hinzu kommt die demographische Entwicklung: Die Menschen werden immer älter und im Alter immer aktiver. Der Bedarf an Gesundheitsleistungen steigt weiter.

Vor allem kleine und mittelständische Unternehmen müssen – analog den Kliniken – die Fähigkeit erwerben, sich in losen oder festen Verbänden zusammenzuschließen, um durch diese Vernetzungsfähigkeit den überlebenswichtigen Aufbau von strategischen Allianzen voranzutreiben.

Alle am Gesundheitsmarkt Beteiligten müssen aufgrund der immensen volkswirtschaftlichen Bedeutung Deutschland als Forschungs- und Entwicklungsmotor, als "Leitmarkt" und als "Kompetenzzentrum Gesundheit" stärken. Hierzu brauchen wir ein innovationsfreundliches Umfeld und ein starkes Gesundheitssystem, um auch künftig im internationalen Vergleich wettbewerbsfähig zu bleiben.

Mediziner und Industrie müssen "für etwas", nicht "gegen etwas" Allianzen eingehen: Für Patientensicherheit, für umfassende Qualität, für sorgfältige Innovationseinführung und für effektive und effiziente Fort- und Weiterbildung. Gemeinsam müssen wir die schleichende Verdrängung medizinischer Ziele durch fragwürdige Profitabilitätsziele stoppen, um die Nachhaltigkeit unseres Standorts für die nächste Generation sicherzustellen.

Literatur

Blum K et al (2013) Krankenhaus Barometer 2013. Deutsches Krankenhaus Institut (DKI), Düsseldorf, S 100

Bundesverband Medizintechnologie (2015) Gesundheitswirtschaftliche Gesamtrechnung: 6,2 Millionen Beschäftigte. www.bvmed.de/de/branche/gesundheitswirtschaft/gesundheitswirtschaftliche-gesamtrechnung2-mai2015

Bundesverband Medizintechnologie (2014) Ergebnisse der BVMed-Herbstumfrage. www.bvmed.de/de/branche/lage-der-branche/herbstumfrage

Hahn OK (2005) Patient Relationship Management. Dissertation Universität Mannheim, S 110f

Hofmann S (2013) Tödliche Konsequenz. Handelsblatt, 18. November 2013, Nr. 222, S 28

Lorenz O (2014) Monitoring Einkauf & Logistik im Krankenhaus 2014. Untersuchungen zu Strategien, Prozessen, Technologien und Investitionen in Einkauf und Logistik der Krankenhäuser in Deutschland. (S 10) http://wegweiser.de/de/content/monitoring-einkauf-logistik-im-krankenhaus-2014

Medizintechnik-Branchenverband Spectaris (2010) Riesen-Invesititionsstau im stationären Sektor. MTD 8:62–63 (www.mtd.de/cms/images/stories/mtd_8_2.pdf)

Michel MD, Ivens BS (2006) Die Industrie zwischen Preisdruck und Innovationsbeliebigkeit. Führen & Wirtschaften im Krankenhaus 23(6):608–613

Pfaff H (1994) Lean Production – ein Modell für das Krankenhaus? Gefahren, Chancen, Denkanstöße. Zeitschrift für Gesundheitswesen 2:61–80

Philips (2010) Philips Health & Well-being Index Deutschland; Ergebnisse einer Befragung von 1.002 erwachsenen Bundesbürgern ab 18 Jahren. http://www.newscenter.philips.com/asset.aspx?alt=&p=http://www.newscenter.philips.com/pwc_nc/main/shared/assets/de/Downloadablefile/press/konzernmeldungen/Health_Well_being_Index_Herausforderung_Demographie_REPORT.pdf

Schneider M et al (2013) Messung der Produktivitätsentwicklung der Gesundheitswirtschaft. Springer Fachmedien, Wiesbaden

Viering S, Söhnle N (2010) Krankenhauslandschaft im Umbruch, Wirtschaftskrise, Wettbewerb und neue Kundenwünsche. Ernst & Young, Stuttgart

Die unterschiedlichen Dimensionen der Versorgungsqualität im Krankenhaus

Matthias Mohrmann

9.1   Einleitung – 84

9.2   Innovation – 84

9.3   Operative und interventionelle Routineprozeduren – 85

9.4   Pflegerische Versorgung im Krankenhaus – 86

9.5   Fazit – 88

J. Jerosch, C. Linke (Hrsg.), *Patientenzentrierte Medizin in Orthopädie und Unfallchirurgie,*
DOI 10.1007/978-3-662-48081-6_9, © Springer-Verlag Berlin Heidelberg 2016

9.1 Einleitung

Der Begriff "Qualität" ist in aller Munde. Jeder, ob Politik, Krankenhäuser oder Krankenkassen, nehmen ihn für sich und ihre Positionen in Anspruch. Kaum jemand definiert jedoch, was er unter diesem Begriff konkret versteht. Meist ist wohl die Ergebnisqualität gemeint, die jedoch mit den derzeit zur Verfügung stehenden Mittel nur begrenzt messbar ist. Für eine optimale Versorgungsqualität stellt aber die Ergebnisqualität nur eine Dimension dar. Erforderlich sind darüber hinaus eine gute Qualität bezüglich der Indikationsstellung sowie eine aus Sicht des Patienten gute Kommunikationsqualität bzw. Empathie innerhalb des Krankenhausbetriebs.

Auch diese 3 primären Qualitätsdimensionen lassen sich allerdings nur im begrenzten Umfang messen. Deshalb ist es erforderlich, auf Surrogate auszuweichen. Dieses können zum einen die Prozess- und Strukturqualität sein, zumindest insoweit diese sich mit einer hohen Wahrscheinlichkeit auf das Ergebnis der Behandlung auswirken. Hinzu kommt die Expertise des Behandlers, die sowohl die Qualität der Indikationsstellung als auch die Ergebnisqualität maßgeblich beeinflusst. Auch diese Surrogatparameter müssen weiter operationalisiert werden, man könnte insoweit von "Surrogatparameter-Surrogaten" sprechen. Hierzu gehören unter anderem Mindestmengen und Mindestbesetzungen.

An welchen Stellen könnte sich nun Rationierung bemerkbar machen? Bezüglich der Qualität der Indikationsstellung wäre Rationierung zu vermuten, wenn nur eine bestimmte Anzahl von Patienten beispielsweise ein neues Hüftgelenk erhielten. Derzeit ist in Deutschland sicherlich in dieser Hinsicht kein systemisches Problem festzustellen; in bestimmten Bereichen nehmen wir eher eine Überversorgung an.

Bezogen auf die Ergebnisqualität läge Rationierung beispielsweise dann vor, wenn nur ausgewählte Patienten einen Hüftersatz mit einem sehr gut geeigneten Implantat erhielten. Sicherlich gibt es Unterschiede zwischen Implantaten, auch sind Ansätze zu begrüßen, die die Patientensicherheit bei Medizinprodukten erhöhen. Eine bloße CE-Zertifizierung reicht bei Medizinprodukten höherer Risikoklassen nicht aus. Dennoch ist dies derzeit wohl nur ein punktuelles Problem.

Betrachtet man die dritte primäre Qualitätsdimension, die Kommunikation und Empathie, so stellen wir ein evidentes systemisches Problem fest. In vielen Krankenhäusern ist in den letzten Jahren aus wirtschaftlichen Erwägungen die pflegerische Besetzung auf der Station deutlich reduziert worden. Untersuchungen zeigen, dass dies direkte Auswirkungen auf die Zufriedenheit der Patienten, möglicherweise aber auch auf die Patientensicherheit, hat.

9.2 Innovation

Ziel unseres Gesundheitssystems ist es, breite Bevölkerungsschichten möglichst schnell am medizinischen Fortschritt teilhaben zu lassen. Die Rahmenbedingungen in Deutschland setzen daher für die Erbringung und Vergütung von medizinischen Innovationen niedrige Hürden. Dies macht sich bezüglich der regulatorischen Rahmenbedingungen zunächst am sogenannten "Verbotsvorbehalt" bemerkbar: Im Krankenhaus können neue Untersuchungs- und Behandlungsmethoden – anders als in der niedergelassenen Arztpraxis – grundsätzlich ohne vorherige Prüfung durch den Gemeinsamen Bundesausschuss zu Lasten der gesetzlichen Krankenversicherung erbracht werden. Erst wenn der GBA ausdrücklich etwas anderes beschließt, ist die Leistungserbringung bzw. Kostenübernahme ausgeschlossen.

Zudem ist die Krankenhausplanung, die den Versorgungsauftrag eines Krankenhauses bestimmt, in den meisten Bundesländern mittlerweile auf eine Rahmenplanung reduziert. Der Versorgungsauftrag der Kliniken ist damit in der Regel weit und nicht sehr konkret definiert.

Der Marktzugang für neue Medizinprodukte, auch aus dem Hochrisikobereich, ist in Deutschland derzeit noch wesentlich einfacher als z. B. in den Vereinigten Staaten. Das geforderte CE-Siegel sagt nichts über den wirklichen Nutzen eines Medizinprodukts aus. Erst mit dem für 2015 geplanten Versorgungsstärkungsgesetz wird in Deutschland der Versuch unternommen, im Sinne einer Stärkung der Patientensicherheit höhere Anforderungen an die Zulassung von Medizinprodukten aus dem Hochrisikobereich zu etablieren.

Neben den wenig limitierenden regulatorischen Rahmenbedingungen gibt es auch zahlreiche Möglichkeiten, über neue Fallpauschalen oder abseits der Fallpauschalen eine Vergütung für medizinische Innovationen zu erzielen. Neben dem Vorschlagsverfahren zur Berücksichtigung neuer Leistungen im DRG-Katalog (DRG = Diagnosis Related Groups) sind das NUB-Verfahren (NUB = neue Untersuchungs- und Behandlungsmethoden) des InEK (Institut für das Entgeltsystem im Krankenhaus), die Vereinbarung von Zusatzentgelten bzw. Entgelten für besondere Einrichtungen, aber auch Selektivverträge mit Krankenkassen (z. B. Multiplex-Gensequenzierung bei Bronchialkarzinom) zu nennen.

Zusammenfassend ist, verglichen mit anderen Ländern, der Druck zur Rationierung in Deutschland gering. Die sehr liberalen regulatorischen Rahmenbedingungen und der vergleichsweise einfache Einstieg in die Vergütung führen dazu, dass das deutsche Gesundheitssystem oft Vorreiter bei der Implementierung neuer Verfahren ist – allerdings unabhängig davon, ob diese neuen Verfahren überhaupt wirksam sind.

9.3 Operative und interventionelle Routineprozeduren

Die für den somatischen Bereich etablierte Vergütung nach Fallpauschalen (DRG) startete als primär diagnosebasiertes Vergütungssystem im Jahr 2003. Im Lauf der Jahre erfolgte eine immer stärkere Berücksichtigung von Einzelleistungen, die Bedeutung von Prozeduren-Codes (OPS = Operationen- und Prozedurenschlüssel) trat für die Gruppierung immer weiter in den Vordergrund. Damit geht zum einen eine Steigerung der Vergütungsgerechtigkeit einher, andererseits aber auch ein erheblicher Fehlanreiz zu medizinischem Aktionismus. Ein etwas überzogenes Bild dazu: Würde man den Dachdecker nach der Anzahl der eingeschlagenen Nägel bezahlen, so würden vermutlich deutlich mehr Nägel verbraucht, als für einen festen Halt des Daches erforderlich wären.

Insgesamt ist infolge der hohen Vergütungsrelevanz von Prozeduren und Interventionen keine Rationierung von Leistungen festzustellen. Das von

Herrn Prof. Schreyögg erstellte Gutachten zur Mengenentwicklung im Krankenhausbereich nach § 17b Absatz 9 Krankenhausfinanzierungsgesetz zeigt vielmehr Tendenzen zu ökonomisch motivierter Überversorgung. Dies ist im Übrigen keine generelle Anklage, im Gegenteil: Viele Krankenhäuser arbeiten hier sehr sorgfältig und verantwortungsbewusst. In einzelnen Indikationsbereichen stellt man aggregiert, allerdings fragwürdige Mengenentwicklungen fest. Ein Beispiel hierfür ist die Wirbelsäulenchirurgie, hier steigen die Eingriffszahlen bei den Versicherten der AOK Rheinland/Hamburg jährlich um einen zweistelligen Prozentsatz.

Die Problematik im Bereich der Wirbelsäulenchirurgie soll anhand von ◻ Abb. 9.1 veranschaulicht werden. Jeder Doppelbalken steht für ein Krankenhaus, an der X-Achse ist abgetragen, ob es sich um ein Krankenhaus mit oder ohne Neurochirurgie handelt. Im betrachteten Fünfjahreszeitraum sind teilweise extreme Fallzahlsteigerungen in den Krankenhäusern festzustellen. Zudem ist zu erkennen, dass bei dieser hochkomplexen Leistung eine starke Fragmentierung stattfindet. Zahlreiche neue Leistungserbringer sind erst in den vergangenen 5 Jahren auf den Markt gekommen. Im Rheinland ist festzustellen, dass viele Krankenhäuser der Grund- und Regelversorgung in Kooperation mit einem niedergelassenen Arzt und ohne eigenes fachärztliches Personal Wirbelsäulenoperationen durchführen. Wir halten solche Konstellationen in Bezug auf die Qualität der Indikationsstellung, die Ergebnisqualität und die Patientensicherheit für äußerst fragwürdig.

Eingriffe am Muskel-Skelett-System zählen zu den Feldern, in denen generell in den letzten 5 Jahren eine hohe Mengendynamik festzustellen war. Der prozentuale Anstieg in den Jahren 2007 bis 2012 betrug bei der AOK Rheinland/Hamburg 22 % und lag damit MDC-bezogen (MDC = Major Diagnostic Category) an dritter Stelle nach Erkrankungen des Herz-Kreislauf-Systems (+30,4 %) sowie HNO-Erkrankungen (+27,3 %). Demgegenüber stiegen die Leistungsmengen in Bereichen mit klarer Indikationsstellung in diesem Zeitraum um lediglich 10 %.

Sowohl internationale Vergleiche mit anderen OECD-Ländern als auch die Entwicklung im zeitlichen Verlauf sprechen gegen eine Rationierung von Leistungen durch Mittelknappheit, sondern eher

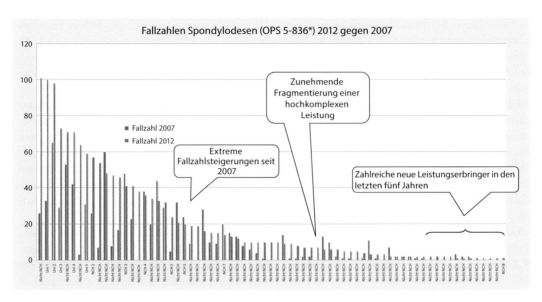

◻ **Abb. 9.1** Fragwürdige Mengenentwicklungen am Beispiel der Wirbelsäulenchirurgie (Abrechnungszahlen der AOK Rheinland/Hamburg)

für eine Tendenz zur Überversorgung. Das Vergütungssystem setzt hier durch das Abstellen auf Prozeduren und nicht auf Behandlungserfolge falsche Anreize. In Teilen kann man von medizinischem Aktionismus sprechen.

9.4   Pflegerische Versorgung im Krankenhaus

Nach der Betrachtung struktureller Veränderungen infolge bestehender Fehlanreize im DRG-System stellt sich die Frage, wie sich die Pflege im Krankenhaus entwickelt hat. Die Anzahl der Krankenhausärzte ist in den Jahren 1995 bis 2012 um 55 % gestiegen. Im gleichen Zeitraum ist die Anzahl der Pflegekräfte um etwa 3 % gesunken. Auch wenn sich die Verweildauern durch Einführung des DRG-Systems teilweise drastisch verkürzt haben, ist als Folge der gestiegenen Patientenzahlen eine deutliche Arbeitsverdichtung in der Pflege feststellbar. Krankenhäuser stehen daher vor der Frage, wie eine empathische Versorgung und eine aus Sicht des Patienten gute Kommunikationsqualität unter diesen Voraussetzungen sicherzustellen sind.

Die AOK führt seit einigen Jahren gemeinsam mit der Bertelsmann-Stiftung eine Patientenbefra-

gung durch. Als weitere Krankenkasse ist inzwischen die Barmer GEK hinzugekommen. Die Patienten erhalten wenige Wochen nach Ende ihres Krankenhausaufenthalts einen 15 Fragen umfassenden Bogen, in dem die verschiedenen Parameter der Patientenzufriedenheit mit Schulnoten bewertet werden sollen. Die Rücklaufquote liegt bei mehr als 40 %, was zeigt, dass Krankenhauspatienten ein hohes Bedürfnis haben, ihre Erfahrungen anderen, potenziellen Patienten mitzuteilen. Aufgrund der hohen Rücklaufquote ist die Validität der Ergebnisse gegeben.

Berücksichtigt werden lediglich Krankenhäuser, für die bundesweit mindestens 75 Rückläufer vorliegen. Die Zufriedenheit mit der pflegerischen Betreuung ist krankenhausbezogen recht unterschiedlich. Wird bundesdurchschnittlich eine Zufriedenheit von 82 % erreicht, so liegen die Werte der einzelnen Krankenhäuser zwischen 66 und 94 %. Für die Krankenhäuser im Rheinland fallen die Ergebnisse etwas unterdurchschnittlich aus.

Sicherlich sind rein elektiv und damit gut planbar arbeitende Krankenhäuser bei der Bewertung im Vorteil. Die Teilnahme an der Notfallversorgung kann sich bei einem unerwarteten Patientenaufkommen negativ auf die Abläufe und damit auch auf die Zufriedenheit mit der pflegerischen Versorgung auswirken. Aber selbst bei einer Beschränkung der Auswertung auf die Krankenhäuser, die an der Notfallversorgung teilnehmen, ist eine Spreizung zwischen 66 und über 90 % Zufriedenheit mit der pflegerischen Versorgung festzustellen. Die schlechtesten Werte finden sich bei Krankenhäusern, die aktuell ein starkes Mengenwachstum aufweisen. Offenbar wurden die personellen Strukturen dem Mengenwachstum nicht ausreichend schnell angepasst. Krankenhäuser bundesweit operierender Klinikketten weisen zumindest in Hamburg und im Rheinland deutlich schlechtere Werte aus als der Durchschnitt aller Krankenhäuser. Gleichzeitig erwirtschafteten diese Häuser den Geschäftsberichten zufolge hohe Renditen.

Neben der systematischen Patientenbefragung haben wir Patientenbeschwerden ausgewertet, die uns in den vergangenen Monaten erreicht haben. Hieraus ergibt sich nicht zwingend ein repräsentatives Bild, dennoch sind ihnen Hinweise auf möglicherweise vorliegende, generelle Probleme zu entnehmen. Eine relative kleine Anzahl der Beschwerden bezog sich auf den Service und die Unterbringung. Dabei geht es um bauliche Gegebenheiten, insbesondere die Unterbringung in 4-, 5- und 6-Bett-Zimmern. Auch kam es vor, dass Patienten bzw. Angehörige aufgefordert wurden, wegen Personalmangels beispielsweise die Betten selbst zu machen.

Etwas häufiger waren Beschwerden, die die Fixierung und Stürze aus dem Bett betrafen. Diese Fälle lesen sich hochdramatisch und betreffen durchweg Patienten über 85 Jahre. In einem Fall wurde eine Weber-C-Fraktur erst nach 41 Tagen entdeckt, einmal lag eine Patientin hilflos 4 h auf dem Boden ihres Zimmers.

Fragen der Pflegequalität wurden am vierthäufigsten angesprochen. Die Fälle betrafen multimorbide Patienten, die ihre Bedürfnisse selbst gar nicht oder nicht ausreichend artikulieren konnten. Mängel in der Wundversorgung und der Dekubitusprophylaxe spielten ebenso eine Rolle wie unzureichende Unterstützung bei der Medikamenteneinnahme. Beklagt wurde zudem das Nichternstnehmen von Patientenwünschen, fehlende Empathie bis hin zum Anschreien des Patienten. Selbst eine fehlende Unterstützung beim Essen bei beidseitiger Armparese war zu verzeichnen. Mehrfach genannt wurde die nicht erreichbare Notfallklingel.

Am dritthäufigsten wurden in den Patientenbeschwerden medizinische Komplikationen genannt. Dabei ging es glücklicherweise nicht um die "großen" Eingriffe, sondern vielmehr um die Missachtung von Schmerzen, Mängel bei der Wundbehandlung, Paravasation sowie Infektionen und Nachblutungen.

Das Beklagen langer Wartezeiten nahm den zweiten Rang bei den Patientenbeschwerden ein. Im Vordergrund stand das Warten auf die Operation selbst, wobei als besonderes Problem das für die Operation erforderliche Nüchternbleiben – in 2 Fällen bei Diabetikern – erwähnt wurde. Zudem bestanden Unsicherheiten bezüglich der Einnahme von Medikamenten während dieser Wartezeit. Seitens des Pflegepersonals wurden oft unterschiedliche Auskünfte gegeben. Negativ vermerkt wurden zudem Wartezeiten bei der stationären Notaufnahme und bei der Überführung auf die weiterversorgende Station. Da die Aufnahme in ein Krankenhaus und eine bevorstehende Operation für die meisten Menschen eine Ausnahmesituation darstellen, werden die ohnehin schon bestehenden Ängste durch lange Wartezeiten deutlich verstärkt.

In fast allen Patientenbeschwerden wurden Defizite in der Kommunikation beklagt. Es finden sich sehr lange Berichte mit einer Aneinanderreihung diverser Abstimmungsprobleme, zum Teil auch bei palliativen Patienten. Kafkaesk anmutende Schilderungen der Hilflosigkeit und des Ausgeliefertseins an eine intransparente Organisation zeigen die Notwendigkeit, Abläufe immer auch aus der Patientensicht zu bewerten. Neben der bereits erwähnten Angst des Patienten findet sich eine ausgeprägte Orientierungslosigkeit. Sich widersprechende Auskünfte seitens des Pflegepersonals oder der Ärzte führen zu dem Gefühl, dass niemand die Verantwortung trägt bzw. den Überblick über die Behandlung als Ganzes hat.

Wie oben bereits erwähnt, handelt es sich hierbei nicht um eine repräsentative Auswertung. Es sind daher keine Rückschlüsse zulässig, in welchem Umfang derartige Mängel vorliegen. Es zeigt sich aber auch, dass die ärztliche und pflegerische Leitung eines Krankenhauses erheblichen Einfluss darauf hat, ob der Patient sich sicher aufgehoben fühlt. Der "Geist" der Abteilung hängt ganz wesentlich vom Verhalten der Führungskräfte ab. Defizite müssen sofort angesprochen werden. Fühlt sich der Patient als Mensch ernst genommen und in seiner Angst nicht allein gelassen, wird er das Krankenhaus weiterempfehlen. Neben der menschlichen Dimension dieses Themas ist die Weiterempfehlung im Zeitalter zunehmender Konkurrenz ein nicht zu unterschätzender Wettbewerbsfaktor.

9.5   Fazit

Das Zusammenspiel aus pauschalierter Vergütung, fast vollständiger Vergütung zusätzlicher Leistungen und einer zunehmend passiven Krankenhausplanung der Länder hat zu einem deutlichen Anstieg der stationären Fallzahlen geführt. Medizinische Innovationen sowie Routineprozeduren und Interventionen haben dabei in der Regel eine so hohe Vergütungsrelevanz, dass die Anreize nicht in Richtung Rationierung, sondern in Richtung Aktionismus wirken. Die Ausnahme bildet die pflegerische Versorgung auf der Station, die ganz überwiegend keine Abrechnungsrelevanz besitzt. Die pflegerische Besetzung in den Kliniken hält daher schon seit einigen Jahren mit dem Fallzahlanstieg nicht Schritt. Das Phänomen heißt somit "Unterversorgung in der Überversorgung" – zugespitzt formuliert: Patienten werden gern stationär aufgenommen, finden dann aber niemanden vor, der sich um ihre nicht primär medizinischen Bedürfnisse kümmert.

Damit wir nicht missverstanden werden: Die stationäre Versorgung in Deutschland ist nach unserer Auffassung qualitativ auf einem hohen Niveau. Fehlanreize und Überkapazitäten führen aber zu vergleichsweise hohen und nicht bedarfsgerechten Fallzahlen. Wir müssen also die Rahmenbedingungen für eine "Entschleunigung" in der stationären Versorgung schaffen. Dazu gehören:

- Eine Reform des Preissystems
- Eine bedarfs- und qualitätsorientierte Krankenhausplanung
- Ein Abbau von Überkapazitäten bzw. redundanten Versorgungsstrukturen
- Möglicherweise Richtwerte, Vorgaben, Sonderprogramme für die pflegerische Besetzung – die Diskussion hierüber läuft

Probleme im stationären Sektor aus Sicht des Ökonomen

Boris Augurzky

10.1   Einleitung – 90

10.2   Steigende Leistungsmenge – 90

10.3   Schrumpfende Finanzierungsbasis – 94

10.4   Wege aus dem Dilemma – 96

10.5   Fazit – 99

        Literatur – 100

J. Jerosch, C. Linke (Hrsg.), *Patientenzentrierte Medizin in Orthopädie und Unfallchirurgie,*
DOI 10.1007/978-3-662-48081-6_10, © Springer-Verlag Berlin Heidelberg 2016

10.1   Einleitung

Die Medizin steht immer stärker unter dem Einfluss ökonomischer Überlegungen. Während Anfang der 1990er-Jahre ökonomische Abwägungen nur eine geringe Bedeutung in der Medizin hatten, spielen sie mittlerweile eine gewichtige Rolle. Der Grund ist einfach: Die medizinische Leistungsmenge ist stark gestiegen, die Ressourcen zur Finanzierung und Erbringung derselben jedoch in einem geringeren Maße. Mit anderen Worten wurden die Ressourcen relativ knapper. Sobald Güter knapper werden, spielt die Ökonomie automatisch eine größere Rolle, denn in der Ökonomie geht es um den Umgang mit knappen Gütern. Für ein Unternehmen äußert sich die Knappheit durch den ihm zur Verfügung stehenden Umsatz. Nur der erzielte Umsatz kann auf die eingesetzten Produktionsfaktoren verteilt werden: Löhne und Gehälter für das Personal, Sachkosten für die Lieferanten von Sachmitteln, Zinsen und Gewinne für das eingesetzte Kapital.

Werden mangels Umsatz zu geringe Löhne gezahlt, wird das Personal sich einen anderen Arbeitgeber suchen. Werden den Lieferanten zu schlechte Konditionen angeboten, meiden sie das Unternehmen. Und erhält das Kapital zu niedrige oder keine Gewinne, zieht es sich ebenfalls zurück. Dabei gilt, dass alles mit allem zusammenhängt. Durch die geschickte Kombination der Produktionsfaktoren kann es gelingen, eine gute Qualität der erstellten Güter und Dienstleistungen zu erreichen und darüber wiederum mehr Nachfrage auf sich zu ziehen oder höhere Preise zu verlangen, d. h. insgesamt einen höheren Umsatz und damit mehr Ressourcen für das Unternehmen zu erzielen.

Zwar ist ein Krankenhaus kein klassisches Wirtschaftsunternehmen. Nichtsdestoweniger kann man bei einer Anpassung der Begrifflichkeiten aus dem Vergleich eines Krankenhauses mit einem Wirtschaftsunternehmen viel lernen. Ein Krankenhaus benötigt auch Personal und Sachmittel, um eine gute Medizin anbieten zu können. Und es benötigt Kapital für Investitionszwecke. Die Aufgabe des Krankenhausmanagements ist es, diese verschiedenen Faktoren möglichst optimal zu kombinieren, um eine qualitativ hochwertige Medizin für die Patienten anzubieten und um damit einen Umsatz zu erzielen, der es erlaubt, alle Stakeholder des Krankenhauses ausreichend gut entlohnen zu können.

Da einerseits sowohl das eingesetzte Personal als auch das eingesetzte Kapital in den vergangenen Jahren teurer geworden und andererseits die Preise für Krankenhausleistungen weniger stark gewachsen sind, musste das durchschnittliche Krankenhaus produktiver werden, um Verluste zu vermeiden. Das heißt, es musste mit den vorhandenen Ressourcen eine höhere Leistungsmenge erzielen. Durch steigende Patientenzahlen sowie durch Verbesserungen bei den betrieblichen Abläufen und Strukturen ist dies gelungen. Es stellt sich die Frage, ob und in welchem Ausmaß in Zukunft noch weiter nennenswerte Produktivitätsverbesserungen möglich sind.

Verlässt man diese betriebswirtschaftliche Ebene des einzelnen Krankenhauses und geht auf die volkswirtschaftliche Ebene, so wird ersichtlich, dass in den kommenden Jahren und Jahrzehnten sogar ein enormer Produktivitätsfortschritt erzielt werden muss. Denn die Nachfrage nach Gesundheitsleistungen wird aufgrund der Alterung der Bevölkerung weiterhin wachsen. Gleichzeitig sinkt jedoch die Zahl derjenigen, die die Gesundheitsleistungen finanzieren. Eine Besonderheit des Gesundheitswesens ist nämlich, dass die Nachfrager, d. h. die Patienten, die von ihnen entfaltete Nachfrage nicht selbst finanzieren. Finanzierer sind im Wesentlichen die Beitragszahler, mehrheitlich die Erwerbstätigen. Im Folgenden sollen die Leistungs- und die Finanzierungsseite genauer unter die Lupe genommen werden, um die Problemfelder im stationären Sektor herausarbeiten zu können.

10.2   Steigende Leistungsmenge

In den vergangenen Jahren haben wir einen starken Anstieg der Patientenzahlen in Krankenhäusern erlebt. Zwischen 2005 und 2012 stieg das gesamte Casemix-Volumen um fast 20 % (◘ Abb. 10.1). Eine Ursache hierfür ist die älter werdende Bevölkerung. Ältere Menschen weisen eine deutlich höhere Inanspruchnahme von Krankenhausleistungen auf als jüngere. Eine weitere Ursache dürfte der medizinisch-technische Fortschritt sein, der vielfach dazu führt, dass mehr Menschen stationär behandelt werden können. Es gibt außerdem die Vermutung

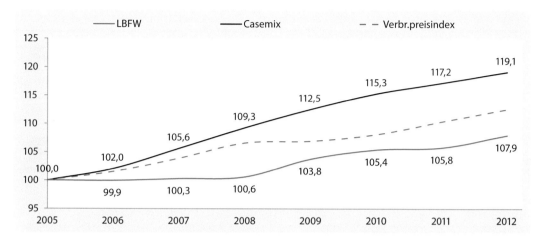

◨ **Abb. 10.1** Preise und Mengen (Casemix) von DRG-Leistungen. *LBFW* Landesbasisfallwert, *Verbr.preisindex* Jahresdurchschnitte des Verbraucherpreisindex, *y-Achse* normiert: 2005 wurden alle Werte auf 100 gesetzt. (Aus Augurzky et al. 2014a, mit freundlicher Genehmigung des medhochzwei Verlags)

einer angebotsinduzierten Nachfrage (RWI 2012, Schreyögg et al. 2014).

Zwischen Arzt und Patient besteht eine ausgeprägte Informationsasymmetrie, d. h. der Arzt besitzt gegenüber dem Patienten einen erheblichen Informationsvorsprung über ein Dienstleistungsprodukt, dessen Qualität individuell stark variieren kann. Hinzu kommt, dass der Patient sich in einer Hilfe suchenden Position befindet und in manchen Fällen eine rasche Leistung benötigt und nur beschränkt entscheidungsfähig ist. Weiter kommt hinzu, dass der Patient die Kosten für die in Anspruch genommene Leistung praktisch nicht selbst zu tragen hat. Bei einer solchen Konstellation ist es gut möglich, dass der Arzt Leistungen anbietet, die der Patient in dem vollen angebotenen Umfang nicht unbedingt benötigt – oder dass der Arzt teurere Leistungen anbietet, obwohl es günstigere Alternativen gibt.

An der Schnittstelle Arzt-Patient können die Interessen also Hand in Hand zu Lasten Dritter gehen. Es kann zu einer Überversorgung mit einem finanziellen Schaden für die Beitragszahler der Krankenversicherungen kommen. Ob es eine solche angebotsinduzierte Nachfrage gibt und wie stark sie ausfällt, ist offen. Es gibt Indizien, die dafür sprechen, dass es sie gibt (RWI 2012, Schreyögg et al. 2014). Schreyögg et al. (2014) kommen in ihrem Gutachten zu dem Ergebnis, dass vor allem

Krankheiten und Störungen des Kreislaufsystems sowie Krankheiten und Störungen am Muskel-Skelett-System und Bindegewebe die größte absolute Veränderung der Fallzahlen aufwiesen. Diese beiden Organsysteme waren nahezu für die Hälfte des Fallwachstums im Zeitraum von 2007 bis 2012 verantwortlich. Ferner zeigt sich, dass einige Gruppen mit medizinisch eher planbarem Charakter große Fallzahlsteigerungen aufwiesen. Bei Gruppen mit medizinisch eher akutem Charakter war hingegen nur eine geringe Fallzahlsteigerungen erkennbar. Darüber hinaus nahm die Zahl der Fälle bei DRG, deren Relativgewichte im Zeitablauf stiegen, stärker zu – und umgekehrt. RWI (2012) konnte überdies zeigen, dass die Fallzahlsteigerung bei DRG mit einem hohen Gemeinkostenanteil stärker ausfiel als bei solchen mit einem niedrigen Gemeinkostenanteil.

Erwähnenswert ist außerdem die folgende Beobachtung von Schreyögg et al. (2014): Bei einem hohen Anteil an Privatpatienten eines Krankenhauses änderten sich die Fallzahlen weniger stark infolge veränderter DRG-Gewichte als bei Krankenhäusern mit einem geringen Anteil an Privatpatienten – möglicherweise aufgrund einer geringeren Abhängigkeit von Erlösen aus DRG-Gewichten bei hohem Privatpatientenanteil. Ein Einfluss der Investitionskostenförderung der Länder auf die Fallzahlentwicklung konnte indessen nicht gezeigt werden.

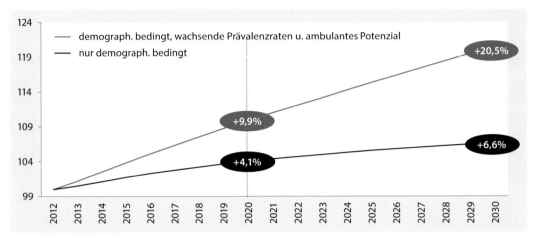

■ **Abb. 10.2** Erwartete Zahl der Krankenhausfälle 2012 bis 2030. Anmerkung: Unter "wachsenden Prävalenzraten" ist zu verstehen, dass aufgrund medizinisch-technischen Fortschritts und/oder angebotsinduzierter Nachfrage die Prävalenzraten wachsen. Unter "ambulantem Potenzial" ist zu verstehen, dass für einen Teil der stationären Leistungserbringung einer Ambulantisierung erfolgt. *y-Achse* normiert: 2012 wurden alle Werte auf 100 gesetzt. (Aus Augurzky et al. 2014a, mit freundlicher Genehmigung des medhochzwei Verlags)

Da die Alterung der Bevölkerung noch einige Jahrzehnte andauern wird, ist auch künftig von einem demographisch bedingten Wachstum der Patientenzahlen auszugehen (■ Abb. 10.2). Auch der medizinisch-technische Fortschritt dürfte zu einer weiter wachsenden Nachfrage führen. Dieses Nachfragewachstum stellt für sich genommen zwar kein Problem dar. Es kann aber zu einem ernsthaften Problem werden, wenn die Finanzierung nicht ausreicht, um die zur Leistungserbringung nötigen "Produktionsfaktoren" Personal, Sachmittel und Kapital ausreichend gut vergüten zu können. Aufgrund der sinkenden Zahl jüngerer Menschen, d. h. Nachwuchs, wird die Personalakquise in Krankenhäusern schwieriger werden. Personal wird knapper und damit teurer.

Nach Untersuchungen des Instituts der deutschen Wirtschaft (IW Köln 2015) finden zahlreiche Unternehmen kein geeignetes Personal für freie Stellen. Demnach gab es im September 2014 in 139 von 615 Berufsgruppen in Deutschland nicht genügend Fachkräfte. Besonders im Bereich "Gesundheit, Soziales und Bildung" sowie "Bau- und Gebäudetechnik" fehle es an qualifizierten Arbeitskräften. In beiden Bereichen gibt es laut Studie je 26 Engpassberufe. Im Gesundheits- und Sozialsektor ist der Bedarf in 12 Berufen besonders stark. Hier haben sich weniger als 100 Arbeitslose auf je

100 offene Stellen der Bundesagentur für Arbeit gemeldet. Laut IW Köln wird sich der Fachkräftemangel in den nächsten Jahren aufgrund des demographischen Wandels weiter verschärfen. Wesentlicher Grund dafür ist, dass die Generation der geburtenstarken Jahrgänge der 1950er- und 1960er-Jahre zunehmend in die Altersgruppe der über 50-Jährigen aufgerückt ist. Ein besonderer Engpass wird in der Gesundheitsbranche erwartet, weil hier erschwerend der steigende Bedarf an Fachkräften durch die nachfragesteigernde Alterung der Gesellschaft hinzukommt.

Schließlich wird wegen sinkender öffentlicher Investitionsfördermittel der Länder auch Kapital knapper. Augurzky et al. (2014a) zeigen, dass in vielen Bundesländern verhältnismäßig wenig Kapital eingesetzt wird, um einen Euro Umsatz zu erzielen (■ Abb. 10.3). Während 2012 in den neuen Bundesländern bis zu 93 Cent Sachanlagevermögen je erzieltem Euro Umsatz eingesetzt wurden, waren es in Rheinland-Pfalz, dem Saarland, Nordrhein-Westfalen, Niedersachsen und Bremen unter 60 Cent. Auch im Trägervergleich sieht man erhebliche Unterschiede. Krankenhäuser in privater Trägerschaft wiesen einen um rund 25 % höheren Kapitaleinsatz als freigemeinnützige und um 9 % höheren als kommunale Häuser auf. Unter der Annahme, dass private Träger nicht verschwenderisch mit ihrem Ka-

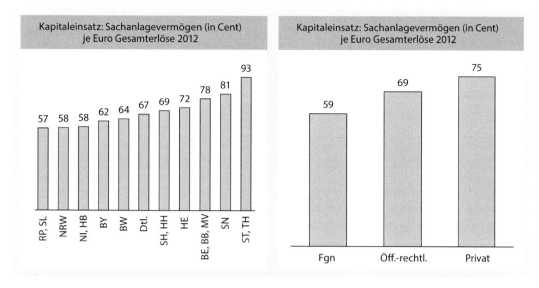

■ **Abb. 10.3** Kapitaleinsatz der Krankenhäuser nach Bundesland und Trägerschaft 2012. (Aus Augurzky et al. 2014a, mit freundlicher Genehmigung des medhochzwei Verlags)

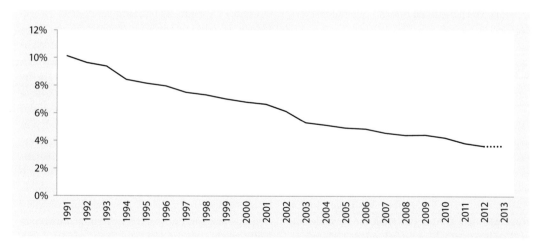

■ **Abb. 10.4** Investitionsfördermittel der Länder als Anteil am Gesamtumsatz der Krankenhäuser in den Jahren 1991 bis 2013 (ohne Universitätskliniken). (Aus Augurzky et al. 2014a, mit freundlicher Genehmigung des medhochzwei Verlags)

pital umgehen, lässt sich eine Unterkapitalisierung bei vielen Krankenhäusern konstatieren.

Eine Analyse auf Basis von über 600 Jahresabschlüssen von Krankenhausunternehmen kommt zu dem Ergebnis, dass jährlich rund 5,4 Milliarden Euro nötig wären, um die Substanz des Sachanlagevermögens aller gegenwärtig am Markt befindlichen Krankenhäuser erhalten zu können (Augurzky et al. 2014a). 2,7 Milliarden Euro steuerten 2012 die Länder über Investitionsfördermittel bei und nähe-

rungsweise 2,0 Milliarden Euro die Krankenhäuser aus eigener Kraft. Es bleibt eine Investitionslücke, die vermutlich einen schleichenden Substanzverlust nach sich zieht. ■ Abb. 10.4 stellt die bisherige Entwicklung der Höhe der Fördermittel in Relation zum Krankenhausumsatz dar. Da davon auszugehen ist, dass die Fördermittel der Länder weiter sinken werden oder bestenfalls konstant bleiben, wird in Zukunft noch mehr Fremd- und Eigenkapital erforderlich sein, um alle nötigen Investitionen tätigen zu können. Damit wird auch das insgesamt eingesetzte Kapital teurer.

Zusammenfassend lassen sich auf der Leistungsseite damit folgende 3 Hauptproblemfelder identifizieren:

- Wachsender Personalmangel mit der Folge überproportional steigender Löhne und Gehälter,
- wachsender Mangel an öffentlichem Kapital (Fördermittel) mit der Folge von steigenden Kapitalkosten und
- möglicherweise eine zum Teil nicht bedarfsnotwendige Überversorgung wegen vermuteter Angebotsinduktion, weitgehend kostenfreiem Zugang für Patienten und mangelnden Anreizen zur Prävention.

Eine Lösungsoption springt hier unmittelbar ins Auge: Bei einer Reduktion von möglicherweise nicht bedarfsnotwendiger Überversorgung können die beiden erst genannten Mängel abgemildert werden.

10.3   Schrumpfende Finanzierungsbasis

Während die Leistungsmenge steigt, schrumpft im Vergleich dazu die Finanzierungsbasis. Die Zahl der Menschen im erwerbsfähigen Alter nimmt ab. Bei unveränderter Erwerbstätigkeit sinkt damit die Zahl derjenigen Menschen, die mehr in das System einzahlen als sie an Gesundheitsleistungen in Anspruch nehmen. ◻ Abb. 10.5 stellt die Veränderung der Bevölkerungszahlen verschiedener Altersklassen dar. Besonders im Laufe der 1920er-Jahre weitet sich die Kluft zwischen der Zahl älterer und jüngerer Menschen, weil die geburtenstarken Jahrgänge in Rente gehen.

Ein einfacher Weg, um der sich anbahnenden Kluft zwischen steigender Nachfrage und schrumpfender Finanzierungsbasis entgegenzutreten, ist die Erhöhung der Beitragssätze zu den Sozialversicherungen. Für die Pflegeversicherung wurde bereits zum 1.1.2015 eine nennenswerte Beitragssatzerhöhung von 0,3 %-Punkten vorgenommen. Weitere sollen folgen. Für die Beitragssätze in der gesetzlichen Krankenversicherung geht der Trend

mittel- und langfristig ebenfalls nach oben. Augurzky und Felder (2013) gehen davon aus, dass der durchschnittliche Beitragssatz zur GKV bis 2040 von derzeit 15,5 % auf 22,4 % ansteigen wird. Dabei sind gesamtwirtschaftliche Rückkopplungseffekte und unter anderem ein wachsendes Bruttoinlandsprodukt bereits berücksichtigt. Die gesetzliche Rentenversicherung hat derzeit aufgrund weniger Neurentner noch eine "Verschnaufpause". Jedoch führt das 2014 beschlossene Rentenpaket zu hohen Belastungen für die Rentenversicherung, die mittelfristig unweigerlich zusätzlich zu höheren Beitragssätzen führen werden.

Für die Politik ist eine Beitragssatzerhöhung bei einer älter werdenden Gesellschaft, d. h. Wählerschaft, ein bequemer Weg, weil sie dadurch einer immer größer werdenden Wählerschaft nicht besonders wehtun muss und nur eine in die Minderheit abdriftende Wählerschaft der Erwerbstätigen belastet. Aus politischer Sicht ist das kurzfristig ein gutes Geschäft. Langfristig führt diese Politik jedoch in eine gefährliche Abwärtsspirale. Zwar verlieren die Erwerbstätigen an Gewicht bei Wahlen und damit in den Parlamenten. Sie gewinnen jedoch deutlich an ökonomischem Gewicht. Da Erwerbstätige knapper werden, werden sie – wie oben geschildert – wertvoller. Damit verteuern sich vor allem Dienstleistungsprodukte, die unter anderem wiederum von älteren Menschen nachgefragt werden. Am Ende müssen die älteren nicht erwerbstätigen Konsumenten schlichtweg so viel mehr für ihre nachgefragten Güter und Dienstleistungen zahlen, bis die jüngeren Erwerbstätigen das durch höhere Beitragssätze für die Sozialversicherungen sinkende Nettogehalt – zumindest teilweise – wieder durch Lohnsteigerungen wettgemacht haben.

Der Politik wird es jedoch kaum gelingen, diesen Kreislauf zu durchbrechen. Es handelt sich um ein Pingpong-Spiel zwischen demokratischen Mehrheiten in den Parlamenten und ökonomischen Realitäten. Es kommt zu einem schleichenden Auseinanderdriften von Wunsch und Realität: Offiziell "verkauft" die Politik der Wählerschaft die Erfüllung ihrer Wünsche. In der Welt relativ knapper werdender Ressourcen aber unterbleibt die Erfüllung dieser Wünsche. Die Folge ist, dass die Leistungserbringer, darunter Krankenhäuser, in Sippenhaft genommen werden, wenn sie die von der Politik an sie formu-

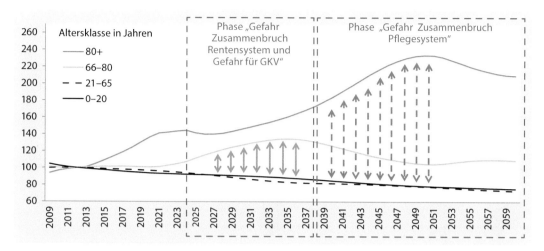

☐ **Abb. 10.5** Bevölkerung nach Altersklassen 2009 bis 2060; 2012 = 100. Darstellung auf Basis von Daten des Statistischen Bundesamts (2011)

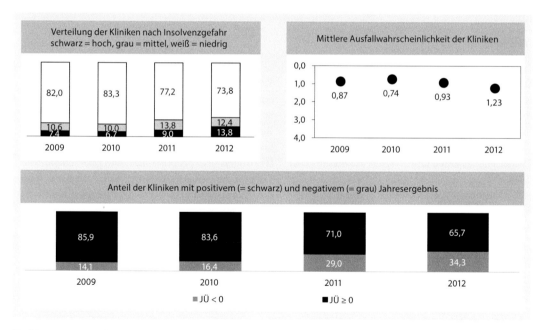

☐ **Abb. 10.6** Wirtschaftliche Lage der Krankenhäuser 2009 bis 2012. (Aus Augurzky et al. 2014a, mit freundlicher Genehmigung des medhochzwei Verlags)

lierten Wünsche nicht mit den ihnen zur Verfügung gestellten Ressourcen erfüllen. Die Folge ist eine versteckte Rationierung.

Bevor es zu einer relevanten Rationierung kommt, macht sich jedoch der wirtschaftliche Druck zunächst bei den Krankenhäusern bemerkbar. Sie versuchen, den Status quo beizubehalten,

alle nachgefragten Leistungen anzubieten und das Personal marktgerecht zu entlohnen. Ihre finanzielle Lage verschlechtert sich dabei. Im Jahr 2012 wiesen nach Untersuchungen von Augurzky et al. (2014a) 14 % der Krankenhäuser eine erhöhte Insolvenzgefahr auf, doppelt so viele wie 2010 (☐ Abb. 10.6). Rund ein Drittel schrieb auf Konzernebene einen

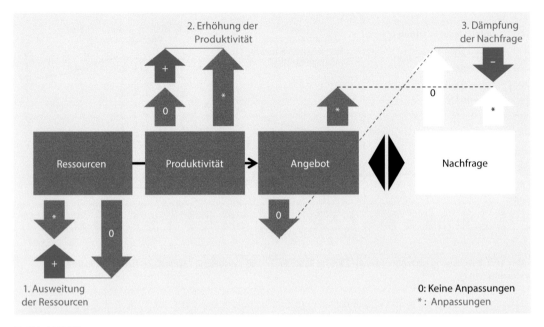

□ Abb. 10.7 Dilemma

Jahresverlust, doppelt so viele wie 2010. Auf der Standortebene dürften es sogar rund 40 % gewesen sein. Das Deutsche Krankenhausinstitut kommt in seiner jährlichen Befragung von Krankenhäusern zu dem Ergebnis, dass 2012 etwa die Hälfte und 2013 42 % der Häuser einen Jahresverlust aufwiesen (DKI 2014).

Zusammenfassend lassen sich somit folgende weitere Probleme identifizieren:
- Die Basis zur Finanzierung der bestehenden Gesundheitsnachfrage schrumpft.
- Bei Fortschreibung des Status quo kommt es zu einem Auseinanderdriften von Wunsch und Realität, d. h. zu einer permanenten wirtschaftlichen Belastung von Leistungserbringern und im Nachgang dazu zu einer verdeckten Rationierung von Gesundheitsleistungen.

10.4   Wege aus dem Dilemma

□ Abb. 10.7 stellt schematisch das Dilemma bei Fortschreibung des Status quo dar. Die vorhandenen Ressourcen, insbesondere qualifiziertes Personal, gehen relativ zur Nachfrage zurück. Zwar ist weiterhin eine steigende Produktivität anzunehmen.

Sie dürfte aber nicht ausreichen, um das bestehende Angebot (relativ zur Nachfrage) in vollem Umfang aufrechtzuerhalten. Es kommt zu einer (relativen) Reduktion des Angebots an Gesundheitsleistungen. Gleichzeitig steigt die Nachfrage nach Gesundheitsleistungen überproportional. Die gestrichelte rote Linie in der Abbildung deutet schematisch an, dass die Nachfrage nicht befriedigt werden kann. Es kommt zu einer Rationierung.

Es sind also Mittel und Wege zu suchen, um erstens die Ressourcen auszuweiten, zweitens die Produktivität noch stärker zu steigern und drittens das Nachfragewachstum zu dämpfen. Idealerweise gelingt es so, die dann "gedämpfte Nachfrage" zu befriedigen, und es käme zu keiner Rationierung. Die Frage ist, wie man an diesen 3 "Hebeln" ansetzen kann, um das Gewünschte zu erreichen. Zunächst gilt es, alle Anstrengungen zu unternehmen, um die gesamtwirtschaftlichen Ressourcen auszuweiten. Hierunter fallen Maßnahmen wie hochwertige Bildung, Aus- und Weiterbildung, qualifizierte Zuwanderung, Investitionen bzw. ein investitionsfreundliches Klima, Erhöhung des Renteneintrittsalters und generell eine Erhöhung der Erwerbstätigenquote. Mit dem Rentenpaket und anderen politischen Maßnahmen 2014 hat die Politik bedauerlicherweise die gegenteilige Richtung eingeschlagen. Kurz- und mittelfristig ist daher nicht mit einer ausreichenden Ausweitung der gesamtgesellschaftlichen Ressourcen zu rechnen.

Im Krankenhausbereich gilt es, diesem politischen Gegenwind trotzdem standzuhalten. Von großer Bedeutung wird der Personalbereich sein. Die Nachwuchsförderung hat hier eine besonders hohe Relevanz. Nur wenn die Branche attraktiv für Nachwuchs ist, wird sie langfristig Personalengpässe abmildern können. Dabei ist es nötig, auf diesem Feld nicht nur im Vergleich zum konkurrierenden Krankenhaus, sondern auch gegenüber allen anderen Wirtschaftsbranchen besser zu sein. Vor dem Hintergrund der hohen Regulierungsdichte im Gesundheitswesen stellt Letzteres eine besondere Herausforderung dar. Qualifizierte Zuwanderung kommt ergänzend hinzu. Ausländische Ärzte und Pflegekräfte müssen derart integriert und sprachlich geschult werden, dass sie mit Patienten gut umgehen können. Gerade im Dienstleistungsbereich ist dies eine schwierige Aufgabe.

Zur Dämpfung des Nachfragewachstums ist verstärkt auf Prävention zu setzen. Diese beginnt schon im Kindesalter und wird durch Bildung unterstützt. Auch der technische Fortschritt ist vermehrt auf nachfragedämpfende statt -ausweitende Innovation auszurichten. Zur Vermeidung von Behandlungen mit geringem oder keinem medizinischen Nutzen für den Patienten oder zur Nutzung alternativer kostengünstigerer Methoden ist die Indikationsqualität zu erhöhen. Zur Erreichung all dieser Ziele ist das Vergütungssystem entsprechend anzupassen. Das heißt, es muss sich für den Leistungserbringer wirtschaftlich lohnen, diese Ziele tatsächlich anzusteuern. Ohne entsprechende Vergütungsanreize sind sie nicht zu erreichen.

Große Bedeutung kommt dabei der Eigenbeteiligung der Patienten zu. Auch der Patient muss bei elektiven Leistungen ein Interesse an ihrem Kosten-Nutzen-Verhältnis haben. Eine soziale Schieflage ist dabei nicht zu erwarten, weil jede Eigenbeteiligung sozial abgefedert werden kann. Ohnehin besitzt die Zielgruppe der älteren Menschen ein höheres Vermögen als jüngere und sind deutlich seltener vermögens- und einkommensarm als jüngere (DIW 2009). Eine Umfrage der Genossenschaftlichen Finanzgruppe Volksbanken Raiffeisenbanken (2014)

hat außerdem ergeben, dass 53 % der befragten über 50-Jährigen ganz sicher oder wahrscheinlich im Bereich Gesundheits- und Pflegeleistungen investieren werden. Dies waren 6 %-Punkte mehr als 2013, und es war der höchste Wert verglichen mit anderen Investitionsoptionen.

Die Erhöhung der Produktivität bedeutet schließlich, dass mit den vorhandenen Ressourcen eine größere Leistungsmenge erreicht wird. Auf der einzelbetrieblichen Ebene wurde hier in den vergangenen Jahren schon viel erreicht. Manche Krankenhäuser sind diesbezüglich sehr gut aufgestellt. Andere haben einen Teil dieses Weges noch vor sich. Mithin haben letztere Häuser also ein größeres Potenzial als erstere. Die Verbesserung der Produktivität allein auf der betrieblichen Ebene wird jedoch nicht genügen. Vielmehr müssen die nächsten Schritte eine Optimierung auf der Verbundebene und sektorenübergreifend sein. Gerade Fixkostenprobleme kleinerer Krankenhäuser mit einer geringen Leistungsmenge können nur auf der Verbundebene, möglicherweise sogar nur sektorenübergreifend gelöst werden.

Kurz: Nicht jeder muss alles machen, sondern gerade kleinere Häuser müssen ihre Leistungen auf das Wesentliche konzentrieren. In einem größeren Verbund lassen sich Spezialisierungsvorteile erzielen, indem Leistungssegmente passend verschoben werden. Fixe Vorhaltekosten im Verbund sinken dadurch. Die Wirtschaftlichkeit nimmt zu, ohne Einbußen im medizinischen Bereich zu haben. Überdies können Patienten in die für sie richtige Klinik gelangen. Verkürzt bedeutet dies: schwere und komplexe Fälle bei Spezialisten, Maximalversorgern bzw. Universitätskliniken und einfachere Fälle bei Grund- und Regelversorgern. Eine stärkere Bündelung der Krankenhausstandorte wäre in sehr vielen Regionen Deutschlands derzeit problemlos möglich wie ◻ Abb. 10.8 zeigt. Definiert man Grund- und Regelversorger als diejenigen Krankenhäuser mit den Abteilungen Innere Medizin und Allgemeine Chirurgie, erreichten 2012 99,6 % der Bevölkerung in Deutschland einen solchen Versorger innerhalb von 30 min.

Ein weitergehendes Konzept ist das der Netzwerkmedizin wie von Münch und Scheytt (2014) dargelegt. Hierin wird ein bundesweiter Verbund (Netzwerk) von Krankenhäusern gebildet, der für

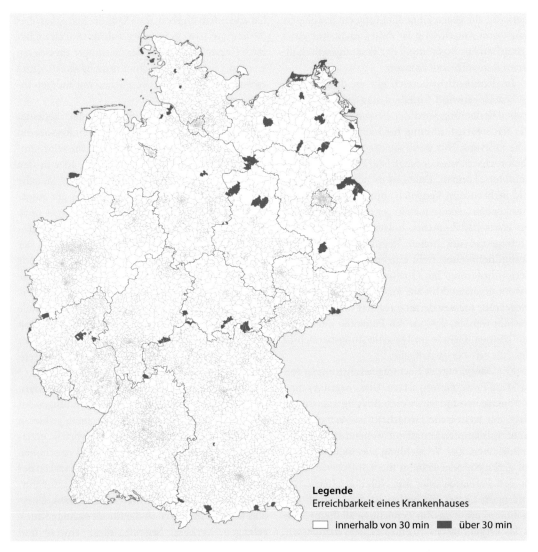

Legende
Erreichbarkeit eines Krankenhauses

☐ innerhalb von 30 min   ■ über 30 min

◪ **Abb. 10.8** Erreichbarkeit der Grund- und Regelversorgung 2012. Analyse auf Basis der Krankenhausstandorte, nicht der Institutionskennziffer. (Aus Augurzky et al. 2014b, mit freundlicher Genehmigung des RWI)

die gesamte Bevölkerung in maximal einer Stunde Pkw-Fahrtzeit erreichbar ist. Die Mitgliedskrankenhäuser des Netzwerks bieten den Patienten sowohl in medizinischer Hinsicht als auch im Bereich Service eine überdurchschnittliche Qualität. Im Netzwerk finden Patienten eine hohe Transparenz über die Qualität der Angebote und über die vorherrschenden Spezialitäten der einzelnen Standorte. Sie erhalten Unterstützung beim Auffinden des für ihre Krankheit richtigen Spezialisten, bei der Terminfindung und der Organisation der vor- und nach-

stationären Behandlung. Dabei kann auch auf ein Angebot an Zweitmeinungen von unabhängigen Experten zurückgegriffen werden, um mit dem Patienten eine optimale Behandlungsstrategie zu erarbeiten. Eine moderne digitale Vernetzung erlaubt die Schaffung von effizienten Abläufen, bedienerfreundlichen Services für Patienten sowie eine umfassende Versorgungsforschung mit dem Ziel, gute von schlechter Qualität zu trennen. Damit kann eine qualitätsorientierte Steuerung im Netzwerk erfolgen. Über eine günstige Zusatz-PKV können

Patienten im Netzwerk außerdem private Wahlleistungen in Anspruch nehmen. Idealerweise ist auch die ambulante Versorgung im Netzwerk integriert, sodass die gesamte Versorgung patientenzentriert erfolgen kann.

Durch Spezialisierung, hohe Fallzahlen je Spezialität in Verbindung mit einer höheren Patientenmobilität, durch passende Zuordnung zu Basis- und Spezialversorgung, durch sektorenübergreifende Versorgung und Vermeidung stationärer Aufenthalte kann im Netzwerk eine deutlich höhere Effizienz und eine Dämpfung des Nachfragewachstums erreicht werden. Durch das Angebot der Zusatz-PKV können überdies zusätzliche Einnahmen generiert werden. Höhere Effizienz und mehr Einnahmen erlauben die Finanzierung der zusätzlichen Netzwerkfunktionen (Management, Steuerung, zusätzliche Services, elektronische Vernetzung) sowie vor allem die Vermeidung von Rationierung.

10.5 Fazit

Die Medizin steht immer stärker unter dem Einfluss ökonomischer Überlegungen. Während Anfang der 1990er-Jahre ökonomische Abwägungen nur eine geringe Bedeutung in der Medizin hatten, spielen sie mittlerweile eine gewichtige Rolle, weil die Ressourcen relativ knapper geworden sind. Bei Knappheit kommt die Ökonomie automatisch ins Spiel. Eine Folge davon ist, dass die Krankenhäuser in den vergangenen Jahren ihre Produktivität erhöht haben. Es stellt sich die Frage, ob und in welchem Ausmaß in Zukunft noch weiter nennenswerte Produktivitätsverbesserungen möglich sein werden.

Aufgrund volkswirtschaftlicher Entwicklungen muss die Produktivität in der Gesundheitsversorgung nämlich noch beachtlich steigen, um Rationierung medizinischer Leistungen vermeiden zu können. Unter anderem der Übergang der geburtenstarken Jahrgänge in das Rentenalter in den 2020er-Jahren führt zu einer steigenden Zahl an Patienten, sinkenden Zahl an Beitragszahlern und sinkenden Zahl an qualifizierten Fachkräften. Hinzu kommen sinkende Investitionsfördermittel der Länder, die durch privates Eigen- und Fremdkapital aufgefangen werden müssen.

Der heute schon hohe wirtschaftliche Druck auf Leistungserbringer wird sich also noch deutlich erhöhen. Bei einer reinen Fortschreibung des Status quo wird man dem Druck nur standhalten können, indem Leistungen reduziert werden, d. h. indem eine offene oder verdeckte Rationierung stattfindet. Eine offene Rationierung würde bedeuten, dass die Politik diese der Bevölkerung offen kommuniziert. Dies wird sie vor dem Hintergrund einer älter werdenden Wählerschaft, die in starkem Maße Gesundheitsleistungen in Anspruch nimmt, jedoch nicht zu tun bereit sein. Insofern wird es vielmehr zu einem Auseinanderdriften von Wunsch und Realität kommen bzw. zu einer verdeckten Rationierung, die die Leistungserbringer vor Ort ihren Patienten nahe bringen müssen. Diese für alle Beteiligten unangenehme Lage kann durch folgende Punkte vermieden oder abgemildert werden: Dämpfung des Nachfragewachstums, deutliche Produktivitätssteigerung der Leistungserbringung, zusätzliche Einnahmen für das Gesundheitswesen.

Zur Dämpfung des Nachfragewachstums ist verstärkt auf Prävention zu setzen, zudem sind Behandlungen mit geringem oder keinem medizinischen Nutzen für den Patienten zu vermeiden bzw. die Nutzung alternativer kostengünstigerer Methoden ist anzustreben. Hierbei spielt die Indikationsqualität eine wichtige Rolle. Zur Erreichung dieser Ziele ist das Vergütungssystem derart anzupassen, dass es sich für Leistungserbringer lohnt, die Ziele anzusteuern. Zusätzliche Einnahmen für das Gesundheitswesen lassen sich durch eine Erhöhung des durchschnittlichen Beitragssatzes zur GKV erzielen. Sie gehen jedoch zu Lasten der Erwerbstätigen, deren Zahl wiederum selbst immer kleiner wird. Die Erwerbstätigen werden daher höhere Sozialabgaben durch höhere Lohnforderungen kompensieren wollen und wegen ihrer Knappheit vermutlich auch können. Insofern erhöhen sich darüber wiederum die Kosten für Gesundheitsleistungen. Zusätzliche Einnahmen lassen sich auch über sozial abgefederte Eigenbeteiligungen der Patienten erreichen. Diese hätten gleichzeitig den Vorteil, dass Patienten ein stärkeres Interesse an einem guten Kosten-Nutzen-Verhältnis von Gesundheitsleistungen entwickeln würden, was wiederum auch als Bremse für das Nachfragewachstum wirken würde.

Die Erhöhung der Produktivität bedeutet schließlich, dass mit den vorhandenen Ressourcen eine größere Leistungsmenge erreicht wird. Auf der einzelbetrieblichen Ebene wurde hier in den vergangenen Jahren schon viel erreicht. Die Verbesserung der Produktivität allein auf der betrieblichen Ebene wird jedoch nicht genügen. Vielmehr müssen die nächsten Schritte eine Optimierung auf der Verbundebene und sektorenübergreifend sein. Gerade Fixkostenprobleme kleinerer Krankenhäuser mit einer geringen Leistungsmenge können nur auf der Verbundebene, möglicherweise sogar nur sektorenübergreifend gelöst werden. Aufgrund der derzeit recht großzügigen Krankenhauserreichbarkeit in Deutschland wäre eine stärkere Bündelung der Krankenhausstandorte in sehr vielen Regionen Deutschlands problemlos möglich.

Ein weitergehendes Konzept zur Steigerung der Produktivität ist das der Netzwerkmedizin wie in Münch und Scheytt (2014) dargelegt. Hierin wird ein bundesweites Netzwerk von Krankenhäusern gebildet, dessen Mitgliedshäuser für die gesamte Bevölkerung in maximal einer Stunde Pkw-Fahrtzeit erreichbar sind. Sie bieten den Patienten sowohl in medizinischer Hinsicht als auch im Bereich Service eine überdurchschnittliche Qualität. Eine moderne digitale Vernetzung erlaubt die Schaffung von effizienten Abläufen, bedienerfreundlichen Services für Patienten sowie eine umfassende Versorgungsforschung mit dem Ziel, gute von schlechter Qualität zu trennen. Durch Spezialisierung, hohe Fallzahlen je Spezialität in Verbindung mit einer höheren Patientenmobilität, durch passende Zuordnung zu Basis- und Spezialversorgung, durch sektorenübergreifende Versorgung und Vermeidung stationärer Aufenthalte kann im Netzwerk sowohl eine deutlich höhere Effizienz als auch eine Dämpfung des Nachfragewachstums erreicht werden.

Literatur

Augurzky B, Felder S (2013) Volkswirtschaftliche Kosten und Nebenwirkungen einer Bürgerversicherung. RWI Materialien, Bd. 75. RWI, Essen

Augurzky B, Krolop S, Hentschker C, Pilny A, Schmidt CM (2014a) Krankenhaus Rating Report 2014, Mangelware Kapital: Wege aus der Investitionsfalle. medhochzwei Verlag, Heidelberg

Augurzky B, Beivers A, Straub N, Veltkamp C (2014b) Krankenhausplanung 2.0. RWI Materialien, Bd. 84. RWI, Essen

DIW (2009) Gestiegene Vermögensungleichheit in Deutschland. DIW Wochenbericht Nr. 4/2009, Berlin

DKI (2014) Krankenhaus Barometer 2014. Deutsches Krankenhausinstitut e.V., Düsseldorf

Genossenschaftliche Finanzgruppe Volksbanken Raiffeisenbanken (2014) Generation 50 Plus, Befragung. FAZ 15.11.2014. www.faz.net/aktuell/finanzen/meine-finanzen/geld-ausgeben/generation-50plus-jeder-zweite-ueber-50-will-in-seine-gesundheit-investieren-13285004/infografik-studie-50plus-13285143.html. Zugegriffen: 6. Jan. 2015

IW Köln (2015) Fachkräfteengpässe in Unternehmen – Die Altersstruktur in Engpassberufen. Institut der deutschen Wirtschaft Köln e.V., www.welt.de/wirtschaft/article135924717/Fachkraeftemangel-ist-jetzt-schon-dramatisch.html. Zugegriffen: 5. Jan. 2015

Münch E, Scheytt S (2014) Netzwerkmedizin – ein unternehmerisches Konzept für die altersdominierte Gesundheitsversorgung. Springer Gabler, Heidelberg

RWI (2012) Mengenentwicklung und Mengensteuerung stationärer Leistungen. RWI Projektbericht. RWI, Essen

Schreyögg J, Bäuml M, Krämer J, Dette T, Busse R, Geissler A (2014) Forschungsauftrag zur Mengenentwicklung nach §17b Abs. 9 KHG. Hamburg Center for Health Economics (hche), Hamburg

Statistisches Bundesamt (2011) 12. Koordinierte Bevölkerungsprognose Variante 1-W2. Statistisches Bundesamt, Wiesbaden

Verweildauer als Zielparameter der Patientenversorgung aus ökonomischer und medizinischer Sicht

Claudia Linke

11.1   Paradigmenwechsel in der medizinischen
         Versorgung seit Einführung der DRG – 102

11.2   Wie viel Krankenhaus braucht der Patient? – 103

11.3   Gängige Glaubenssätze im Klinikalltag in
         Verbindung mit der Verweildauer – 105
11.3.1   Glaubenssatz 1: Lange Verweildauer = gute Qualität – 106
11.3.2   Glaubenssatz 2: Kurze Verweildauern sind
         rein ökonomisch begründet – 108
11.3.3   Glaubenssatz 3: Die Entlassung muss sich an der
         mittleren Verweildauer orientieren – 108
11.3.4   Glaubenssatz 4: Gefühlte versus tatsächliche Verweildauer – 110
11.3.5   Glaubenssatz 5: Der Patient möchte eine lange
         stationäre Verweildauer – 110

11.4   Zielparameter der Zukunft für eine optimale
         medizinische Versorgung – 111

         Literatur – 112

J. Jerosch, C. Linke (Hrsg.), *Patientenzentrierte Medizin in Orthopädie und Unfallchirurgie*,
DOI 10.1007/978-3-662-48081-6_11, © Springer-Verlag Berlin Heidelberg 2016

11.1 Paradigmenwechsel in der medizinischen Versorgung seit Einführung der DRG

Von Krankenhausmanagern wird spätestens seit der DRG-Einführung im Jahr 2003 der Wunsch nach einer Reduzierung der Verweildauer vorgebracht, um die Wirtschaftlichkeit der Leistungserbringung zu verbessern (Rong 2011, Rong u. Schwarzer 2013). Für die Behandelnden und die Patienten provoziert dieser Wunsch häufig eine ablehnende Haltung, da es ihnen nicht primär um eine schnelle und damit häufig assoziierte "blutige" Entlassung geht (Fleßa 2010, S. 162), sondern um eine exzellente Medizin. Damit wird der Kontrast zwischen notwendiger ökonomischer Orientierung und der "endlosen", dem hippokratischen Eid folgenden Medizin deutlich. Doch aus welchen Gründen genau tritt dieser Gegensatz auf?

Der Wechsel des Vergütungssystems im Jahr 2003 von tagesgleichen Pflegesätzen unabhängig vom Schweregrad der Erkrankung eines Patienten hin zu diagnose- bzw. leistungsbezogenen Fallpauschalen (DRG-Vergütung) kommt einem radikalen Paradigmenwechsel in der medizinischen Versorgung gleich. Die vorherigen tagesbezogenen Pflegesätze wurden unabhängig davon berechnet, wie hoch der eigentliche Behandlungsaufwand für den einzelnen Patienten tatsächlich war. Ein leicht erkrankter Patient bzw. seine Krankenversicherung zahlte damit bei gleicher Behandlungsdauer genauso viel wie ein schwer kranker Patient, der in derselben Fachabteilung eines Krankenhauses behandelt wurde. Gleichzeitig gab es keine Begrenzungen der maximalen Verweildauer im Krankenhaus, sodass jeder Patient "so viel wie möglich" an Versorgung erhielt und das Krankenhaus mit einem belegten Bett seine Erlöse verdiente. Das gesamte medizinische Versorgungssystem organisierte sich um diese Vergütungslogik – "ein belegtes Bett ist ein gutes Bett". Was bedeuteten diese Rahmenbedingungen für die behandelnden Berufsgruppen und die Medizin?

Im Grunde wurde die Qualität der Versorgung daran gemessen, dass der Patient so viele Leistungen erhalten und so lange im Krankenhaus bleiben kann, wie möglich. Oftmals wird vor allem der Hippokratische Eid als Zielleitlinie für medizinisches Handeln zitiert: "Ich werde ärztliche Verordnungen treffen zum Nutzen der Kranken nach meiner Fähigkeit und meinem Urteil, hüten aber werde ich mich davor, sie zum Schaden und in unrechter Weise anzuwenden." Das Vergütungssystem gab in diesem Zusammenhang eher einen Anreiz, den Patienten über das medizinisch notwendige Maß im Krankenhaus zu versorgen. Verweildauer an sich war kein Zielparameter und kein Indikator für eine qualitative Versorgung.

Sicherlich ist der Wunsch der Medizin nachvollziehbar, ohne ökonomischen oder zeitlichen Druck eine angemessene Versorgung sicherstellen zu wollen. Gleichzeitig gibt es nur sehr wenig Literatur oder Studien zur Definition einer optimalen Rekonvaleszenzzeit oder dokumentierte qualitative Entlassungskriterien im akutstationären Bereich. Der Patient wurde zu dieser Zeit quasi dazu "erzogen", dass er, unter anderem auch aufgrund seines oft geringeren Medizinwissens, der sog. Informationsasymmetrie, mit einer langen Verweildauer gute Qualität im Sinne von "man hat sich um mich gekümmert" assoziiert.

Der Wechsel im Jahr 2003 hin zu einer diagnose- und fallbezogenen Pauschalvergütung kam einem Systemschock gleich. Anstatt belegter Betten waren plötzlich die Anzahl der behandelten Fälle mit einer gewissen Verweildauer für eine optimale Vergütung wichtig. Betten, die sicher auch in der Krankenhausplanung bis hinauf zur Abteilungsebene die Bedeutung einer Abteilung angezeigt hatten, wurden unwichtiger. Stattdessen werden auf Chefarztkonferenzen die Case-Mix-Punkte (Fallschwere der behandelten Fälle) besprochen, verglichen und als Entscheidungskriterien für Ressourcenallokationen herangezogen. Ein ganzer Berufsstand war damit konfrontiert, dass Behandlungsprinzipien und auch die Bedeutung der Verweildauer als Zielparameter plötzlich zur Diskussion standen.

Diese Veränderung wird nicht nur von medizinischen Berufen, sondern auch von den Medien als "Ökonomisierung der Medizin" gedeutet (Fuest 2011, Pennekamp 2012, Szent-Ivanyi 2014) und als negativ für die Patienten ausgelegt. Interessanterweise hat die Einführung der DRG-Vergütung dennoch vermocht, dass ein wirklicher Anreiz für Krankenhäuser gesetzt wurde, eine optimierte Versorgung für die Patienten im Sinne einer raschen Genesung zu verwirklichen. Auch wenn dies im ersten Moment nicht offensichtlich ist, hat daher der Patient mit der DRG-Einführung eigentlich sogar gewonnen. Wer möchte nicht schnell wieder gesund werden und in seinem häuslichen Umfeld leben? Das Risiko liegt selbstverständlich in einer rein ökonomisch getriebenen Verweildaueroptimierung, die auf Kosten der Qualität geht und damit Patienten tatsächlich "blutig" entlässt, was bis heute die größte Befürchtung in unserer Gesellschaft ist (Eiff et al. 2011). Für eine qualitativ schlechte Versorgung kann jedoch nicht alleine die Verweildauer der Indikator sein, dafür ist Gesundheit zu multidimensional.

Die beschriebene Situation verdeutlicht die herausfordernde Vermittlungsarbeit des medizinischen Personals gegenüber einem Patienten, der auf der einen Seite jahrelang gelernt hat, dass eine gute Behandlung mit einer langen Verweildauer einhergeht, und auf der anderen Seite nun überall hört, dass eine kurze Verweildauer nur ökonomische Gründe haben kann. Es stellt sich also die Frage, woran unter DRG-Bedingungen ein Patient, aber auch ein Behandlungsteam erkennen können, ob eine gute und angemessene Behandlung gelungen ist.

11.2 Wie viel Krankenhaus braucht der Patient?

Die Diskussion über die optimale Verweildauer führt zwangsläufig zur Frage, wie viel Krankenhaus der Patient eigentlich braucht? Es existieren verschiedene Studien, die zeigen, dass eine längere Verweildauer nicht nur Vorteile für einen Patienten bietet. Was an sich nicht überrascht, denn im Krankenhaus gibt es mehr Viren und Bakterien (Knobben 2006) und häufig einen höheren Schlafmangel aufgrund der ungewohnten Umgebung und der Mitpatienten. Erhöhte Infektions-, Thrombose- sowie schlechtere Mobilitätsraten können als negative Folgen einer Immobilität während eines Krankenhausaufenthalts gesehen werden.

Einer der Hauptgründe, warum Patienten im Krankenhaus bleiben, ist die Sorge, dass Komplikationen nach dem Eingriff auftreten können. Eine Studie mit 1636 Patienten über den Zeitpunkt des Auftretens von Komplikationen nach Knie- und Hüftgelenkersatz zeigt, dass 90,4 % der schwerwiegenden Komplikationen innerhalb von 4 Tagen nach Operation aufgetreten sind, bei einer durchschnittlichen Verweildauer der gesamten Kohorte von 3,9 Tagen und mit einer Verweildauer von 4,7 Tagen bei Patienten mit Komplikationen (Parvizi 2007, S. 30). Nach der Entlassung ist nur eine schwerwiegende Komplikation (Schlaganfall) aufgetreten. Das deutet darauf hin, dass eine Verweildauer von rund 4 Tagen bei Knie- und Hüftgelenkersatz durchaus medizinisch vertretbar sein kann, ohne Einbußen für die Patientensicherheit zur Folge zu haben.

Weitere Gründe für einen längeren Krankenhausaufenthalt sind die Angst des Patienten bzw. der Angehörigen, zu Hause nicht zurechtzukommen, oder aus Sicht des Behandlungsteams, dass die Nachsorge nicht ordentlich organisiert ist. Aufgrund der Geschichte des deutschen Gesundheitssystems tendieren wir dazu, Patienten häufiger stationär als ambulant zu versorgen. Stationäre Settings vermitteln Sicherheit und eine zeitnahe Versorgung in Notfällen aufgrund vorgehaltener Ressourcen. Während viele Länder wie Dänemark, England und auch die Niederlande beispielsweise keine obligatorische stationäre Rehabilitation haben, wird in Deutschland noch immer eine große Zahl der Knie- und Hüftgelenkersatzpatienten direkt nach dem stationären Krankenhausaufenthalt in die Rehabilitation geschickt (meist für 17–21 Tage, selten für 28 Tage; Heisel 2012, S. 408).

Andere europäische Länder konzentrieren sich bereits im akutstationären Setting auf die persönliche Ressourcenstärkung und die Autonomie des Patienten, damit dieser möglichst rasch wieder in seinem gewohnten Umfeld zurechtkommt. In Deutschland verlagert sich diese Frage eher auf die stationäre Rehabilitationsversorgung. Die Folge ist eine Tendenz hin zu standardisierten Rehabilitationsprogrammen, anstatt unter Berücksichtigung der individuellen Bedürfnisse oder der häuslichen Situation des Patienten Hilfe zur Selbsthilfe zu leisten. Damit provoziert das bestehende Versorgungssystem eine gewisse Abhängigkeit des Patienten von medizinischem Personal im Prozess seiner Genesung und schafft wenig Vertrauen in seine eigenen Fähigkeiten und Beurteilungskompetenz.

Für ein besseres Verständnis einer optimalen Verweildauer aus medizinischer Sicht lohnt es sich,

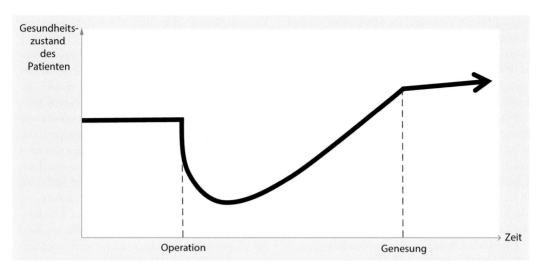

□ Abb. 11.1 Genesungsverlauf des Patienten bei einem chirurgischen Eingriff

den Genesungsverlauf eines Patienten zu betrachten, unabhängig von der jeweiligen Institution, die den entsprechenden Behandlungsabschnitt begleitet. In □ Abb. 11.1 wird veranschaulicht, dass sich Patienten mit einem verminderten Gesundheitszustand bei zutreffender Indikation einem operativen Eingriff unterziehen (in Anlehnung an Fearon u. Luff 2003). Der Eingriff selbst setzt dem Patienten mit Stress (Anästhesie) und Traumatisierung (z. B. Gewebe- und Muskelverletzungen) darüber hinaus weiter gesundheitlich zu. Nach der Operation sollen Mobilisierungsmaßnahmen den Genesungsprozess einleiten und idealerweise zu einem besseren Gesundheitszustand als vor der Operation führen.

Die medizinische Definition des Moments "Genesung erreicht" sowie der Weg dorthin sind weder in langfristiger noch in kurzfristiger Betrachtung trivial. Es gibt aktuelle Forschungsinitiativen der amerikanischen Universität Standford, die untersuchen, wovon die unterschiedlichen Genesungsverläufe abhängen (Gaudillière et al. 2014). Dabei wurde unter anderem festgestellt, dass gewisse Immunzellen einen direkten Einfluss auf die Geschwindigkeit, "wieder auf den Beinen zu sein", haben. Die Forschungsgruppe arbeitet in diesem Zusammenhang an einem Schnelltest, um hier Voraussagen treffen zu können.

Im Rahmen der kurzfristigen Betrachtung in der akutstationären Versorgung wird aufgrund der Individualität der Patienten vor allem über geeignete qualitative Entlassungskriterien diskutiert. Entlas-

sungskriterien sind auf der einen Seite interdisziplinäre Ziele, die während des Krankenhausaufenthalts zusammen mit dem Patienten erreicht und auf der anderen Seite dem Patienten eine gewisse Sicherheit geben sollen. Idealerweise reduzieren sich so auch unerwünschte Folgen – etwa Revisionen, Infektionen, Luxationen, Unbeweglichkeit, Thrombosen etc. Diese qualitativen Kriterien sind beispielsweise bei Kniegelenkersatz die Gehfähigkeit, das Treppensteigen, die 90°-Beugung, eine reizlose und trockene Wunde, die Fähigkeit, Aktivitäten des täglichen Lebens (ADL) selbstständig ausüben zu können sowie möglichst geringe Schmerzen.

Die Relevanz dieser Kriterien und ihre Aussagekraft für den weiteren Verlauf der Genesung sind jedoch wenig untersucht. So stellt sich die Frage, ob ein Patient sein Knie wirklich um 90° beugen können muss, um sich zu Hause selbstständig versorgen zu können. Dieses Kriterium fließt jedoch sogar in die nationalen Bundesauswertungen des AQUA-Instituts (Institut für angewandte Qualitätsförderung und Forschung im Gesundheitswesen) ein (AQUA 2014, S. 16), ohne das Vorliegen einer eindeutigen Evidenz für den Zusatznutzen oder einen höheren Outcome. In Dänemark sehen Husted et al. (2008) darin eine geringere Relevanz. Neben der Relevanz der einzelnen qualitativen Kriterien ist es jedoch vor allem wichtig, dass Entlassungskriterien dem gesamten Behandlungsteam gegenüber transparent sind und idealerweise deren Erreichung sogar doku-

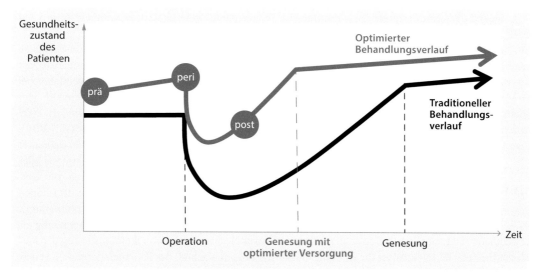

◘ Abb. 11.2 Traditioneller versus optimierter Behandlungsverlauf

mentiert wird. Es kann dann die durchschnittliche Verweildauer aus medizinischer Sicht ermittelt und als Diskussionsgrundlage gegenüber DRG-indizierten ökonomischen Verweildauern genutzt werden. Bisher wird jedoch in deutschen Krankenhäusern nur selten die Erreichung qualitativer Entlassungskriterien dokumentiert.

Die vorangegangenen Ausführungen verdeutlichen die unterschiedliche Wahrnehmung der Verweildauer aus ökonomischer und medizinischer Perspektive. Dass diese unterschiedlichen Wahrnehmungen sich jedoch nicht unbedingt widersprechen müssen, zeigen die immer populärer werdenden Ansätze der Fast-Track-Chirurgie und des Rapid-Recovery-Managements, die dem Behandlungsgrundsatz "First better and safer, then quicker" folgen (Kehlet u. Wilmor 2005, Akhtar u. Houlihan-Burne 2010). Dahinter verbirgt sich der Ansatz, dass über eine konsequente Verbesserung der Behandlungsqualität die Genesungszeit des Patienten optimiert wird und dieser eher aus dem Krankenhaus entlassen werden kann (◘ Abb. 11.2, in Anlehnung an Fearon u. Luff 2003). Das bedeutet, eine kurze Verweildauer spiegelt dann eine hohe Qualität wider, wenn alle internen Prozesse und auch die Nachsorge bestmöglich aufeinander abgestimmt sind, evidenzbasierte Medizin angewendet und der Patient aktiv als Partner in den Prozess einbezogen wird (Wilmore u. Kehlet 2001, S. 474). Um

diesen Ansatz in der Realität umzusetzen, bedarf es sowohl bei Behandlungsteams als auch bei den Patienten einer Veränderung des Verständnisses des Zielparameters Verweildauer.

11.3 Gängige Glaubenssätze im Klinikalltag in Verbindung mit der Verweildauer

Die Verweildauer ist immer wieder Diskussionsgegenstand infolge von Veränderungsprozessen in Krankenhäusern (Matthias et al. 2011, S. 525). Kommt es zu einem Paradigmenwechsel – wie etwa durch den beschriebenen Vergütungswechsel ausgelöst –, entstehen oft unterschiedliche Glaubenssätze unter den betroffenen Akteuren. Ein Glaubenssatz beschreibt eine Generalisierung verschiedener Aspekte der uns umgebenden Welt (Dilts 2006, S. 35). Er basiert auf den eigenen Erfahrungen oder den Erfahrungen und Meinungen anderer. Glaubenssätze sind der sprachliche Ausdruck von etwas, das jemand für wahr hält, das jedoch nicht auf Tatsachen beruhen muss. Sie wirken als strukturierende mentale Landkarten sowie als Wahrnehmungsfilter und organisieren unsere Erfahrung. Veränderungsarbeit kann nicht erfolgreich sein, wenn es entgegenstehende (einschränkende) Glaubenssätze gibt (Dilts 2006, S. 35).

Aufgrund der Veränderungen im Gesundheitswesen, vor allem in Bezug auf das Vergütungssystem, haben sich im Laufe der letzten Jahrzehnte verschiedenste Glaubenssätze im kollektiven Verständnis der Behandelnden, der Patienten und auch der Medien verankert. Aus der Erfahrung von begleiteten Veränderungsprozessen im Krankenhaus werden im Folgenden verschiedene Glaubenssätze vorgestellt und auf ihren Sachgehalt untersucht.

11.3.1 Glaubenssatz 1: Lange Verweildauer = gute Qualität

Verweildauer stellt vor allem in Deutschland ein gesellschaftlich etabliertes Surrogat für eine gute Qualität dar. Oft wird eine lange Verweildauer als "gute" Medizin interpretiert, bei der man sich um den Patienten gekümmert hat. Hinzu kommt sicherlich, dass sowohl im deutschen Behandlungsverständnis als auch in der Versorgungsstruktur immer noch eine gewisse "Kurmentalität" zu finden ist. Patienten werden gerne möglichst viel Ruhe und Erholung nach einem operativen Eingriff zugestanden, obwohl diese nicht immer förderlich für den Genesungsprozess ist. Mangelnde Bewegung, geringe Sauerstoffsättigung sowie Muskeldurchblutung stellen nicht nur eine Gefahr für Thrombosen oder eine verlangsamte Genesung dar, sondern schränken den Patienten in seiner Selbstständigkeit ein, was wiederum zu einem größeren Bedarf an Pflegeunterstützung führt (Bandholm u. Kehlet 2012).

Folgt man dieser Argumentation, dann entsteht bei einer isolierten Betrachtung der Verweildauerreduzierung auch die Befürchtung einer Verschlechterung der Behandlungsqualität. Tatsächlich hat sich in den letzten Jahren die Verweildauer in Deutschland stetig verändert. Im Jahr 2013 lag die durchschnittliche Verweildauer aller deutschen Krankenhäuser über alle Indikationen bei 7,5 Tagen (Statistisches Bundesamt 2014). Bei einer Analyse der Entwicklung der Verweildauer fällt auf, dass bereits seit 1991 die Verweildauer – damals noch bei 14 Tagen – kontinuierlich gesunken ist. Die Differenz zum Vorjahr liegt seit Einführung der DRG im Schnitt bei 0,1–0,2 Tagen (◘ Abb. 11.3). Auf Gesamtindikationsebene lässt sich damit nicht erkennen, dass es zu einer weiter beschleunigten Verweildauerreduktion in deutschen Krankenhäusern seit der DRG-Einführung gekommen ist.

Es lohnt sich weiter, eine indikationsbezogene Ebene zu betrachten. Der Krankenhausreport der Barmer GEK zeigt, dass die Verweildauer bei Kniegelenkersatzpatienten in Deutschland von 18,9 Tagen im Jahr 2004 auf 13,7 Tage im Jahr 2009 (−5,2 Tage) zurückgegangen ist (Barmer GEK 2010). In 2013 lag die durchschnittliche Verweildauer nach Hüft- und Kniegelenkersatzoperationen aller im Krankenhaus behandelten Patienten mit Koxbzw. Gonarthrose bei bereits 11,8 bzw. 10,1 Tagen (Datenbasis M16 u. M17, Statistisches Bundesamt). Diese Entwicklung wird in den Medien häufig als etwas Negatives oder als Ökonomisierung der Medizin zum Nachteil des Patienten dargestellt (Fuest 2011, Pennekamp 2012, Szent-Ivanyi 2014). Strukturell gilt es hierbei zu bedenken, dass fast kein anderes europäisches Land – mit Ausnahme der deutschsprachigen Länder – trotz oftmals geringerer Verweildauer nach einem akutstationären Aufenthalt im Bereich Gelenkersatz eine anschließende stationäre Rehabilitationsversorgung in einer Klinik für rund 21 Tage wie in Deutschland vorsieht.

Überhaupt lohnt sich ein Blick über den Tellerrand in andere europäische Länder, um den Sachgehalt dieses Glaubenssatzes zu prüfen. So variiert die durchschnittliche stationäre Verweildauer über alle Indikationen im Jahr 2012 zwischen 11,2 Tagen in Finnland und 4,4 in Dänemark. Deutschland zeigt mit 9,2 Tagen den zweithöchsten Wert (OECD 2014, S. 75). Auf der Indikationsebene im Bereich Hüftgelenkersatz zeigt Stargardt (2008) in seiner Analyse von 9 europäischen Ländern, dass im Jahr 2005 Deutschland mit 16,2 Tagen die mit Abstand längste und Dänemark, die Niederlande sowie Frankreich mit 5,9 die geringste Verweildauer vorweisen (◘ Abb. 11.4).

Wird der plakativen Gleichung "lange Verweildauer = gute Medizin" gefolgt, dann wäre in Dänemark nach OECD die medizinische Versorgung fast 3-mal so schlecht wie in Finnland und fast 2-mal so schlecht wie in Deutschland. Dass dies nicht so ist, belegt eine Vielzahl an internationalen Studien. So beweisen dänische Forschergruppen um Professor Hendrik Kehlt für Gelenkersatzpatienten, dass trotz sinkender Verweildauer die Funktionalitäts- und Qualitätsscores steigen und dass es nicht zu stei-

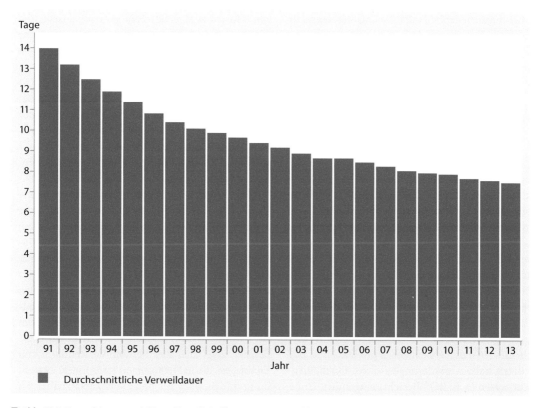

■ **Abb. 11.3** Verweildauerentwicklung über alle Indikationen in Deutschland (1991–2013). (Aus Destatis 2014)

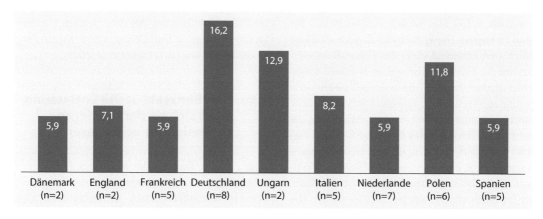

■ **Abb. 11.4** Primärer Hüftgelenkersatz: durchschnittliche Verweildauer (Tage) im europäischen Vergleich (42 Krankenhäuser). (Adaptiert nach Stargardt 2008)

genden Komplikationsraten, Wiedereinweisungen oder sinkender Patientenzufriedenheit führt, wenn der Patient bereits nach wenigen Tagen das Krankenhaus verlässt (Husted et al. 2008, S. 170; Kehlet u. Wilmore 2005, S. 3). Ferner belegt der Kranken-

hausreport der Barmer GEK, dass die Patientenzufriedenheit trotz sinkender Verweildauer unverändert geblieben ist (Barmer GEK 2010, S. 186). Somit hat eine sinkende stationäre Verweildauer nicht zwangsläufig einen negativen Einfluss auf die

Patientenzufriedenheit oder die Qualität der medizinischen Versorgung. Mit einem entsprechenden Versorgungs- und Nachsorgekonzept sogar eher positive Effekte.

11.3.2 Glaubenssatz 2: Kurze Verweildauern sind rein ökonomisch begründet

An dieser Stelle drängt sich nun die Frage auf, worauf diese deutlichen Unterschiede und Veränderungen bei der Verweildauer zurückzuführen sind. In der öffentlichen Diskussion wird als Hauptgrund das Finanzierungssystem genannt (u. a. Busse et al. 2010). Es ist richtig, dass die finanziellen Anreize durch die Einführung der DRG einen wirtschaftlichen Druck ausgelöst haben mit dem Ziel, Krankenhauskapazitäten abzubauen (Leclerque u. Klauber 2010). Jedoch wurden mit der Einführung der DRG aus Sorge um eine Qualitätsminderung zum einen sog. untere Grenzverweildauern pro DRG und zum anderen hohe Anforderungen an ein Qualitätsberichtswesen (z. B. BQS-Bericht) eingeführt. Ungeachtet dessen ist die Verweildauer zu einer maßgeblichen Messgröße für die Wirtschaftlichkeit und die Auslastung der Behandlung geworden (Augurzky et al. 2014, S. 56). Dies ist sicherlich nicht von der Hand zu weisen. Dieser Sachverhalt vernachlässigt jedoch den Umstand, dass das Behandlungsverständnis der Leistungserbringer stets darauf ausgerichtet ist, dem Patienten die bestmögliche klinische Qualität zur Verfügung zu stellen. Die bestmögliche klinische Qualität bedeutet, dass alle Aktivitäten, die eine rasche Genesung des Patienten fördern, verstärkt und alle Aktivitäten, die den Genesungsprozess verzögern, eliminiert werden (Kehlet u. Wilmore 2002). Dieser Anspruch bedeutet vor allem, den Patientennutzen stets im Blick zu haben. Die Behandelnden sind gefordert, alles Nötige, aber nicht alles Mögliche durchzuführen.

Dass man sich gerne am Möglichen orientiert, zeigt die hohe Medikalisierung. So werden Gelenkersatzpatienten routinemäßig prämediziert, um ruhig und gelassen für die Operation zu sein. In anderen europäischen Ländern, wie z. B. in Dänemark, wird darauf verzichtet, da die Nebenwirkungen der Prämedikation eine frühe Mobilisierung erschwe-

ren (Husted et al. 2008). Eine gute psychische und physische Schulung des Patienten in Vorbereitung auf den Eingriff reduziert deren Ängste und Sorgen und lässt ihn auch ohne Prämedikation ruhiger in die Operation gehen.

Unter Berücksichtigung des medizinisch Möglichen wird zum Nutzen des Patienten die Verweildauer auch zu einer Messgröße der klinischen Qualität (Timm 2001). Je früher ein Patient entlassen werden kann, desto besser ist sein Genesungsprozess verlaufen. Eine niedrige Verweildauer steht beispielsweise damit als Synonym für funktionierende Prozesse, evidenzbasiertes Arbeiten und motivierte Mitarbeiter. Dies zeigt sich bei den evidenzbasierten Fast-Track- oder Rapid-Recovery-Ansätzen in Dänemark, England und immer mehr in Deutschland. Hierbei werden die organisatorischen Vorteile von strukturierten Behandlungspfaden mit der aktuellen klinischen Evidenz verknüpft. Wodurch Behandlungstraditionen, unter anderem das Hinterfragen der Prämedikation, beleuchtet werden. Am deutlichsten zeigt sich dies bei der Verwendung von Drainagen, die in Deutschland traditionell Anwendung finden, aber für den Gelenkersatzpatienten keinen wissenschaftlich nachweisbaren Zusatznutzen bieten (u. a. Roth et al. 2012, Walmsley et al. 2005). Ganz im Gegenteil: Drainagen verhindern eine frühe Mobilisierung des Patienten am Tag der Operation, riskieren Infektionen und verzögern damit die Entlassung (u. a. Parker et al. 2008).

11.3.3 Glaubenssatz 3: Die Entlassung muss sich an der mittleren Verweildauer orientieren

Es ist auffällig, dass bei der Nachfrage nach Entlassungskriterien für orthopädische Patienten ein gesamtes Behandlungsteam antwortet, dass sie sich an der mittleren Verweildauer der DRG orientieren. Den dort festgelegten und oft durch die Verwaltung kommunizierten Wert nutzt das Behandlungsteam als maßgebliche Vorgabe für seinen Behandlungsplan und die Entlassung des Patienten in die Rehabilitation. Wird der Patient innerhalb der entsprechenden Verweildauer entlassen, wurde alles "richtig" gemacht, und das Krankenhaus hat rein theoretisch eine Leistung ohne Gewinn oder

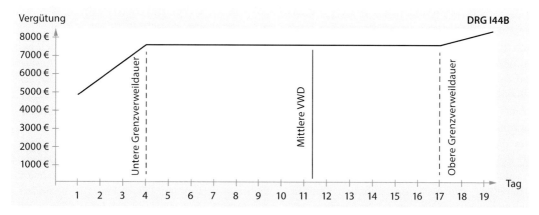

Abb. 11.5 DRG-Vergütungssystematik am Beispiel der Implantation eines bikondylären Kniegelenkersatzs (auf Basis der Daten des InEK 2014)

Verluste erbracht. Die mittlere Verweildauer liegt beispielsweise für einen primären Kniegelenkersatz (DRG I 44B) wie in Abb. 11.5 gezeigt, bei 11,2 Tagen im Jahr 2014 (InEK 2014). Im Jahr 2010 lag die mittlere Verweildauer noch bei 12,7 Tagen (InEK 2010).

Das heißt, jedes Jahr werden die Behandelnden veranlasst, den Entlassungszeitpunkt entsprechend nach unten zu korrigieren. Sie folgen hier dem Druck des Systems, anstatt eigene qualitätsverbessernde Maßnahmen proaktiv umzusetzen. Es stellt sich jedoch die Frage, ob die mittlere Verweildauer tatsächlich eine gute Orientierung für die Entlassung des Patienten ist und welche Reaktionen bei medizinischen Leistungserbringern dadurch hervorgerufen werden?

Zunächst gibt die mittlere Verweildauer lediglich darüber Auskunft, wie lange die Kniegelenkersatzpatienten der InEK-Kalkulationshäuser durchschnittlich im Krankenhaus 2 Jahre zuvor verweilten. Aussagekräftiger ist die untere Grenzverweildauer. Beim primären Kniegelenkersatz liegt diese bei 3 Tagen. Das heißt, wird der Patient am vierten Tag entlassen, sind keine finanziellen Abschläge für das Krankenhaus zu erwarten. Am dritten Tag kommt der Abschlag zum Tragen. Hieraus leitet sich ein Verweildauerspielraum von 7,2 Tagen zwischen der unteren Grenzverweildauer und der mittleren Verweildauer ab (Abb. 11.5).

Für Behandlungsteams eröffnet sich daraus eine besondere Chance, sowohl ökonomisch als auch medizinisch, den Patienten früher zu entlassen, als

es die mittlere Verweildauer vorgibt. Dafür ist es vor allem in Hinblick auf Patientensicherheit notwendig, andere, vor allem qualitätsorientierte Kriterien für die Entlassung zu definieren als lediglich die mittlere und damit ökonomische Verweildauer der DRG. Gleichzeitig wird durch die Definition solcher Kriterien dem Glaubenssatz entgegengewirkt, dass eine frühere Entlassung nur ökonomisch indiziert ist. Interdisziplinäre Entlassungskriterien sind gefragt, die beispielsweise nicht nur einmal, sondern sogar zweimal täglich überprüft werden, um eine patientenindividuelle Entlassung vornehmen zu können. Der Patient wird damit nicht mehr nach einer festen Zeitvorgabe entlassen, sondern wenn er die qualitativen Entlassungskriterien erreicht hat. Auch gilt es, die bei den Entlassungskriterien bestehende Tradition kritisch zu hinterfragen. Warum kann beispielsweise ein Kniegelenkersatzpatient erst entlassen werden, wenn er eine 90°-Beugung erreicht hat? Warum sind es ausgerechnet 90° und nicht 70°? Welche Relevanz haben 90° für den Patienten, wenn er in sein häusliches Umfeld zurückkehrt, oder gibt es eine eindeutige medizinische Korrelation mit langfristigen Ergebnissen zur Beweglichkeit? Geht es nicht vielmehr darum, dass ein Patient sich aktiv bewegen kann, verstanden hat, dass er die Beweglichkeit üben muss und sich selbstständig versorgen kann?

Hinzu kommt noch ein weiteres Phänomen des DRG-Vergütungssystems. Aufgrund der Gestaltung als "lernendes" System werden die DRG des Jahres 2014 auf Basis der Daten der rund 399 Kalkulationshäuser (Stand 22.7.2014; Quelle: ▶ www.g-drg.de, abgerufen am 10.1.2015) aus 2012 im Jahr 2013 kalkuliert und konzipiert. Das bedeutet eine Reduktion der durchschnittlichen Verweildauer im Jahr 2012 und damit eine Senkung der Gesamtkosten einer Behandlung, führt zu einer Reduktion der durchschnittlichen Kosten, die der DRG-Kalkulation zugrunde liegen. Zu beachten ist an dieser Stelle, dass diesen direkten Einfluss nur die gelisteten 399 Kalkulationshäuser aufweisen. Dieser "Hamsterradeffekt" führt dazu, dass es faktisch zu einer "Bestrafung" von auch medizinischen Optimierungsbemühungen in Bezug auf die Genesungszeit (= Verweildauer) in Form einer reduzierten DRG-Vergütung kommt. Im Umkehrschluss bedeutet dieser Sachverhalt, dass selbst dann, wenn aus medizinischer Perspektive eine raschere Genesung des Patienten bei gleicher oder höherer Qualität möglich ist, Patienten aus ökonomischen Gründen nicht entlassen werden.

11.3.4 Glaubenssatz 4: Gefühlte versus tatsächliche Verweildauer

Jeder, der sich etwas intensiver mit der Unternehmenskultur im Krankenhaus auseinandersetzt, wird auf stetig wiederkehrende Wahrnehmungsunterschiede treffen (Vilette 2011, S. 989). Hierzu gehört auch, dass die Behandelnden häufig unterschiedliche Meinungen über die aktuelle Verweildauer ihrer Patienten kommunizieren. Ein Großteil der Behandelnden wird nicht über die tatsächliche Verweildauer informiert und kennt diese nicht. Der andere Teil gibt eine Verweildauerschätzung ab, die tendenziell unter den tatsächlichen durchschnittlichen Werten liegt, ggf. auch eine Zielverweildauer darstellt.

Dies lässt sich damit begründen, dass die Behandelnden stets zum einen die Planverweildauer und zum anderen das Gros der Patienten, bei dem alles ideal verlaufen ist, im Blick haben, die sicherlich auch den gefühlten Verweildauerwerten entsprechen. Darüber hinaus ist es keine Seltenheit, dass im Krankenhaus eine hohe Varianz zwischen den Verweildauern der Patienten besteht und "Ausreißerquoten" von bis zu 10 % erreicht werden. Hierbei

handelt es sich z. B. um Hüftgelenkersatzpatienten, die über 30 Tage im Krankenhaus verweilen und damit den Verweildauerdurchschnitt deutlich heben. Häufig sind den Behandelnden diese "Ausreißer" nicht bekannt und es bleibt auch unklar, aus welchen medizinischen, sozialen, organisatorischen Gründen sich diese Patienten so lange im Krankenhaus aufhalten mussten.

Dieser Umstand zeugt von geringer Prozesskontinuität und erfordert einen hohen Improvisationsgrad von allen an der Behandlung Beteiligten in der täglichen Versorgung. Dieser Punkt ist besonders deswegen interessant, da es sich beispielsweise bei Gelenkersatzpatienten um elektive und damit gut planbare Behandlungsverläufe handelt. Der Patient erwartet, bereits vor seinem Krankenhausaufenthalt möglichst genau zu erfahren, wie lange er sich im Krankenhaus aufhalten muss. Wenn die verschiedenen an der Behandlung beteiligten Akteure jedoch unterschiedliche Aussagen dazu machen, verunsichert dies den Patienten sehr. Daher ist es notwendig, dass wirklich alle Aktivitäten der Beteiligten rund um die Behandlung aufeinander abgestimmt sind und dieselben Inhalte kommuniziert werden. Hierfür bedarf es eines interdisziplinären Teams, bestehend aus Operateuren, Anästhesisten, Physiotherapeuten, Pflege und Sozialdienst, um den gesamten Behandlungsablauf zu erfassen und stetig weiterzuentwickeln (zu Beobachtungen eines Patienten vgl. Vilette 2011, S. 989). Dadurch wird Improvisation durch Planbarkeit ersetzt, die Ursachen für Verweildauerausreißer werden identifiziert, reflektiert und idealerweise behoben.

11.3.5 Glaubenssatz 5: Der Patient möchte eine lange stationäre Verweildauer

Neben der Beurteilung der Behandelnden in der Verweildauerdiskussion ist diejenige des Patienten nicht zu vernachlässigen. In den seltensten Fällen wird der Patient direkt informiert, mit welcher durchschnittlichen oder sogar individuellen Verweildauer er bei seiner Behandlung rechnen kann. Häufig wird von medizinischen Leistungserbringern bei Veränderungsprozessen mit Fokus Verweildaueroptimierung die Annahme geäußert, dass der Patient keinen kürzeren Krankenhausaufenthalt wünscht und sogar die Sorge besteht, dass durch eine verkürzte Verweildauer potenzielle Patienten sich gegen das Krankenhaus entscheiden könnten. Die Behandelnden schildern nicht selten, dass der Patient überrascht ist, wenn er z. B. nach einer Hüftgelenkoperation bereits nach 6 Tagen in die Reha entlassen wird, oder dass Patienten nicht wieder nach Hause möchten, weil sie sich im Krankenhaus besser versorgt fühlen. Diese Situation spiegelt die Dynamik der letzten Jahre wieder und zeigt die gestiegene Vermittlungsanforderung des klinischen Personals gegenüber dem Patienten. Vor allem sog. "Wiederholungstäter", die bereits eine vergleichbare Behandlung erhalten haben (z. B. linke Knie-TEP und dann rechte), nehmen veränderte Rahmenbedingungen der medizinischen Versorgung wahr und stellen – sicher nachvollziehbar – Fragen zu den Hintergründen.

Interessanterweise zeigen Studien beispielsweise mit Gelenkersatzpatienten, dass Patienten mit einer kürzeren Verweildauer zufriedener oder zumindest genauso zufrieden sind wie Patienten, die länger im Krankenhaus verweilen (Reilly et al. 2005, Kolisek 2009). Schneider et al. (2009) verdeutlichen in ihrer schottischen Studie, dass 88 % der untersuchten Kniegelenkersatzpatienten eine Verweildauer von durchschnittlich 5,5 Tagen für angemessen halten. Es wird hervorgehoben, dass der Patient weniger an der Höhe der durchschnittlichen Verweildauer interessiert ist oder die Qualität seiner Versorgung daran misst. Vielmehr reagiert er auf Varianzen der Behandlungsdauer oder auf die empfangenen Therapieansätze, beispielsweise im Vergleich zum Bettnachbarn mit gleicher Indikation. In solchen Situationen stellt sich selbstverständlich die Frage, was das Behandlungsteam tun kann, um Unterschiede zu erklären.

Das hier zugrunde liegende Thema ist die Frage nach der geeigneten Vermittlung von Gesundheitskompetenz (Sørensen K et al. 2012), beispielsweise durch eine transparente Informationsvermittlung und Schulung des Patienten über den Eingriff sowie ein aktives realistisches Erwartungsmanagement durch das Behandlungsteam. Es gilt, die Wahrnehmung des Patienten auf eine Gesundheitsdienstleistung bei der Verweildauerdiskussion zu berücksichtigen. Die eigentlichen medizinischen Parameter

der Behandlung kann der Patient aufgrund der hohen Informationsasymmetrie und der Charaktereigenschaft als Vertrauensgut (Linke 2010, S. 172) nur schwer beurteilen. Daher interpretieren Patienten Verweildauer "einfach" als Surrogat im Sinne: lange Verweildauer = gute Qualität, "man kümmert sich um mich". Er vertraut den Aussagen und Aktivitäten des medizinischen Personals. Weitere häufige Qualitätssurrogate für eine gute medizinische Behandlung sind beispielsweise die Ausstattung des Zimmers, das Essen oder auch die Freundlichkeit des Personals, die er beurteilen kann, die jedoch oftmals einen geringen direkten Einfluss auf seine Genesung haben.

Um die Wahrnehmung des Patienten von der "Verweildauer" zu verändern und sein Urteilsvermögen bei medizinischen Dienstleistungen zu erhöhen, ist es wichtig, dass er durch Schulungen umfangreich über Art, Ziele und Ablauf von Therapieaktivitäten aufgeklärt und zum aktiven Partner der Behandlung ausgebildet wird. Der Aufbau der sog. Gesundheitskompetenz (Sørensen et al. 2012) hilft, die Informationsasymmetrie zwischen Behandlungsteam und Patienten zu nivellieren. So hat der Patient die Möglichkeit, sich nicht nur auf das Behandlungsteam zu verlassen, sondern er versteht, was er erwarten, welchen Beitrag er zum Gesundheitsergebnis leisten und welche Ziele er erreichen kann.

11.4 Zielparameter der Zukunft für eine optimale medizinische Versorgung

Das Krankenhausmanagement und die Behandelnden stehen aktuell vor der Herausforderung, wie sie die Forderung nach kürzeren Verweildauern im klinischen Alltag umsetzen, ohne dabei Qualitätseinbußen zu verzeichnen. Gleichzeitig müssen sie auch in der Lage sein, gegenüber Patienten die Veränderungen im Gesundheitswesen verständlich und qualitätsorientiert zu erklären. Ausgehend von 5 Glaubenssätzen aus dem Krankenhausalltag über die Verweildauer, hervorgerufen durch einen Paradigmenwechsel in der Vergütungssystematik, lässt sich ein pragmatischer Lösungsansatz ableiten, der sowohl die Patientenzufriedenheit erhöht und die klinischen Ergebnisse verbessert als auch die Verweildauer reduziert.

Die zunächst ökonomisch motivierte Verweildauerreduktion im Sinne einer rein vergütungsbegründeten Optimierung sollte möglichst bald in eine medizinische Diskussion über "Wie viel Krankenhaus braucht der Patient wirklich" münden. Verweildauer ist sicher kein eindimensionaler Zielparameter und kann letztendlich nur aussagefähig sein in Kombination mit weiteren Daten wie etwa Qualitätsparametern oder patientenberichteten Ergebnissen (PROM). Ansätze wie das Rapid-Recovery-Programm als sog. "Service Line Management" überwindet diese Glaubenssätze über die Verweildauer, indem ein neues Behandlungsverständnis geschaffen wird mit dem Ziel, alle Aktivitäten, die eine rasche Genesung fördern, zu stärken und die Aktivitäten, die eine Genesung verzögern, zu reduzieren. Dadurch wird eine Verschmelzung ökonomischer und medizinischer Zielsetzungen herbeigeführt, und die von Michael E. Porter, Harvard-Ökonom, formulierte Empfehlung für das deutsche Gesundheitswesen wird Wirklichkeit, dass nämlich nur die konsequente Ausrichtung auf Qualität auf Dauer auch die Kosten eindämmen wird.

Für die Überwindung der aufgeführten Glaubenssätze ist für den klinischen Alltag eine evidenzbasierte, interdisziplinäre Behandlungsstrategie zu wählen, die die klinische Qualität bei gleichzeitiger Verweildauerreduzierung verbessert. Die Kombination der medizinischen Prinzipien der Fast-Track-Chirurgie und der Vorteile strukturierter Behandlungspfade mit dem Enthusiasmus und der Hingabe der Behandelnden für eine bessere Versorgung birgt noch ein erhebliches Potenzial zur Verschmelzung der ökonomischen mit der medizinischen Bedeutung des Zielparameters Verweildauer.

Literatur

Akhtar KSN, Houlihan-Burne DG (2010) Optimization of the patient undergoing total knee arthroplasty – the Rapid Recovery Program. Journal of Clinical Rheumatology & Musculoskeletal Medicine 2:1–4

Augurzky B, Krolop S, Hentschker C, Pilny A, Schmidt CM (2014) Krankenhaus Rating Report 2014. medhochzwei Verlag, Heidelberg

AQUA (2014) Bundesauswertung zum Erfassungsjahr 2013. AQUA-Institut, Göttingen. https://www.sqg.de/ergebnisse/leistungsbereiche/knie-totalendoprothesen-erstimplantation.html. Zugegriffen: 20. Jan. 2015

Bandholm T, Kehlet H (2012) Physiotherapy excercise after fast-track total hip and knee arthroplasty: time for reconsideration? Archives of Physical Medicine and Rehabilitation 93(7):1292–1294

Barmer GEK (2010) Barmer GEK Report Krankenhaus 2010. Barmer

Busse R, Schreyögg J, Tiemann O (Hrsg) (2010) Management im Gesundheitswesen. Springer, Berlin

Dilts R (2006) Veränderung von Glaubenssystemen. Junfermann, Paderborn

Fearon KCH, Luff R (2003) The nutritional management of surgical patients: enhanced recovery after surgery. Proceedings of the Nutrition Society 62:807–811

Fuest B (2011) Kliniken entlassen Patienten oft zu schnell. Die Welt online. http://www.welt.de/wirtschaft/article13123483/Kliniken-entlassen-Patienten-oft-viel-zu-schnell.html. Zugegriffen: 3. Jan. 2015

von Eiff W, Schüring S, Greitemann B, Karoff M (2011) REDIA – Auswirkungen der DRG-Einführung auf die Rehabilitation. Rehabilitation 50(4):214–221

Fleßa S (2010) Grundzüge der Krankenhausbetriebslehre. Oldenbourg, München

Gaudillière B, Fragiadakis GK, Bruggner RV, Nicolau M, Finck R, Tingle M, Silva J, Ganio EA, Yeh CG, Maloney WJ, Huddleston JI, Goodman SB, Davis MM, Bendall SC, Fantl WJ, Angst MS, Nolan GP (2014) Clinical recovery from surgery correlates with single-cell immune signatures. Sci Transl Med 6(255):255–131

Heisel J (2012) Rehabilitation nach minimal-invasiver Hüftendoprothesenimplantation. Orthopäde 41(5):407–412

Husted H, Holm G, Jacobsen S (2008) Predictors of length of stay and patient satisfaction after hip and knee replacement surgery. Acta Orthopaedica 2:168–173

InEK (2014) DRG-Entgeltkatalog: G-DRG-Version. www.g-drg.de/cms/G-DRG-System_2014. Zugegriffen: 20. Jan. 2015

InEK (2010) DRG-Entgeltkatalog: G-DRG-Version. www.g-drg.de/cms/G-DRG-System_2010. Zugegriffen: 20. Jan. 2015

Kehlet H, Wilmore DW (2002) Multimodal strategies to improve surgical outcome. American Journal of Surgery 183:630–641

Kehlet H, Wilmore DW (2005) Fast-track surgery. British Journal of Surgery 3-4:3–4

Kehlet H, Wilmore DW (2008) Evidence-based surgical care and the evolution of fast-track surgery. Annals of Surgery 2:189–198

Kolisek FR, McGrath MS, Jessup NM, Monesmith EA, Mont MA (2009) Comparison of outpatient versus inpatient total knee arthroplasty. Clin Orthop Relat Res 467:1438–1442

Leclerque G, Klauber J (2010) Einführung. In: Klauber J, Geraedts M, Friedrich J (Hrsg) Krankenhaus-Report 2010. Schattauer, Stuttgart, S XVI

Linke C (2010) Managementgesellschaften im Rahmen der Integrierten Versorgung. Verlag PCO, Bayreuth

Matthias N, Arndt G, Meier D (2011) Verweildauer- ist Veränderungsmanagement. Führen und Wirtschaften im Krankenhaus 28(5):526

OECD (2014) Health at a Glance: Europe 2014. http://ec.europa.
eu/health/reports/docs/health_glance_2014_en.pdf. Zugegriffen: 20. Jan. 2015

Parker MJ et al (2008) Closed suction surgical wound drainage
after orthopaedic surgery. Cochrane Library Issue 4

Parvizi J, Mui A, Purtill JJ, Sharkey PF, Hozack WJ, Rothman RH
(2007) Total joint arthroplasty: When do fatal or near-fatal
complications occur? J Bone Joint Surg 89:27–32

Pennekamp J (2012) Unnötige Eingriffe in der OP-Fabrik. FAZ
online. http://www.faz.net/aktuell/wirtschaft/unnoetige-
eingriffe-in-der-op-fabrik-11852366.html. Zugegriffen: 8.
Jan. 2015

Reilly KA, Beard DJ, Barker KL, Dodd CA, Price AJ, Murray DW
(2005) Efficacy of an accelerated recovery protocol for Oxford unicompartmental knee arthroplasty – a randomised
controlled trial. Knee 12:351–357

Rong O (2011) Verweildauerorientiertes Case Management als
Schlüssel zur Verweildaueroptimierung. In: Debatin JF, Ek-
kernkamp A, Schulte B (Hrsg) Krankenhausmanagement
– Strategien, Konzepte, Methoden. MWV Medizinisch Wissenschaftliche Verlagsgesellschaft, Berlin, S 369–371

Rong O, Schwarzer I (2013) Verweildauerorientiertes Patienten-
management. In: Kray R, Koch C, Sawicki PT (Hrsg) Qualität in der Medizin dynamisch denken – Versorgung – Forschung – Markt. Springer, Wiesbaden, S 131–147

von Roth P, Perka C, Dirschedl K et al (2012) Use of redon drains
in primary total hip arthroplasty has no clinically relevant
benefits. Orthopedics 11:1592–1595

Schneider M, Kawahara I, Ballantyne G, McAuley C, Macgregor
K, Garvie R, McKenzie A, Macdonald D, Breusch SJ (2009)
Predictive factors influencing fast track rehabilitation fol-
lowing primary total hip and knee arthroplasty. Archives of
Orthopaedic and Trauma Surgery 12:1585–1591

Sørensen K, Van den Broucke S, Fullam J, Doyle G, Pelikan J,
Slonska Z, Brand H, (HLS-EU) Consortium Health Literacy
Project European (2012) Health literacy and public health:
a systematic review and integration of definitions and models. BMC Public Health 80:1–13

Statistisches Bundesamt (2014) Krankenhausstatistik – Diagnosedaten der Patienten und Patientinnen in Krankenhäusern. Statistisches Bundesamt, Wiesbaden

Stargardt T (2008) Health service costs in Europe: cost and reim-
bursement of primary hip replacement in nine countries.
Health Economics 17:9–20

Szent-Ivanyi T (2014) Rasch raus aus dem Krankenhaus. Kölner
Stadtanzeiger, 24./25.8.2014

Timm L (2011) Bei Aufnahme die Entlassung planen. f&w
1:76–77

Vilette M (2011) For want of a four-cent pull chain. BMJ Qual
Saf 20:986–990

Walmsley PJ, Kelly MB, Hill RMF et al (2005) A prospective, randomised, controlled trial of the use of drains in total hip
arthroplasty. Journal of Bone and Joint Surgery 10:1397–
1401

Wilmore DW, Kehlet H (2001) Recent advances: Management of
patients in fast track surgery. BMJ 2:473–476

PROM – Mehr als nur die Standzeit betrachten

Jing Xie

12.1   Einleitung – 116

12.2   Mangelnde Patientenzufriedenheit – 116

12.3   Produkte und Programme für patientenzentrierte Versorgung – 116

12.4   Zusammenfassung – 117

      Literatur – 118

J. Jerosch, C. Linke (Hrsg.), *Patientenzentrierte Medizin in Orthopädie und Unfallchirurgie*,
DOI 10.1007/978-3-662-48081-6_12, © Springer-Verlag Berlin Heidelberg 2016

12.1 Einleitung

Die Ergebnisse nach künstlichem Gelenkersatz werden traditionell anhand der Standzeit des Implantats und vom Arzt auszufüllender Fragebögen zur Standardbewertung (z. B. Harris Hip Score oder American Knee Society Score) gemessen. Zweifelsohne sind dies wichtige Parameter. Es kann jedoch von Nutzen sein, auch die Beurteilung des Ergebnisses einer Gelenkersatzoperation durch den Patienten in die Bewertung einfließen zu lassen. Sogenannte Patient Reported Outcome Measures (PROM) finden deshalb in der Endoprothetik immer mehr Beachtung.

12.2 Mangelnde Patientenzufriedenheit

Studien haben gezeigt, dass etwa 20 % der Knietotalendoprothesenpatienten mit dem Ergebnis des Eingriffs nicht zufrieden sind (◘ Abb. 12.1). Es scheint also legitim, Instrumente zu definieren, mit deren Hilfe man die Patientenzufriedenheit auf Grundlage der erhobenen Daten bewerten kann. Ziel ist es, damit eine Verbesserung der orthopädisch-chirurgischen Versorgung zu erreichen. PROM wie etwa EQ-5D (▶ www.euroquol.org), FJS (Forgotten Joint Score), OKS (Oxford Knee Score), OHS (Oxford Hip Score), HOOS (Hip Disability and Osteoarthritis Outcome Score) und KOOS (Knee Injury and Osteoarthritis Outcome Score) liefern erwiesenermaßen valide Daten. Ihre breite Verwendung wurde durch öffentlich geförderte patientenzentrierte Gesundheitsinitiativen vorangetrieben. PROM werden z. B. seit 2009 in Verbindung mit dem England and Wales National Joint Registry erhoben. Auch das Schwedenregister sammelt seit 2002 PROM und erstellt entsprechende Berichte. Seit seinem Beginn im Jahr 1998 erhebt das New Zealand Joint Registry OHS und OKS als indikationsspezifische PROM. Das wachsende Interesse an PROM zeigt, dass es bei der Bewertung von Ergebnissen beim Gelenkersatz einen Paradigmenwechsel von der Standzeit allein hin zur Lebensqualität der Patienten gegeben hat. Viele der unterschiedlichen Implantate erzielen mittlerweile ähnlich lange Standzeiten. Daher ist es entscheidend, die Technologien auch und insbesondere anhand von PROM zu vergleichen.

In den letzten Jahren hat sich der Schwerpunkt der PROM vom allgemeinen Gesundheitszustand zu erkrankungs- und gelenkspezifischen Messgrößen verschoben (◘ Tab. 12.1). Die Spezifität der Fragebögen ist unterschiedlich ausgeprägt, ihre Verwendung hängt von den Forschungsfragen und Hypothesen ab. Heutzutage steht eine ganze Reihe von PROM-Scores zur Verfügung, es herrscht jedoch keine Einigkeit darüber, mit welchem Score man die Patientenzufriedenheit am besten messen kann. In der jüngsten Vergangenheit wurde in klinischen Studien zum künstlichen Gelenkersatz immer häufiger der "Forgotten Joint Score" (FJS) eingesetzt. Der FJS legt besonderes Augenmerk darauf, ob der Patient im täglichen Leben "vergisst", dass er ein künstliches Gelenk hat.

Die Fortschritte in der Medizintechnologie haben dazu geführt, dass der traditionelle Ansatz der Bewertung von Ergebnissen bei künstlichem Gelenkersatz anhand des Revisionsstatus des Implantats nicht mehr ausreicht. Die Patientenzufriedenheit ist ein fester Bestandteil der Bewertung, wie erfolgreich die Versorgung mit einem künstlichen Gelenkersatz ist. Die Rate der Patientenzufriedenheit nach Knie- (80 %) und Hüfttotalendoprothetik (90 %) sind niedriger als die jeweilige Überlebensrate der Implantate (Scott et al. 2010, Rolfson et al. 2011a u. b). Ohne Einbeziehung der Ergebnisse aus Patientenperspektive erhält man also kein vollständiges Bild der Faktoren, die zu Schmerzlinderung, Wiederherstellung der Funktion und Patientenzufriedenheit beitragen (Rolfson et al. 2011b).

12.3 Produkte und Programme für patientenzentrierte Versorgung

Produktdesign und Programmentwicklung bei Zimmer Biomet berücksichtigen auch die Bedeutung von patientenzentrierter Versorgung und PROM. Einige Beispiele:

Unikondyläres Oxford-Knie In einer Studie, die kürzlich an der Washington University in St. Louis, USA, durchgeführt wurde, berichteten Patienten, die mit einem unikondylären Oxford-Knie versorgt wurden, 1,8-mal häufiger, dass sich ihr Knie normal anfühlte (◘ Tab. 12.2). Zudem gaben sie 2,7-mal häufiger an, dass sie mit ihrer Fähigkeit, nach

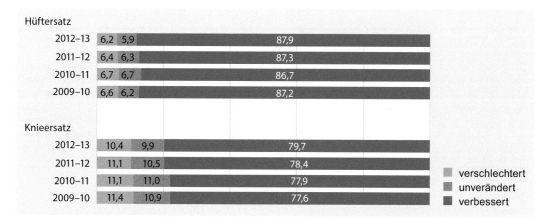

Hüftersatz

	verschlechtert	unverändert	verbessert
2012–13	6,2	5,9	87,9
2011–12	6,4	6,3	87,3
2010–11	6,7	6,7	86,7
2009–10	6,6	6,2	87,2

Knieersatz

	verschlechtert	unverändert	verbessert
2012–13	10,4	9,9	79,7
2011–12	11,1	10,5	78,4
2010–11	11,1	11,0	77,9
2009–10	11,4	10,9	77,6

◻ **Abb. 12.1** EQ-5DTM-Index: postoperative Veränderung aus Patientensicht 2009/10 bis 2012/13. (Adaptiert nach Health and Social Care Information Centre 2014)

◻ **Tab. 12.1** Implantatstandzeit und PROM liefern Ärzten und Patienten unterschiedliche Informationen im Hinblick auf Ergebnisse bei künstlichem Gelenkersatz

Aussagekraft der Methode	Stark	Schwach
Standzeit	Wie lange hat der Patient das Implantat bereits? Wie groß ist die Wahrscheinlichkeit, dass das Implantat aus irgendeinem Grund irgendwann versagt? Objektive Bewertung	Wie geht es dem Patienten seit dem Eingriff? Kann der Patient mit der Endoprothese normalen täglichen Aktivitäten nachgehen und Sport treiben? Schlechtes Ergebnis (z. B. Schmerzen) bei nicht revidierten Patienten wird nicht erfasst
PROM	Hat der Patient seit dem Eingriff Schmerzen? Kann der Patient mit der Endoprothese normalen täglichen Aktivitäten nachgehen und Sport treiben? Differenzierung von mehr oder weniger aussagekräftigen PROM	Subjektiv – von kontextuellen und anderen Faktoren beeinflusst Deckeneffekt: keine Differenzierung zwischen guten und sehr guten PROM Schwer zu erfassen: "Patienten, denen es sehr gut geht, äußern sich nicht"

mindestens einem Jahr postoperativ an Aktivitäten des täglichen Lebens teilzunehmen, zufrieden waren (Berend 2013).

Vanguard XP Das Design des neuen Kniesystems Vanguard XP zielt primär darauf ab, eine verbesserte Patientenzufriedenheit nach Knietotalendoprothetik zu erreichen. Der Erhalt des vorderen Kreuzbands mit Vanguard XP spielt dabei nach Auffassung von Zimmer Biomet eine entscheidende Rolle. Der Kreuzbanderhalt kann demnach die Lücke zwischen Funktion und Patientenzufriedenheit schließen.

Rapid Recovery Beim Rapid Recovery Programm dreht sich alles um den Patienten. Mit Prozessop-

timierung, Schulung und aktiver Einbindung des Patienten in den Behandlungsprozess soll das bestmögliche Behandlungsergebnis erzielt werden. Die verschiedenen Elemente des Rapid Recovery Programms sind darauf ausgerichtet, die Patientenzufriedenheit zu verbessern.

12.4 Zusammenfassung

Mit sinkender Altersgrenze bei der Endoprothetik und gleichzeitig steigender Lebenserwartung geht der Anspruch an die Ergebnisse bei künstlichem Gelenkersatz zunehmend über die lange Standzeit hinaus. Heutzutage erwarten die Patienten Zufrie-

◨ **Tab. 12.2** Knietotalendoprothese und unikondyläre Knieendoprothese im Vergleich aus Patientensicht

	Knietotalendo-prothese	Unikondyläre Knieendopro-these
Knie fühlt sich "normal" an	1,00	1,81[a]
Leistungs-fähigkeit bei Tätigkeiten des täglichen Lebens	1,00	2,69[a]

[a] Nach Geschlecht, Alter, Einkommen, Minderheit und Behandlungsort angepasst, p < 0,05, multivariate Analyse

denheit sowie die Rückkehr in ein Leben mit normaler Alltags- und sportlicher Aktivität. Deshalb ist es von Bedeutung, die Sichtweise der Patienten in die Entwicklung von Produkten und Programmen zu integrieren und die Erfüllung ihrer Erwartungen mithilfe von PROM zu messen.

❯ Erstmals erschienen in: Biomet Deutschland GmbH (Hrsg.) Berliner Seminare 2014-2 "Versorgungsprozesse in der Endoprothetik". Abdruck mit freundlicher Genehmigung der Biomet Deutschland GmbH.

Literatur

Baker PN, van der Meulen JH, Lewsey J, Gregg PJ (2007) The role of pain and function in determining patient satisfaction after total knee replacement. Data from the National Joint Registry for England and Wales. J Bone Joint Surg Br 89-B(7):893–900 (www.bjj.boneandjoint.org.uk/content/89-B/7/893.short)

Behrend H, Giesinger K, Giesinger JM, Kuster JS (2012) The "forgotten joint" as the ultimate goal in joint arthroplasty. Journal of Arthroplasty 27(3):430–436

Berend M, A minimalist approach for compartment pathology: uni, bi or tri. CCJR Meeting Spring 2013 in Las Vegas, Presentation #32

Health and Social Care Information Centre (2014) Finalised Patient Reported Outcome Measures (PROMs) in England. April 2012 to March 2013. www.hscic.gov.uk/catalogue/PUB14574/final-proms-eng-apr12-mar13-fin-report-v1.pdf

Rolfson O, Kärrholm J, Dahlberg LE, Garellick G (2011a) Patient-reported outcomes in the Swedish Hip Arthroplasty Register: results of a nationwide prospective observational study. J Bone Joint Surg Br 93:867–875

Rolfson O, Rothwell A, Sedrakyan A, Eresian Chenok K, Bohm E, Bozic KJ, Garellick G (2011b) Use of patient-reported outcomes in the context of different levels of data. J Bone Joint Surg Am 93(Suppl 3):66–71

Scott CE, Howie CR, MacDonald D, Biant LC (2010) Predicting dissatisfaction following total knee replacement: a prospective study of 1217 patients. J Bone Joint Surg Br 92:1253–1258

Lösungen für das Medizinmanagement

Kapitel 13   Optimierte Diagnostik am Beispiel
eines Instituts – 121
Christian Schneider

Kapitel 14   Patientenschulungen – 125
Jörg Jerosch

Kapitel 15   Sport- und Physiotherapie – 127
Inga Krauß, J. Heisel

Kapitel 16   Präoperative Ganzkörperwaschung – 147
Jörg Jerosch

Kapitel 17   Blutmanagement in der Orthopädie
und Unfallchirurgie – 157
Pascal Knuefermann, Holger Haas

Kapitel 18   Flüssigkeitsmanagement – 173
Jörg Jerosch

Kapitel 19   Postoperative Schmerztherapie – 177
Joachim Nadstawek

Kapitel 20   Perioperatives Schmerzmanagement
aus Sicht des Operateurs – 203
Jörg Jerosch

Kapitel 21   Perioperative Antibiotikaprophylaxe – 217
Jörg Jerosch

Kapitel 22   Intraoperative lokale Anwendungen
              zur Infektprophylaxe – 225
              Jörg Jerosch

Kapitel 23   Anwendung von Drainagen,
              Tourniquets und CPM – 229
              Jörg Jerosch

Kapitel 24   Das EndoCert-Konzept – 233
              Holger Haas

Kapitel 25   Lösungskonzepte für eine effiziente
              OP-Nutzung – 245
              Dirk Pfitzer, Roman Hipp, Katja Pöhls

Kapitel 26   Juristische Aspekte der Prozessoptimierung
              im Krankenhaus – 255
              Heiko Schott

Kapitel 27   Mindestmenge – Spezialisierung
              des Operateurs – 261
              Jochem Schunck

Kapitel 28   Warum bedarf es neuer Konzepte wie dem Rapid-
              Recovery-Programm? – 267
              Kirill Gromov, Henrik Husted

Kapitel 29   Rapid-Recovery-Management als organisatorische
              Innovation für die kontinuierliche
              medizinische Optimierung – 273
              Claudia Linke, Tobias Heitmann

Optimierte Diagnostik am Beispiel eines Instituts

Christian Schneider

13.1   Einführung – 122

13.2   Strukturierter Diagnostikplan – 122

13.3   Fallkonferenz als Schlüssel – 123

J. Jerosch, C. Linke (Hrsg.), *Patientenzentrierte Medizin in Orthopädie und Unfallchirurgie*,
DOI 10.1007/978-3-662-48081-6_13, © Springer-Verlag Berlin Heidelberg 2016

13.1   Einführung

Bei der Suche nach Lösungen zu den in den vorangegangenen Kapiteln dargestellten Problemen in der optimierten Versorgung der Patienten fällt immer wieder die ungenügende Möglichkeit einer umfassenden Diagnostik auf. Erst die zielgerichtete und doch ergebnisoffene Diagnostik ermöglicht eine adäquate Behandlungsplanung. Das langfristige Outcome und damit die Zufriedenheit des Patienten beginnen also bereits mit einer optimierten Diagnostik. Im Folgenden wird am Beispiel eines organspezifischen Instituts (hier Rückeninstitut) der Vorteil einer strukturierten Diagnostik dargestellt.

Die Namensgebung "Institut" oder "Zentrum" soll dabei nach außen klar signalisieren, dass eine hohe Spezialisierung auf ein bestimmtes Thema vorliegt. Die Wahrnehmung als eine solche Institution wird beim Patienten bereits eine gewisse Erwartungshaltung wecken, die dann aber auch erfüllt werden muss. Die alleinige Namensgebung wird keine substanzielle Änderung und damit keinen wirklichen Erfolg mit sich bringen.

Die Visitenkarte nach außen ist schon die Erreichbarkeit. Ein besonders gutes Institut/Zentrum hat vielleicht erst in einem gewissen Zeitfenster freie Termine, aber die telefonische Erreichbarkeit für den Erstkontakt ist immens wichtig. Die inhaltliche Schulung des Telefonpersonals ist notwendig und sollte auch Freundlichkeit und Empathie einschließen – mit dem Erstkontakt wird bereits ein Vertrauensanker gesetzt. Die richtige Terminierung entsprechend der medizinischen Notwendigkeit ist nicht immer leicht, sollte aber durch gezielte strukturierte Befragung konsequent versucht werden. Telefonchecklisten mit "red flags" haben sich dabei bewährt – das bedeutet natürlich auch, dass zusätzliche "akute Termine" eingeplant werden.

13.2   Strukturierter Diagnostikplan

Innerhalb des Instituts muss für den gewünschten Routinepatienten ein klar strukturierter Diagnostikplan vorliegen. Dieser orientiert sich natürlich an der Ausrichtung des Instituts – im Folgenden am Beispiel eines spezialisierten Rückeninstitut verdeutlicht.

Nach dem ersten Kontakt ist eine grobe Einordnung des Schweregrads der Beschwerden meist mit hoher Sicherheit möglich. So können bereits in der Zeit bis zum eigentlichen Termin mit einzelnen gezielten Fragebögen ein Teil der Anamnese erhoben und erste Daten zur späteren Auswertung gesammelt werden. Der Patient erhält so die Möglichkeit, sich mit seinen Problemen auseinanderzusetzen, und die Fragebögen ermöglichen einzelne inhaltliche Auswertungen. So können z. B. psychosoziale Belastungsmuster in die spätere Anamneseerhebung eingehen.

Die ärztlichen Grundfertigkeiten Anamnese und Befunderhebung sind natürlich auch innerhalb eines Instituts die Grundlage jeder weiteren Diagnostik und späteren Behandlung. Die Möglichkeit von Anamnesebögen bietet Vorteile, leitet aber oft auch in eine vorgegebene Richtung – hier ist eine kritische Hinterfragung der aktuellen Situation immer wieder notwendig. Der Vorteil liegt in der umfassenden und teils kompletten Erfassung, ohne dass ggf. Teilaspekte untergehen. Eine Mischung aus einer strukturierten Grundanamnese mit festen Ankerthemen und der freien Ausweitung oder des knappen "Streifens" einzelner Aspekte hat sich dabei bewährt.

Im spezialisierten Institut werden nach dieser "Triage" die technischen Untersuchungen stattfinden. Ultraschall, Röntgen und Laborwerte sind sicherlich der Standard – mögliche Erweiterungen des direkten Zugriffs, z. B. auf Kernspintomographie (MRT) oder Computertomographie (CT), erleichtern und verkürzen die Zeitdauer in der Diagnostik. Gerade die Kooperation im Rahmen des Instituts mit einer radiologischen Praxis sollte konsequent geprüft werden.

Aber auch die angrenzenden Fachdisziplinen sollten als Kooperationspartner unter dem Dach des Instituts eine "große Einheit" darstellen. So könnte im Rahmen des Rückeninstituts sicherlich eine internistisch-rheumatische und neurologische Kooperation bestehen, vielleicht ist aber gerade der erweiterte Ansatz auf Urologen, Gynäkologen und Kinderärzte ebenfalls zu prüfen. Hier spielen die effektiven Gegebenheiten vor Ort eine entscheidende Rolle und müssen mit allen Partnern gemeinschaftlich vor einer Umsetzung besprochen werden.

Die technische Grundausstattung des Instituts muss eine gemeinsame IT-Struktur umfassen, mit der alle kooperierenden Partner aktiv arbeiten und nicht nur passiv darauf zugreifen. Die gemeinsame Patientenakte ermöglicht eine abgestimmte Diagnostik, da nachfolgende Kollegen bereits auf vorhandene Anamnesedaten und Fragebögen und im Verlauf auch auf radiologische und laborchemische Befunde zugreifen können. Voraussetzung ist die datenschutzrechtliche Einwilligung des Patienten in diese gemeinsame Datennutzung durch alle Kooperationspartner.

Nach Abschluss des geplanten Diagnostikspektrums erscheint der Patient erneut beim erstbehandelnden Orthopäden zur Besprechung der inzwischen erhobenen Befunde und der eventuellen Planung weiterer Diagnostikschritte oder bereits des weiteren Behandlungsplanes. Durch die gemeinsame Nutzung aller Daten durch alle Partner wird der Patient erhebliche Vorteile haben – unter anderem verkürzte Wartezeiten, keine Doppeluntersuchungen, zielgerichtete Diagnostik. Die Möglichkeit, innerhalb eines überschaubaren Zeitfensters zu einem Ergebnis und einer abgestimmten Behandlungsplanung zu gelangen, rückt in greifbare Nähe.

13.3 Fallkonferenz als Schlüssel

Die Analyse aller erhobenen Befunde gemeinsam mit dem Patienten ist notwendige Voraussetzung für eine gewünschte hohe Compliance. Das "konsiliarische" Statement der beteiligten Fachrichtungen liegt nun vor, und die auffälligen Befunde können auch in einer gemeinsamen Besprechung dieser Ärzte dem Patienten vorgestellt werden. Gerade vor operativen Eingriffen ist die konsequente Betrachtung aus mehreren Blickwinkeln sinnvoll und kann dabei auch die Physiotherapie einbeziehen. Diese Vorgehensweise ermöglicht dem mündigen Patienten, gezielte Fragen an den spezialisierten Fachkollegen zu stellen, und alle Ärzte können ihre Sichtweisen entsprechend einbringen.

Sicher in der konservativen, aber auch frühzeitig in der operativen Behandlungsplanung ist die Einbindung in eine physio- und trainingstherapeutische Einrichtung hilfreich. Auch hier ist eine gemeinsame Datennutzung denkbar, sie wird den Informationsfluss zum und vom Therapeuten deutlich verbessern und so für eine konsequentere und zielgerichtetere Behandlung sorgen. Nur wenn dem Therapeuten das Ausmaß der diagnostischen Befunde und deren ärztliche Einordnung bekannt sind, wird die Behandlung "aus einem Guss" erfolgen können. Die Kombination mit einem konservativen multimodalen Zentrum zur Behandlung von Rückenschmerzen wäre ideal und wird in ▶ Kap. 34 dargestellt.

Zum Abschluss ist der Behandlungsplan, der mit den Beteiligten und dem Patienten abgestimmt wurde, auch schriftlich zu fixieren, um im Zeitverlauf auf dieser Grundlage arbeiten zu können. Dieser schriftliche Arztbericht ist aber auch das Transportmittel der Informationen in das soziale Umfeld des Patienten oder z. B. an den Hausarzt. Hier lassen sich viele Emotionen und Ängste in die folgende Behandlung kanalisieren und in kontrollierte Bahnen lenken. Gerüchte und Missverständnisse lassen sich minimieren oder gar vermeiden.

In der weiteren Behandlungsplanung kommt den eingangs erhobenen strukturierten und evaluierten Fragebögen eine wichtige Bedeutung zu. Sie können zur Prüfung des Diagnostik- und Behandlungsergebnisses im Verlauf genutzt werden. Treten dabei entscheidende Veränderungen "in die falsche Richtung" auf, so muss die Diagnostik nochmals konsequent hinterfragt und ggf. die Behandlung angepasst werden. Diese Möglichkeit der Erhebung von Messwerten kann auch elektronisch oder telefonisch erfolgen, sollte aber in bestimmten Zeitintervallen regelmäßig stattfinden und dann auch ausgewertet und im Datensatz des Patienten für alle verfügbar sein.

Die Formung eines spezialisierten Instituts in Kooperation mit den angrenzenden Fachdisziplinen unter Einbeziehung von Physio- und Trainingstherapie wird dem Patienten eine deutliche Verbesserung der diagnostischen Möglichkeiten geben und dabei Ressourcen im Gesundheitswesen schonen. Der zeitliche Faktor auf Patienten- und Arztseite wird sich reduzieren, und trotzdem wird eine messbare objektivierbare Behandlungsplanung ermöglicht.

Patientenschulungen

Jörg Jerosch

Literatur – 126

J. Jerosch, C. Linke (Hrsg.), *Patientenzentrierte Medizin in Orthopädie und Unfallchirurgie*,
DOI 10.1007/978-3-662-48081-6_14, © Springer-Verlag Berlin Heidelberg 2016

Die präoperative Patientenschulung spielt im Rahmen der elektiven Chirurgie an den Haltungs- und Bewegungsorganen eine zentrale Rolle. Bei verschiedenen Operationen, insbesondere bei Hüft- und Knieendoprothesen, aber auch bei anderen Indikationen wurde nachgewiesen, dass Patienten das Krankenhaus früher verlassen können und die Komplikationsrate deutlich gesenkt werden kann, wenn eine strukturierte präoperative Schulung durchgeführt wurde (Brunenberg et al. 2005, Clarke et al. 2011, Coudevre et al. 2007, Selvan et al. 2013, Wang et al. 2002). Dieser Aspekt ist gerade im deutschen Gesundheitssystem umso wichtiger, da zunehmend die Kostenträger keine stationären und zum Teil auch keine ambulanten Rehamaßnahmen mehr nach operativen Eingriffen genehmigen.

Literatur

Brunenberg DR, van Steyn MJ, Sluimer JC et al (2005) Joint recovery programme versus usual care: an economic evaluation of a clinical pathway for joint replacement surgery. Medical care 43(10):1018–1026

Clarke HD, Timm VL, Goldberg BR et al (2011) Preoperative patient education reduces in-hospital fall after total knee arthroplasty. Clin Orthop Relat Res 470(1):244–249

Coudeyre E, Jardin C, Givron P et al (2007) Coult preoperative rehabilitation modify postoperative outcomes after total hip and knee arthroplasty? Elaboration of French clinical practice guidelines. Annales de réadaptation et de médecine physique 50(3):189–197

Selvan D, Molloy A, Abdelmalek A et al (2013) The effect of preoperative foot and ankle physiotherapy group on reducing inpatient stay an improving patient care. Foot and Ankle Surgery 19(2):118–120

Wang AJ et al (2002) Perioperative education & physiotherapy improves early functional outcome. Am J Phys Med Rehabil 81:801–806

Sport- und Physiotherapie

Inga Krauß, J. Heisel

15.1   Einführung – 128

15.2   Begriffsbestimmung – 128
15.2.1 Physiotherapie – 128
15.2.2 Sport- und Bewegungstherapie – 128
15.2.3 Physikalische Therapie – 129

15.3   Relevante Berufsgruppen zur Durchführung
        der Therapie – 129

15.4   Allgemeine Ziele und Wirkmechanismen – 130
15.4.1 Schmerzlinderung – 130
15.4.2 Funktionelle Anpassungen – 130
15.4.3 Psychische Effekte – 131
15.4.4 Placeboeffekte – 131

15.5   Spezifizierte Therapieinhalte – 132
15.5.1 Klassische Physiotherapie – 132
15.5.2 Sport- und Bewegungstherapie – 133
15.5.3 Physikalische Maßnahmen – 137

15.6   Präoperatives Training zur Verbesserung
        der postoperativen Situation – 142

15.7   Postoperative Empfehlungen sportlicher Aktivitäten
        nach Endoprothesenversorgung – 142

15.8   Grundsätzliches zur Behandlung chronischer,
        akuter und postoperativer Beschwerden
        am Bewegungsapparat – 144

        Literatur – 144

J. Jerosch, C. Linke (Hrsg.), *Patientenzentrierte Medizin in Orthopädie und Unfallchirurgie*,
DOI 10.1007/978-3-662-48081-6_15, © Springer-Verlag Berlin Heidelberg 2016

15.1   Einführung

Unter dem Oberbegriff der Physiotherapie werden aktive, assistive und passive Maßnahmen zusammengefasst, deren wesentliche Zielsetzungen in der Schmerzreduktion, Wiederherstellung bzw. Erhaltung der Gelenkbeweglichkeit, der Funktionsverbesserung sowie der Optimierung der gesundheitsbezogenen Lebensqualität des Patienten liegen. Während bei akuten Schmerzzuständen insbesondere passive Therapieformen aus dem Kanon der physiotherapeutischen Behandlungsmodalitäten sowie der physikalischen Therapie Anwendung finden, liegt der primäre Fokus bei chronischen Erkrankungen auf den aktiven und eigenverantwortlich durchführbaren Interventionen der Sport- und Bewegungstherapie. Die folgende Übersicht grenzt die unterschiedlichen Therapieformen gegeneinander ab und beschreibt deren Wirkmechanismen, Inhalte und Anwendungsbereiche. Darüber hinaus werden Empfehlungen zur präoperativen Sport- und Bewegungstherapie sowie Angaben zur Sportberatung nach Endoprothesenversorgung gegeben.

15.2   Begriffsbestimmung

Physiotherapie und Sporttherapie werden häufig begrifflich nicht differenziert. Auch die physikalische Therapie als ein spezifischer Bereich der Physiotherapie ist teilweise unklar abgegrenzt. Da es sich hierbei jedoch inhaltlich um sehr unterschiedliche Interventionsformen handelt, die einzeln und in ihrer Gesamtheit wesentliche Elemente der Therapie muskuloskelettaler Erkrankungen darstellen, erscheint eine einführende Abgrenzung der jeweiligen Behandlungsstrategien angezeigt. Dies ist auch erforderlich, da die wissenschaftliche Evidenzlage zur Wirksamkeit der genannten Interventionen zum Teil sehr unterschiedlich ist.

An dieser Stelle soll eine Unterteilung in 3 Hauptkategorien erfolgen:

- Die klassische physiotherapeutische Behandlung berücksichtigt den Bereich der assistiven (geführten) und passiven Therapieformen.
- Die Sport- und Bewegungstherapie stellt eine Behandlungsform dar, bei der der Patient selber aktiv übt bzw. trainiert.

- Die physikalische Therapie umfasst passive Strategien unter Verwendung physikalischer Methoden.

15.2.1   Physiotherapie

Unter dem Begriff "Physiotherapie" werden verschiedene aktive, assistive und passive Therapieformen zusammengefasst. Die Bewegungstherapie ist hierbei die Hauptaufgabe der Physiotherapie. Sie zielt auf eine Verbesserung bzw. Wiederherstellung der Belastungsfähigkeit und Körperfunktion ab und stellt einen dynamischen Prozess dar, bei dem sich der Belastungsaufbau dem Verlauf des Heilungsprozesses anpasst. Der Behandlungsaufbau erfolgt hierbei systematisch und stufenweise (Deutscher Verband für Physiotherapie (ZVK) 2014).

Unter den Bereich der assistiven (geführten) und passiven Therapieformen fallen die klassischen physiotherapeutischen Behandlungsformen unter Verwendung spezifischer manueller Techniken. Bei manchen dieser Maßnahmen werden taktile oder propriozeptive Reize zur Fazilitation der Übung eingesetzt oder mit manuellen Widerständen durch den Therapeuten gearbeitet. Diese Behandlungsformen werden auch unter dem Begriff Krankengymnastik geführt; dieser wird heute jedoch nur noch eingeschränkt verwendet, da er den modernen Anforderungen der Physiotherapie nicht mehr gerecht wird.

Physiotherapie findet Anwendung in vielfältigen Bereichen von *Prävention*, Therapie und *Rehabilitation*, sowohl in der ambulanten Versorgung als auch in teilstationären und stationären Einrichtungen. Damit ist die *Physiotherapie* eine Alternative oder sinnvolle Ergänzung zur medikamentösen oder operativen Therapie (Deutscher Verband für Physiotherapie (ZVK) 2014).

15.2.2   Sport- und Bewegungstherapie

Die aktive Bewegungstherapie stellt ein weiteres wichtiges Teilgebiet der Physiotherapie dar. Der Patient wird hierbei zur eigenständigen Durchführung von Übungen und Trainingsinhalten aus dem Bereich der Sport- und Bewegungstherapie ("exer-

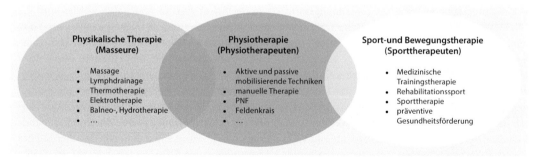

Physikalische Therapie (Masseure)	Physiotherapie (Physiotherapeuten)	Sport- und Bewegungstherapie (Sporttherapeuten)
• Massage • Lymphdrainage • Thermotherapie • Elektrotherapie • Balneo-, Hydrotherapie • …	• Aktive und passive mobilisierende Techniken • manuelle Therapie • PNF • Feldenkrais • …	• Medizinische Trainingstherapie • Rehabilitationssport • Sporttherapie • präventive Gesundheitsförderung

◻ **Abb. 15.1** Physikalische Medizin, Physiotherapie, Sport- und Bewegungstherapie: Übersicht der Zuständigkeitsbereich

cise therapy") angeleitet. Die Krankengymnastik am Gerät, medizinische Trainingstherapie und die Anleitung zu Eigenübungen sind dieser Kategorie zuzuordnen. Aufgrund der klaren wissenschaftlichen Evidenzlage nimmt der Bereich der aktiven Bewegungstherapie eine herausragende Rolle in der Behandlung muskuloskelettaler Beschwerden ein. Die Sport- und Bewegungstherapie wird deshalb im Folgenden in ▶ Abschn. 15.5.2 gesondert aufgeführt.

Gemäß des Deutschen Verbands für Gesundheitssport und Sporttherapie e. V. definiert sich die Sport- und Bewegungstherapie als "ärztlich indizierte und verordnete Bewegung mit verhaltensorientierten Komponenten, die vom Therapeuten geplant, dosiert, gemeinsam mit dem Arzt kontrolliert und mit dem Patienten alleine oder in der Gruppe durchgeführt wird. Sie will mit geeigneten Mitteln des Sportes, der Bewegung und der Verhaltensorientierung bei vorliegenden Schädigungen gestörte physische, psychische und psychosoziale (Alltag, Freizeit und Beruf betreffende) Beeinträchtigungen rehabilitieren bzw. Schädigungen und Risikofaktoren vorbeugen. Sport- und Bewegungstherapie beruht dabei auf medizinischen, trainings- und bewegungswissenschaftlichen und insbesondere pädagogisch-psychologischen sowie soziotherapeutischen Elementen. Dabei dienen die trainingswissenschaftlichen Aspekte besonders der Auswahl und Dosierung der körperlichen Aktivität zur Erhaltung, Förderung und Wiederherstellung. Sport- und Bewegungstherapie folgt der Internationalen Klassifikation der Funktionsfähigkeit, Behinderung und Gesundheit (ICF). Sie ist epidemiologisch begründet sowie evidenzbasiert. Sport- und Bewegungstherapie intendiert die Erlangung der Handlungs- und Sozialkompetenz des Menschen und strebt Verhaltensstabilisation oder Verhaltensänderung mit dem Ziel einer besseren Lebensqualität und Ökonomisierung im Gesundheitswesen an." (Deutscher Verband für Gesundheitssport und Sporttherapie e. V. 2014)

15.2.3 Physikalische Therapie

Die physikalische Therapie ist ein Teilgebiet der Physiotherapie und umfasst medizinische Behandlungsformen, die auf physikalischen Methoden beruhen (Lange u. Muller-Ladner 2008). Hierzu zählen unter anderem Behandlungsstrategien aus den Bereichen der Hydro- und Balneotherapie, der Elektrotherapie, der Ultraschalltherapie, der Thermotherapie und der Mechanotherapie (Massagetherapie).

15.3 Relevante Berufsgruppen zur Durchführung der Therapie

Während Behandlungsformen der klassischen Physiotherapie im Sinne der früheren Krankengymnastik der Berufsgruppe der Physiotherapeuten vorbehalten sind, werden sport- und bewegungstherapeutische Angebote von unterschiedlichen Professionen betreut. Hierzu gehören unter anderem Sporttherapeuten, Sportwissenschaftler, Physiotherapeuten, Sport- und Gymnastiklehrer, Übungsleiter des Deutschen Sportbunds sowie Ergotherapeuten (◻ Abb. 15.1).

Je nach Art der Grundausbildung, des zu behandelnden Krankheitsbilds (z. B. Erkrankungen des Bewegungsapparats) und der Verordnungsform (z. B. Rehabilitationssport, medizinische Trainingstherapie, Funktionstraining etc.) sind für sport- und bewegungstherapeutische Angebote spezifische Weiterbildungen erforderlich. Weitere Informationen hierzu können bei den Kostenträgern (Bundesarbeitsgemeinschaft für Rehabilitationssport, BAR) bzw. den Berufsverbänden eingeholt werden (u. a. Deutscher Verband für Physiotherapeuten (ZVK), Deutscher Verband für Gesundheitssport & Sporttherapie e. V., Deutscher Behindertensportverband). Physikalische Maßnahmen können sowohl von Masseuren als auch von Physiotherapeuten angeboten werden.

15.4 Allgemeine Ziele und Wirkmechanismen

Schmerzreduktion, Wiederherstellung bzw. Erhaltung der Gelenkbeweglichkeit, Funktionsverbesserung sowie die Verbesserung der gesundheitsbezogenen Lebensqualität sind die wesentlichen Ziele physiotherapeutischer, physikalischer sowie sporttherapeutischer Maßnahmen bei der Behandlung muskuloskelettaler Erkrankungen (Hurley u. Bearne 2008). Die Behandlungsformen sollten möglichst nebenwirkungsfrei den Umgang mit chronischen Erkrankungen erleichtern.

15.4.1 Schmerzlinderung

Die schmerzreduzierende Wirkung kräftigender sowie propriozeptiver Übungen werden unter anderem durch eine Verbesserung der mechanischen Umgebung des Gelenks und einer damit einhergehenden reduzierten unphysiologischen Gelenkbelastung gesehen (Fransen et al. 2009).

Bezugnehmend auf die "Kontrollschrankentheorie" von Melzack und Wall (1965) wird die physiologische Grundlage für die Schmerzreduktion der physikalischen Maßnahmen über die Hemmung der schmerzweiterleitenden dünnen Nervenfasern (C-Fasern) durch die dickeren Aβ-Nervenfasern erklärt. Letztere sind für die Weiterleitung physikalischer Reize zuständig. Da beide Fasertypen im Hinterhorn des Rückenmarks auf das zweite Neu-

ron der Schmerzbahn verschaltet werden und die dicken Aβ-Nervenfasern über eine schnellere Reizweiterleitung verfügen, können mechanische, thermische und elektrische Stimulationen nozizeptive Signale bei der Reizweiterleitung behindern, in dem sie das Tor zur Schmerzweiterleitung ("pain gate") blockieren. Auch die Stimulation absteigender Bahnen des Zentralnervensystems durch die Behandlung und die damit einhergehende Regulierung der Übertragung von Schmerzimpulsen auf das zweite Neuron sowie die Ausschüttung endogener Opioide mit ebenfalls schmerzhemmender Wirkung stellen mögliche Wirkmechanismen der Therapie dar (Hurley u. Bearne 2008).

Bei den physikalischen Maßnahmen werden darüber hinaus schmerzregulierende Wirkmechanismen über wärmende thermische Effekte erzielt, die eine Mehrdurchblutung und damit einhergehende Stoffwechselaktivierung hervorrufen und die Dehnfähigkeit des Gewebes verbessern sowie den Muskeltonus senken können. Kältereize hingegen setzen zunächst die Durchblutung und Stoffwechselaktivität im Gewebe durch Vasokonstriktion herab und führen damit zu einer herabgesetzten Nervenerregbarkeit und Nervenleitgeschwindigkeit (Hurley u. Bearne 2008). Je nach Anwendungsform bewirkt auch die Elektrotherapie eine Schmerzlinderung durch Mehrdurchblutung, Anhebung der Schmerzschwelle (Galvanisation) bzw. Dauerdepolarisation der Zellen (Interferenzströme) sowie den oben genannten Mechanismus der Kontrollschrankentheorie (Reizströme) (Fleischhauer et al. 2006).

15.4.2 Funktionelle Anpassungen

Physiotherapeutische und sporttherapeutische Übungen und Trainingsinhalte führen bei Dosierung oberhalb der Reizschwelle zu einer Adaptation des beanspruchten Gewebes.

Neurophysiologische Anpassungen

Koordinationstraining und die Verbesserung der posturalen Kontrolle werden gezielt zur Verminderung des Sturzrisikos und zur Verhinderung von Verletzungen genutzt (Mayer et al. 2011). Durch das Erlernen neuer Bewegungsmuster sowie durch die Optimierung bzw. Wiederherstellung der intra- und intermuskulären Koordination kommt es zur Verbesserung des sensomotorischen Systems.

Muskelkräftigung

Krafttraining hat einen positiven Einfluss auf zahlreiche Risikofaktoren kardiovaskulärer und onkologischer Erkrankungen, Diabetes und Osteoporose. Die strukturellen Anpassungen eines Hypertrophietrainings zeigen sich in einer Zunahme der Proteinsynthese mit einer Erhöhung der kontraktilen Elemente und einer Vergrößerung des Muskelquerschnitts. Neuromuskäre Anpassungen führen zudem insbesondere zu Beginn des Trainings zu einer Ökonomisierung der intra- und intermuskulären Ansteuerung und einem damit einhergehenden Kraftanstieg, der bereits vor der morphologischen Anpassung des Muskelgewebes auftritt. Funktionelle Anpassungen durch die Steigerung der Muskelkraft äußern sich insbesondere bei älteren Personen durch die Bewältigung längerer Gehstrecken, die Erleichterung bei Aktivitäten des täglichen Lebens und eine verbesserte Mobilität (Mayer et al. 2011).

Beweglichkeitsverbesserung

Die Beweglichkeit der Gelenke und die Dehnfähigkeit der Muskulatur kann durch gezielte Übungen verbessert werden. In diesem Zusammenhang finden insbesondere Techniken der manuellen Therapie, Muskeldehnungen sowie Mobilisationsübungen Anwendung.

Verbesserung der aeroben Funktionsfähigkeit

Ein regelmäßiges Ausdauertraining bewirkt unter anderem eine Ökonomisierung der Herzarbeit, es wirkt antiarrhythmisch und antihypertensiv, beeinflusst Hämodynamik und Metabolismus positiv, verbessert die Fließeigenschaften des Blutes und die Lungenfunktion (Hollmann u. Strüder 2009). Die vielfältigen Anpassungserscheinungen haben damit einen positiven Einfluss auf Risikofaktoren kardiovaskulärer sowie stoffwechselbedingter Erkrankungen.

Positive Beeinflussung systemischer Risikofaktoren

Regelmäßiges Training wirkt antiinflammatorisch und nimmt dadurch positiv Einfluss auf bestehende lokale und systemische Entzündungsvorgänge, die als Risikofaktoren zahlreicher Erkrankungen bekannt sind. Auch im Zusammenhang mit der Arthrose wird die antiinflammatorische Wirkung der Sporttherapie als möglicher Wirkmechanismus zur Reduktion des Arthroserisikos gesehen. Dies gilt insbesondere für adipöse Patienten mit einer vorliegenden metabolischen Inflammation (Issa u. Griffin 2012, Nimmo et al. 2013).

15.4.3 Psychische Effekte

Körperliche Aktivität hat einen positiven Einfluss auf das allgemeine Wohlbefinden und die Stimmungslage. Insbesondere bei depressiven Störungen wird sie deshalb gezielt als therapeutische Maßnahme empfohlen. Auch Angstzustände können durch bewegungstherapeutische Interventionen gemindert werden. Körperliche Aktivität wirkt sich darüber hinaus positiv auf das globale Selbstwertgefühl, auf das physische Selbstkonzept und auf die Selbstwirksamkeit des Patienten aus. Ein positiver Zusammenhang zwischen dem Anstieg der kardiovaskulären Fitness und Aspekten der kognitiven Leistungsfähigkeit werden ebenfalls beschrieben (Schulz et al. 2012).

15.4.4 Placeboeffekte

Neben den zuvor beschriebenen physiologischen Wirkungen der Physiotherapie ermöglichen die Interaktion und das persönliche Verhältnis zwischen Therapeut und Patient positive Behandlungseffekte im Sinne einer Placeboantwort. Bei der Behandlung der Arthrose zeigen Strategien mit inaktiven physikalischen Maßnahmen im Sinne einer Placebointervention positive Effekte (Zhang et al. 2008b, Bennell et al. 2014). Die pharmakologische Placeboforschung gibt hier dienliche Hinweise, die sich auch auf die physiotherapeutische Behandlung übertragen lassen. Placeboeffekte stellen tatsächliche psychobiologische Vorgänge dar. Die durch den psychosozialen Kontext der Behandlung induzierten biochemischen Veränderungen in Körper und Gehirn können den Krankheitsverlauf und die Reaktion auf eine Behandlung mit beeinflussen.

Verschiedene psychologische Faktoren tragen zu der Placeboantwort bei. So kann der

Arzt oder Therapeut den Placeboeffekt maßgeblich beeinflussen, indem er den Patienten von der Wirksamkeit der Therapieoption überzeugt. Auch vorausgehende positive Erfahrungen mit der Therapieform durch den Patienten selber oder durch Dritte können den Behandlungseffekt verstärken. Durch Verminderung bestehender Ängste vor der Intervention lassen sich zudem Noceboeffekte verringern (Bingel et al. 2011). Um Behandlungseffekte zu optimieren, sollten deshalb die beschriebenen Wirkmechanismen durch den psychosozialen Kontext der Therapeut-Patient-Beziehung neben den zuvor genannten aktiven Wirkungen der Physiotherapie bei der Behandlung der Patienten genutzt werden.

15.5   Spezifizierte Therapieinhalte

15.5.1 Klassische Physiotherapie

Spezielle physiotherapeutische Techniken

In Abgrenzung zu der in ▶ Abschn. 15.5.2 näher beschriebenen Sport- und Bewegungstherapie und den in ▶ Abschn. 15.5.3 dargestellten physikalischen Maßnahmen stellen die hier aufgeführten Methoden spezielle Behandlungsformen der Physiotherapie dar. Hierzu gehören unter anderem Entspannungstechniken, Cyriax-Therapie, Feldenkrais, funktionelle Bewegungslehre (FBL) nach Klein-Vogelbach, Kraniosakraltherapie, Maitland-Konzept, manuelle Therapie (MT), McKenzie-Therapie, propriozeptive neuromuskuläre Faszilitation (PNF), Faszientherapie, Schlingentischbehandlung sowie die medizinische Trainingstherapie unter Berücksichtigung der Krankengymnastik am Gerät (Heisel 2005b, Fleischhauer et al. 2006). Die Behandlungen können "an Land" und im Wasser durchgeführt werden, auch die Therapie am Schlingentisch ermöglicht Bewegungen unter Abnahme der Schwerkraft. Im Folgenden werden relevante Behandlungsschwerpunkte dargestellt. Für eine differenzierte Darstellung der zugrunde liegenden speziellen Techniken sei auf die Fachliteratur verwiesen. Die Zielsetzungen der Behandlung leiten sich stets von der aktuellen Befundlage des Patienten ab.

Mobilisation

Bei arthrogenen oder strukturellen Bewegungseinschränkungen, gestörter Gelenkmechanik oder Beschwerden im Bereich der Muskulatur und der Sehnen dienen manuelle Techniken sowie Quer- und Längsdehnungen der Muskulatur der Gelenkmobilisation, Muskeldehnung, Tonusregulation sowie Durchblutungsverbesserung. Darüber hinaus können mobilisierende Techniken Schmerzen lindern (Haeger 2006, Voogt et al. 2014). Mobilisationsübungen berücksichtigen auch aktive Techniken, die teils assistiv geführt, teils durch den Patienten eigenständig vorgenommen werden. Sie können den Bewegungsspielraum der Gelenke erweitern. Auch Kombinationstechniken, wie beispielsweise die postisometrische Relaxation, finden hier Anwendung (Haeger 2006).

Kräftigung

Gezielte Kräftigungsübungen können gegen einen gedachten Widerstand, den manuellen Widerstand des Therapeuten, durch Nutzung der Schwerkraft und des eigenen Körpergewichts oder mit Hilfsmitteln und Trainingsgeräten durchgeführt werden. Insbesondere in der akuten Behandlungssituation erfolgt die Kräftigung häufig im Rahmen der individuellen Behandlung durch den Physiotherapeuten. Mittel- und langfristige Behandlungsziele sollte der Patient jedoch eigenständig durchführen (▶ Abschn. 15.5.2).

Gangschulung

Durch muskuloskelettale Beschwerden und nach Verletzung oder Operation kommt es häufig zu einer Abweichung des Gangbilds und durch diese Fehlbelastung sekundär zu Überlastungsbeschwerden an anderen Strukturen. Ziel der Gangschulung ist die (Wieder-)Herstellung eines physiologischen Gangbilds sowie die Minimierung bzw. Beseitigung bestehender Fehlbelastungen der benachbarten Gelenke. Dies kann jeweils nur in Abhängigkeit des zugrunde liegenden Krankheitsbilds erfolgen (Haeger 2006). So ist in späteren Stadien der Arthrose an Knie- oder Hüftgelenken ein physiologisches Gangbild krankheitsbedingt häufig nicht mehr vollständig herstellbar. Aufgrund langjähriger Gangabweichungen ist die Rückführung zu einem physiologischen Gangbild nach erfolgter Operation jedoch umso wichtiger, da sich pathologische Abweichungen über die lange Erkrankungsdauer hinweg manifestiert haben können. Bei indizierter Entlastung bzw. Teilbelastung lernt der Patient im Rahmen der Gangschule den richtigen Umgang mit den Hilfsmitteln sowie die Einschätzung der Stützaktivität und Beinentlastung.

Nebenwirkungen und Kontraindikationen

Bei Durchführung durch einen geschulten Therapeuten ist das Auftreten unerwünschter Nebenwirkungen und schwerwiegender Komplikationen bei der Anwendung manueller Techniken wie Mobilisation und Traktion als sehr gering einzuschätzen, sofern bestehende Kontraindikationen beachtet werden. Hierzu gehören bei mobilisierenden manuellen Techniken beispielsweise Gelenkinstabilität, Gelenkentzündung, Osteoporose, nicht ausgeheilte Frakturen oder Luxationen (Bremander u. Bergman 2008).

15.5.2 Sport- und Bewegungstherapie

Die Sporttherapie ist ein zentrales Element der Behandlung muskuloskelettaler Erkrankungen in der Prävention und Rehabilitation. Zwei wichtige Kriterien heben sie hierbei deutlich von der pharmakologischen Therapie ab:
- Bei der Sporttherapie handelt es sich grundsätzlich um eine sichere Form der Intervention. Es gibt nur wenige Nebenwirkungen und Kontraindikationen, die insbesondere bei vorliegenden Komorbiditäten des Patienten zu beachten sind (Roddy et al. 2005).
- Bei der Sporttherapie handelt es sich um eine aktive und durch den Patienten eigenverantwortlich durchführbare Interventionsform. Dadurch gewinnt der Patient Selbstwirksamkeit und Handlungskompetenz im Umgang mit der Erkrankung. Insbesondere bei chronischen Störungen ist dies von zentraler Bedeutung. Die Sporttherapie sollte deshalb – neben Lebensstiländerung, Gewichtsabnahme, Hilfsmittelversorgung und Wissensvermittlung zum Krank-

heitsbild und zum Umgang mit diesem – im Fokus der Therapie stehen (Zhang et al. 2008a).

Anwendungsmodalitäten

Obwohl die Durchführung der Sporttherapie mittel- und langfristig vom Patienten eigenverantwortlich durchgeführt werden sollte, ist insbesondere zu Beginn eine professionelle Einweisung in das Training erforderlich, um unphysiologische Belastungen zu vermeiden sowie trainingswirksame Reize zu setzen und damit auch Angaben zu Umfang, Dauer, Frequenz und Intensität der Therapie zu definieren. Zudem können gerade zu Beginn der Behandlung durch eine therapeutische Betreuung Rückfragen zur Übungsausführung und zu möglichen Beschwerden während oder nach der Therapie etc. beantwortet werden.

Neben der individuellen 1:1-Betreuung, die zumeist durch einen Physiotherapeuten erfolgt, kann Sporttherapie auch in der Gruppe angewendet werden. Eine weitere Möglichkeit ist das Heimtraining, welches nach einer angemessenen Einführung eine gute Trainingsoption darstellt, da es vom Patienten selbstständig und langfristig durchführbar ist (Krauß u. Janßen 2015).

Interventionsformen

Die Sporttherapie umfasst zahlreiche Interventionsformen, die jeweils die motorischen Grundeigenschaften der aeroben Ausdauer, der Kraft, der Koordination und der Beweglichkeit unterschiedlich akzentuieren.

Therapieformen im Wasser (z. B. Wassergymnastik, Aqua Jogging, Aqua-Cycling) nutzen gezielt den Wasserwiderstand zur Kräftigung und die Auftriebskraft des Wassers zur Entlastung. Auch die Wassertemperatur kann die Tonusregulation der Muskulatur positiv beeinflussen. Aus den genannten Gründen ist die Bewegung im Wasser gerade für übergewichtige Patienten mit Gelenkbeschwerden empfehlenswert, da es durch die Auftriebskraft des Wassers zu einer deutlichen Entlastung der Gelenke kommt. Gleiches gilt für Patienten mit nur erlaubter Teilbelastung nach einer operativen Versorgung, sofern der Nahtverschluss gewährleistet ist.

Therapieformen "zu Land" werden in der wissenschaftlichen Literatur meist in Ausdauertraining,

Kräftigungstraining, funktionelles Training mit einem hohen Anteil an koordinativen Übungen sowie Trainingsformen zur Verbesserung der Beweglichkeit differenziert. Da die Wirksamkeit des Tai Chi zur Therapie muskuloskelettaler Beschwerden in den vergangenen Jahren auch in der wissenschaftlichen Literatur zunehmend Berücksichtigung findet, ist dieses nochmals als gesonderte Behandlungsstrategie hervorzuheben (Yan et al. 2013, Krauß u. Janßen 2015).

Alle genannten Therapieformen "an Land" und zu Wasser sind grundsätzlich empfehlenswert, ihre Wirksamkeit hinsichtlich Schmerzreduktion und Funktionsverbesserung konnte in zahlreichen Studien nachgewiesen werden (Juhl et al. 2014, Krauß u. Janßen 2015). Multimodale Programme bergen hierbei die Gefahr in sich, dass alles ein wenig, aber nichts hinreichend trainiert wird. Deshalb sollte bei der Kombination verschiedener Trainingsinhalte in einem Programm darauf geachtet werden, dass jeder Trainingsinhalt für sich trainingswirksam gestaltet wird (Bennell et al. 2014, Juhl et al. 2014, Krauss 2014, Krauß u. Janßen 2015).

Dosierung

Die optimale Dosierung der Sporttherapie lässt sich aus allgemeinen Empfehlungen zur Dosierung körperlichen Trainings sowie aus Hinweisen für die sporttherapeutische Behandlung von Arthrosepatienten ableiten. Um die positiven Effekte des Trainings zu optimieren, sollten mindestens 12 Trainingseinheiten durchgeführt und dabei eine Trainingshäufigkeit von 2–3 Trainingseinheiten pro Woche angestrebt werden. Bei einer längeren Interventionsdauer können größere Behandlungseffekte erzielt werden.

Im Bereich des Krafttrainings zeigen sowohl hohe als auch moderate bzw. geringe Belastungsintensitäten positive Wirkungen und können demnach personenorientiert gewählt werden. Allgemein gilt jedoch auch hier, dass höhere Intensitäten mit einer vermehrten Kraftzunahme einhergehen. Zudem führt ein gezieltes Krafttraining mit geringen Wiederholungszahlen bei Intensitäten im Bereich von 80 % der Maximalkraft zur Verbesserung der intramuskulären Koordination. Die intermuskuläre Koordination wird insbesondere durch Trainingsformen mit hohen Kontraktionsgeschwindigkeiten

unter variierenden Trainingsbedingungen geschult. Bei Einsatz höherer Intensitäten sind mögliche krankheitsbedingte Einschränkungen der Belastungsfähigkeit zu berücksichtigen. Grundsätzlich gilt, dass das Training über die Interventionsdauer hinweg progressiv gesteigert werden sollte, um auch nach erfolgten physiologischen Anpassungen trainingswirksam zu sein (Jan et al. 2008, Mayer et al. 2011, Van et al. 2013, Juhl et al. 2014, Krauß u. Janßen 2015).

Zur Optimierung der gesundheitsförderlichen Wirkung im Ausdauerbereich sind fünf 30-minütige Trainingseinheiten mit moderaten Belastungsintensitäten oder drei 20-minütige intensivere Belastungen mit einem deutlichen Anstieg der Herz- und Atemfrequenz anzustreben. Mischformen zwischen den beiden Intensitätsbereichen sind möglich (Haskell et al. 2007). Da es sich hierbei um Richtwerte für gesunde Personen handelt, sind diese jeweils an bestehende Komorbiditäten anzupassen (s. unten).

Eine beispielhafte Belastungssteigerung im Rahmen eines 12-wöchigen Heimtrainingsprogramms mit jeweils 2 Trainingseinheiten pro Woche ist in den folgenden Tabellen dargestellt. Die Schwerpunkte des Trainingsprogramms liegen insbesondere in der Kräftigung sowie in der Verbesserung der Gleichgewichtsfähigkeit. ◘ Tab. 15.1 zeigt die Phaseneinteilung des Heimtrainingsprogramms, ◘ Tab. 15.2 die Trainingsmethoden und die Belastungssteuerung. Das vollständige Heimtrainingsprogramm für Patienten mit (Kox-)Arthrose wurde in Buchform publiziert und kann damit als Trainingshilfe für Patienten und Therapeuten genutzt werden (Haupt et al. 2014).

Kontraindikationen

Sporttherapie kann nicht bzw. nicht ohne Einschränkung bei Patienten mit Instabilitäten des Bewegungsapparats, die mit einer Entlastung oder Teilbelastung einhergehen, durchgeführt werden. Gleiches gilt bei Vorliegen einer instabilen Verankerung eines bereits implantierten künstlichen Gelenkersatzes, bei radiologischen Zeichen einer Prothesenlockerung, Gelenkinfektion oder Gelenkluxation. Davon abweichend können im Rahmen rehabilitativer Maßnahmen ausgewählte und therapeutisch indizierte Maßnahmen aus dem Bereich der Sporttherapie genutzt werden (z. B. Be-

◨ **Tab. 15.1** Phaseneinteilung eines Heimtrainingsprogramms zur Kräftigung und Gleichgewichtsschulung bei Patienten mit Koxarthrose. (Adaptiert nach Haupt et al. 2014)

Phase	Dauer [Wochen]	Trainingseinheiten	Inhalt
1	3	2-mal 40–50 min pro Woche	Körperwahrnehmung, Mobilisation, statisches Dehnen
2	5		Kraftausdauertraining der Hüftmuskulatur, statisches Gleichgewichtstraining
3	4		Muskelaufbautraining der Hüftmuskulatur, statisches und dynamisches Gleichgewichtstraining

◨ **Tab. 15.2** Trainingsmethoden und Belastungssteuerung eines Heimtrainingsprogramms zur Kräftigung und Gleichgewichtsschulung bei Patienten mit Koxarthrose. (Adaptiert nach Haupt et al. 2014)

Trainingsmethode	Trainingsintensität (% der Maximalkraft) bzw. Haltedauer	Bewegungsgeschwindigkeit	Durchgänge	Wiederholungszahl/ Haltedauer	Pause
Wahrnehmungs- und Mobilisationstraining					
Wahrnehmungstraining	< 30 %	Langsam/gehalten	1	10	Wenige Sekunden
Mobilisationstraining	< 30 %	Langsam	1–2	30	< 1 min
Statisches Dehnen	Geringe Spannung in der Muskulatur	Halten	2	20	Wenige Sekunden
Krafttraining					
Kraftausdauertraining	30–40 %	Langsam bis zügig, kurzes Verweilen in der Endposition (ca. 1–2 s)	2–3	20–25	1 min
Muskelaufbautraining	70 %	Langsam, kurzes Verweilen in der Endposition (1–2 s)	3–4	10–15	1–2 min
Gleichgewichts- und Koordinationstraining					
Statisches Gleichgewicht	Durch ein hohes Maß an Aufmerksamkeit sollte die Haltedauer ohne starke Schwankungen des Körpers möglich sein	15 s	1	6	30–60 s
Dynamisches Gleichgewicht	Durch ein hohes Maß an Aufmerksamkeit, sollte die Bewegungsaufgabe ohne starke Schwankungen des Körpers möglich sein	3 s	1	6	30–60 s

wegungsbad bei Teilentlastung). Bei bestehenden Komorbiditäten sind die jeweiligen krankheitsbedingten Einschränkungen der Funktionsfähigkeit des Bewegungsapparats sowie der Belastungsfähigkeit des Herz-Kreislauf-Systems zu berücksichtigen. Dies gilt insbesondere für Grunderkrankungen, die eine hochgradig verminderte Belastungsfähigkeit im Alltag mit sich bringen (Krauß u. Janßen 2015).

(Un-)Geeignete Sportarten bei muskuloskelettalen Beschwerden

Definitionsgemäß bedient sich die Sporttherapie bei der Auswahl der Trainingsinhalte "geeigneter Mittel des Sports". Damit stehen grundsätzlich unterschiedliche Belastungsformen zur Auswahl. Bei Erkrankungen der Gelenke sollte jedoch auf Belastungsformen verzichtet werden, die mit Spitzen- und Rotationsbeanspruchungen einhergehen. Als Beispiele sind Ballsportarten, Rückschlagspiele sowie Kampfsportarten zu nennen. Im Gegensatz hierzu bieten sich – neben gezielten Trainingsprogrammen zur Verbesserung der Gelenkfunktion, Muskelkraft und Alltagsaktivität – insbesondere Schwimmen, Aquagymnastik und Aquajoggen als gelenkschonendeTrainingsformen an. Bei bestehenden Kniebeschwerden sollte hierbei jedoch auf den Brustbeinschlag verzichtet werden. Zyklische Belastungen wie Radfahren, Nordic Walking und klassischer Langlauf sind ebenfalls empfehlenswert. Bei degenerativen Veränderungen im Bereich der Wirbelsäule oder der unteren Extremitäten sollte jedoch auf das Joggen verzichtet werden, da hierbei ein Vielfaches des Körpergewichts auf den Gelenken lastet (Deutsche Gesellschaft für Sportmedizin und Prävention (Dt. Sportärztebund) e. V. 2011).

Nebenwirkungen

Bei der Sport- und Bewegungstherapie kann es zu einer Schmerzzunahme kommen. Stürze sind im Rahmen der Aktivitäten ebenfalls möglich.

Umgang mit Schmerzen

Die schmerzlindernde Wirkung einer sporttherapeutischen Intervention zeigt sich häufig erst nach einigen Wochen. Zu Beginn des Trainings kann es sogar zu einer moderaten Schmerzzunahme kommen (Fernandes et al. 2010). Auch Muskelkatarrh (umgangssprachlich "Muskelkater") kann bei Patienten mit begrenzten sportlichen Vorerfahrungen Empfindungen auslösen, die sie nicht zuordnen können. Der Aufklärung des Patienten zu möglichen Schmerzen kommt deshalb bei der Aufnahme des Trainings ein besonderer Stellenwert zu. Dies ist Aufgabe des Arztes und Therapeuten. Auf der einen Seite sollte man dem Patienten die Angst nehmen, dass eine kurzfristige Schmerzzunahme grundsätzlich mit einer Verschlechterung der Symptomatik einhergeht. Auf der anderen Seite muss der Patient in dieser Phase lernen, Überlastungen mit anhaltender Schmerzzunahme zu vermeiden und muskuläre Schmerzen von krankheitsbedingten Symptomen zu differenzieren.

Die Dokumentation von Schmerzen vor und während der Trainingseinheiten sowie im Tagesverlauf kann dabei helfen, die Belastung im Training sinnvoll anzupassen. Auch die Dokumentation bestimmter Übungen oder Ausgangsstellungen, die Probleme verursachen, erleichtert dem Therapeuten bzw. dem Patienten die Modifikation des Trainings, da hierdurch für den Betroffenen ungünstige Übungen von günstigen unterschieden werden können. Für die Dokumentation eignen sich beispielsweise visuelle Analogskalen mit ergänzenden Textboxen zur Beschreibung der Schmerzlokalisation sowie möglicher Auslösefaktoren (Krauß u. Janßen 2015).

Prinzipiell sollten folgende Grundsätze beim Umgang mit Schmerzen während und nach der Sporttherapie berücksichtigt werden (Fernandes et al. 2010, Haupt et al. 2014, Krauß u. Janßen 2015):

- Während des Trainings und danach kann es durch die Belastung zu einer leichten Schmerzzunahme kommen. Diese sollte am Folgetag wieder abgeklungen sein.
- Einer deutlichen Schmerzzunahme während des Trainings sollte umgehend mit einer Übungs- bzw. Belastungsanpassung begegnet werden.
- Patienten sollten über eine möglicherweise auftretende Schmerzzunahme, insbesondere zu Beginn des Trainings, informiert werden. Ihnen sollte dabei zum einen die Angst vor einer kurzfristigen Schmerzzunahme genommen werden, zum anderen sollten sie jedoch auch darüber aufgeklärt werden, dass sie beim Auftreten stärkerer bzw. persistierender Schmerzen ihren Therapeuten bzw. Arzt

aufsuchen sollten, um mögliche Ursachen zu klären und die weitere Belastungsdosierung zu besprechen.

Verminderung des Sturzrisikos

Die Übungen sollten so gewählt werden, dass sie unter Berücksichtigung des individuellen Sturzrisikos des Patienten sicher durchgeführt werden können. Dies gilt auch für das häusliche Umfeld im Rahmen eines Heimtrainingsprogramms. Bei gangunsicheren Patienten ist dies beispielsweise durch Wahl eines festen Untergrunds sowie durch Stabilisierungshilfen zum Festhalten bei Übungen im Stand möglich (Krauß u. Janßen 2015).

15.5.3 Physikalische Maßnahmen

Die Evidenzlage zur Wirksamkeit physikalischer Maßnahmen bei der Behandlung muskuloskelettaler Beschwerden ist nur für einige der vielen Methoden eindeutig. In Anlehnung an die zuvor genannten Mechanismen, die der Schmerzlinderung durch physikalische Maßnahmen zugrunde liegen, lassen sich durch Elektro-, Thermo- und Mechanotherapie insbesondere kurzfristige Effekte erzielen.

Elektrotherapie und Ultraschall

Die Anwendungsmöglichkeiten der Elektrotherapie sind sehr vielfältig. Je nach angewendeter Stromform unterscheiden sich die primären Wirkmechanismen und damit auch die Ziele der Behandlung. Die Stromformen lassen sich in niederfrequente, mittelfrequente und hochfrequente Anwendungen einteilen. Bei den niederfrequenten Formen werden zudem aufgrund der unterschiedlichen Zielsetzung der Applikation Gleichströme sowie Reiz- bzw. Impulsströme unterschieden. Im Folgenden werden ausgewählte Stromformen, deren Wirkmechanismen und Indikationsbereiche aufgeführt. Für eine differenziertere Darstellung der unterschiedlichen Stromformen und ihrer Wirkungsweisen, Indikationen, Applikationen und Dosierungsempfehlungen sei auf die weiterführende spezielle Literatur verwiesen (Heisel 2005a, Graßhoff 2008). Bei der Applikation der Elektrotherapie ist in jedem Fall dafür Sorge zu tragen, dass die Anwendung nur mit TÜV-geprüften Elektrogeräten (jährlich) und nur durch nachweisbar speziell ausgebildetes Personal erfolgen darf.

Gleichstrom

Bei der Applikation von Gleichstrom (Galvanisation) handelt es sich um einen sog. galvanischen Strom mit gleichbleibender Stromstärke, kontinuierlicher Applikation sowie monodirektionaler Flussrichtung. Im Gegensatz zu den niederfrequenten Impuls- bzw. Reizstromformen kommt es hierbei zu keiner Erregung im Bereich der Muskel- und Nervenzellen. Vielmehr wird durch die Applikation die Schmerzreizschwelle unter der Anode angehoben und die Leitgeschwindigkeit efferenter Schmerzfasern herabgesetzt. Unter der Kathode kommt es durch eine Verringerung der Reizschwelle zu einer Steigerung der Reaktions- und Funktionsfähigkeit, insbesondere der motorischen Nerven. Der Ionenfluss geht mit einer hellroten Hautverfärbung unter beiden Elektroden als Ausdruck der durch die Anwendung induzierten lokalen Hyperämie einher. Zudem kommt es auch im gesamten durchfluteten Gewebe zu einer vermehrten Durchblutung und einer damit einhergehenden Analgesie, Resorptionssteigerung, Verbesserung der Gewebetrophik mit Antiphlogese und zu einer Förderung des Zellwachstums (Heisel 2005a).

Eine Sonderform der Galvanisation stellt die Iontophorese dar. Hierbei erfolgt eine transkutane Applikation medikamentöser Wirkstoffe unter Einsatz eines konstanten galvanischen Gleichstroms. Die Wirkstoffe können in wässriger Lösung, Salbe oder Gelform unter die Elektroden aufgebracht werden. Je nach Ladung des Wirkstoffs erfolgt die Applikation unterhalb der Kathode bzw. Anode. Durch die Iontophorese dringt der Wirkstoff bis zu 3 mm unter die Hautoberfläche ein und kann dadurch den Wirkmechanismus der Galvanisation verstärken (Heisel 2005a).

Eine weitere Sonderform der Galvanisation stellen die hydrogalvanischen Bäder dar. Hierbei wird die elektrische Leitfähigkeit des Mediums Wasser genutzt, um einzelnen Körperteilen (z. B. Zweizellen- bzw. Vierzellenbad) oder auch dem gesamten Körper (Stangerbad) galvanischen Strom zuzuführen.

Der Indikationsbereich der Galvanisation im Bereich der Orthopädie und Unfallchirurgie umfasst unter anderem muskuläre Verspannungen, frische Verletzungen (Hämatome, Distorsionen, Prellungen), Gelenk- und Wirbelsäulenreizzustände bei degenerativen Veränderungen (z. B. Arthrose) und periphere Hyp- oder Parästhesien bei sensibilitätsgestörten Hautarealen (Heisel 2005a).

❶ Aufgrund der hohen Stromdichte unterhalb der Elektroden ist ein direkter Kontakt der Elektroden mit der darunter liegenden Haut unbedingt zu vermeiden, da es ansonsten zu unerwünschten Verätzungen der Haut kommen kann. Gleiches gilt bei zu klein gewählter Elektrodengröße und damit einhergehender erhöhter Stromdichte.

Niederfrequente Wechselströme

Bei den niederfrequenten Wechselströmen handelt es sich um Stromformen, bei denen der Stromfluss auf irgendeine Weise unterbrochen, verformt oder bezüglich der Flussrichtung verändert wird. Die hierzu gehörige *Faradisation* mittels Gleich- oder Wechselstrom und die *Exponentialstromtherapie* werden primär zur gezielten Reizung der quergestreiften Skelettmuskulatur bei leichten schlaffen Paresen sowie bei inaktivitätsgeschwächter Muskelatrophie eingesetzt.

Im Vergleich dazu handelt es sich bei den *diadynamischen Strömen* um eine therapeutische Anwendung, bei der Einweg- oder Zweiweggleichgerichtete niederfrequente Impulsströme in frequenzmodulierter Form von einem konstanten Gleichstrom überlagert sind. Diese Stromformen bewirken primär eine starke Hyperämisierung mit Resorptionsförderung sowie eine starke Analgesie. Zudem kommt es zu einem beschleunigten Abbau lokaler Gewebeödeme und zu einer Detonisierung der quergestreiften Muskulatur.

Unter Berücksichtigung der Wirkmechanismen sind die diadynamischen Ströme insbesondere bei folgenden muskuloskelettalen Erkrankungen indiziert: frische Traumata mit begleitendem Hämatom, arthrogene, myogene und postoperative Schmerzzustände, muskuläre Verspannungen und Verhärtungen, insbesondere im Bereich der Rumpfwirbelsäule, und Periarthropathien (v. a. des Schultergelenks; Heisel 2005a).

❶ Auch wenn die Hautirritationen bei den diadynamischen Strömen geringer ausfallen als bei der Galvanisation, kann es bei einer Überdosierung bzw. unsachgemäßen Applikation zu Verbrennungen oder Verätzungen kommen.

Eine besonders hervorzuhebende niederfrequente Strombehandlung stellt die *transkutane elektrische Nervenstimulation (TENS)* dar. Durch die Applikation werden Mechano- und Vibrationsrezeptoren angesprochen, und dadurch wird nach der Kontrollschrankentheorie die Weiterleitung von Schmerzsignalen auf Rückenmarkhöhe blockiert. TENS kann durch die Verwendung mobiler batteriebetriebener Endgeräte mit Hautelektroden vom Patienten eigenständig zuhause angewendet werden. Die gute Wirksamkeit bei der Schmerzbehandlung von Arthrosepatienten mit Beschwerden im Bereich der unteren Extremität konnte in zahlreichen Studien nachgewiesen werden; die Behandlungsform wird daher in der überwiegenden Mehrzahl klinischer Leitlinien empfohlen (Hurley u. Bearne 2008, Brosseau et al. 2014).

Als letzte Stromform aus dem Bereich der niederfrequenten Formen sei die *Hochvolttherapie* genannt. Bei dieser Niederfrequenztherapie mit kurzen polaren Doppelimpulsen ohne Gleichstromkomponente kommt es trotz zum Teil hoher Stromspannung zu keiner elektrolytischen Gewebewirkung. Aus diesem Grund kann die Hochvolttherapie auch in Körperregionen mit einliegenden (nicht elektrisch aktiven) Metallimplantaten eingesetzt werden. Wie bei allen Reizströmen kommt es zu einer lokalen Analgesie und Hyperämisierung mit damit einhergehender verbesserter Wundheilung. Der Indikationsbereich umfasst unter anderem posttraumatische Schmerzzustände, degenerative und rheumatische Gelenkaffektionen, chronische Sehnen- und Ansatzreizungen sowie Myogelosen (Heisel 2005a).

Mittelfrequente Interferenzströme

Bei der Anwendung mittelfrequenter Stromformen führen die Einzelreize nicht zu einer Erregung, vielmehr bedarf es einer Summation aufeinanderfolgender Stromimpulse, um zu einer Reizbeantwortung zu kommen. Mit zunehmender Stromfrequenz nimmt zudem der kapazitative Widerstand der Gewebestrukturen ab. Dies hat den Vorteil, dass zum Erreichen der gleichen Stromstärke eine niedrigere Stromspannung benötigt wird und damit auch bei hoher Stromdichte keine wesentliche sensible Haut- und Unterhautbelastung auftritt (Heisel 2005a). Bei den in dieser Kategorie zur Anwendung kommenden Interferenzströmen handelt es sich um 2 oder mehr sich überlagernde Wechselströme, die sich in ihrer Frequenz marginal unterscheiden oder phasenverschoben sind. Im Überlappungsgebiet resultiert die angestrebte lokale biologische Reaktion, die bei guter Tiefenwirkung analgesierend, muskulär detonisierend sowie muskelstimulierend wirkt. Bei höheren Frequenzen im Überlappungsbereich kommt es zudem zu einer Hyperämisierung mit Resorptionsförderung.

Interferenzströme werden insbesondere bei chronisch degenerativen lumbalen Wirbelsäulensyndromen mit muskulären Verspannungen sowie bei degenerativen Gelenkerkrankungen, frischen Kontusionen und Distorsionen angewendet (Heisel 2005a). Kontraindikationen sind ein einliegender Herzschrittmacher, eine einliegende Insulin- oder eine Analgetikapumpe. Cave: Querdurchströmung des Mediastinums.

Hochfrequenztherapie

Die Hochfrequenztherapie mit über 300.000 Hz hat keine eigentliche Stromwirkung mehr, vielmehr kommt es aufgrund der sehr kurzen Impulsdauer lediglich zu einem lokalen chemischen Reiz mit anschließend einsetzendem Wärmeeffekt. Bei dieser sog. *Diathermie*, bei der kein direkter Elektrodenkontakt mit der Haut bestehen muss, ist die Kreislaufbelastung im Vergleich zu anderen Anwendungsformen der Thermotherapie deutlich geringer. Zu den verschiedenen Formen der elektrischen bzw. elektromagnetischen Hochfrequenztherapie gehören Kurzwelle, Dezimeterwelle und Mikrowelle.

Der Indikationsbereich in der Orthopädie und Unfallchirurgie umfasst Erkrankungen, bei denen lokal unterhalb der Körperoberfläche Wärme erzeugt werden soll. Hierzu gehören unter anderen chronisch degenerative Prozesse des Haltungs- und Bewegungsapparats, auch die Arthrose ist eine primäre Indikation für diese Stromform (Heisel 2005a, Vorbrodt u. Behnke 2006, Graßhoff 2008).

Ultraschall

Obwohl der Ultraschall physikalisch nicht der Elektrotherapie zuzuordnen ist, weist er ein ganz ähnliches Wirkspektrum auf wie die zuletzt genannten Applikationsformen der elektrischen bzw. elektromagnetischen Hochfrequenztherapie. Der Ultraschall hat eine mechanische und thermische Wirkung in tieferen Gewebeschichten. Durch diese Behandlung kommt es in einer Tiefe von bis zu 8 cm zu einer Vibrationswirkung. Die größte Wärmewirkung tritt hier beim Übergang vom Muskel zum Knochen auf. Die Behandlung hat unter anderem eine analgesierende und hyperämisierende Wirkung und kann durch Kombination mit Reizströmen auch zur gezielten Behandlung von Triggerpunkten und ausstrahlenden Schmerzen genutzt werden. Zudem kann der Ultraschall zur Applikation von Medikamenten in Form der Ultraphonophorese genutzt werden. Ultraschall wird insbesondere zur Behandlung von Muskeln und Sehnen verwendet (Heisel 2005d, Vorbrodt u. Behnke 2006, Graßhoff 2008).

Kontraindikationen und Nebenwirkungen der Elektro- und Ultraschalltherapie

Absolute Kontraindikationen der Elektro- und Ultraschalltherapie stellen metastasierende Tumoren, Hämophilie, schwere Arteriosklerose, akute Allgemeininfekte und Entzündungen, Herzrhythmusstörungen, akuter Gelenkrheumatismus sowie schwere neurologische Erkrankungen dar. Die Behandlung von Patienten mit Herzschrittmacher ist nicht grundsätzlich ausgeschlossen, in manchen Fällen sollte jedoch von der Behandlung unbedingt abgesehen werden. Dies gilt beispielsweise auch für die Anwendung von TENS. Diese Stromform stellt eine absolute Kontraindikation für diese Personengruppe dar (Vorbrodt u. Behnke 2006). Auch die Behandlung von Patienten mit einliegenden Metallimplantaten ist nur unter bestimmten Voraussetzungen möglich (z. B. sind hier Hochvoltanwendungen möglich). In Abhängigkeit von der Stromform, der Lokalisation der Stromapplikation, der Eindringtiefe etc. sollte die Applikation deshalb nur nach vorausgehender Abstimmung mit dem Arzt und Therapeuten und unter Berücksichtigung der genannten Einflussgrößen und der Angaben des Geräteherstellers erfolgen!

Relative Kontraindikationen für die Behandlung stellen abgegrenzte, gutartige Tumore, Sensibilitätsstörungen, Schwangerschaft, Thrombosen, Thrombophlebitiden, Osteosynthesen, Ekzeme, offene Hautstellen, Verbrennungen, noch offene Epiphysenfugen bei Jugendlichen (Ultraschall!), Varikosis, Lymphödeme und eine progressive Muskeldystrophie dar (Vorbrodt u. Behnke 2006).

Bei der Behandlung mit Elektrotherapie ist ferner zu beachten, dass es bei polarisierenden Elektroden zu Verätzungen und Hautirritationen unterhalb der Elektrode kommen kann, bei der Behandlung mit Ultraschall – insbesondere bei höheren Dosierungen – sind Gewebeschäden möglich. Zur Vermeidung sollte der Schallkopf nicht verkantet werden und in ständiger Bewegung bleiben.

Thermotherapie

Sowohl Wärme- als auch Kälteanwendungen rufen bei chronischen Beschwerden am Bewegungsapparat eine Schmerzlinderung hervor. Aus diesem Grund kann bei der Wahl des Mediums durchaus die Vorlieben des Patienten berücksichtigt werden (Hurley u. Bearne 2008). Ein großer Vorteil der genannten Maßnahmen ist die einfache und kostengünstige Anwendung, die nach Ausschluss möglicher Kontraindikationen vom Patienten eigenverantwortlich durchgeführt werden kann.

Wärmetherapie

Die Applikation von äußerer Wärme führt zu einer Schmerzlinderung, die neben dem Kontrollschrankenmechanismus auch auf die Gewebeerwärmung und die dadurch hervorgerufene örtliche Mehrdurchblutung, Stoffwechselsteigerung und Detonisierung zurückzuführen ist. Sekundär bewirkt die Wärmetherapie auch eine psychische Entspannung (Vorbrodt u. Behnke 2006, Hurley u. Bearne 2008). Wärme kann beispielsweise über Packungen mit Fango/Naturfango oder Naturmoor, Sauna, Wärmelampe oder als heiße Rolle appliziert werden.

Kältetherapie

Die lokale Applikation von Kälte führt zunächst zu einer Vasokonstriktion und zu einer Herabsetzung der peripheren Erregbarkeit und Nervenleitgeschwindigkeit und damit zu einer lokalen Schmerzlinderung. Zur Vermeidung von Gewebe-schäden folgt der Gewebekonstriktion während des Kältereizes nach Beendigung des Reizes eine reaktive Hyperämisierung. Zu beachten ist hier, dass der lymphatische Rückstrom durch die Anwendung von Eis reduziert wird und es bei akuten Entzündungen im Rahmen der reaktiven Hyperämisierung zu einer Erhöhung der Entzündungsparameter kommen kann. Die Applikation erfolgt beispielsweise durch Eispackungen oder Eislollies. Die Anwendung von Hot Ice (mit Eiswasser getränkte Tücher) stellt eine Sonderform der Kälteapplikation dar, bei der es aufgrund der indifferenten Temperatur zu keiner reaktiven Mehrdurchblutung kommt (Müller-Wohlfahrt et al. 2010).

Kontraindikationen der Thermotherapie

Akute Entzündungen stellen aufgrund der oben genannten Wirkungen eine Kontraindikation sowohl für Wärme- als auch für Kälteanwendungen dar. Akute Herzerkrankungen und eine schwere Herzinsuffizienz, starke Blutdruckschwankungen, Fieber, Hypo- und Anästhesie bzw. akute Hautkrankheiten oder Blutungsgefahr in der Behandlungsregion sind weitere Ausschlusskriterien für die Therapie. Bei der Kälte ist zudem bei arteriellen Durchblutungsstörungen und Angiospasmen sowie Schädigungen des Lymphsystems von der Behandlung abzusehen (Vorbrodt u. Behnke 2006).

Massage

Manuelle Massageanwendungen stellen eine unverzichtbare Ergänzung des konservativen orthopädischen Therapiespektrums dar. Der Wirkort der Behandlungsstrategie liegt je nach angewendeter Technik in den eher oberflächigen Gewebeschichten (Haut, subkutanes Bindegewebe, Muskulatur, Lymphsystem). Die Massage ist der Mechanotherapie zuzuordnen und umfasst verschiedene manuelle Verfahren mit jeweils unterschiedlichen Behandlungsschwerpunkten. An dieser Stelle sollen die klassische Massagetherapie sowie die Lymphdrainage besonders hervorgehoben werden, da sie in der Behandlung muskuloskelettaler Beschwerden eine zentrale Rolle spielen.

Klassische Massage

Die klassische Massage dient der Veränderung des Muskeltonus, der Schmerzlinderung, der Mehrdurchblutung und der Verbesserung des venösen und lymphatischen Rückstroms. Sie wird häufig zur Behandlung muskulärer Dysbalancen bei chronischen Beschwerden am Bewegungsapparat eingesetzt (Vorbrodt u. Behnke 2006). Aufgrund der derzeitigen Evidenzlage kann die Massage bei der Behandlung chronischer Rückenschmerzen im Bereich der Lenden- und Halswirbelsäule als effektive Strategie empfohlen werden. Obwohl die positiven Wirkmechanismen der Massage bei der Behandlung von Schulterbeschwerden, Kniearthrose, Fibromyalgie und myofaszialem Schmerzsyndrom nicht eindeutig sind, stellt auch hier die Massagebehandlung eine durchaus probate Behandlungsalternative dar (Bronfort et al. 2010).

Lymphdrainage

Bei der Lymphdrainage handelt es sich um eine peripher entstauende manuelle Therapie. Unter Verwendung weicher gewebeschonender Massagehandgriffe wird der Lymphrückstrom gefördert. Die periphere Entstauung der Lymphgefäße führt zur Schmerzlinderung. Zudem wird die Eigenmotorik der Wandmuskulatur der Lymphgefäße verbessert und die Bildung neuer Lymphgefäße angeregt. Die Behandlung geht mit einer Vagotonisierung einher.

Bei der Applikation wird zunächst die Lymphgefäßvasomotorik im proximal gelegenen intakten Abflussgebiet angeregt, nachfolgend erfolgt die Fibroselockerung im Ödemrandgebiet mit Beseitigung der Abflussbarriere, abschließend erfolgt der Abbau des Lymphödems. Der Indikationsbereich der Lymphdrainage umfasst alle Erkrankungen, die mit peripheren eiweißreichen Ödemen mit mechanischer Lymphabflussstörung einhergehen. Im Bereich der Orthopädie und Unfallchirurgie handelt es sich hierbei zumeist um sekundäre Ödeme mit folgenden Ursachen (Heisel 2005c):

- posttraumatisch (Kontusion, Distorsion mit Hämatom)
- postoperativ (z. B. nach Implantation einer Hüft- oder Knieendoprothese, ◘ Abb. 15.2)
- nach Immobilisation

Kontraindikationen

Neben den generellen Kontraindikationen, zu denen schwerwiegende Herzerkrankungen (akute Herzinsuffizienz!), Lungenödem, Fieber, Hauterkrankun-

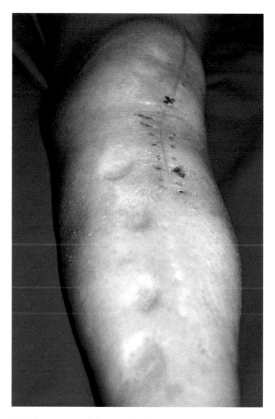

◘ **Abb. 15.2** Deutliche Lymphabflussstörung (mit Dellenbildung im Bereich des Subkutangewebes) nach Knie-TEP. (Aus Heisel 2005c, mit freundlicher Genehmigung des Thieme Verlags)

gen und maligne Tumoren zu zählen sind, sollte keine Massage im Bereich akuter Entzündungen oder Ödeme, bei Thrombosen und Thrombophlebitiden, schweren arteriellen Durchblutungsstörungen, Frakturen und lokalen Tumoren durchgeführt werden. Bei der Lymphdrainage ist ferner zu beachten, dass es durch die beabsichtigte Vagotonisierung zu unerwünschten Nebenwirkungen bei Patienten mit Asthma bronchiale kommen kann und auch hier eine Behandlung kontraindiziert ist (Heisel 2005c, Vorbrodt u. Behnke 2006).

15.6 Präoperatives Training zur Verbesserung der postoperativen Situation

Je besser die körperliche Konstitution eines Menschen direkt vor einem operativen Eingriff ist, umso schneller erholt er sich auch nach der Operation und wartet zudem mit besseren physischen Kennzahlen auf. Diese grundsätzliche Aussage ist auf Anhieb plausibel. Trotz zum Teil unklarer Studienlage werden sporttherapeutische Interventionen im Vorfeld der Operation empfohlen, da sie sowohl prä- als auch postoperativ die Schmerzen reduzieren und die körperliche Funktionsfähigkeit verbessern können. Auch der stationäre Aufenthalt kann durch ein präoperatives Training verkürzt werden (Wallis u. Taylor 2011, Jack et al. 2011, Gill u. McBurney 2013, Santa et al. 2014, Mak et al. 2014, Krauß u. Janßen 2015). Gerade für ältere Personen erscheint die physische Vorbereitung auf den operativen Eingriff besonders wichtig, da diese Personengruppe ein erhöhtes Risiko für nicht zufriedenstellende postoperative Ergebnisse aufweist (Halloway et al. 2015). Auch bei älteren Patienten hat ein 3- bis 6-wöchiges präoperatives Training positive Auswirkungen auf das kardiopulmonale System, die Muskelkraft, die Balance und die Gehgeschwindigkeit (Halloway et al. 2015). Bei adipösen Patienten sollte zudem berücksichtigt werden, dass eine präoperative Gewichtsreduktion das Risiko unerwünschter Nebenwirkungen während bzw. im Anschluss an die Operation verringern hilft (Mak et al. 2014, Krauß u. Janßen 2015).

15.7 Postoperative Empfehlungen sportlicher Aktivitäten nach Endoprothesenversorgung

Laut Empfehlungen der Deutschen Gesellschaft für Sportmedizin und Prävention ist die Ausübung sportlicher Aktivitäten nach endoprothetischem Gelenkersatz in der Regel möglich (Franke et al. 2006). Dabei gilt es stets, die mit einer vermehrten sportlichen Aktivität einhergehenden Risiken der Implantatgefährdung durch Lockerung, vermehrten Abrieb, Endoprothesenfraktur, periprothetische Frakturen oder Inlayaufbruch mit den positiven Aspekten einer moderaten sportlichen Aktivität auf die Lebensdauer einer Endoprothese abzuwägen. Positive Aspekte werden im Sinne einer Verbesserung der Osteointegration des Implantats, der koordinativen Fähigkeiten sowie der muskulären Stabilisierung des Gelenks gesehen. Sportliche Aktivität kann zudem Bewegungssicherheit nach erfolgter Implantation wiedergeben und damit zum Abbau von Bewegungsängsten beitragen (Franke et al. 2006). Auch stellt sie für viele aktive Menschen eine wichtige Größe der gesundheitsbezogenen Lebensqualität dar. Die Sporttauglichkeit nach künstlichem Gelenkersatz setzt jedoch einige Kriterien voraus. Darüber hinaus sollte die Beratung des Patienten unter Berücksichtigung der individuellen Voraussetzungen und der damit einhergehenden Abwägung des Nutzen-Risiko-Verhältnisses erfolgen. ◘ Tab. 15.3 gibt einen Überblick über die Eignungskriterien und Kontraindikationen für sportliche Aktivitäten nach künstlichem Gelenkersatz.

Neben den genannten Kriterien sollte die individuelle Sportberatung auch sportartspezifische Empfehlungen beinhalten. Hier ist grundsätzlich von Leistungs- und Wettkampfsport in Sportarten abzuraten, die sehr hohe Stoß- und Rotationsbelastungen durch abrupte Beschleunigungs- und Bremsmanöver erforderlich machen. Ausnahmen von der Regel sind grundsätzlich kritisch zu beurteilen und sollten im Sonderfall nur nach individueller Beratung und in enger Abstimmung mit dem behandelnden Orthopäden erfolgen (Franke et al. 2006).

In ◘ Tab. 15.4 sind die gängigsten Sportarten dargestellt. Neben den kontraindizierten Bewegungsformen, die eine Überlastung bzw. Luxation des künstlichen Gelenkersatzes herbeiführen können, werden in der Auflistung besonders geeignete, bedingt geeignete und nicht empfehlenswerte Sportarten unterschieden. Bei den bedingt geeigneten Sportarten sind teilweise Bewegungsmodifikationen bei der Sportausübung vorzusehen. Zudem sollten bei der Beratung des Patienten dessen körperliche Konstitution und Fitness, das Niveau der sportlichen Vorerfahrung und die Einschätzung der Compliance im Sinne eines gelenkschonenden Sportverhaltens mit berücksichtigt werden.

■ **Tab. 15.3** Voraussetzungen und Kontraindikationen sportlicher Aktivität bei Zustand nach Endoprothesenversorgung gemäß den Empfehlungen der Deutschen Gesellschaft für Sportmedizin und Prävention (Franke et al. 2006)

Allgemeine Voraussetzungen der Sportfähigkeit	Operation mindestens 6 Monate zurückliegend
	Primär stabile Implantatverankerung
	Kein prothesenbedingter Ruhe- und/oder Belastungsschmerz
	Muskuloligamentäre Stabilität (gluteale Muskulatur: Kraftwert 4–5 nach Janda)
	Angemessener Bewegungsumfang, Extension bis 0°, keine Kontraktur
	Funktionelles Gangbild, kein Hinken, keine Gehhilfen bzw. signifikante Beinlängendifferenz
	Radiologisch keine Zeichen der Lockerung oder Varusposition bzw. Osteoporose
	Stabile Herz-Kreislauf-Verhältnisse (Belastungs-EKG bei Alter > 40 Jahren)
Individuelle Voraussetzungen der Sportfähigkeit bei Endoprothesenträgern	Alter, Körpergewicht, kardiovaskuläre Begleiterkrankungen
	Prothesendesign, Implantattechnik (zementiert, unzementiert, Hybridpaarung)
	Sportliche Vorerfahrung
	Psychische Sportfähigkeit (Ehrgeiz, Ambition, Risikobewusstsein)
Absolute Kontraindikationen für sportliche Betätigung	Gelenkinfektion
	Implantatlockerung
Relative Kontraindikationen für sportliche Betätigung[a]	Gelenkinstabilität
	Revisionsendoprothese
	Muskelinsuffizienz
	Übergewicht (BMI > 29,5)

[a] Alternative/modifizierte Bewegungsformen mit geringer Intensität, Dauer und begrenzter Belastung des Implantats

■ **Tab. 15.4** Empfehlungen geeigneter und ungeeigneter Bewegungen und Sportarten nach endoprothetischem Gelenkersatz gemäß den Empfehlungen der Deutschen Gesellschaft für Sportmedizin und Prävention (Franke et al. 2006)

Kontraproduktive Bewegungsformen (Hüfte)	Abrupte Rotationsbewegungen
	Extensive Adduktion
	Belastungsspitzen (Sprünge, Ballspiele etc.)
Besonders geeignete Sportarten	Schwimmen (Kraulbeinschlag)
	Radfahren
	Wandern
	Walking, Nordic-Walking
	Aquajogging
	Gymnastik
	gezielte Sporttherapie (▶ Abschn. 15.5.2)
	Rudern, Paddeln
	Tanzen (kein Turniertanz)
Bedingt geeignete Sportarten	Skilanglauf (Diagonalschritt)
	Golf (modifizierte Schlagtechnik mit weniger Torsion im Knie-/Hüftgelenk)
	Tennis (Vorerfahrungen, Doppelspiel, Sandplatz)
	Tischtennis
	Kegeln, Bowling
	Reiten
	Alpiner Skilauf (Vorerfahrungen, Schontechniken)
	Jogging (Intervalljogging)
Nicht empfehlenswerte Sportarten	Kampfsportarten/Wettkämpfe
	Ballsportarten
	Leichtathletik (Sprung/Schnellkraft)
	Geräteturnen
	Eislaufen
	Squash
	Mountainbiking
	Inline-Skating

15.8 Grundsätzliches zur Behandlung chronischer, akuter und postoperativer Beschwerden am Bewegungsapparat

Die im vorliegenden Kapitel dargestellten Interventionsmaßnahmen zur Behandlung von Beschwerden am Bewegungsapparat untergliedern sich in aktive, assistive und passive Maßnahmen, die je nach Erkrankungsstadium eine unterschiedliche Gewichtung haben.

Bei akuten Beschwerden sowie in der postoperativen Nachsorge steht die Unterstützung der Wiederherstellung der körperlichen Funktion im Vordergrund der Behandlung. Die Schmerzlinderung ist hierbei primäres Ziel, sie wird insbesondere durch passive Maßnahmen erzielt, die das gesamte Spektrum der physikalischen Therapie und der manualtherapeutischen Techniken berücksichtigen. In einem weiteren Schritt der Akutphase gilt es, die Bewegungsfähigkeit durch passive und aktive Übungen wiederherzustellen. Die dritte Phase der Akutbehandlung zielt auf die Wiedereingliederung in das private und berufliche Umfeld durch aktives Trainieren komplexer, alltags- und berufsbezogener Bewegungsabläufe ab. Bei chronifizierten Schmerzzuständen liegt das Hauptziel der Behandlung in der Verbesserung der körperlichen Funktionsfähigkeit und der Lebensqualität, um damit auch die gesellschaftliche und berufliche Teilhabe des Patienten zu ermöglichen (Schäfer 2012).

Handelt es sich um eine chronische Erkrankung, so sollten die Möglichkeiten der konservativen Therapie ausgeschöpft worden sein, bevor eine operative Versorgung in Betracht gezogen wird. Die eigenverantwortlich durchführbaren Maßnahmen stehen hier im Vordergrund. Im Rahmen der Physiotherapie bedeutet dies, dass der Patient mithilfe aktiver und zunächst angeleiteter Übungen seine Bewegungsangst abbauen und physiologische Bewegungsmuster erlernen kann und dann in ein eigenverantwortlich durchführbares Training eingeführt wird. Dazu gehören auch die Beratung des Patienten bezüglich der Zusammenhänge von Schmerz, Bewegungsverhalten und emotionalem Befinden sowie die Bereitstellung von Informationen zu weiteren Möglichkeiten der Wiederher-

stellung bzw. Förderung körperlicher Funktionsfähigkeit, wie beispielsweise Gewichtsreduktion bei adipösen Patienten sowie Möglichkeiten der Hilfsmittel- und Schuhversorgung.

Die Patienten sollten zur Aneignung und Beibehaltung eines gesundheitsförderlichen Lebensstils unter Berücksichtigung eines regelmäßigen körperlichen Trainings und weiterer nicht medikamentöser Therapieoptionen ermutigt werden. Hier kommt Ärzten und Therapeuten eine wichtige Rolle zu, da die Empfehlung zur Aufnahme körperlicher Aktivität und Gewichtsabnahme von einem Arzt oder Therapeuten das meistgenannte Motiv zur tatsächlichen Aufnahme eines Selbstmanagements darstellt (Schäfer 2012, O'Donnell et al. 2013).

Literatur

Bennell KL, Egerton T, Martin J, Abbott JH, Metcalf B, McManus F, Sims K, Pua YH, Wrigley TV, Forbes A, Smith C, Harris A, Buchbinder R (2014) Effect of physical therapy on pain and function in patients with hip osteoarthritis: a randomized clinical trial. Jama 311:1987–1997

Bingel U, Colloca L, Vase L (2011) Mechanisms and clinical implications of the placebo effect: is there a potential for the elderly? A mini-review. Gerontology 57:354–363

Bremander A, Bergman S (2008) Non-pharmacological management of musculoskeletal disease in primary care. Best Pract Res Clin Rheumatol 22:563–577

Bronfort G, Haas M, Evans R, Leininger B, Triano J (2010) Effectiveness of manual therapies: the UK evidence report. Chiropr Osteopat 18:3

Brosseau L, Rahman P, Toupin-April K, Poitras S, King J, De AG, Loew L, Casimiro L, Paterson G, McEwan J (2014) A systematic critical appraisal for non-pharmacological management of osteoarthritis using the appraisal of guidelines research and evaluation II instrument. PLoS One 9:e82986

Deutsche Gesellschaft für Sportmedizin und Prävention (Dt. Sportärztebund) e.V. (2011) Arthrose und Sport. www dgsp de/_downloads/allgemein/Reha-Arthrose pdf

Deutscher Verband für Gesundheitssport und Sporttherapie e.V. (2014) Definition der Sport- und Bewegungstherapie. www.dvgs.de

Deutscher Verband für Physiotherapie (ZVK) (2014) Definition Physiotherapie. www.physio-deutschland.de

Fernandes L, Storheim K, Nordsletten L, Risberg MA (2010) Development of a therapeutic exercise program for patients with osteoarthritis of the hip. Phys Ther 90:592–601

Fleischhauer M, Heimann D, Hinkelman U (2006) Leitfaden Physiotherapie in der Orthopädie und Traumatologie, 2. Aufl. Urban & Fischer, München

Franke H, Berg A, Halle M, Mayer F, Nowacki P, Predel G, Schramm Th, Zerbes H, Zimmer P (2006) Bewegung und

Sport mit Endoprothese – Empfehlungen der Sektion Rehabilitation und Behindertensport der Deutschen Gesellschaft für Sportmedizin und Prävention. Deutsche Zeitschrift für Sportmedizin 57:VII–VIII (Dossier)

Fransen M, McConnell S, Hernandez-Molina G, Reichenbach S (2009) Exercise for osteoarthritis of the hip. Cochrane Database Syst Rev CD007912

Gill SD, McBurney H (2013) Does exercise reduce pain and improve physical function before hip or knee replacement surgery? A systematic review and meta-analysis of randomized controlled trials. Arch Phys Med Rehabil 94:164–176

Graßhoff H (2008) Elektrotherapie. In: Stein V, Greitemann B (Hrsg) Rehabilitation in Orthopädie und Unfallchirurgie. Springer, Heidelberg, S 63–71

Haeger U (2006) Physiotherapeutische Behandlungsgrundlagen. In: Fleischhauer M, Heimann D, Hinman R (Hrsg) Leitfaden Physiotherapie in der Orthopädie und Traumatologie. Urban & Fischer, München, S 1–28

Halloway S, Buchholz SW, Wilbur J, Schoeny ME (2015) Prehabilitation interventions for older adults: an integrative review. West J Nurs Res 37:103–123

Haskell WL, Lee IM, Pate RR, Powell KE, Blair SN, Franklin BA, Macera CA, Heath GW, Thompson PD, Bauman A (2007) Physical activity and public health: updated recommendation for adults from the American College of Sports Medicine and the American Heart Association. Med Sci Sports Exerc 39:1423–1434

Haupt G, Janßen P, Krauß I, Steinhilber B (2014) Das Tübinger Hüftkonzept. Verlag hellblau, Essen

Heisel J (2005a) Elektrotherapie. In: Heisel J (Hrsg) Physikalische Medizin. Thieme, Stuttgart, S 126–155

Heisel J (2005b) Krankengymnastik. In: Heisel J (Hrsg) Physikalische Medizin. Thieme, Stuttgart, S 4–62

Heisel J (2005c) Massage. In: Heisel J (Hrsg) Physikalische Medizin. Thieme, Stuttgart, S 92–113

Heisel J (2005d) Ultraschalltherapie. In: Heisel J (Hrsg) Physikalische Medizin. Thieme, Stuttgart, S 156–158

Hollmann W, Strüder HK (2009) Sportmedizin, 5. Aufl. Schattauer, Stuttgart

Hurley MV, Bearne LM (2008) Non-exercise physical therapies for musculoskeletal conditions. Best Pract Res Clin Rheumatol 22:419–433

Issa RI, Griffin TM (2012) Pathobiology of obesity and osteoarthritis: integrating biomechanics and inflammation. Pathobiol Aging Age Relat Dis 2:pii17470

Jack S, West M, Grocott MP (2011) Perioperative exercise training in elderly subjects. Best Pract Res Clin Anaesthesiol 25:461–472

Jan MH, Lin JJ, Liau JJ, Lin YF, Lin DH (2008) Investigation of clinical effects of high- and low-resistance training for patients with knee osteoarthritis: a randomized controlled trial. Phys Ther 88:427–436

Juhl C, Christensen R, Roos EM, Zhang W, Lund H (2014) Impact of exercise type and dose on pain and disability in knee osteoarthritis: a systematic review and meta-regression analysis of randomized controlled trials. Arthritis Rheumatol 66:622–636

Krauss I (2014) Sham treatment shows similar effects on pain and function compared to a multimodal physiotherapeutic intervention programme in patients with painful hip osteoarthritis. Evid Based Med 19:216

Krauß I, Janßen P (2015) (Sport)therapie und Arthrose. Orthopädische und Unfallchirurgische Praxis 4:230–235

Lange U, Muller-Ladner U (2008) Evidence-based physiotherapeutic strategies for musculoskeletal pain. Z Rheumatol 67:658–654

Mak JC, Fransen M, Jennings M, March L, Mittal R, Harris IA (2014) Evidence-based review for patients undergoing elective hip and knee replacement. ANZ J Surg 84:17–24

Mayer F, Scharhag-Rosenberger F, Carlsohn A, Cassel M, Muller S, Scharhag J (2011) The intensity and effects of strength training in the elderly. Dtsch Arztebl Int 108:359–364

Melzack R, Wall (1965) Pain mechanisms: a new theory. Science 150:971–979

Müller-Wohlfahrt HW, Hänsel LUP, Binder A (2010) Konservative Therapie der Muskelverletzungen. In: Müller-Wohlfahrt HW, Hänsel LUP (Hrsg) Muskelverletzungen im Sport. Thieme, Stuttgart, S 259–289

Nimmo MA, Leggate M, Viana JL, King JA (2013) The effect of physical activity on mediators of inflammation. Diabetes Obes Metab 15(Suppl 3):51–60

O'Donnell S, Rusu C, Bernatsky S, Hawker G, Canizares M, MacKay C, Badley E (2013) Exercise/physical activity and weight management efforts in Canadians with self-reported arthritis. Arthritis Care Res (Hoboken) 65:2015–2023

Roddy E, Zhang W, Doherty M, Arden NK, Barlow J, Birrell F, Carr A, Chakravarty K, Dickson J, Hay E, Hosie G, Hurley M, Jordan KM, McCarthy C, McMurdo M, Mockett S, O'Reilly S, Peat G, Pendleton A, Richards S (2005) Evidence-based recommendations for the role of exercise in the management of osteoarthritis of the hip or knee – the MOVE consensus. Rheumatology (Oxford) 44:67–73

Santa MD, Clarke H, Ritvo P, Leung YW, Matthew AG, Katz J, Trachtenberg J, Alibhai SM (2014) Effect of total-body prehabilitation on postoperative outcomes: a systematic review and meta-analysis. Physiotherapy 100:196–207

Schäfer A (2012) Schmerz und Physiotherapie. www.dgss.org

Schulz KH, Meyer A, Langguth N (2012) Exercise and psychological well-being. Bundesgesundheitsblatt Gesundheitsforschung Gesundheitsschutz 55:55–65

Van RE, Delecluse C, Coudyzer W, Boonen S, Bautmans I (2013) Strength training at high versus low external resistance in older adults: effects on muscle volume, muscle strength, and force-velocity characteristics. Exp Gerontol 48:1351–1361

Voogt L, de VJ, Meeus M, Struyf F, Meuffels D, Nijs J (2014) Analgesic effects of manual therapy in patients with musculoskeletal pain: A systematic review. Man Ther 20:250–256

Vorbrodt T, Behnke T (2006) Physikalische Therapie. In: Fleischhauer M, Heimann D, Hinman R (Hrsg) Leitfaden Physiotherapie in der Orthopädie und Traumatologie. Urban & Fischer, München, S 198–240

Wallis JA, Taylor NF (2011) Pre-operative interventions (non-surgical and non-pharmacological) for patients with hip

or knee osteoarthritis awaiting joint replacement surgery
– a systematic review and meta-analysis. Osteoarthritis
Cartilage 19:1381–1395

Yan JH, Gu WJ, Sun J, Zhang WX, Li BW, Pan L (2013) Efficacy
of Tai Chi on pain, stiffness and function in patients with
osteoarthritis: a meta-analysis. PLoS One 8:e61672

Zhang W, Moskowitz RW, Nuki G, Abramson S, Altman RD, Arden N, Bierma-Zeinstra S, Brandt KD, Croft P, Doherty M,
Dougados M, Hochberg M, Hunter DJ, Kwoh K, Lohmander LS, Tugwell P (2008a) OARSI recommendations for the
management of hip and knee osteoarthritis, Part II: OARSI
evidence-based, expert consensus guidelines. Osteoarthritis Cartilage 16:137–162

Zhang W, Robertson J, Jones AC, Dieppe PA, Doherty M (2008b)
The placebo effect and its determinants in osteoarthritis:
meta-analysis of randomised controlled trials. Ann Rheum
Dis 67:1716–1723

Präoperative Ganzkörperwaschung

Jörg Jerosch

16.1   Einleitung – 148

16.2   Studien zur Wirksamkeit von Ganzkörperwaschung
        mit Chlorhexidin-Waschlotion – 149
16.2.1 Präoperative Ganzkörperwaschung
        mit Chlorhexidindiglukonat in der Orthopädie – 149
16.2.2 Präoperative Ganzkörperwaschung mit Chlorhexidindiglukonat
        in der Gefäßchirurgie – 150
16.2.3 Bäder oder Duschvorgänge mit Chlorhexidindiglukonat – 150
16.2.4 Anwendung von Chlorhexidindiglukonat
        kombiniert mit Mupirocin – 151
16.2.5 Anwendung von Octenisan bei MRSA-Hautkolonisation – 152
16.2.6 Eradikation von Propionibakterien – 153

        Literatur – 155

J. Jerosch, C. Linke (Hrsg.), *Patientenzentrierte Medizin in Orthopädie und Unfallchirurgie*,
DOI 10.1007/978-3-662-48081-6_16, © Springer-Verlag Berlin Heidelberg 2016

16.1 Einleitung

Eine Wundinfektion tritt ein, wenn 2–8 Millionen Organismen von *Staphylococcus aureus* intradermal injiziert würden. Wenn ein Fremdkörper implantiert wird, ist die minimale Dosis, um eine Infektion auszulösen, mit 200–800 Organismen 10.000-mal kleiner (Elek et al. 1957). Die Oberflächen von Implantaten sind Dipole, die ein elektromagnetisches Feld aufbauen, das Bakterien und Biomaterialien miteinander verbindet (Oga et al. 1992). Eine feste Verbindung der Bakterien untereinander und zum Wirt wird unter anderem durch Exopolysaccharide hergestellt. Dieser Biofilm schützt das Bakterium vor der Körperabwehr und dem Antibiotikum und erhöht die Anheftung an das Implantat.

- *Staph. epidermidis* hat eine höhere Affinität zu Kunststoff.
- *Staph. aureus* hat eine höhere Affinität zu Metall, Knochen, Gewebenekrosen.

Zum Zeitpunkt der Implantation hat das Implantat Oberflächen mit freien Energieträgern. In einigen Stunden nach dem Einbau werden diese freien Bindungen mit körpereigenen Zellen oder mit Bakterien besetzt ("race for the surface"; Gristina 1989). Ist der Biofilm produziert, bauen die Bakterien ihren eigenen Mikrokosmos auf im Hinblick auf das Milieu (pH-Wert) und die Ernährung.

Staph. aureus kann darüber hinaus in SCV ("small colony variants") übergehen, die jahrelang inapparent sind, vor allem bei subinhibitorisch wirkenden Antibiotikakonzentrationen. Die SCV überleben in Endothelzellen und verursachen persistierende antibiotikaresistente Infektionen im Körper (von Eiff 1997). Diese lösen eine Knochenresorption durch zytokinstimulierte Osteoklasten und direkte Resorption durch Entzündungszellen (Makrophagen, Granulozyten) aus.

Im Durchschnitt hat ein Mensch 10^2–10^5 Mikroorganismen pro Quadratzentimeter auf der Haut. Hautdesinfektionsmittel haben die Anforderung, die Hautflora um den Faktor 10^2–10^3 zu reduzieren. Nach der Hautdesinfektion verbleiben Bakterien auf der Haut. Etwa 20 % der Bevölkerung haben eine hohe Anzahl von Bakterien auf der Haut ($> 10^3$ CFU/cm^2, CFU = "colony forming unit") vor der Hautdesinfektion ("high counters"). Verschiedene Hautdesinfektionen wirken unterschiedlich bei bestimmten Personen. Bei einigen Personen reduziert sich die Anzahl der Mikroorganismen nach der Hautdesinfektion nicht wesentlich ("non preppers"). Angaben in der Literatur deuten darauf hin, dass eine hohe Bakterienanzahl auf der Haut vor der Desinfektion zu einem erhöhten Infektionsrisiko führen kann.

Das Ziel von Ganzkörperwaschungen ist es, die Anzahl von Bakterien auf der Patientenhaut präoperativ zu reduzieren, was nachweisbar eine Reduktion des perioperativen Infektionsrisikos mit sich bringt. Die eigene Hautoberfläche des Patienten ist die Hauptquelle von Bakterien, welche perioperative Infektionen zur Folge haben.

Das dominierende Bakterium bei postoperativen Wundinfektionen im Frühstadium ist *Staph. aureus*. In vielen Fällen kommt das Bakterium ursprünglich in der Nase und/oder auf der Haut des Patienten vor. Die Haut des Patienten und insbesondere die Leistengegend sind von Bakterien besiedelt. Ein anderer Problemkeim ist das *Propionibacterium acnes*. Es handelt sich um ein grampositives, anaerobes Bakterium. Natürliche Habitate sind der Hauttalg des Haarfollikels sowie die Talgdrüsenfollikel, welche ganz besonders in der Leistengegend und in den Achseln vorhanden sind.

In den letzten Jahren nimmt die MRSA-Prävalenz europaweit deutlich zu, wobei Deutschland mit ca. 25 % die höchste jährliche prozentuale MRSA-Zunahme aufweist. In ca. 30 % der Fälle entsteht aus der initialen MRSA-Besiedelung bei Patienten eine spätere Infektion mit demselben MRSA. Aufgrund der meist fehlenden initialen MRSA-wirksamen empirischen Antibiotikatherapie sind diese Infektionen mit einer erhöhten Letalität, verlängerter Liegedauer und erhöhten Kosten assoziiert.

Zurzeit gibt es nur wenige Studien, die den Effekt der präoperativen Ganzkörperwaschung auf das perioperative Infektionsrisiko evaluieren. Der Grund hierfür ist, dass derartige Studien extrem aufwendig und teuer sind und dass ein entsprechender Langzeitnachuntersuchungszeitraum notwendig ist.

16.2 Studien zur Wirksamkeit von Ganzkörperwaschung mit Chlorhexidin-Waschlotion

16.2.1 Präoperative Ganzkörperwaschung mit Chlorhexidindiglukonat in der Orthopädie

Seeberg et al. (1981) untersuchten die Frage, ob eine präoperative Ganzkörperwaschung mit 4 %iger Chlorhexidin-Waschlotion zu einer Reduzierung der Anzahl an *Staphylococcus aureus* auf der Haut führt. Ziel dieser Studie war es, ein einfaches Verfahren für die präoperative Behandlung der Haut zu entwickeln, um das Risiko einer Bakterienübertragung in die chirurgische Wunde zu verringern. Chlorhexidin wurde ausgewählt, da seine Wirksamkeit in mehreren vorausgegangenen Studien hinsichtlich der Reduzierung der bakteriellen Hautflora, inklusive *Staph. aureus*, bereits nachgewiesen wurde.

Zuerst wurde die Wirkung von 4 % Chlorhexidindiglukonat (Hibiscrub) auf *Staph. aureus* bei Hautträgern untersucht. Dafür verwendeten 5 männliche Probanden, deren Haut stark mit *Staph. aureus* kolonisiert war, Hibiscrub in 3 aufeinander folgenden Duschvorgängen, jeweils für eine Dauer von 5 min. Nach jeder Anwendung wuschen sich die Teilnehmer mit Wasser und trockneten sich ab. Dann wurde eine Bakterienprobe von der Oberlippe, der Achselhöhle und aus der Leistengegend genommen. Alle Teilnehmer wurden über einen Zeitraum von 3 Tagen beobachtet, 2 Teilnehmer über einen Zeitraum von 9 Tagen.

Im nächsten Schritt wurde ein Verfahren der Ganzkörperwaschung für Patienten entwickelt, bei denen ein elektiver orthopädischer Eingriff durchgeführt werden sollte. Es nahmen 28 Patienten im Alter von 19–78 Jahren teil. Eine Woche vor dem Eingriff wurden die Patienten über den Nutzen der Ganzkörperwaschung aufgeklärt, und ihnen wurde erläutert, wie die Ganzkörperwaschung mit Hibiscrub vorzunehmen ist. Außerdem wurden die ersten Bakterienproben genommen: vom Sternum, der Leiste, der Eingriffstelle und der Nase.

Die Patienten wurden angewiesen, ihren gesamten Körper, einschließlich der Kopfhaut, einen Tag vor dem Eingriff mit Hibiscrub zu waschen. Die Patienten sollten sich 2-mal in Folge mit Hibiscrub einseifen und danach abduschen. Danach sollten sie frische Kleidung anziehen. Bei der Aufnahme ins Krankenhaus wurde die Waschung unter Aufsicht des Pflegepersonals wiederholt. Am Tag des Eingriffs wurde die Eingriffstelle erneut mit Hibiscrub gewaschen, und Bakterienproben wurden genommen.

Die Ergebnisse zeigten eine signifikante Reduktion von *Staph. aureus* auf der Haut nach der ersten Anwendung von Hibiscrub. Nach 3 Anwendungen konnten in der Achselhöhle oder in der Leistengegend nur noch wenige bis gar keine *Staph. aureus* mehr isoliert werden. Die Proben von der Lippe enthielten noch eine geringe Bakterienanzahl, was wahrscheinlich darauf zurückzuführen ist, dass sich die Bakterien in der Nase ansammeln. Auch nach der Behandlung war die Anzahl an *Staph. aureus* im Vergleich zur ursprünglichen Konzentration immer noch gering, was auf die Remanenzwirkung von Chlorhexidin zurückgeführt wurde.

Die Testergebnisse der Bakterienkulturen, die bei den elektiven, orthopädischen Patienten nach präoperativer Ganzkörperwaschung mit Chlorhexidin genommen wurden, deuten darauf hin, dass motivierte Patienten die Anweisungen zur Waschung befolgen. Die Bakterienanzahl war sowohl auf der Brust als auch in der Leistengegend nach einer Ganzkörperwaschung sehr gering. An der Eingriffstelle, die 2-mal vom Patienten und 1-mal vom Pflegepersonal gewaschen wurde, wurde bei der zweiten Probenentnahme kein Bakterienwachstum festgestellt.

Staph. aureus wurde zwar auf der Haut von 8 Patienten festgestellt, jedoch wiesen nur 3 Patienten eine hohe Anzahl auf (> 30 % der gesamten Bakterienanzahl). Bei 5 der 8 Patienten konnte nach der Ganzkörperwaschung kein *Staph. aureus* nachgewiesen werden. Bei 3 Patienten (deren Proben bereits vor der Behandlung eine hohe Bakterienanzahl enthielten) wurden vereinzelte Kolonien in Proben aus dem Brustbereich und aus der Leistengegend festgestellt. Es wurden keine Hautreizungen beobachtet.

Die Autoren empfehlen die Ganzkörperwaschung für Patienten, bei denen ein hohes Risiko einer postoperativen Wundinfektion besteht. Beispielsweise kann es sich hierbei um Patienten handeln, bei denen eine Totalendoprothese am Knie oder an der Hüfte vorgenommen wird.

16.2.2 Präoperative Ganzkörperwaschung mit Chlorhexidindiglukonat in der Gefäßchirurgie

Brandberg et al. (1981) untersuchten die Auswirkungen einer präoperativen Ganzkörperwaschung mit einer Chlorhexidin-Waschlotion auf die postoperative Wundinfektionen in der Gefäßchirurgie. An dieser Studie nahmen 341 nicht akute Patienten aus der Abteilung für Gefäßchirurgie des Sahlgrenska-Krankenhauses in Göteborg (Schweden) teil, bei denen ein chirurgischer Eingriff in der Leistengegend vorgenommen wurde. 171 Patienten wurden präoperativ gemäß den Standardvorschriften der Klinik vorbereitet (ungewaschene Gruppe). Dazu gehörte eine Rasur und das präoperative Waschen der Eingriffstelle mit Chorhexidin-Waschlotion (Hibiscrub) sowie die lokale Desinfektion mit Chlorhexidin 0,5 % in 70 % Alkohol. 170 Patienten wurden präoperativ 3- bis 8-mal einer Ganzkörperwaschung mit Hibiscrub unterzogen (gewaschene Gruppe). Anschließend wurde dasselbe Prozedere wie bei der Kontrollgruppe durchgeführt. Es wurden keine vorbeugenden Antibiotika verabreicht. Alle Wundreaktionen in der Leistengegend sowie die Eiterbildung wurden erfasst, auch die Fälle mit minimaler Eiterbildung und Spontanremission.

Bei 17,5 % der ungewaschenen Patienten (30 von 171) trat eine postoperative Wundinfektion auf, wohingegen sich nur 8 % der gewaschenen Gruppe (13 von 170) infizierten. Dies bedeutet eine signifikante Reduktion der Infektionsrate aufgrund von präoperativen Ganzkörperwaschungen mit Chlorhexidin-Waschlotion. Insgesamt traten die Infektionen bei Männern häufiger als bei Frauen auf. Bei Männern lag der Prozentsatz bei 14 % (36 von 254) und bei Frauen bei 8 % (7 von 87). In der ungewaschenen Gruppe lag der Prozentsatz der Männer bei 19,5 % und der Frauen bei 12 %. In der Gruppe mit den gewaschenen Patienten betrug der Prozentsatz der Männer 8,7 % und der Frauen 4,5 %. Die Reduktion der Infektionsrate wurde nicht durch gefährlichen Wundbrand, Diabetes oder das Alter beeinflusst.

Die Autoren schlussfolgerten, dass die Häufigkeit postoperativer Wundinfektionen signifikant von 17,5 % in der Kontrollgruppe (nicht gewaschene Gruppe) auf 8 % in der Gruppe, die einer präoperativen Ganzkörperwaschung mit Chlorhexidin-Waschlotion (gewaschene Gruppe) unterzogen worden waren, reduziert wurde.

Die postoperativen Wundinfektionen traten im Allgemeinen häufiger bei älteren Patienten auf. Da das Durchschnittsalter in der Gruppe, die gewaschen wurde, höher war, ging man zunächst davon aus, dass sich dadurch die Anzahl an postoperativen Wundinfektionen in dieser Gruppe erhöht. Allerdings kam es nicht zu diesem Anstieg. Andere wichtige Veränderungen der Routinen oder Bedingungen, die die Infektionsrate hätten beeinflussen können, wurden nicht gefunden.

16.2.3 Bäder oder Duschvorgänge mit Chlorhexidindiglukonat

Hayek et al. (1987) führten eine placebokontrollierte Studie über die Wirkung von 2 präoperativen Bädern oder Duschvorgängen mit Chlorhexidin-Waschlotion auf die postoperative Wundinfektionsrate durch. Die Studie wurde über einen Zeitraum von 2 Jahren auf 4 chirurgischen Stationen des Torbay District General Hospitals und auf 2 kleineren Stationen eines Krankenhauses in Newton Abbot (beides in Großbritannien) durchgeführt. Die Behandlungen wurden den Stationen auf randomisierter Basis mit einem Wechsel, der nach 2 Monaten stattfinden sollte, zugewiesen, sodass auf jeder Station mindesten 2-mal jede Behandlung durchgeführt wurde. Alle Patienten, bei denen ein chirurgischer Eingriff vorgenommen werden sollte, wurden zur Studie zugelassen. Patienten mit interkurrenten Infektionen oder solche, die Antibiotika einnahmen oder bei denen eine Notoperation durchgeführt werden musste, wurden nicht zur Studie zugelassen.

Die Patienten duschten/badeten 2-mal mit Hibiscrub, einem Placebo oder einer nicht medizinischen Seife – einmal am Abend vor der Aufnahme im Krankenhaus und einmal am Morgen vor dem chirurgischen Eingriff. Allen Patienten wurde die Ganzkörperwaschung in der Badewanne erklärt. Ihnen wurde vermittelt, dass sie beim Waschen besonders auf die Nase, die Achselhöhlen, den Bauchnabel und den Genitalbereich achten sollten. Die Patienten sollten sich anschließend mit einem sauberen Handtuch abtrocknen und saubere Kleidung anziehen.

2015 Patienten nahmen bis zum Ende an der Studie teil. 689 verwendeten Hibiscrub, 626 verwendeten eine nicht medizinische Seife und 700 verwendeten ein Placebo. Aus diesem Grund wurde ein echtes Placebo nur für einen Teil der Studie verwendet. Im Vergleich zu der Gruppe, die nur Seife verwendete, konnte bei der Gruppe, die sich mit Hibiscrub wusch, eine signifikante Reduzierung der gesamten Infektionsrate und der Infektionen mit *Staph. aureus* festgestellt werden.

Die Inzidenz von postoperativen Wundinfektionen betrug in der Hibiscrub-Gruppe 9,0 % (62 von 689), in der Gruppe, die sich mit Seife wusch, 12,8 % (80 von 626) und in der Placebogruppe 11,7 % (83 von 700) (p < 005). Die Infektionsrate für *Staph. aureus* lag in der Hibiscrub-Gruppe bei 2,6 % (18 von 689), in der Gruppe, die Seife verwendete, bei 5,3 % (33 von 626) und in der Placebogruppe bei 4,0 % (48 von 700) (p < 005).

Bei chirurgischen Eingriffen, die als "sauber" klassifiziert wurden (d. h. keine Eingriffe im Bereich einer infizierten Wunde oder im Respirations-, Verdauungs-, Genital- oder Harntrakt), konnte die Inzidenz von Infektionen mit *Staph. aureus* durch Verwendung von Hibiscrub im Vergleich zu Seife halbiert werden. Die Autoren schlussfolgerten, dass 2 präoperative Bäder oder Duschvorhänge mit Hibiscrub zu einer signifikanten Reduzierung der gesamten Infektionsrate um 30 % führten. Sie kamen zu dem Schluss, dass diese Art der Ganzkörperwaschung leicht in die Vorbereitung für einen chirurgischen Eingriff integriert werden könnte und nachhaltig die Patientenversorgung verbessern würde.

16.2.4 Anwendung von Chlorhexidindiglukonat kombiniert mit Mupirocin

Bode et al. (2010) untersuchten den Effekt einer schnellen Dekolonisierung der Nase mit Mupirocin und der Haut mit Chlorhexidindiglukonat (Hibiscrub) als Prävention postoperativer Wundinfektionen bei nasalen Trägern von *Staph. aureus*. Bei nasalen Trägern besteht ein 3- bis 6-mal so hohes Risiko, eine nosokomiale Infektion zu erleiden als bei Nichtträgern oder Trägern mit einer niedrigen Konzentration des Bakteriums. Über 80 % dieser

Infektionen sind endogenen Ursprungs (aus der patienteneigenen Flora).

Im Rahmen dieser randomisierten, placebokontrollierten Doppelblindstudie wurde die Bedeutung der intranasalen Anwendung des Antibiotikums Mupirocin hinsichtlich der Dekolonisierung und der Prävention von Infektionen sowohl in der chirurgischen als auch in der nicht chirurgischen Umgebung untersucht. Die Ergebnisse fielen abhängig vom Zeitpunkt der Anwendung und/oder dem Vorkommen der Bakterien auf der Haut unterschiedlich aus.

Patienten, die in der chirurgischen Abteilung und der Abteilung für Innere Medizin aufgenommen wurden, wurden anhand eines Schnelltests (PCR, Polymerasekettenreaktion) auf *Staph. aureus* untersucht. *Staph.-aureus*-Träger, die mindestens 4 Tage stationär aufgenommen wurden, erhielten entweder eine Behandlung mit Mupirocin-Salbe (2 %) und Chlorhexidindiglukonat-Waschlotion (40 mg/ml, Hibiscrub) oder mit einer Placebosalbe und Seife (Randomisierung 1:1). 505 Patienten wurden mit dem aktiven Wirkstoff behandelt (die Statistik enthält nur 504 Teilnehmer, da ein Teilnehmer von der Studienteilnahme zurücktrat). 413 erhielten eine Placebo-Behandlung. Die Salbe wurde 2-mal täglich nasal angewendet. Die Waschlotion wurde über einen Zeitraum von 5 Tagen einmal täglich für eine Ganzkörperwaschung angewendet.

Die Patienten wurden über einen Zeitraum von 6 Wochen nach der Entlassung auf eine nosokomiale *Staph.-aureus*-Infektion untersucht. Bei einem Verdacht auf eine Infektion wurden Proben der Bakterienkulturen genommen. Die kumulative Inzidenz in Bezug auf die nosokomiale *Staph.-aureus*-Infektion war bei der Gruppe, die mit Mupirocin und Chlorhexidin behandelt wurde, bedeutend niedriger (3,4 %; 17 von 504) als bei der Placebogruppe (7,7 %; 32 von 413). Außerdem war die Zeit bis zur *Staph.-aureus*-Infektion bei der Placebogruppe deutlich kürzer (p = 0,005). Die durchschnittliche Aufenthaltsdauer war bei Anwendung von Mupirocin/Chlorhexidin geringer als bei der Placebogruppe (grobe Abschätzung: 12,2 im Vergleich zu 14,0 Tagen).

Hinsichtlich der Inzidenz der *Staph.-aureus*-Infektion wurden keine Unterschiede zwischen den chirurgisch und nicht chirurgisch behandelten Patienten festgestellt. Bei den chirurgisch behandelten Patienten handelte es sich bei den meisten der nosokomialen Infektionen um tiefe Infektionen des Operationsgebiets. In der Gruppe, die mit Mupirocin und Chlorhexidin behandelt worden war, traten diese Infektionen signifikant seltener auf (0,9 %; 4 von 441) als in der Placebogruppe (4,4 %; 16 von 367).

Die Autoren schlussfolgerten, dass nosokomiale *Staph.-aureus*-Infektionen bei nasalen Trägern um bis zu 60 % reduziert werden können, wenn die nasalen und extranasalen Stellen mit einer Mupirocin-Salbe behandelt werden und eine Ganzkörperwaschung mit Chlorhexidinglukonat durchgeführt wird. Darüber hinaus wird die durchschnittliche Aufenthaltsdauer um ca. 2 Tage reduziert. Um die im Rahmen dieser Studie untersuchte Prophylaxe zu erreichen, ist ein schnelles Erkennen von nasalen Trägern von *Staph. aureus* und eine Dekolonisierung der Haut und Nase erforderlich.

16.2.5 Anwendung von Octenisan bei MRSA-Hautkolonisation

Lemmen (2005) untersuchte, wie häufig eine MRSA-Kolonisation der Haut durch die Applikation von Octenisan-Waschlotion reduziert werden kann. Seit Januar 2003 wurde bei allen MRSA-positiven Patienten (inital meist Nasen-Rachen-Raum) der MRSA-Hautstatus durch Abstriche an festgelegten Hautlokalisationen dokumentiert. Patienten mit MRSA-Hautkolonisation, die nicht intubiert waren und keine ausgeprägten Wunden hatten, wurden in die Studie aufgenommen. Patienten, die in die Studie eingeschlossen wurden, wurden täglich für 5 Tage mit Octenisan gewaschen (inkl. Haarwäsche). Kleine Wunden wurden mit Octenidin therapiert. In einem festgelegten Zyklus wurden nach Abschluss der Octenisan-Waschungen von jeweils festgelegten Hautlokalisationen erneut MRSA-Abstriche abgenommen und nach den üblichen mikrobiologischen Methoden weiter verarbeitet. Die Identifikation der Spezies sowie die Bestimmung der Antibiotikaempfindlichkeit erfolgten nach üblichen mikrobiologischen Methoden.

Während des gesamten 26-monatigen Studienzeitraums wurden insgesamt bei 430 Patienten Abstriche es Nasen-Rachen-Raums bzw. in seltenen Fällen der Haut durchgeführt. Bei 301 von 430 Patienten (70 %) war der Nasen-Rachen-Abstrich initial positiv, bei weiteren 17 Patienten (4 %) blieb die Nase negativ, die Haut war jedoch positiv. Bei 318 Patienten wurden entsprechend dem Studienprotokoll die unterschiedlichen Hautlokalisationen auf MRSA untersucht. Bei 105 von 318 Patienten (33 %) konnten im Hautscreening MRSA nachgewiesen werden.

Bei 15 von 105 Patienten (43 %) konnte eine Waschung wegen Erfüllung der unterschiedlichen Ausschlusskriterien nicht durchgeführt werden; bei 15 von 105 Patienten (14 %) wurde die Waschung begonnen, konnte aber wegen frühzeitiger Entlassung, Tod oder anderen Abbruchkriterien nicht abgeschlossen werden. Bei 45 von 105 Patienten (43 %) konnte das komplette Studienprotokoll durchgeführt werden, diese Daten gingen in die anschließende Auswertung ein.

Mit 89 % (40 von 45 Patienten) war der Nasen-Rachen-Raum am häufigsten besiedelt. Nach der initialen Octenisan-Waschung konnten in den konsekutiven Hautabstrichen bei 31 von 45 Patienten (69 %) MRSA nicht mehr nachgewiesen werden. Zusätzlich zur Octenisan-Waschung wurde bei 21 Patienten wegen kleinerer Wunden eine Octenidin-Wundbehandlung durchgeführt. 34 Patienten erhielten eine Mupirocin-Nasensalbe.

Bei 14 von 45 Patienten (31 %) konnten in den folgenden Hautabstrichen MRSA nachgewiesen werden. Bei 17 der 21 Patienten, bei denen MRSA-positive Wunden mit Octenidin behandelt worden waren (81 %), konnten in den folgenden Wundabstrichen MRSA nicht mehr nachgewiesen werden; bei 4 von 21 Patienten (19 %) wurden nach Abschluss der Octenidin-Wundbehandlung weiterhin MRSA isoliert. Bei 18 von 34 Patienten (53 %) war die Mupirocin-Therapie erfolgreich, bei 16 von 34 Patienten (47 %) persistierten die MRSA.

Von den 14 Patienten, welche nach dem ersten Zyklus mit einer Octenisan-Waschung weiterhin MRSA-positiv blieben, wurden 8 entsprechend dem Studienprotokoll in einem zweiten Zyklus mit Octenisan gewaschen. Hier betrug die Eradikationsrate 50 % (4 von 8 Patienten). Bei einem dieser 4 Patienten konnten MRSA von der Haut eradiziert werden, in der Wunde wurden jedoch weiterhin MRSA nachgewiesen. Bei 4 von 4 Patienten, bei denen auch der zweite Octenisan-Waschzyklus nicht erfolgreich war, wurde MRSA wiederholt in der Leiste nachgewiesen. Auch bei Patienten mit Wunden war die Waschung bei 3 von 3 Patienten nicht erfolgreich.

Insgesamt konnte bei 35 von 45 Patienten, welche komplett mit Octenisan gewaschen wurden (77,8 %), die initiale MRSA-Hautbesiedlung über einen Beobachtungszeitraum von 14 Tagen anhaltend eradiziert werden. Bei 31 von 45 Patienten (69 %) gelang dies nach dem ersten Zyklus, bei weiteren 4 Patienten gelang dies nach dem zweiten Zyklus. Patienten, welche persistierend mit MRSA auf der Haut kolonisiert waren, zeigten gleichzeitig ausgeprägte Wunden, welche meist MRSA-positiv waren, auch wenn diese gleichzeitig mit Octenidin behandelt wurden. Aufgrund des Studiendesigns konnte der Eradikationserfolg durch die Anwendung von Octenisan-Waschlotion nicht durch eine Kontrollgruppe (MRSA-positive Patienten ohne Anwendung von Octenisan-Waschlotion) abgesichert werden, was die wissenschaftliche Aussage dieses Ergebnisses beeinträchtigt.

Es fällt auf, dass auch Patienten mit MRSA-positiven Wunden – bei zeitgleichen Octenidin-Wundbehandlungen – in 81 % der Fälle durch die Octenisan-Waschlotion auch auf der Haut MRSA-frei wurden. In einem zweiten Waschzyklus wurden 2 von 3 Patienten mit Wunden auf der Haut MRSA-frei. Am häufigsten persistierte MRSA in der Leiste; dies ist eventuell auf eine kolorektale Besiedlung mit MRSA zurückzuführen. Diese Vermutung konnte jedoch in der hier vorliegenden Studie nicht verifiziert werden, da Stuhluntersuchungen auf MRSA nicht durchgeführt wurde.

Der Octenisan-Wascherfolg mit einer Eradikationsrate von nahezu 80 % muss jedoch einschränkend vor dem Hintergrund gesehen werden, dass in der vorliegenden Studie in nur 33 % (105 von 318 Patienten) die Haut MRSA-positiv war; das bedeutet, dass nur eine begrenzte Anzahl von MRSA-Patienten von einer Octenisan Waschung profitierten.

Zusammenfassend kann durch die hier vorliegenden Untersuchungsergebnisse der Octenisan-Waschlotion eine hervorragende MRSA-Aktivität mit einer ca. 80 %-igen MRSA-Eradikationsrate bescheinigt werden; dieses hervorragende Ergebnis wurde jedoch nicht durch eine Kontrollgruppe

bestätigt. Das Patientenklientel, welches von einer Octenisan-Waschung profitiert, d. h. eine MRSA-Besiedlung der Haut aufweist, betrug in der hier vorliegenden Studie 33 %.

16.2.6 Eradikation von Propionibakterien

Inwieweit eine einmalige präoperative *alkoholische* Hautantiseptik einen Einfluss auf die Propionibakterien hat, kann nur vermutet werden. Belege im Sinne einer Studie hierzu liegen nicht vor. Unterstellt man dieser Präparategruppe eine grundsätzlich sehr gute Wirkung gegen grampositive Erreger, kann somit durchaus zunächst auf eine entsprechende Wirksamkeit geschlossen werden. Ob diese im Laborversuch ermittelte Wirksamkeit allerdings übertragbar ist auf eine In-situ-Wirksamkeit, nämlich am Haarfollikel eingebunden in den Talg, ist für keinen Wirkstoff bestätigt. So kann generell unterstellt werden, dass Antiseptika im Grundsatz gegen das Propionibakterium wirken, dieses jedoch aufgrund seines schwierigen Habitats möglicherweise nicht erreichen.

Im Modell der *wässrig basierten* antiseptischen Körperwaschung ist die Eintrittswahrscheinlichkeit einer Abtötung der Bakterien eher noch wesentlich geringer. Es fehlt die Komponente des sehr gut penetrationsfähigen Alkohols, und die Einwirkzeiten eines waschenden Präparats (z. B. Octenidin- oder Chlorhexidin-basiert) sind bei Weitem zu kurz, um eine ausreichende Wirksamkeit erwarten zu können.

Wahrscheinlich ist dies der Grund, warum in der älteren Vergangenheit Alkoholumschläge vor Operationen gemacht wurden, um über eine lange Einwirkzeit in Verbindung mit einer guten Penetrationsfähigkeit des Alkohols eine "Tiefenwirkung" zu erzielen. Allerdings sind Alkoholumschläge heute wegen der erheblichen Hautmazeration nicht mehr "state of the art".

Wir selber verwenden Ganzkörperwaschungen seit einigen Jahren und binden die Patienten in dieses Konzept intensiv mit ein. Die in ◘ Abb. 16.1 dargestellte Waschanleitung wird dazu den Patienten ausgehändigt, bei denen wir Ganzkörperwaschungen empfehlen (alle Endoprothesen- und Wirbelsäuleneingriffe).

Ganzkörperwaschung am **Abend vor** und **am Morgen** der Operation mit antimikrobieller Waschlotion.

Mit diesen beiden Waschungen können Sie das Infektionsrisiko für sich selbst während des Krankenhausaufenthaltes reduzieren.

1. Duschen Sie Körper und Haare zur Befeuchtung ab. Drehen Sie das Wasser wieder ab.	2. Tragen sie Waschlotion auf Haare, Stirn, Gesicht, Ohren und Hals. Die Nase besonders gründlich waschen.	3. Tragen Sie von oben beginnend die Waschlotion weiter nach unten auf. Achselhöhle und Genitalbereich besonders gründlich waschen.	4. Nach **1 Minute** Einwirkzeit alles wieder abduschen.
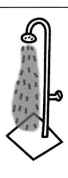	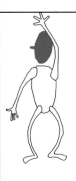	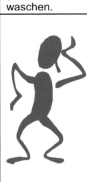	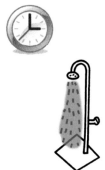

Trocknen Sie sich mit einem **frischen, sauberen Handtuch** ab und ziehen Sie **frische, saubere Kleidung** an. Übernachten Sie in einem **frisch bezogenen** Bett.

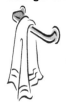 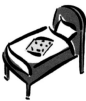 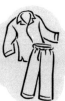 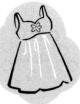

◻ **Abb. 16.1** Waschanleitung

Literatur

Bode LG, Kluytmans JA, Wertheim HF, Bogaers D, Vandenbrou-cke-Grauls CM, Roosendaal R, Troelstra A, Box AT, Voss A, van der Tweel I, van Belkum A, Verbrugh HA, Vos MC (2010) Preventing surgical-site infections in nasal carriers of Staphylococcus aureus. New England Journal of Medicine 362:9–17

Brandberg A et al (1981) The effect of Chlorhexidin-in vascular surgery. In: Maibach HI, Aly R (Hrsg) Skin microbiology: relevance to clinical infection. Springer, Heidelberg, S 98–102

von Eiff C, Bettin D, Proctor RA, Rolauffs B, Lindner N, Winkelmann W, Peters G (1997) Recovery of small colony variants of Staphylococcus aureus following gentamicin bead placement for osteomyelitis. Clin Infect Dis 25(5):1250–1251

Elek SD, Conen PE (1957) The virulence of Staphylococcus pyogenes for man; a study of the problems of wound infection. Br J Exp Pathol 38(6):573–586

Gristina AG, Jennings RA, Naylor PT, Myrvik QN, Webb LX (1989) Comparative in vitro antibiotic resistance of surface-colonizing coagulase-negative staphylococci. Antimicrob Agents Chemother 33(6):813–816

Hayek LJ, Emerson JM, Gardner AM (1987) A placebo-controlled trial of the effect of two preoperative baths or showers with chlorhexidine detergent on postoperative wound infection rates. Journal of Hospital Infection 10:165–172

Huenger F, Schmachtenberg A, Haefner H, Zolldann D, Nowicki K, Wirtz DC, Bläsius K, Lütticken R, Lemmen SW (2005) Evaluation of postdischarge surveillance of surgical site infections after total hip and knee arthroplasty. Am J Infect Control 33(8):455–462

Lemmen SW (2005) Octenisan Waschstudie. Schülke & Mayr, Norderstedt

NICE (2008) Clinical Guideline 74, Surgical Site Infection: Prevention and treatment of surgical site infection. National Institute for Health and Clinical Excellence. https://www.nice.org.uk/guidance/cg74

Oga M, Arizono T, Sugioka Y, Naylor PT, Myrvik QN, Gristina AG (1992) The inhibition of bacterial adhesion to a tobramycin-impregnated polymethylmethacrylate substratum. J Long Term Eff Med Implants 1(4):321–328

Seeberg S et al (1981) The effect of Chlorhexidin on the skin bacterial population. In: Maibach HI, Aly R (Hrsg) Skin microbiology: relevance to clinical infection. Springer, Heidelberg, S 86–91

Webster J, Osborne S (2007) Preoperative batting or showering with skin antiseptics to prevent surgical site infection. Cochrane Database of Systematic Reviews. Am J Infect Control 35(4):287

Blutmanagement in der Orthopädie und Unfallchirurgie

Pascal Knüfermann, Holger Haas

17.1   Einführung – 158

17.2   Hintergrund und Historie – 158

17.3   PBM als 3-Säulen-Behandlungskonzept – 161

17.4   Säule 1: Optimierung des Erythrozytenvolumens und präoperatives Anämiemanagement – 163

17.5   Säule 2: Vermeidung von Blutungen und Blutverlusten – 167

17.6   Säule 3: Erhöhung und Ausschöpfung der Anämietoleranz – 168

17.7   Wirtschaftliche Aspekte von PBM – 169

Literatur – 169

J. Jerosch, C. Linke (Hrsg.), *Patientenzentrierte Medizin in Orthopädie und Unfallchirurgie,*
DOI 10.1007/978-3-662-48081-6_17, © Springer-Verlag Berlin Heidelberg 2016

17.1 Einführung

Patienten, die sich einer orthopädischen Operation unterziehen müssen, leiden zu einem nicht unerheblichen Prozentsatz unter einer präoperativen Anämie (Spahn 2010, Goodnough et al. 2011, Hart et al. 2014, Lasocki et al. 2015). Nach den Kriterien der WHO liegt eine Anämie vor, wenn der Hämoglobinwert (Hb) bei Frauen unter 12 g/dl bzw. bei Männern unter 13 g/dl liegt. Die Mehrheit der orthopädischen Operationen erfolgt elektiv, sodass prinzipiell ein ausreichendes Zeitfenster für vorbereitende Schritte zur Verfügung steht. Neben einem möglichst perfekten Operationsergebnis stellen postoperative Schmerzarmut, rasche Mobilisation und Wiedereingliederung des Patienten in den normalen Alltag wesentliche Behandlungsziele dar.

Eine präoperative Anämie führte in einem Patientenkollektiv mit nicht herzchirurgischen Operationen zu einer erhöhten postoperativen Morbidität sowie zu einer signifikant erhöhten Sterblichkeitsrate; ebenso ist beschrieben, dass eine präoperative Anämie die Krankenhausverweildauer verlängert und im Vergleich zu nicht anämischen Patienten die Transfusionsrate um bis zu 3-fach erhöht ist (Beattie et al. 2009). Seit sich Hinweise mehren, dass Transfusionen Komplikationen begünstigen und diese Risiken wiederum im Zusammenhang mit der transfundierten Menge stehen, ist eine neue Dimension der Diskussion zur Verabreichung von Blutprodukten entstanden (Bernard et al. 2009, Vandromme et al. 2009, Weber et al. 2005). Konkret legen mehrere große multizentrische Studien nahe, dass Transfusionen eine erhöhte Sterblichkeit, höhere Komplikationsraten (z. B. kardiovaskuläre Ereignisse, Nierenversagen) und ein erhöhtes Risiko für Infektionen (Wundinfektionen, Pneumonierate) begünstigen (Agarwal et al. 1993, Kulier et al. 2007, Walsh et al. 2013, Shokoohi et al. 2012, Rohde et al. 2014). Hier kann ein erfolgreiches patientenorientiertes Blutmanagement ("patient blood management", PBM) wesentlich zum Erreichen des gewünschten Gesamtbehandlungsergebnisses beitragen.

Unter PBM versteht man ein multidisziplinäres, multimodales Behandlungskonzept, das die Anwendung evidenzbasierter medizinischer und chirurgischer Konzepte umfasst. Dieses Behandlungskonzept verfolgt als Ziel, das patienteneigene Blutvolumen weitestgehend zu bewahren bzw. das eigene Blut des Patienten zu optimieren, anstatt Spenderblut einzusetzen. Blutprodukte sollen erst nach Optimierung aller anderen Aspekte leitliniengerecht zur Anwendung kommen, um die mit allogenen Bluttransfusionen verbundenen bekannten und unbekannten Risiken zu vermeiden (Horn et al. 2013). Schlussendlich führt ein PBM zur Steigerung der Patientensicherheit, da die präoperative Anämie ein deutlich erhöhtes Letalitäts- und Komplikationsrisiko birgt (Gruson et al. 2002, Halm et al. 2004, Musallam et al. 2011). Eine Anämie stellt wiederum den größten Prädiktor für die Verabreichung von Blutkonserven während oder nach Operationen dar. Somit besteht neben einem frühzeitigen Anämiemanagement die Herausforderung darin, die Rate an Bluttransfusionen so gering wie möglich zu halten, ohne den Patienten durch eine übermäßige permissive Anämie zu gefährden.

Durch individualisierte Behandlungsstrategien sollen Bluttransfusionen reduziert, im Idealfall sogar völlig vermieden werden. Diese Vorgehensweise mindert nicht nur Risiken, sondern auch Kosten und Versorgungsengpässe. Strategien im PBM erstrecken sich derzeit vorwiegend auf den perioperativen Bereich, sollen in der Zukunft aber auch konservative Fächer erreichen, die für einen relevanten Verbrauch von Blutprodukten verantwortlich sind. Durch die konsequente Umsetzung von PBM werden 3 wesentliche Einflussfaktoren für ein verschlechtertes Behandlungsergebnis reduziert: Anämie, Blutverlust und Transfusionen.

17.2 Hintergrund und Historie

Trotz des oben genannten Ziels von PBM, die Rate von Fremdblutgaben zu reduzieren, bleibt die Tatsache unstrittig, dass in bestimmten medizinischen Situationen Blutkonserven Leben retten und Komplikationsraten vermindern können (Beliaev et al. 2012). Bei Erreichen von sog. Transfusionstriggern geben die aktuellen Transfusionsleitlinien der Bundesärztekammer klare Vorgaben zur Transfusion (Querschnitts-Leitlinien zur Therapie mit Blutkomponenten und Plasmaderivaten der Bundesärztekammer 2014, Lauscher et al. 2012).

◼ **Tab. 17.1** Empfehlungen zur Transfusion von Erythrozyten bei akuter Anämie. Bei der Entscheidungsfindung gilt es, die aktuelle Hämoglobinkonzentration, die individuelle Kompensationsfähigkeit sowie das Vorhandensein kardiovaskulärer Risikofaktoren zu berücksichtigen (nach Bundesärztekammer 2014)

Hb-Bereich	Kompensationsfähigkeit/ Risikofaktoren	Transfusion	Bewertung
≤ 6 g/dl (≤ 3,7 mmol/l)	–	Ja[a]	1 C+
> 6–8 g/dl (3,7–5,0 mmol/l)	Kompensation adäquat, keine Risikofaktoren	Nein	1 C+
	Kompensation eingeschränkt, Risikofaktoren vorhanden (z. B. KHK, Herzinsuffizienz, zerebrovaskuläre Insuffizienz)	Ja	1 C+
	Hinweise auf anämische Hypoxie (physiologische Transfusionstrigger: z. B. Tachykardie, Hypotension, EKG-Ischämie, Laktatazidose)	Ja	1 C+
> 8–10 g/dl (5,0–6,2 mmol/l)	Hinweise auf anämische Hypoxie (physiologische Transfusionstrigger: z. B. Tachykardie, Hypotension, EKG-Ischämie, Laktatazidose)	Ja	2 C
> 10 g/dl (≥ 6,2 mmol/l)	–	Nein[b]	1 A

[a] Ohne klinische Hinweise auf eine manifeste anämische Hypoxie können im Einzelfall bei adäquater Kompensation und ohne Risikofaktoren niedrigere Hb-Werte ohne Transfusion toleriert werden.

[b] Im Einzelfall kann eine Transfusion auf Hb-Werte > 10 g/dl indiziert sein.

Interessanterweise ist in diesen Querschnittsleitlinien bereits seit Jahren ein restriktives Vorgehen bei der Gabe von Blutprodukten verankert. Dabei gilt es, die Kriterien Hb-Konzentration, Kompensationsfähigkeit und Risikofaktoren zu berücksichtigen. Ausdrücklich wird darauf verwiesen, dass in einem Bereich von 6,0–10,0 g/dl die Hb-Konzentration nicht allein als Maß für das Sauerstoffangebot gewertet werden darf (◼ Tab. 17.1). Die Transfusionsindikation ergibt sich demnach aus einer eingeschränkten Kompensationsfähigkeit oder aus Anzeichen für eine anämische Hypoxie, die durch die sog. physiologischen Transfusionstrigger erkennbar wird. Dazu zählen Tachykardie, Hypotension, Dyspnoe, ischämietypische EKG-Veränderungen (ST-Strecken-Veränderungen oder neu auftretende Herzrhythmusstörungen), Lakta-

tazidose sowie der Abfall der zentralvenösen Sättigung auf unter 60 % (s. Übersicht "Physiologische Transfusionstrigger").

> **Physiologische Transfusionstrigger**
> Hierbei handelt es sich um (klinische) Symptome, die bei laborchemisch gesicherter Anämie und erhaltener Normovolämie auf eine anämische Hypoxie hinweisen können (nach Bundesärztekammer 2014).
> ▬ Kardiopulmonale Symptome:
>   – Tachykardie
>   – Hypotension
>   – Blutdruckabfall unklarer Genese
>   – Dyspnoe

- ischämietypische EKG-Veränderungen:
  - neu auftretende ST-Senkungen oder -Hebungen
  - neu auftretende Rhythmusstörungen
- neu auftretende regionale myokardiale Kontraktionsstörungen (Echokardiographie)
- globale Indizes einer unzureichenden Sauerstoffversorgung:
  - Anstieg der globalen O_2-Extraktion > 50 %
  - Abfall der O_2-Aufnahme > 10 % vom Ausgangswert
  - Abfall der gemischtvenösen O_2-Sättigung < 50 %
  - Abfall der gemischtvenösen pO_2 < 32 mmHg
  - Abfall der zentralvenösen O_2-Sättigung < 60 %
  - Laktatazidose (Laktat > 2 mmol/l plus Azidose)

Schon vor der offiziellen Einführung des Begriffs "patient blood management", der in Abgrenzung zu den üblichen Aktivitäten von Blutbanken und Transfusionseinrichtungen ("blood management") im Jahr 2005 von dem australischen Hämatologen James Isbister geprägt wurde, existierten für das Fachgebiet Orthopädie verschiedene Vorgehensweisen zur Minimierung von Blutverlust und Transfusionen (Pertl u. Kaltenecker 2001, Tobias 2004, Rosenblatt 2002, Katz et al. 2001). So zeigten unter anderem Pertl und Kaltenecker (2001), dass durch den Einsatz von Blutsammelsystemen zur postoperativen Retransfusion der Transfusionsbedarf signifikant gesenkt werden kann.

Bluttransfusionen sind heutzutage "sicherer" als je zuvor, und in der Tat ist die Wahrscheinlichkeit, dass ein unerwünschtes Ergebnis auf eine bestimmte einzelne Konserve zurückzuführen ist, vernachlässigbar gering. Nichtsdestotrotz weiß man, dass eine liberale Indikationsstellung mit einem erhöhten Risiko an Infektionen, einer höheren Morbidität und einer erhöhten Letalität assoziiert ist (Marik u. Corwin 2008, Kulier et al. 2007, Murphy et al. 2007). Auch konnte mit den Langzeitdaten der Focus-Studie gezeigt werden, dass ein liberales (Hb < 10 g/dl) im Vergleich zu einem restriktiven Transfusionsregime (Hb < 8 g/dl) bei orthopädischen Hochrisi-

kopatienten nach 60 Tagen keinen positiven Einfluss auf die Überlebensrate, die Mobilisation der Patienten und auf postoperative Komplikationen hatte (Carson et al. 2011). Dazu passend wurde an derselben Studienpopulation nach einer medianen Beobachtungszeit von 3,1 Jahren gezeigt, dass sich kein Unterschied in der Sterblichkeit zwischen den beiden Gruppen abzeichnete (Carson et al. 2014).

Umgekehrt konnte eine aktuelle Studie die negativen Effekte eines liberalen Transfusionsregimes in Bezug auf postoperative Infektionen bei Patienten mit hüftnaher Fraktur nicht bestätigen (Gregersen et al. 2015). Bei Tumorpatienten mit einer Kolonresektion scheint die Transfusion von Erythrozytenkonzentraten (EK) mit einem erhöhten Risiko von Tumorrezidiven verbunden zu sein (Acheson et al. 2012).

Wesentlich zur Sensibilisierung gegenüber einem unkritischen Einsatz der Bluttransfusion hat eine prospektive multizentrische Beobachtungsstudie beigetragen: In der sog. österreichischen Benchmark-Studie wurde der Verbrauch von Blutkomponenten bei ausgewählten elektiven chirurgischen Eingriffen (totaler Hüft- bzw. Kniegelenkersatz, Hemikolektomie und aortokoronare Bypassoperation) in österreichischen Krankenhäusern untersucht. Hier zeigte die anonymisierte Analyse der klinischen Routinedaten eine erhebliche Variabilität für Blutverlust und Transfusionsraten zwischen den untersuchten Häusern. Bei Hüftersatz- und Kniersatzoperationen lag der Anteil an transfundierten Patienten bei 16–85 % bzw. bei 12–87 % (Gombotz et al. 2007).

Die heutigen Strategien zur Reduktion von Fremdblutgaben sind eine direkte Folge von in der Vergangenheit häufig aufgetretenen Transfusionszwischenfällen. So hat vor allem in den 1980er-Jahren eine Vielzahl von transfusionsbedingten Virusinfektionen mit dem Hepatitis-B- und -C-Virus und dem humanen Immundefizienzvirus (HIV) zu massiven Anstrengungen zur Erhöhung der Sicherheitsstandards geführt, die unter anderem die Vermeidung von Fremdblutgaben beinhalten. Tatsächlich ist das Infektionsrisiko durch eine Transfusion ("infectious serious hazards of transfusion", ISHOT) heute entgegen der öffentlichen Wahrnehmung verschwindend gering: Die Übertragungswahrscheinlichkeit von Hepatitis-B- und -C-Viren wird nach aktuellen Veröffentlichungen mit 1 zu 4,3 Millionen bzw. 1 zu 10,88 Millionen Transfusionen angegeben (Hourfar et al. 2008).

Dementsprechend muss festgehalten werden, dass für die aufgeführten transfusionsassoziierten Risiken nicht primär die ISHOT verantwortlich gemacht werden können, sondern vielmehr die sog. "noninfectious serious hazards of transfusion" (NISHOT). Dieser Begriff fasst ein weites und sehr heterogenes Feld von zum Teil sehr seltenen transfusionsassoziierten Reaktionen zusammen und hat in den letzten Jahren eine zunehmende Beachtung in der medizinischen Forschung erfahren. Die erzielten Erkenntnisse über die zumeist Antigen-Antikörper-vermittelten Immunreaktionen haben bereits zu zahlreichen Verbesserungen der Sicherheitsstandards während der Transfusion geführt: So soll z. B. die in den Querschnittsleitlinien zwingend vorgeschriebene bettseitige Blutgruppentestung des Empfängers ("AB0-Bedside-Test") eine Fehltransfusion und somit eine hämolytische Immunreaktion durch reguläre Alloantikörper im AB0-System verhindern. Auch die Einführung der Leukozytendepletion von Erythrozytenkonzentraten, die seit dem 1.10.2001 in Deutschland gesetzlich verankert ist, hat die Rate der Bildung von irregulären Alloantikörpern (sog. Alloimmunisierung) bei Empfängern erheblich reduziert und so effektiv eine Transfusionsreaktion bei Zweitkontakt mit entsprechendem Fremdantigen verhindert.

Interessanterweise lassen sich aber weder durch ISHOT noch durch die transfusionsbedingten Antigen-Antikörper Reaktionen viele der eingangs erwähnten perioperativen transfusionsassoziierten Komplikationen wie die erhöhte Rate an Wundinfektionen oder eine erhöhte Tumorrezidivrate erklären. So konnte eine kürzlich publizierte Metaanalyse aus 21 randomisierten klinischen Studien mit 8735 Teilnehmern zeigen, dass ein liberales Transfusionsregime bei 16,9 % der Patienten zu schweren Infektionen wie Pneumonie, Mediastinitis, Wundinfektionen oder Sepsis führte, bei Patienten mit einem restriktiven Transfusionsmanagement waren es hingegen lediglich 11,8 %. Besonders groß war der Unterschied bei Patienten, die einen Gelenkersatz erhielten (Rohde et al. 2014).

Die für diese Komplikationen verantwortlichen Prozesse werden heute in einer Untergruppe der NISHOT zusammengefasst und als "transfusion-related immune modulation" (TRIM) bezeichnet. Die TRIM zeichnet sich durch die Unabhängigkeit von Antigen-Antikörper-Reaktionen aus und beinhaltet vor allem Reaktionen des angeborenen Immunsystems. So wird ein bekannter Vertreter der NISHOTS, die sog. "transfusion-related acute lung injury" (TRALI), durch die oben erwähnten verbesserten Sicherheitsstandards vermutlich nicht mehr durch irreguläre Alloantikörper im Spenderplasma ausgelöst. Vielmehr wird die Aktivierung einer proinflammatorischen Wirtsreaktion durch Mediatoren im Spenderblut bei bereits entzündlich vorgeschädigter Lunge postuliert (sog. 2-Hit Modell) (Toy et al. 2005, Eder et al. 2007, Chapman et al. 2009). Die in einigen Studien beschriebene erhöhte Tumorrezidivrate nach Fremdblutgabe wird ebenfalls im Sinne der TRIM-Theorie erklärt und auf eine modulierte Aktivität von Immunzellen zurückgeführt (Cata et al. 2013, Yamaguchi et al. 2000, Bosch et al. 2003). Welche Mediatoren in Blutprodukten eine TRIM induzieren können und ob möglicherweise das Alter der Konserve eine wesentliche Rolle spielt, ist zurzeit Gegenstand intensiver Forschungsbemühungen (Van De Watering et al. 2006, Lee u. Gladwin 2010).

17.3 PBM als 3-Säulen-Behandlungskonzept

PBM ist ein multidisziplinäres Behandlungskonzept zur Reduktion der Transfusionsrate. Hierdurch sollen die mit einer Fremdblutgabe assoziierten unerwünschten Wirkungen (ISHOT, NISHOT) sowie die Morbidität und Sterblichkeit verringert werden. Das Vorgehen zur Vermeidung der Anämie basiert auf 3 Säulen:

- Optimierung des (präoperativen) patienteneigenen Erythrozytenvolumens
- Minimierung von Blutungen und Blutverlusten
- Erhöhung und Ausschöpfung der individuellen physiologischen Anämietoleranz unter gleichzeitiger Berücksichtigung eines restriktiven Transfusionsregimes

Eine spürbare Einsparung an Fremdblut kann sich bereits durch die erfolgreiche Optimierung einer dieser 3 Säulen ergeben; idealerweise erfolgen Umsetzungsschritte von PBM in allen 3 Säulen (◘ Tab. 17.2). Gleichzeitig wird eine Anpassung der

◻ **Tab. 17.2** Patientenorientiertes Blutmanagement als 3-Säulen-Konzept. Das Vorgehen basiert auf der Optimierung des (präoperativen) patienteneigenen Erythrozytenvolumens, der Minimierung von Blutungen und Blutverlusten und der Erhöhung/Ausschöpfung der individuellen physiologischen Anämietoleranz. (Adaptiert nach Gombotz et al. 2013)

Zeitpunkt	Säule 1	Säule 2	Säule 3
Präoperativ	Erkennung und Diagnostik der Anämie Identifizierung der Grunderkrankung Behandlung der Anämie Therapie der Grunderkrankung	Interdisziplinäre OP-Planung Minimierung des diagnostischen und interventionellen Blutverlusts Abschätzung des Blutungsrisikos	Erhöhung und Ausschöpfung der Anämietoleranz
Intraoperativ	Zeitliche Terminierung des operativen Eingriffs entsprechend der Optimierung des Erythrozytenvolumens	Exakte Blutstillung Minimalinvasive chirurgische Techniken Anästhesiologisches Management, u. a. Erhalt der Normothermie Maschinelle Autotransfusion Optimales Gerinnungsmanagement	Erhöhung und Ausschöpfung der Anämietoleranz Leitliniengerechte Indikationsstellung zur Bluttransfusion
Postoperativ	Prophylaktische Eisengabe Bei Bedarf Stimulation der Erythropoese	Genaue Überwachung von Blutungen Zeitnahe Korrektur von Gerinnungsstörungen Rasche Indikationsstellung zur Reoperation Retransfusion von Wundblut	Erhöhung und Ausschöpfung der Anämietoleranz Leitliniengerechte Indikationsstellung zur Bluttransfusion

Bereitstellungspraxis in Bezug auf den tatsächlichen Verbrauch empfohlen (Gombotz et al. 2011a, 2011b).

Grundsätzlich weisen operative Patienten prä- und postoperativ eine hohe Anämieprävalenz auf (Shander et al. 2004, Hart et al. 2014, Lasocki et al. 2015). Patienten, die sich einer Operation zum künstlichen Gelenkersatz (Knie- oder Hüft-TEP) oder bei hüftnaher Fraktur unterziehen müssen, weisen ebenfalls erhebliche Raten einer präoperativen Anämie auf. Die Angaben in der Literatur liegen bei $24 \pm 9\,\%$ für den elektiven Knie- oder Hüftgelenkersatz und $44 \pm 9\,\%$ für Patienten mit hüftnahen Frakturen. In der postoperative Phase wurden noch höhere Werte dokumentiert ($45 \pm 25\,\%$ bzw. $44 \pm 15\,\%$, Spahn 2010). Auch Koch und Mitarbeiter (2013) konnten an einem großen Kollektiv zeigen, dass 74 % der Patienten während eines stationären Krankenhausaufenthalts eine moderate oder schwere Anämie (Hb $\leq 9\,g/dl$) entwickelten. Dabei war insbesondere die schwere Anämie mit einer signifikanten Steigerung der Krankenhausletalität mit einer risikoadjustierten Odds Ratio von 3,28 (95 %, CI 2,90–3,72: $p < 0,001$) verbunden (Koch et al. 2013).

Die zweite österreichische Benchmark-Studie hat gezeigt, dass bis zu 25 % der untersuchten operativen Patienten von einer präoperativen Anämie betroffen waren. Typische Ursachen für diese Anämien sind unter anderem okkulter Blutverlust, wiederholte Blutabnahmen sowie verminderte Bildung und vermehrte Zerstörung von Erythrozyten aufgrund chronischer Erkrankungen wie Herz- oder Niereninsuffizienz. Patienten mit einer präoperativen Anämie, die sich einer Operation unterziehen, haben einen 3- bis 4-fach höheren Transfusionsbedarf im Vergleich zu Patienten ohne präoperative Anämie (Gombotz et al. 2014).

Diverse weitere Arbeiten demonstrieren, dass eine perioperative Anämie mit einer erhöhten Transfusionsrate vergesellschaftet ist (Goodnough et al. 1992, Keating et al. 1998, Gombotz et al. 2007,

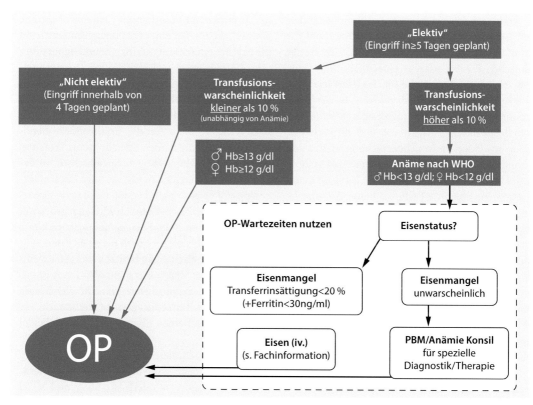

■ **Abb. 17.1** Algorithmus zur präoperativen Diagnostik und Therapie der Anämie. Im Fokus stehen speziell solche Patienten, die eine Anämie aufweisen und vor einer Operation mit einem erhöhten Transfusionsrisiko stehen. Dazu gehören Operationen mit einer Transfusionswahrscheinlichkeit über 10% laut hausinterner Referenzliste. (Adaptiert nach ► www.patientbloodmanagement.de)

Spahn 2010). Aktuelle Daten, erhoben in der multizentrischen Beobachtungsstudie PREPARE in Europa, bestätigen im Wesentlichen die vorherigen Ergebnisse mit dem Unterschied, dass die Prävalenz der präoperativen Anämie mit 14,1% etwas niedriger ausfällt. Der Transfusionsbedarf bei nicht anämischen Patienten lag in dieser Studie bei 2,8%. Patienten mit einer präoperativen Anämie erhielten in 14,8% der Fälle Bluttransfusionen (Lasocki et al. 2015).

17.4 Säule 1: Optimierung des Erythrozytenvolumens und präoperatives Anämiemanagement

Nach aktueller Studienlage ist hinlänglich bekannt, dass eine präoperative Anämie einen unabhängigen Risikofaktor für eine erhöhte perioperative Morbi-

dität und Letalität darstellt. Im Rahmen von PBM sollen Patienten mit einer vorbestehenden Anämie vor elektiven Eingriffen erfasst, die Ursachen der Anämie abgeklärt und bei behandelbaren Ursachen eine spezifische Behandlung eingeleitet werden. Die Umsetzung der Säule 1 bietet sich insbesondere für hochelektive Operationen an, beispielsweise die Hüft- und Knieendoprothetik. Konkretes Ziel sollte sein, dass bei jedem Patienten präoperativ zum frühestmöglichen Vorstellungstermin (z.B. Indikationsstellung zur Operation) ein Hämoglobinwert bestimmt wird. Diese Hb-Bestimmung inklusive (anästhesiologischer) Kurzevaluation sollte zu einem Zeitpunkt erfolgen, der im Fall der Diagnose Anämie ein entsprechendes präoperatives Anämiemanagement erlaubt. Dies gilt umso mehr, wenn es sich um Eingriffe handelt, die nach hausinterner Liste der sog. Indexoperationen eine Transfusionswahrscheinlichkeit von über 10% besitzen (■ Abb. 17.1).

Vorzugsweise entscheiden Grundbehandler und Anästhesist, ob der Patient ein Kandidat für ein präoperatives Anämiemanagement ist. In der klinischen Praxis bedarf es einer Institution (Einzelperson, PBM-Team), die für das PBM in einem Krankenhaus verantwortlich zeichnet. In der Idealvariante existiert ein multidisziplinäres Team, das mittels spezifischer Anamnese und körperlicher, Labor- sowie apparativer Untersuchung häufige und behandelbare Anämieursachen erkennt und präoperativ soweit wie möglich therapiert. Das gelingt am besten, wenn operative Fachdisziplinen, Anästhesisten, Hämatologen, Gastroenterologen, Labor- und Transfusionsmediziner in einem PBM-Team mit einem gemeinsamen PBM-Plan zusammenarbeiten und regelmäßigen Kontakt mit den Zuweisern des Krankenhauses zu dieser Thematik halten.

Sollte der Patient eine Anämie nach WHO-Definition aufweisen, so ist diese dem präoperativen Anämiemanagement zuzuführen. Konkret bedeutet dies:

- Abnahme von einem vordefinierten Laborpanel ("Anämieprofil") zur Diagnostik
- Ursachensuche für die vorliegende Anämie
- Behandlung der Anämie
- (soweit möglich) Therapie der Ursache für die vorliegende Anämie

Elektive und semielektive Operationen, die in dem jeweiligen Krankenhaus laut Referenzliste eine Transfusionswahrscheinlichkeit über 10 % haben, sollten bei Patienten mit einer nicht abgeklärten bzw. nicht korrigierten Anämie unterbleiben; folglich sollte die Operation verschoben werden.

Bei der Differenzialdiagnose einer Anämie helfen insbesondere die Erythrozytenindizes "mittleres korpuskuläres Volumen" (MCV) und "mittleres korpuskuläres Hämoglobin" (MCH), die Eisenstoffwechselparameter (Ferritin, Transferrin und Eisen), die Retikulozytenzahl (möglichst mit Retikulozyten-Hb), Vitamin B_{12} und Folsäure. Auf der Basis dieser Indizes ist eine Unterteilung in mikrozytär, normozytär sowie makrozytär und weiterhin orientierend in hyperregenerative (Retikulozytenzahl > 70.000/µl) und hyporegenerative Formen (Retikulozytenzahl < 30.000 /µl) möglich.

Die häufigsten Formen einer mikrozytären Anämie sind die Eisenmangelanämie sowie die Anämie bei chronischen Erkrankungen ("anemia of chronic disease", ACD). Bei einer Eisenmangelanämie sind die Erythrozyten meist mikrozytär und hypochrom und die Eisenspeicherwerte niedrig (Serumferritin und Serumeisen erniedrigt, Serumtransferrin erhöht). In der Leber synthetisiertes Transferrin bindet das Eisen der intestinalen Mukosazellen und verlagert nicht für die Erythropoese benötigtes Eisen in die beiden Speicherpools (Ferritin, Hämosiderin). Die wichtigere Speicherform ist das Ferritin, das in enger Korrelation zum Gesamtkörperspeichereisen (1 ng/ml = 8 mg Eisen im Speicherpool) steht. Der Normalbereich wird angegeben mit Werten zwischen 30 und 300 ng/ml; niedrige Werte (< 12–15 ng/ml) sind spezifisch für einen Eisenmangel. Das Serumeisen allein besitzt in der Anämiediagnostik keinen Stellenwert mehr. Wird eine Eisenmangelanämie diagnostiziert, so sollte gleichzeitig nach okkultem Blutverlust gesucht werden.

In Bezug auf einen Eisenmangel unterscheidet man 3 Stadien:

1. Latenter Eisenmangel: Speichereisen ist vermindert, aber noch ohne funktionelle Auswirkungen (Ferritin vermindert; Hb, MCV und MCH normal)
2. Klinisch manifester Eisenmangel mit vermindertem Gesamtkörpereisen: keine ausreichenden Eisenspeicher für eine normale Erythropoese (Hb, MCV, Retikulozyten-Hb, Ferritin vermindert; Transferrin und lösliche Transferrinrezeptoren [sTfR] erhöht)
3. Klinisch manifester Eisenmangel mit normalem oder erhöhtem Gesamtkörpereisen

In Abgrenzung zur klassischen Eisenmangelanämie spricht man im letzteren Fall von der Anämie bei chronischer Erkrankung, für die Infektionen, Autoimmunerkrankungen oder ein Tumorleiden ursächlich infrage kommen (Weiss 2009, Gangat u. Wolanskyj 2013). In der Labordiagnostik zeigt sich eine normozytäre, normochrome Anämie oder auch eine mikrozytäre, hypochrome Form, wenn der funktionelle Eisenmangel überwiegt. Serumeisen, Retikulozyten-Hb und Transferrin sind vermindert, und der Eisengehalt der Retikulozyten ist niedrig-normal bis vermindert. Dabei bestehen labordiagnostische Zeichen einer Entzündungsreaktion (erhöhtes CRP, beschleunigte Blutsenkungsgeschwindigkeit). Das Serumferritin ist jedoch nur eingeschränkt verwertbar, da der Wert normal oder als Akut-Phase-Protein erhöht sein kann; Serumferritin kann erhöht sein bei Entzündung, Autoimmunerkrankung, hepatozellulären Erkrankungen, Alkoholismus und Hypothyreose (Brugnara 2003, Krantz 1994, Thomas u. Thomas 2002).

Zur weiteren differenzialdiagnostischen Abklärung eignen sich die Transferrinsättigung (TSAT) sowie der lösliche Transferrinrezeptor (sTfR). Eine TSAT < 20 % deutet unabhängig vom Serumferritinwert auf einen funktionellen Eisenmangel hin. Ebenso steigt bei Eisenmangel der sTfR-Wert an. Dieser nimmt auch bei gesteigerter Erythropoese zu (etwa bei Blutungsanämie, hämolytischer Anämie oder Thalassämie), jedoch wird die Serumkonzentration des sTfR nicht wie die von Ferritin oder Transferrin durch Entzündungszustände beeinflusst. Eine weitere Klassifizierung des Eisenmangels ergibt sich durch den Quotienten aus sTfR-Wert und dem Logarithmus des Ferritinwerts (sTfR/log Ferritin), der auch als Ferritinindex bezeichnet wird und den Nachweis einer Eisenmangelanämie deutlich verbessert (Infusino et al. 2012).

Eine Verknüpfung des Ferritinindex als Marker der Eisenversorgung und des Hämoglobingehalts der Retikulozyten als Indikator des Eisenbedarfs der Erythropoese in einem diagnostischen Diagramm ermöglicht, verschiedene Zustände des Eisenstoffwechsels zu definieren (Thomas et al. 2005). Neuere Parameter wie das Zinkprotoporphyrin oder der Anteil hypochromer Erythrozyten (% Hypo) eignen sich gut zur Diagnose eines funktionellen Eisenmangels (Graf et al. 2008). In der Zusammenschau gilt folgende Orientierung zur Unterscheidung von Eisenmangelanämie und ACD: Eine TSAT unter 20 % und/oder ein Ferritin unter 30 µg/l gelten als Eisenmangel. Eine TSAT unter 20 % und ein Ferritin von 30–100 µg/l kann sowohl bei einem Eisenmangel als auch bei Anämien im Rahmen chronischer Erkrankungen auftreten. Eine TSAT über 20 % bei einem Ferritin über 100 µg/l spricht eher für eine Anämie im Rahmen chronischer Erkrankungen.

Bei der ACD ist prinzipiell genug Speichereisen vorhanden, jedoch steht es wegen einer gestörten Wiederverwertung aus dem retikuloendothelialen System (RES) der Speicherorgane Leber und Milz nicht für die Erythropoese zur Verfügung. Eine zentrale Rolle bei der ACD spielt das Molekül Hepcidin, das im Rahmen einer Entzündungsreaktion in der Leber vermehrt gebildet wird. Es hemmt das Ferroportin, das für die Ausschleusung von Eisen aus der Zelle verantwortlich ist (Steinbicker u. Muckenthaler 2013).

Häufig ist die chronische Entzündung nicht die alleinige Ursache der Anämie; gleichzeitig kann ein "echter" Eisenmangel oder eine chronische Nierenerkrankung als weitere anämiebegünstigende Erkrankung vorliegen. Bei Tumoranämien müssen weitere Aspekte bedacht werden, z. B. zytotoxische Nebenwirkungen einer Chemotherapie oder die tumoröse Verdrängung (Metastase) des Knochenmarks.

Die Kausaltherapie einer Anämie kann unter anderem beinhalten: die Beseitigung chronischer Blutverluste, die Behandlung einer Refluxkrankheit mit Protonenpumpenhemmern oder die erfolgreiche Behandlung einer chronisch-entzündlichen Darmerkrankung. Bei Nachweis einer *Helicobacter-pylori*-positiven Gastritis kann eine Verbesserung der Eisenresorption durch eine entsprechende Eradikationstherapie erzielt werden (Malfertheiner et al. 2007). Grundsätzlich stellt jeder Eisenmangel, der das Stadium der eisendefizitären Erythropoese erreicht hat, eine Indikation zur Eisengabe dar. Der Eisenbedarf lässt sich nach der folgenden Formel abschätzen:

$$\begin{aligned} &\text{Eisenbedarf [mg]} \\ &= \text{Hb-Defizit (Soll-Hb} - \text{Patienten-Hb)} \\ &\quad \times 200 + \text{Speichereisen (250 mg)} \end{aligned}$$

Laut der Leitlinie "Eisenmangel und Eisenmangelanämie" der Deutschen Gesellschaft für Hämatologie und Internistische Onkologie (DGHO) sollte bei einer Eisenmangelanämie nach Möglichkeit Eisen oral substituiert werden. Neben der schlechten Verträglichkeit der oralen Eisenpräparate spielt bei Patienten, die sich in Vorbereitung auf einen operativen Eingriff befinden, der Faktor Zeit bei der Anämiekorrektur eine elementare Rolle. Während eine orale Aufsättigung (maximale Resorption 10 mg Eisen/Tag) Wochen bis Monate in Anspruch nimmt, können mit einer einmaligen schnell wirksamen, intravenösen Behandlung bis zu 1000 mg verabreicht werden, sodass sich der Zeitraum der Therapie bei guter Verträglichkeit erheblich verkürzen lässt. Zu beachten ist auch, dass oral verabreichtes Eisen bei Patienten mit einer ACD bei gestörter Eisenhomöostase keinen Therapieerfolg erzielt, da es nicht an seinen Zielort gelangt.

Vor intravenöser Eisenapplikation sollte ein Ferritinwert von unter 100 ug/l sowie eine TSAT unter 20 % dokumentiert werden, da bei einer TSAT über 20 % die Gefahr einer Eisenüberladung besteht. Zur intravenösen Eisenapplikation stehen in Deutschland mehrere Präparate zur Verfügung, unter anderem der dreiwertige Glukonatkomplex (Ferrlecit®), die Eisencarboxymaltose (Ferinject®) und der Hydroxid-Saccharose-Komplex (Venofer®). Mittlerweile ist es möglich, mit einer einzigen Infusion Eisendefizite von 1000 mg innerhalb von 15 min zu substituieren. Der Vorteil moderner i. v. Eisenpräparate liegt in ihrer physiologischen Osmolarität sowie der Freiheit von Dextran, welches in der Vergangenheit für viele Anaphylaxien verantwortlich gemacht wurde (Bailie 2012, Hussain et al. 2013, Steinbicker et al. 2015).

Die Behandlungsnotwendigkeit der präoperativen Anämie bei orthopädischen Patienten wird auch durch eine US-amerikanische Leitlinie der NATA (Network for Advancement of Transfusion Alternatives) unterstützt, die als Praxisleitlinie für Diagnostik, Beurteilung und Behandlung der präoperativen Anämie vor blutverlustreichen elektiv-chirurgischen Eingriffen versehen mit entsprechenden Evidenzgraden fungiert. Dabei soll der präoperative Nachweis einer Anämie 28 Tage vor dem Eingriff als Hb-Wert-Screening geführt werden (Grad 1C). Anzustreben ist ein Zielwert vor elektiven Operationen im Normbereich der WHO (Hb > 12 g/dl bei Frauen, Hb > 13 g/dl bei Männern; Grad 2C). Eine weiterführende Labordiagnostik hinsichtlich der Ursachen der Anämie (Nährstoffmangel, chronische Niereninsuffizienz und chronische Entzündung) ist empfohlen (Grad 1C). Ein Nährstoffmangel (Eisen, Folsäure, Vitamin B_{12}) soll behandelt werden (Grad 1C). Ist ein Nährstoffmangel ausgeschlossen und/oder korrigiert, soll eine weiterbestehende Anämie mit Epoetin alfa behandelt werden (Grad 2A) (Goodnough et al. 2011).

Für ein erfolgreiches PBM kommt neben dem reinen Anämiemanagement dem richtigen Umgang mit einer vorbestehenden Antikoagulation große Bedeutung zu. Grundsätzlich gilt es, das Risiko eines thromboembolischen Ereignisses gegenüber dem individuellen Blutungsrisiko abzuwägen. So ist es vertretbar, bei Patienten mit einem niedrigeren Risiko die orale Antikoagulation bis zu 7 Tage zu unterbrechen (Trappe 2012). Bei Operationen mit einem größeren Thromboembolierisiko ist eine Überbrückungstherapie ("bridging") deutlich häufiger indiziert. Ein Absetzen der Antikoagulanzien vom Typ der Vitamin-K-Antagonisten führt nach 4–7 Tagen dazu, dass sich subtherapeutische INR-Werte (Internation Normalized Ratio) einstellen. Verabreichung von Vitamin K kann diesen Prozess beschleunigen; bei dringlichen Operationen kann die Indikation zur PPSB-Substitution (Prothrombinkomplexkonzentrat) gegeben sein (Weber et al. 2013b).

Operative Eingriffe mit einem höheren Blutungsrisiko sind ab einem INR unter 1,5 durchführbar. Unter elektiven Bedingungen erfolgt in der Regel eine perioperative Umstellung der Antikoagulation von einem Vitamin-K-Antagonisten auf ein niedermolekulares Heparin. Jedoch besagen aktuelle Studien, dass das Blutungsrisiko mit dieser Umstellung erhöht wird, wohingegen das Risiko thromboembolischer Ereignisse nicht sinkt (Siegal et al. 2012, Camm et al. 2012). Bei Patienten mit einer koronaren Herzerkrankung kommen zur Sekundärprophylaxe nach akutem Koronarsyndrom oder zur Therapie nach Stentimplantation regelhaft Thrombozytenaggregationshemmer zum Einsatz. Elektive Eingriffe sollten außerhalb des empfohlenen Zeitfensters einer dualen Plättchenaggregationshemmung stattfinden; konkret bedeutet dies, dass diese Medikamentenkombination nach Implantation eines Bare-Metal-Stents (BMS) für mindestens 4 Wochen, bei einem Drug-Eluting-Stent (DES) für mindestens 12 Monate einzunehmen ist. Nach Ablauf dieses Zeitintervalls erhält diese Patientengruppe Acetylsalicylsäure in niedriger Dosierung (75–100 mg/d). Mit Ausnahme von intraokulären oder neurochirurgischen Eingriffen kann diese Dosierung perioperativ beibehalten werden.

17.5 Säule 2: Vermeidung von Blutungen und Blutverlusten

In der Säule 2 von PBM steht die Vermeidung von Gewebetraumata und von Blutverlusten im Vordergrund. Perioperativer Blutverlust ist eine unabhängige Variable für ein negatives Outcome, das durch die konsekutive Anämie und Gerinnungsstörung bis hin zur Verbrauchskoagulopathie weiter verstärkt wird (Ganter u. Hofer 2012, Kozek-Langenecker 2014). Daher gilt es, den Blutverlust so gering wie möglich zu halten, auch deshalb, da im Fall einer Transfusion zum reinen Blutverlust die negativen Effekte von Fremdblut hinzukommen können. In der Säule 2 kommt dem operativen und dem anästhesiologischen Vorgehen eine herausragende Bedeutung zu. Moderne minimalinvasive Chirurgie sowie die Anwendung moderner chirurgischer Instrumente (z. B. Argon-Beamer) ermöglichen eine deutliche Reduktion des Blutverlusts (Gombotz et al. 2011a, Kiran et al. 2004).

Blutverluste können ferner reduziert werden durch die Anwendung von lokalen Hämostyptika oder Fibrinklebern, Operieren mit Blutsperre, Verzicht auf Drainagen, Hochlagerung des Operationsgebiets und ggf. kurze Phasen einer hypertensiven Provokation unmittelbar vor dem Wundverschluss zwecks Ausschluss eventueller Blutungsquellen. Umgekehrt kann auch kontrollierte Hypotension einen blutsparenden Effekt haben (Bechstein u. Strey 2007).

Zu den wichtigen anästhesiologischen Basismaßnahmen, die zur Reduktion des perioperativen Blutverlusts beitragen, gehören die Aufrechterhaltung von stabilen Herz-Kreislauf-Verhältnissen, Normovolämie, Normothermie, Normokalzämie sowie ein ausgeglichener Säure-Basen-Haushalt. Es gilt, Azidose und Hypothermie (Körperkerntemperatur $< 35\,°C$) zu vermeiden, da beide einen negativen Einfluss auf die primäre Hämostase haben und das Potenzial der plasmatischen Gerinnung einschränken. Weiterhin müssen die Anwendung von Antifibrinolytika sowie die Verwendung klassischer Blutsparmethoden berücksichtigt werden; hierbei kommt der Aufbereitung und Retransfusion von Wundblut (maschinelle Autotransfusion, MAT) eine herausragende Bedeutung (Akça u. Sessler 2002, Kozek-Langenecker et al. 2013, Ashworth u. Klein 2010, Horosz u. Malec-Milewska 2013, Carless et al. 2003, 2010, Levy et al. 1999, Thoms u. Marwin 2009,

Rajagopalan et al. 2007). Ein exaktes Gerinnungsmanagement, ggf. unter Einbezug einer "Point-of-care-Gerinnungsdiagnostik", kann ebenfalls Blutverlust und Substitutionsstrategien positiv beeinflussen (Weber et al. 2013a, 2013b, Lauscher et al. 2012).

Im Bereich der Antifibrinolytika ist in erster Linie die Gabe von Tranexamsäure zu nennen. Seit der CRASH-2-Studie mit etwa 20.200 Traumapatienten hat ein früher Einsatz der Tranexamsäure bei diesem Patientenkollektiv einen festen Stellenwert; diese Empfehlung hat in der Zwischenzeit auch Eingang in die S3-Leitlinie Polytrauma/Schwerverletztenbehandlung gefunden (Dosierungsempfehlung: Tranexamsäure initial 2 g, entsprechend etwa 15–30 mg/kg Körpergewicht, oder 1 g als Bolus über 10 min plus 1 g über 8 h) (Shakur et al. 2010). Tranexamsäure ist eine Substanz, die über eine Komplexbildung mit Plasminogen die körpereigene Fibrinolyse hemmt. Entsprechend kann Plasmin nicht mehr an der Fibrinoberfläche binden und das Gerinnsel nicht auflösen. Da Tranexamsäure nicht mehr dem Patentschutz unterliegt, sind die Therapiekosten vergleichsweise niedrig.

Bei unerwarteten intraoperativen Blutverlusten bzw. unerwarteter intraoperativer Gerinnungsstörung ist die Indikation für Tranexamsäure großzügig zu stellen. Im perioperativen Setting (Leberteilresektionen, Pankreaschirurgie, Hüft-TEP [kompliziert durch ausgedehnten Eingriff bei Infekt, Wechsel], ausgedehnte Tumorchirurgie, Peritonektomien) ist es unstrittig, dass Tranexamsäure den Blutverlust sowie die Transfusionshäufigkeit reduzieren kann (Lemay et al. 2004, Wind et al. 2013b, 2013a, Ponnusamy et al. 2014). Grundsätzlich sollte bei Verdacht auf eine Hyperfibrinolyse frühzeitig Tranexamsäure verabreicht werden. Im Bereich der Endoprothetik wird die Gabe von Tranexamsäure grundsätzlich empfohlen, wenn ein erhöhtes Blutungsrisiko besteht und gleichzeitig keine Kontraindikationen gegen den Einsatz von Tranexamsäure vorliegen. Dies ist insbesondere bei Operationen mit einem perioperativen Blutverlust von mehr als 500 ml angezeigt (Gandhi et al. 2013). Laut Fachinformation ist Tranexamsäure zur Prophylaxe und Behandlung von Blutungen aufgrund einer lokalen oder generalisierten Hyperfibrinolyse zugelassen; ferner kann es auch bei größeren chirurgischen Eingriffen zum Einsatz kommen.

Das Vasopressinanalogon Desmopressin kann die zellulär sowie die plasmatisch vermittelte Hämostase verbessern. Bei dringlichen bzw. Notfalleingriffen, bei Operationen mit einem hohen Blutungsrisiko (Wirbelsäulenchirurgie, retroperitoneale Eingriffe) oder bei anderen Konstellationen (Hämophilie, duale Plättchenaggregationshemmung mit Acetylsalicylsäure und einem Thienopyridin, z. B. Clopidogrel, Thrombozytopathie oder -penie) kann Desmopressin in einer Dosierung von 0,3 µg/kg Körpergewicht indiziert sein. Probatorisch ist Desmopressin auch bei Massivblutung indiziert, wenn andere Gerinnungspräparate nicht indiziert oder nicht wirksam sind. Bei wiederholter Gabe (>2 Gaben/24 h) kommt es zu einer Erschöpfung der Wirkung, da Desmopressin Faktor VIII und Von-Willebrand-Faktor (VWF) aus Vesikeln freisetzt. Erst nach einer entsprechenden Erholungszeit ist Desmopressin wieder wirksam.

Einzelne der genannten Maßnahmen haben ein Einsparpotenzial für Blutprodukte im Bereich von 1–2 Erythrozytenkonzentraten. Dagegen können durch Retransfusion von Wundblut (MAT) wesentlich größere Mengen gespart werden. In der klinischen Praxis hat die Kombination verschiedener Verfahren den größten Einspareffekt (Shander 2003).

17.6 Säule 3: Erhöhung und Ausschöpfung der Anämietoleranz

Die dritte Säule legt das Hauptaugenmerk auf Erhöhung und Ausschöpfung der individuellen Anämietoleranz und stellt somit ein effektives Verfahren dar, die noch tolerablen Anämiegrenzen weiter nach unten zu verschieben (Meier u. Gombotz 2013). Unter dem Begriff der individuellen Anämietoleranz werden Maßnahmen zusammengefasst, die geeignet sind, physiologische Kompensationsmöglichkeiten einer perioperativen Anämie auszunutzen, bevor eine allogene Bluttransfusion tatsächlich erforderlich wird. Bei konsequenter Berücksichtigung der ersten beiden Säulen von PBM kommt die dritte Säule nur noch bei einem geringeren Prozentsatz aller Patienten ernsthaft in Betracht, da die noch tolerablen Grenzen einer Anämie seltener erreicht werden.

Der Gesamtsauerstoffbedarf des Organismus ergibt sich aus der Zusammenfassung des Sauerstoffbedarfs aller Organe. Dem Bedarf steht das sog. Sauerstoffangebot gegenüber, dass sich aus dem Produkt von Herzzeitvolumen und arteriellem Sauerstoffgehalt errechnen lässt. Unter Ruhebedingungen wird der Sauerstoffverbrauch um etwa den Faktor 4–5 vom Sauerstoffangebot überschritten. Insgesamt haben Kreislaufgesunde enorme Reserven, da unter physiologischen Bedingungen nur etwa 20% des transportierten Sauerstoffs verbraucht werden. Bei einer akuten Blutung wird verlorenes intravasales Volumen mit kristalloiden oder kolloidalen Lösungen ersetzt und eine sog. Hämodilution herbeigeführt, die initial in aller Regel mit einer Anämie einhergeht.

Der damit verbundene Abfall des arteriellen Sauerstoffgehalts wird durch einen Anstieg des Herzzeitvolumens und eine Erhöhung der arteriovenösen Sauerstoffausschöpfung kompensiert. Bei jungen, gesunden Patienten wird diese Verdünnungsanämie auch bei starker Ausprägung in der Regel sehr gut toleriert. Umgekehrt kann bei anderen Patientenkollektiven die Anämietoleranz einzelner Organsysteme schon überschritten werden, obwohl das kardiovaskuläre System für den Sauerstofftransport noch ausreichend versorgt ist. Somit ist das regionale Sauerstoffangebot für das einzelne Organ entscheidend.

Neben klinischen Kriterien sind dabei im Zweifel objektive Befunde, wie z. B. die zentralvenöse Sauerstoffsättigung, die Laktatentwicklung und neu auftretende Herzrhythmusstörungen/ST-Streckensenkungen von Bedeutung. Besonders intraoperativ ist auf ein optimiertes Herzzeitvolumen sowie eine optimale Ventilation und Oxygenierung zu achten. Ein angepasstes Sauerstoffangebot und, soweit möglich, eine Reduktion des Sauerstoffverbrauchs durch Vermeidung z. B. von Tachykardie, Hypertonie, Hypothermie und eine angepasste perioperative Analgesie sind Einflussmöglichkeiten des Anästhesisten.

Studien aus dem Bereich der Herzchirurgie konnten zeigen, dass ein Hb-Wert von 7 g/dl (4,3 mmol/l) für das kardiovaskuläre System noch ausreicht, während die renale Funktion aber bereits beeinträchtigt ist (Habib et al. 2005, Lauscher et al. 2013). Da das Ausmaß der Anämietoleranz mit den heutigen Möglichkeiten nicht quantifizierbar ist, sollte vor jeder Anästhesie bereits präoperativ eine Beurteilung der individuellen pulmonalen und kardialen Kompensationsfähigkeit durchgeführt werden: Zu klären gilt hierbei, ob diese Kompensationsfähigkeit z. B. durch Anpassung der medikamentösen Therapie verbessert werden kann. In diesen Fällen empfiehlt sich präoperativ die Kombination aus Verbesserung der kardiopulmonalen Situation und der Anhebung des Hb-Werts. Diese Erkenntnis unterstützt erneut das Argument einer frühzeitigen präoperativen Evaluation.

Für die Erhöhung der Anämietoleranz steht die intra- und postoperative Optimierung des Sauerstoffangebots im Vordergrund. Da im Rahmen einer akuten Anämie die Menge des an Hämoglobin gebundenen Sauerstoffs abfällt, kann in dieser Situation eine Erhöhung des arteriellen Sauerstoffgehalts nur durch eine Steigerung der Menge des physikalisch im Plasma gelösten Sauerstoffs erreicht werden. Durch eine Erhöhung der inspiratorischen Sauerstoffkonzentration kommt es zu einem direkt proportionalen Anstieg des arteriellen Sauerstoffpartialdrucks. Bei einer inspiratorischen Sauerstoffkonzentration von 100 % können hierbei arterielle Sauerstoffpartialdrücke von über 500 mmHg erreicht werden. Nachdem der Anteil des an Hämoglobin gebundenen Sauerstoffs bei Anämie kontinuierlich abnimmt und durch das oben beschriebene Phänomen der Anteil des physikalisch im Plasma gelösten Sauerstoffs an der Gewebeoxygenierung durch Hyperoxie zunimmt, wird der physikalisch im Plasma gelöste Sauerstoff zu einem relevanten Bestandteil der Gewebeoxygenierung.

Während einer Allgemeinanästhesie kann die Anämietoleranz nur dann erhöht werden, wenn keine relevante Einschränkung der kardialen Pumpfunktion vorliegt. Kommt es zur hämodynamischen Instabilität, kann zur Aufrechterhaltung der Organperfusion ein Vasopressor verabreicht werden. Auch tierexperimentell lässt sich durch hyperoxische Beatmung das Ausmaß der individuellen Anämietoleranz vergrößern und die Überlebensrate bei kritischer Hämoglobinkonzentration verbessern (Meier et al. 2005, Kemming et al. 2004). Zusätzlich gibt es Fallberichte von Patienten mit extremer Anämie, die erfolgreich mit reinem Sauerstoff behandelt wurden (Azi et al. 2014). Zusammenfassend lässt sich festhalten, dass eine intraoperative Optimierung der kardiozirkulatorischen Funktion mit Inotropika und Vasopressoren sowie eine Erhöhung des arteriellen Sauerstoffgehalts dazu geeignet sind, die individuelle Anämietoleranz zu verbessern.

17.7 Wirtschaftliche Aspekte von PBM

Neben medizinischen Aspekten spielen auch ökonomische Aspekte der Bluttransfusion eine wichtige Rolle in der PBM-Diskussion. Verabreichte Blutprodukte können bis zu 20 % des Medikamentenbudgets eines Krankenhauses ausmachen (Gombotz et al. 2011b), und gleichzeitig sind Patienten, die eine Bluttransfusion erhalten, für das behandelnde Krankenhaus signifikant kostenintensiver im Vergleich zu nicht transfundierten Patienten (Trentino et al. 2015). Dabei ist zu beachten, dass die Kosten für Blutkonserven häufig lediglich auf der Basis von Einkaufspreisen angegeben werden. Korrekterweise müssten die Aspekte Beschaffung, Lagerung, Testung einschließlich aller Personalkosten Berücksichtigung finden, sodass die tatsächlichen Kosten den reinen Einkaufspreis bei Weitem übersteigen. Berücksichtigt man außerdem noch Kosten im Bereich der Blutspende und Verarbeitung von Blutprodukten so geben US-amerikanische Berechnungen an, dass aus gesellschaftlicher Perspektive die Kosten für ein Erythrozytenkonzentrat bei über 1400 US-Dollar liegen können (Shander et al. 2007, 2010).

Literatur

Acheson AG, Brookes MJ, Spahn DR (2012) Effects of allogeneic red blood cell transfusions on clinical outcomes in patients undergoing colorectal cancer surgery: a systematic review and meta–analysis. Annals of surgery 256:235–244

Agarwal N, Murphy JG, Cayten CG, Stahl WM (1993) Blood transfusion increases the risk of infection after trauma. Archives of Surgery 128:171–177

Akça O, Sessler DI (2002) Thermal management and blood loss during hip arthroplasty. Minerva anestesiologica 68:182–185

Ashworth A, Klein AA (2010) Cell salvage as part of a blood conservation strategy in anaesthesia. Br J Anaesth 105:401–416

Azi A, Tôrres LM, Lopes FM, Garcia LV (2014) Postoperative management of severe acute anemia in a Jehovah's Witness. Transfusion 54:1153–1157

Bailie GR (2012) Comparison of rates of reported adverse events associated with i.v. iron products in the United States. Am J Health Syst Pharm 69:310–320

Beattie WS, Karkouti K, Wijeysundera DN, Tait G (2009) Risk associated with preoperative anemia in noncardiac surgery: a single-center cohort study. J Am Soc Anesthesiol 110:574–581

Bechstein WO, Strey C (2007) Local and systemic hemostasis in surgery. Chirurg 78(95–96):98–100

Beliaev AM, Marshall RJ, Gordon M, Smith W, Windsor JA (2012) Clinical benefits and cost-effectiveness of allogeneic red-blood-cell transfusion in severe symptomatic anaemia. Vox Sanguinis 103:18–24

Bernard AC, Davenport DL, Chang PK, Vaughan TB, Zwischenberger JB (2009) Intraoperative transfusion of 1 U to 2 U packed red blood cells is associated with increased 30-day mortality, surgical-site infection, pneumonia, and sepsis in general surgery patients. J American College of Surgeons 208:931.e2–937.e2

Bosch B, Guller U, Schnider A, Maurer R, Harder F, Metzger U, Marti WR (2003) Perioperative detection of disseminated tumour cells is an independent prognostic factor in patients with colorectal cancer. Br J Surg 90:882–888

Brugnara C (2003) Iron deficiency and erythropoiesis: new diagnostic approaches. Clinical Chemistry 49:1573–1578

Bundesärztekammer (2014) Querschnitts-Leitlinien zur Therapie mit Blutkomponenten und Plasmaderivaten, 4. überarbeitete und aktualisierte Aufl. http://www.bundesaerztekammer.de/richtlinien/leitlinien/

Camm AJ, Lip GY, De Caterina R, Savelieva I, Atar D, Hohnloser SH, Hindricks G, Kirchhof P, ESC Committee for Practice Guidelines (CPG) (2012) 2012 focused update of the ESC Guidelines for the management of atrial fibrillation: an update of the 2010 ESC Guidelines for the management of atrial fibrillation. Eur Heart J 33:2719–2747

Carless PA, Henry DA, Anthony DM (2003) Fibrin sealant use for minimising peri-operative allogeneic blood transfusion. Cochrane Database Syst Rev(2):CD004171

Carless PA, Henry DA, Moxey AJ, O'Connell D, Brown T, Fergusson DA (2010) Cell salvage for minimising perioperative allogeneic blood transfusion. Cochrane Database Syst Rev(4):CD001888

Carson JL, Terrin ML, Noveck H, Sanders DW, Chaitman BR, Rhoads GG, Nemo G, Dragert K, Beaupre L, Hildebrand K, Macaulay W, Lewis C, Cook DR, Dobbin G, Zakriya KJ, Apple FS, Horney RA, Magaziner J, FOCUS Investigators (2011) Liberal or restrictive transfusion in high-risk patients after hip surgery. N Engl J Med 365:2453–2462

Carson JL, Sieber F, Cook DR, Hoover DR, Noveck H, Chaitman BR, Fleisher L, Beaupre L, Macaulay W, Rhoads GG, Paris B, Zagorin A, Sanders DW, Zakriya KJ, Magaziner J (2014) Liberal versus restrictive blood transfusion strategy: 3-year survival and cause of death results from the FOCUS randomised controlled trial. Lancet S0140–6736:62286–62288

Cata JP, Wang H, Gottumukkala V, Reuben J, Sessler DI (2013) Inflammatory response, immunosuppression, and cancer recurrence after perioperative blood transfusions. Br J Anaesth 110:690–701

Chapman CE, Stainsby D, Jones H, Love E, Massey E, Win N et al (2009) Ten years of hemovigilance reports of transfusion-related acute lung injury in the United Kingdom and the impact of preferential use of male donor plasma. Transfusion 49:440–452

Eder AF, Herron R, Strupp A, Dy B, Notari EP, Chambers LA et al (2007) Transfusion-related acute lung injury surveillance (2003–2005) and the potential impact of the selective use of plasma from male donors in the American Red Cross. Transfusion 47:599–607

Gandhi R, Evans HMK, Mahomed SR, Mahomed NN (2013) Tranexamic acid and the reduction of blood loss in total knee and hip arthroplasty: a meta-analysis. BMC Research Notes 6:184

Gangat N, Wolanskyj AP (2013) Anemia of chronic disease. Semin Hematol 50:232–238

Ganter MT, Hofer CK (2012) Principles of perioperative coagulation management. Unfallchirurg 115:353–362

Gombotz H, Rehak PH, Shander A, Hofmann A (2007) Blood use in elective surgery: the Austrian benchmark study. Transfusion 47:1468–1480

Gombotz H, Hofman A, Rehak P, Kurz J (2011a) Patient Blood Management (Teil 2) – Praktisches Vorgehen: die 3 Säulen. AINS 46:466–474

Gombotz H, Hofmann A, Rehak P, Kurz J (2011b) Patient Blood Management (Teil 1) – Individuelles Behandlungskonzept zur Reduktion und Vermeidung von Anämie, Blutverlust und -transfusionen. AINS 46:396–401

Gombotz H, Hofmann A (2013) Patient Blood Management: three pillar strategy to improve outcome through avoidance of allogeneic blood products. Anaesthesist 62:519–527

Gombotz H, Rehak PH, Shander A, Hofmann A (2014) The second Austrian benchmark study for blood use in elective surgery: results and practice change. Transfusion 54:2646–2657

Goodnough LT, Vizmeg K, Sobecks R, Schwarz A, Soegiarso W (1992) Prevalence and classification of anemia in elective orthopedic surgery patients: implications for blood conservation programs. Vox Sanguinis 63:90–95

Goodnough LT, Maniatis A, Earnshaw P, Benoni G, Beris P, Bisbe E, Fergusson DA, Gombotz H, Habler O, Monk TG, Ozier Y, Slappendel R, Szpalski M (2011) Detection, evaluation, and management of preoperative anaemia in the elective orthopaedic surgical patient: NATA guidelines. Br J Anaesth 106:13–22

Graf L, Herklotz R, Huber AR, Korte W (2008) Old and new iron parameters in iron metabolism and diagnostics. Therapeutische Umschau 65:519–528

Gregersen M, Damsgaard EM, Borris LC (2015) Blood transfusion and risk of infection in frail elderly after hip fracture surgery: the TRIFE randomized controlled trial. Eur J Orthop Surg Traumatol (Feb 18 [Epub ahead of print])

Gruson KI, Aharonof GB, Egol KA, Zuckerman JD, Koval KJ (2002) The relationship between admission hemoglobin level and outcome after hip fracture. J Orthop Trauma 16:39–44

Habib RH, Zacharias A, Schwann TA, Riordan CJ, Engoren M, Durham SJ, Shah A (2005) Role of hemodilutional anemia and transfusion during cardiopulmonary bypass in renal injury after coronary revascularization: implications on operative outcome. Crit Care Med 33:1749–1756

Halm EA, Wang JJ, Boockvar K, Penrod J, Silberzweig SB, Magaziner J et al (2004) The effect of perioperative anemia on clinical and functional outcomes in patients with hip fracture. J Orthop Trauma 18:369–374

Hart A, Khalil JA, Carli A, Huk O, Zukor D, Antoniou J (2014) Blood transfusion in primary total hip and knee arthroplasty. Incidence, risk factors, and thirty-day complication rates. J Bone Joint Surg Am 96:1945–1951

Horn C, Büser N, von Freyburg A, Scherer M (2013) Bluttransfusionen: Risiken jenseits von übertragbaren Krankheiten. Z Orthopädie Unfallchirurgie 151:194–199

Horosz B, Malec-Milewska M (2013) Inadvertent intraoperative hypothermia. Anaesthesiology Intensive Therapy 45:38–43

Hourfar MK, Jork C, Schottstedt V, WeberSchehl M, Brixner V, Busch MP et al (2008) Experience of German Red Cross blood donor services with nucleic acid testing: results of screening more than 30 million blood donations for human immunodeficiency virus-1, hepatitis C virus, and hepatitis B virus. Transfusion 48:1558–1566

Hussain I, Bhoyroo J, Butcher A, Koch TA, He A, Bregman DB (2013) Direct comparison of the safety and efficacy of ferric carboxymaltose versus iron dextran in patients with iron deficiency anemia. Anemia 2013:169107

Infusino I, Braga F, Dolci A, Panteghini M (2012) Soluble transferrin receptor (sTfR) and sTfR/log ferritin index for the diagnosis of iron-deficiency anemia. A meta-analysis. Am J Clin Pathol 138:642–649

Katz E, Gaitini L, Samri M, Egoz N, Fergusson D, Laupacis A (2001) The use of technologies to decrease peri-operative allogenic blood transfusion: results of practice variation in Israel. Isr Med Assoc J 3:809–812

Kozek-Langenecker SA, Afshari A, Albaladejo P, Santullano CA, De Robertis E, Filipescu DC, Fries D, Görlinger K, Haas T, Imberger G, Jacob M, Lancé M, Llau J, Mallett S, Meier J, Rahe-Meyer N, Samama CM, Smith A, Solomon C, Van der Linden P, Wikkelsø AJ, Wouters P, Wyffels P (2013) Management of severe perioperative bleeding: guidelines from the European Society of Anaesthesiology. Eur J Anaesthesiol 30:270–382

Kozek-Langenecker SA (2014) Coagulation and transfusion in the postoperative bleeding patient. Curr Opin Crit Care 20:460–466

Keating EM, Meding JB, Faris PM, Ritter MA (1998) Predictors of transfusion risk in elective knee surgery. Clin Orthop Relat Res 357:50–59

Kemming GI, Meisner FG, Meier J, Tillmanns J, Thein E, Eriskat J, Habler OP (2004) Hyperoxic ventilation at the critical hematocrit: effects on myocardial perfusion and function. Acta Anaesthesiologica Scandinavica 48:951–959

Kiran RP, Delaney CP, Senagore AJ, Millward BL, Fazio VW (2004) Operative blood loss and use of blood products after laparoscopic and conventional open colorectal operations. Archives of Surgery 139:39–42

Koch CG, Li L, Sun Z, Hixson ED, Tang A, Phillips SC et al (2013) Hospital-acquired anemia: prevalence, outcomes, and healthcare implications. J Hospital Med 8:506–512

Krantz SB (1994) Pathogenesis and treatment of the anemia of chronic disease. Am J Med Sci 307:353–359

Kulier A, Levin J, Moser R, Rumpold-Seitlinger G, Tudor IC, Snyder-Ramos SA, Moehnle P, Mangano DT, Investigators of the Multicenter Study of Perioperative Ischemia Research Group, Mangano DT (2007) Impact of preoperative anemia on outcome in patients undergoing coronary artery bypass graft surgery. Circulation 116:471–479

Lasocki S, Krauspe R, von Heymann C, Mezzacasa A, Chainey S, Spahn DR (2015) PREPARE: the prevalence of perioperative anaemia and need for patient blood management in elective orthopaedic surgery: a multicentre, observational study. Eur J Anaesthesiol 32:160–167

Lauscher P, Mirakaj V, Rosenberger P, Meier J (2012) Rationaler Einsatz von Blutprodukten – Die wichtigsten Regeln für den transfundierenden Arzt. AINS 47:410–417

Lauscher P, Kertscho H, Schmidt O, Zimmermann R, Rosenberger P, Zacharowski K, Meier J (2013) Determination of organ-specific anemia tolerance. Crit Care Med 41:1037–1045

Lee JS, Gladwin MT (2010) Bad blood: the risks of red cell storage. Nat Med 16:381–382

Lemay E, Guay J, Côté C, Roy A (2004) Tranexamic acid reduces the need for allogenic red blood cell transfusions in patients undergoing total hip replacement. Can J Anesth 51:31–37

Levy O, Martinowitz U, Oran A, Tauber C, Horoszowski H (1999) The use of fibrin tissue adhesive to reduce blood loss and the need for blood transfusion after total knee arthroplasty. A prospective, randomized, multicenter study. J Bone Joint Surg Am 81:1580–1588

Malfertheiner P, Megraud F, O'Morain C, Bazzoli F, El-Omar E, Graham D et al (2007) Current concepts in the management of Helicobacter pylori infection: the Maastricht III Consensus Report. Gut 56:772–781

Marik PE, Corwin HL (2008) Efficacy of red blood cell transfusion in the critically ill: a systematic review of the literature. Crit Care Med 36:2667–2674

Meier J, Kemming G, Meisner F, Pape A, Habler O (2005) Hyperoxic ventilation enables hemodilution beyond the critical myocardial hemoglobin concentration. Eur J Med Res 6(10):462–468

Meier J, Gombotz H (2013) Pillar III – optimisation of anaemia tolerance. Best Practice & Research Clinical Anaesthesiology 27:111–119

Murphy GJ, Reeves BC, Rogers CA, Culliford L, Angelini GD (2007) Increased mortality, postoperative morbidity, and cost after red cell transfusion in patients having cardiac surgery. Circulation 116:2544–2552

Musallam KM, Tamim HM, Richards T, Spahn DR, Rosendaal FR, Habbal A et al (2011) Preoperative anaemia and postoperative outcomes in non-cardiac surgery: a retrospective cohort study. Lancet 378:1396–1407

Pertl D, Kaltenecker G (2001) Minimizing allogeneic blood transfusion in knee prosthesis implantation. Unfallchirurg 104:808–812

Ponnusamy KE, Kim TJ, Khanuja HS (2014) Perioperative blood transfusions in orthopaedic surgery. J Bone Joint Surg Am 96:1836–1844

Rajagopalan S, Mascha E, Na J, Sessler DI (2007) The effects of mild perioperative hypothermia on blood loss and transfusion requirement. Anesthesiology 108:71–77

Rohde JM, Dimcheff DE, Blumberg N, Saint S, Langa KM, Kuhn L, Hickner A, Rogers MA (2014) Health care-associated infection after red blood cell transfusion: a systematic review and meta-analysis. JAMA 311:1317–1326

Rosenblatt MA (2002) Strategies for minimizing the use of allogeneic blood during orthopedic surgery. Mt Sinai J Med 2002(69):83–87

Shakur H, Roberts I, Bautista R, Caballero J, Coats T, Dewan Y, El-Sayed H, Gogichaishvili T, Gupta S, Herrera J, Hunt B, Iribhogbe P, Izurieta M, Khamis H, Komolafe E, Marrero MA, Mejía-Mantilla J, Miranda J, Morales C, Olaomi O, Olldashi F, Perel P, Peto R, Ramana PV, Ravi RR, Yutthakasemsunt S, CRASH-2 trial collaborators (2010) Effects of tranexamic acid on death, vascular occlusive events, and blood transfusion in trauma patients with significant haemorrhage (CRASH-2): a randomised, placebo-controlled trial. Lancet 376:23–32

Shander A (2003) Surgery without blood. Crit Care Med 31:708–714

Shander A, Knight K, Thurer R, Adamson J, Spence R (2004) Prevalence and outcomes of anemia in surgery: a systematic review of the literature. Am J Med 116(Suppl 7A):58S–69S

Shander A, Hofmann A, Gombotz H, Theusinger OM, Spahn DR (2007) Estimating the cost of blood: past, present, and future directions. Best Pract Res Clin Anaesthesiol 21:271–289

Shander A, Hofmann A, Ozawa S, Theusinger OM, Gombotz H, Spahn DR (2010) Activity-based costs of blood transfusions in surgical patients at four hospitals. Transfusion 50:753–765

Shokoohi A, Stanworth S, Mistry D, Lamb S, Staves J, Murphy MF (2012) The risks of red cell transfusion for hip fracture surgery in the elderly. Vox Sanguinis 103:223–230

Siegal D, Yudin J, Kaatz S, Douketis JD, Lim W, Spyropoulos AC (2012) Periprocedural heparin bridging in patients receiving vitamin K antagonists: systematic review and meta-analysis of bleeding and thromboembolic rates. Circulation 126:1630–1639

Spahn DR (2010) Anemia and patient blood management in hip and knee surgery: a systematic review of the literature. Anesthesiology 113:482–495

Steinbicker AU, Muckenthaler MU (2013) Out of balance – systemic iron homeostasis in iron-related disorders. Nutrients 5:3034–3061

Steinbicker AU, Zurheiden NJ, Bückmann A, Venherm S, Schöpper C, Geißler GR, Roeder N, Kropff M, Kerkhoff A, Berdel WE, Van Aken HK (2015) Patient Blood Management – Umsetzung im Rahmen der Anästhesiesprechstunde. Anästh Intensivmed 56:64–74

Thomas L, Thomas C (2002) Anemia in iron deficiency and disorders of iron metabolism. DMW 127:1591–1594

Thomas L, Thomas C, Heimpel H (2005) Neue Parameter zur Diagnostik von Eisenmangelzuständen –Retikulozytenhämoglobin und löslicher Transferrinrezeptor. Dtsch Arztebl 102(9):A580–A586

Thoms RJ, Marwin SE (2009) The role of fibrin sealants in orthopaedic surgery. J Am Acad Orthop Surg 17:727–736

Tobias JD (2004) Strategies for minimizing blood loss in orthopedic surgery. Seminars in Hematology 41:145–156

Toy P, Popovsky MA, Abraham E, Ambruso DR, Holness LG, Kopko PM, McFarland JG, Nathens AB, Silliman CC, Stroncek D, National Heart, Lung and Blood Institute Working Group on TRALI (2005) Transfusion-related acute lung injury: definition and review. Crit Care Med 33:721–726

Trappe HJ (2012) Atrial fibrillation: established and innovative methods of evaluation and treatment. Dtsch Arztebl Int 109:1–7

Trentino KM, Farmer SL, Swain SG, Burrows SA, Hofmann A, Ienco R, Pavey W, Daly FF, Van Niekerk A, Webb SA, Towler S, Leahy MF (2015) Increased hospital costs associated with red blood cell transfusion. Transfusion 55(5):1082–1089

Van De Watering L, Lorinser J, Versteegh M, Westendord R, Brand A (2006) Effects of storage time of red blood cell transfusions on the prognosis of coronary artery bypass graft patients. Transfusion 46:1712–1718

Vandromme MJ, McGwin G, Marques MB, Kerby JD, Rue LW, Weinberg JA (2009) Transfusion and pneumonia in the trauma intensive care unit: an examination of the temporal relationship. J Trauma 67:97–101

Walsh M, Garg AX, Devereaux PJ, Argalious M, Honar H, Sessler DI (2013) The association between perioperative hemoglobin and acute kidney injury in patients having noncardiac surgery. Anesth Analg 117:924–931

Weber EWG, Slappendel R, Prins MH, van der Schaaf DB, Durieux ME, Strümper D (2005) Perioperative blood transfusions and delayed wound healing after hip replacement surgery: effects on duration of hospitalization. Anesth Analg 100:1416–1421

Weber CF, Klages M, Zacharowski K (2013a) Perioperative coagulation management during cardiac surgery. Curr Opin Anaesthesiol 26:60–64

Weber CF, Zacharowski K, Brün K, Volk T, Martin EO, Hofer S, Kreuer S (2013b) Basic algorithm for Point-of-Care based hemotherapy: perioperative treatment of coagulopathic patients. Anaesthesist 62:464–472

Weiss G (2099) Iron metabolism in the anemia of chronic disease. Biochim Biophys Acta 1790: 682–93

Wind TC, Barfield WR, Moskal JT (2013a) The effect of tranexamic acid on blood loss and transfusion rate in primary total knee arthroplasty. J Arthroplasty 28:1080–1083

Wind TC, Barfield WR, Moskal JT (2013b) The effect of tranexamic acid on transfusion rate in primary total hip arthroplasty. J Arthroplasty 29:387–389

Yamaguchi K, Takagi Y, Aoki S, Futamura M, Saji S (2000) Significant detection of circulating cancer cells in the blood by reverse transcriptase-polymerase chain reaction during colorectal cancer resection. Annals of Surgery 232:58–65

Flüssigkeitsmanagement

Jörg Jerosch

Literatur – 175

J. Jerosch, C. Linke (Hrsg.), *Patientenzentrierte Medizin in Orthopädie und Unfallchirurgie*,
DOI 10.1007/978-3-662-48081-6_18, © Springer-Verlag Berlin Heidelberg 2016

Die Sicherstellung eines ausreichenden Flüssigkeits-managements ist in jeder Lebensphase notwendig. Veränderungen aufgrund des Alters machen ältere Erwachsene immer anfälliger für Schwankungen im Wasserhaushalt des Körpers. Die Folge können Wassereinlagerungen/Aufschwemmen oder Austrocknung/Dehydratation sein (Mentes 2006).

Dehydratation begünstigt das Auftreten von PONV ("post operative nausea and vomiting"; Watcha u. White 1992). Sobald die präoperative Dehydratation ausgeglichen ist, verbessern sich der Gesundheitszustand, das Wohlbefinden und der medizinische Behandlungserfolg (Nygren et al. 2007). Dehydratation erhöht nachgewiesenermaßen das Risiko von Stürzen bei älteren Personen.

Durch prä-, peri- und/oder postoperative Dehydratation darf der Gesundheitszustand, die Sicherheit oder das Behandlungsergebnis nicht negativ beeinflusst werden. Eine Überwachung alleine hat keinerlei Einfluss auf die Patientensicherheit und den Heilverlauf, sondern muss grundsätzlich mit geeigneten Behandlungsschritten gekoppelt werden.

Flüssigkeitsanamnese wird unter Verwendung einer Untersuchungscheckliste durchgeführt. Die Schlüsselfaktoren für Dehydratation sollten Folgendes beinhalten:
- Patientenvorgeschichte – schlechte orale Verabreichung, Einnahme von Diuretika
- Trockenheit der Mundschleimhäute
- Durchfall oder Erbrechen in der Vergangenheit
- eingesunkene Augen
- Verwirrung
- reduzierte Urinproduktion
- Hyperurämie: spezifisches Gewicht des Urins > 1,028
- Hyperosmolarität des Urins
- Ergebnisse der Harn- und Elektrolytuntersuchungen mit Hinweisen auf Nierenschädigung

Der Grad der Mobilität und die Lebensumstände sollten geprüft werden, da Patienten mit eingeschränkter Mobilität aufgrund der Arthrose eventuell weniger geneigt sind, auf ihr Durstempfinden zu reagieren, wenn der Aufwand, die Flüssigkeitsquelle zu erreichen, zu anstrengend ist. Alle Umstände wie medizinische Bedingungen und/oder Medikamente, die zu einer unzureichenden Flüssigkeitsaufnahme

(Qualität/Quantität) führen können, sollten geprüft und unbedingt vermieden werden.

Auf die Folgen von Dehydratation und die Wichtigkeit ausreichender Flüssigkeitsaufnahme müssen möglichst alle Disziplinen, die mit dem Patienten in Kontakt stehen, achten. Gleichzeitig sind die Patienten auf eine Flüssigkeitsaufnahme von mindestens 2 l von einem geeigneten Getränk ihrer Wahl pro Tag hinzuweisen. Zwar muss die präoperative Nüchternheit im Hinblick auf Essen und Trinken unbedingt eingehalten werden, wie vonseiten der Anästhesie verordnet. Die Patienten sollen jedoch dazu ermutigt werden, durchaus ausreichend zu trinken, bis die vom Anästhesisten vereinbarte Phase der Nüchternheit beginnt.

- **Präoperatives Flüssigkeitsmanagement**
- Bis 6 h vor der Operation ist die Aufnahme fester Nahrung und fetthaltiger Getränke möglich.
- Bis 2 h vor der Operation ist die Aufnahme klarer Flüssigkeiten (200–400 ml Tee, Saft ohne Fruchtfleisch, Kaffee, Mineralwasser mit und ohne Kohlensäure) möglich. Die Getränke sollen kein Fett, keine Partikel und keinen Alkohol enthalten.
- Bis kurz vor dem Eingriff können Medikamente mit wenig Flüssigkeit eingenommen werden.

- **Perioperatives Flüssigkeitsmanagement**
- Abhängig von Art und Länge der Operation intravenöse Gabe einer angemessenen Menge (1–2 l) an Kristalloid
- angemessener Ersatz des intraoperativen Blutverlusts
- zielgerichtete Flüssigkeitstherapie anhand der ösophagialen Sonographie in Betracht ziehen

- **Flüssigkeitsmanagement unmittelbar nach der Operation**
- Nach Möglichkeit soll der Patient so früh wie möglich wieder aktiv und selbstständig trinken.
- Sobald der Patient selbständig trinken kann, werden intravenöse Infusionen entfernt.
- Überwachen und dokumentieren von jeder übermäßig nässenden Wunde.

- Besondere Aufmerksamkeit gilt Patienten mit hämodynamischen Störungen, da hier ein hoher Verdacht auf postoperativen Blutverlust in der Akutphase nach der Operation besteht. Solche Patienten erfordern unbedingt medizinische Überwachung und sollten ggf. auf die Intensivstation verlegt werden.

- Flüssigkeitsmanagement im weiteren Verlauf nach der Operation
- Kontinuierliche Überwachung des Flüssigkeitsstatus der Patienten
- Hinweis auf die Notwendigkeit einer ausreichenden und angemessenen Flüssigkeitszufuhr (v. a. klare Flüssigkeiten, keine Milch)
- Hämoglobin-Check nach dem existierenden Laborprotokoll
- Eine PONV Prophylaxe ("post operative nausea and vomiting") mit Dexamethason (0,1–0,2 mg/kgKG) und Ondansetron bei Beachtung der Kontraindikationen ist empfehlenswert (Rüsch et al. 2010, De Oliveira et al. 2011).

Literatur

De Oliveira GS Jr, Almeida MD, Benzon HT, McCarthy RJ (2011) Perioperative single dose systemic dexamethasone for postoperative pain: a meta-analysis of randomized controlled trials. Anesthesiology 115:575–588

Holte K, Kehlet H (2002) Compensatory fluid administration for preoperative dehydration – does it improve outcome? Acta Anaesthesiol Scand 46:1089–1093

Jacob M, Peter K, Rehm M (2006) Perioperatives Flüssigkeitsmanagement – Staffellauf des Wissens. Anästhesist 55(4):369–370

Jacob M, Chappell D, Rehm M (2012) Allgemeine und spezielle Anästhesiologie, Schmerztherapie und Intensivmedizin. In: Rossaint R, Werner C, Zwißler B (Hrsg) Die Anästhesiologie. Springer, Heidelberg

Mentes J (2006) Oral hydration in older adults: greater awareness is needed in preventing, recognizing, and treating dehydration. Am J Nurs 106(6):40–49

National Institute for Clinical Excellence (2011) NICE medical technology guidance 3. CardioQ-ODM oesophageal doppler monitor. www.nice.org.uk/guidence/MTG3

Nygen J, Thorell A, Liunggvist O (2007) Are there benefits from minimizing fasting and optimization of nutrition and fluid management for patients undergoing day surgery? Current Opinion in Anaesthesiology 20:540–544

Perathoner A, Laimer E, Mühlmann G, Klaus A, Weiss H, Öfner D, Margreiter R, Kafka-Ritsch R (2007) Flüssigkeitsmanagement in der Fast-Track-Kolon-Chirurgie 124. Kongress der Deutschen Gesellschaft für Chirurgie, München, 1.–4.5.2007. German Medical Sience GMS Publishing House, Düsseldorf

Royal Society for the Promotion of Health (2003) A draft report of the scientific literature on the impacts of water on health. www. Rsph.org/water/survey.asp

Rüsch D, Eberhart LHJ, Wallenborn J, Kranke P (2010) Nausea and vomiting after surgery under general anesthesia – an evidence-based review concerning risk assessment, prevention, and treatment. Dtsch Arztebl Int 107(42):733–741

Schwenk W, Spies C, Müller JM (2009) Fast Track in der operativen Medizin. Springer, Heidelberg

Watcha MF, White PF (1992) Postoperative nausea and vomiting. Its ethiology, treatment and prevention. Anesthesiology 77:162–184

Postoperative Schmerztherapie

Joachim Nadstawek

19.1   Aufklärung über die postoperative Schmerztherapie – 179
19.1.1   Aufklärung des Patienten über eine patientenkontrollierte
          Analgesie über eine Schmerzpumpe (PCA) – 179
19.1.2   Aufklärung über einen Periduralkatheter (PDK)
          zur postoperativen Schmerztherapie – 179

19.2   Schmerzprophylaxe – 180
19.2.1   Novalgin – 181
19.2.2   Diclofenac und Ibuprofen – 181
19.2.3   Piritramid (Dipdolor) – 182
19.2.4   Tramadol – 182
19.2.5   Paracetamol – 182

19.3   Schmerzmessung – 183

19.4   Postoperative Schmerztherapie im Aufwachraum – 183
19.4.1   Geplante Schmerztherapie über PCA – 183
19.4.2   Geplante Schmerztherapie über PDK – 184

19.5   Patientenkontrollierte intravenöse
          Analgesie (PCA/PCIA) – 184
19.5.1   Würzburger Schmerztropf-PCA versus PCA mit Piritramid – 185
19.5.2   Kontraindikationen – 185
19.5.3   Programmierung der PCA-Pumpen – 185
19.5.4   PCA bei Kindern – 187

19.6   Periduralkatheter (PDK) – 187
19.6.1   Indikationen und Kontraindikationen – 187
19.6.2   PDK und Thromboseprophylaxe – 188
19.6.3   PDK-Anlage – 189
19.6.4   Intraoperative peridurale Medikamentengabe – 190

J. Jerosch, C. Linke (Hrsg.), *Patientenzentrierte Medizin in Orthopädie und Unfallchirurgie*,
DOI 10.1007/978-3-662-48081-6_19, © Springer-Verlag Berlin Heidelberg 2016

19.6.5	PDK auf der Normalstation	– 191
19.6.6	Beendigung der Periduralanalgesie	– 192
19.6.7	Umgang mit Komplikationen	– 192

19.7	Periphere Nervenblockaden	– 193
19.7.1	Intraoperatives Vorgehen	– 193
19.7.2	Plexuskatheter im Aufwachraum	– 193

19.8	Praktisches Vorgehen im Schmerzdienst	– 194
19.8.1	Vorgehen bei unzureichender Analgesie	– 194
19.8.2	Organisatorisches	– 194

19.9	Postoperative Analgesie bei Kindern	– 196
19.9.1	Schmerzmessung	– 196
19.9.2	Applikationsweise von Medikamenten	– 196
19.9.3	Medikamentöse Schmerztherapie	– 197
19.9.4	Patientenkontrollierte Analgesie (PCA)	– 198
19.9.5	Periphere Nervenblockaden, Epiduralanalgesie und Kaudalanästhesie	– 198

19.10	Sonderfälle	– 199
19.10.1	Vorgehen bei Kopfschmerzen nach der Punktion	– 199
19.10.2	Drogenabhängige oder opioidgewöhnte Patienten	– 199

Literatur – 201

Die Bedeutung der postoperativen Schmerztherapie für den Krankheitslauf in der postoperativen Phase ist heute allgemein anerkannt. Die Mobilisierung eines schmerzreduzierten Patienten gelingt schneller, was die medikamentöse Thromboseprophylaxe sinnvoll ergänzt. Durch eine suffiziente postoperative Schmerztherapie vermag der Patient besser durchzuatmen, was für die postoperative Pneumonieprophylaxe von besonderer Bedeutung ist. Zusätzlich reduziert eine regelrechte postoperative Schmerztherapie den Sympathikotonus und den myokardialen Sauerstoffverbrauch. Außerdem sollen durch eine postoperative Schmerztherapie eine vorteilhaftere Immunitätslage, eine weniger ausgeprägte Hyperkoagulabilität und eine Stoffwechselstabilisierung hergestellt werden.

In diesem Kapitel wurden die inzwischen nicht mehr gültige S3-Leitlinie für die "Behandlung akuter perioperativer und posttraumatischer Schmerzen" (AWMF-Register Nr. 041/001 Stand: 21.05.2007 inkl. Änderungen vom 20.4.2009) umgesetzt, die seit 2013 in Überarbeitung ist. Wie in der Leitlinie selbst wurden die wichtigsten Informationen hervorgehoben und mit dem jeweiligen Grad der Empfehlung gekennzeichnet (GoR ["grade of recommendation"] A = Standard, GoR B = Empfehlung, GoR C = Option).

19.1 Aufklärung über die postoperative Schmerztherapie

Bereits im Aufklärungsgespräch muss der Patient über die Möglichkeiten der postoperativen Schmerztherapie informiert werden. Außerdem sollte er in diesem Gespräch darüber in Kenntnis gesetzt werden, welche postoperativen Schmerzen bei dem geplanten Eingriff zu erwarten sind, wie stark sie sein können und wie lange sie erfahrungsgemäß anhalten werden. Weiterhin sollten in dem Aufklärungsgespräch mögliche Risikofaktoren für eine postoperative Schmerztherapie abgeklärt und berücksichtigt werden, z. B. vorbestehende stärkere Schmerzen, eine vorbestehende Opioidtherapie oder Probleme in der postoperativen Schmerztherapie bei vorangegangenen Operationen. Man sollte einen Patienten nie zu einem bestimmten Verfahren

drängen. Der Patient muss immer über Alternativverfahren aufgeklärt werden.

19.1.1 Aufklärung des Patienten über eine patientenkontrollierte Analgesie über eine Schmerzpumpe (PCA)

Der Patient sollte über den sachgerechten Gebrauch der PCA ("patient controlled analgesia") bereits präoperativ aufgeklärt werden. Wichtigste Punkte:

- Bedienung der PCA:
  - Wann soll der Patient drücken? → Bei mittelstarken bis starken Schmerzen
  - Was ist das Ziel der PCA? → Das Schmerzniveau so niedrig zu halten, dass der Schmerz gut für den Patienten erträglich ist, vor allem auch unter Belastung (Mobilisierung, Husten, tiefes Durchatmen). Vollständige Schmerzfreiheit sollte normalerweise nicht das Ziel sein, da es dann leicht zu Überdosierungen kommen kann.
- Mögliche Nebenwirkungen und Komplikationen:
  - Übelkeit und Erbrechen (können i. d. R. gut behandelt werden)
  - Müdigkeit
  - Sedierung
  - Obstipation
  - Beeinträchtigung der Atmung nur bei Überdosierung (Bolus zu groß) und unsachgemäßem Gebrauch der PCA (Bolus abfordern, ohne Schmerzen zu haben)

Überdosierungen kündigen sich in der Regel durch eine abnehmende Vigilanz an.

19.1.2 Aufklärung über einen Periduralkatheter (PDK) zur postoperativen Schmerztherapie

Eine sorgfältige Aufklärung ist die Voraussetzung für die PDA bzw. einen PDK. Bestehende Alternativverfahren müssen den Patienten angeboten werden. Wie immer ist ein individuelles Vorgehen bei der Aufklärung unerlässlich! Einerseits muss dem Patienten deutlich gemacht werden, dass es sich um ein invasives Verfahren handelt, und der Patient muss die Informationen erhalten, die er für seine Entscheidung benötigt. Andererseits darf er natürlich nicht völlig verängstigt und verunsichert werden, und es sollten auch die Nachteile und Risiken einer rein systemischen postoperativen Analgesie besprochen werden.

- Grundsätzlich muss der Patient über die geplanten Maßnahmen der perioperativen Schmerztherapie aufgeklärt werden. GoR: A
- Der Zeitpunkt der präoperativen Aufklärung muss angemessen sein. GoR: A
- Allen Patienten sollen präoperativ Informationen über den wahrscheinlichen postoperativen Schmerzverlauf angeboten werden. GoR: A

Die Aufklärung sollte folgende Punkte beinhalten:
- Erläuterung des technischen Vorgehens
- mögliche Nebenwirkungen (passager):
  - Taubheitsgefühl (Zeichen, dass der Katheter gut wirkt, falls im betroffenen Dermatom)
  - Blutdruckabfall (i. d. R. problemlos zu behandeln)
  - Paresen (Zeichen der Überdosierung)
  - Blasen- und Sphinkterstörungen (bei lumbalem PDK)
- Risiken und Komplikationsmöglichkeiten:
  - Duraperforation mit anschließenden Kopfschmerzen (ca. 1 %)
  - Übelkeit (bei epiduralen Opioiden, v. a. Temgesic)
  - Juckreiz (bei epiduralen Opioiden)
  - Blutung*
  - Infektion*
  - Nervenverletzung, Querschnitt*
  - Beeinträchtigung der Atmung (totale Spinalanästhesie, Überdosierung)*

Die mit einem Stern gekennzeichneten Komplikationen sind so selten, dass keine Zahlenangaben gemacht werden können (Häufigkeit weit unter 1 %). Vor allem gilt: Werden sie rechtzeitig bemerkt, sind sie in der Regel gut therapierbar.

- Sofern ein Patient präoperativ über schon länger andauernde Schmerzen berichtet oder diese nonverbal äußert oder er bereits unter Schmerzmedikation steht, soll präoperativ oder zeitnah postoperativ zur Erkennung des Risikos der Chronifizierung akuter Schmerzen eine Schmerzanamnese (ggf. mithilfe der Angehörigen) erhoben und dokumentiert werden. GoR: A
- Bei allen zu operierenden Patienten (v. a. bei Kindern) sollten präoperativ die somatischen und psychosozialen Faktoren erkannt werden, welche das postoperative schmerztherapeutische Vorgehen beeinflussen könnten. GoR: B

19.2 Schmerzprophylaxe

Eine Schmerzprophylaxe im Rahmen der postoperativen Analgesie kann bei entsprechender Indikation bereits im Operationssaal beginnen. Der Einsatz einer Schmerzprophylaxe ist dabei abhängig vom Patienten (Kontraindikationen für ein Analgetikum?), vom operativen Eingriff und von der zu erwartenden Schmerzart vom zuständigen Anästhesisten zu stellen. Daher ist es nicht möglich, ein einziges Schmerztherapieschema für alle Patienten und alle Eingriffe vorzulegen.

Als therapeutische Optionen bieten sich zur systemischen Applikation die folgenden Analgetika oder auch die Kombination eines peripheren Analgetikums mit einem Opioid an. Dabei sollten im Rahmen eines balancierten Analgesieregimes immer Nichtopioide zur Opioideinsparung als Basismedikation verabreicht werden.

- Zwei oder mehr NSAR bzw. ein Coxib und ein NSAR sollen nicht miteinander kombiniert werden.
- NSAR: Ibuprofen, Diclofenac, Naproxen, Indometacin, Oxicame, (Aspirin)
- COX-2-Hemmer: alle Coxibe, z. B. Dynastat
  - Bei leichten Schmerzen ist eine alleinige Gabe von Nichtopioiden ausreichend. GoR: A
  - Bei starken bis mittelstarken Schmerzen sollen Opioide in Kombination mit Nichtopioidanalgetika verabreicht werden. GoR: A

19.2.1 Novalgin

- **Dosierung**
- 1–2,5 g Novalgin als Kurzinfusion über
  15 min oder der laufenden Infusion zugesetzt,
  ca. 30–60 min vor Narkoseende. Dosisreduktion bei hohem Lebensalter und schlechtem
  Allgemeinzustand auf 0,5 g.

- **Indikationen**
- Jeder operative Eingriff, insbesondere abdomi-
  nelle Eingriffe

- **Kontraindikationen**
- Allergie gegen Novalgin, allergische Diathese
- Leukopenie
- Thrombozytopenie, Störungen der Thrombo-
  zytenfunktion
- Nierenfunktionsstörungen, v. a. in Kombina-
  tion mit Volumenmangel
- Hypovolämie, Schock
- akute hepatische Porphyrie
- Glukose-6-Phosphat-Dehydrogenase-Mangel

- **Nebenwirkungen**
- Vor allem nach zu schneller i. v. Injektion:
  Blutdruckabfall bis zum Schock durch direkte
  Vasodilatation
- allergische Reaktion, Anaphylaxie?
- **Agranulozytose:** geschätztes Risiko 6:1 Millionen. Symptomatik: Persistenz oder Verschlechterung der allgemeinen Infektions-
  symptome mit Fieber, allgemeine Schwäche,
  Kopf- und Halsschmerzen, Schluckbeschwer-
  den, Angina tonsillaris, ulzeröse Läsionen der
  Mund- und Rachenschleimhaut. Vor allem bei
  alten Menschen bei ulzeröser Angina tonsillaris zunächst an eine Agranulozytose denken,
  da diese im höheren Lebensalter relativ häufiger und Anginen anderer Ursache seltener
  sind.

19.2.2 Diclofenac und Ibuprofen

- **Diclofenac (Voltaren) Supp. (12,5/25/50 mg)**
- Offizielle Zulassung für Alter > 15 Jahre (!),
  jedoch oft > 1 Jahr verwendet

- initiale und repetitive Gabe rektal: 1 mg/kgKG,
  Wiederholung nach 8 h
- max. Tagesdosis rektal: 3 mg/kgKG täglich

- **Ibuprofen Saft und Supp. (Nurofen Saft für
  Kinder, Nurofen Junior 125 mg)**
- Ibuprofen ist dem Paracetamol analgetisch
  überlegen
- offizielle Zulassung > 6 Lebensmonate
- initiale und repetitive Gabe oral und rektal:
  10 mg/kgKG alle 6–8 h
- max. Tagesdosis oral und rektal: 40 mg/kgKG
  täglich (maximal 3 Tage)

- **Indikationen**
- Traumatologische Eingriffe (Knochen, Gelenk)
- Orthopädie: Bandscheibenoperation, Opera-
  tion an Knochen und Gelenken
- Allgemeinchirurgie: Thorakotomie; falls im
  Aufwachraum kurzfristig nachbeatmet wird,
  kann auch zum Operationsende Diclofenac
  gegeben werden
- Zahn-Mund-Kiefer-Heilkunde: Operation am
  Kiefergelenk
- Hals-Nasen-Ohren-Heilkunde: Nasenoperati-
  onen
- Gynäkologie: Kürettage und andere kleinere
  Eingriffe

- **Kontraindikationen**
- Allergie gegen die Substanz, allergische Diathese
- Asthma bronchiale
- florides Ulkus oder Ulkusanamnese, Gastritis
- Kortisontherapie
- eingeschränkte Nierenfunktion (Kreatinin
  > 1,5 mg/dl), schwere arteriosklerotische Perfu-
  sionsminderung der Niere
- gleichzeitige Gabe von potenziell nephrotoxi-
  schen Pharmaka (Antibiotika)
- Operation mit voraussichtlich größeren
  Blutverlusten, postoperativer Volumenmangel,
  Oligurie
- Schock
- gleichzeitige Verwendung von Diuretika
- Gerinnungsstörungen
- Regionalanästhesieverfahren zur Operation
- Ablehnung durch Operateur
- hohes Alter: NSAR restriktiv einsetzen

19.2.3 Piritramid (Dipdolor)

- Standardindikation
- Erwarteter starker und stärkster postoperativer Schmerz

- Dosierung
- Offizielle Zulassung > 1 Jahr (jedoch auch oft < 1 Jahr verwendet)
- initiale Gabe 25–50–100 µg/kgKG

- Risikofaktoren für eine Atemdepression
- Hohe Opioiddosis
- hohes Alter des Patienten
- systemische und epidurale Opioide parallel
- zusätzliche Analgetika/Opioide oder zentral wirkende Substanzen (z. B. Neuroleptika, Benzodiazepine)
- ASA > 3 (Risikoscore der American Society of Anesthesiologists)
- Thorax- und Oberbaucheingriffe

19.2.4 Tramadol

Bei Schmerzen, bei denen ein peripheres Analgetikum allein nicht ausreichend erscheint oder kontraindiziert ist, gleichzeitig ein stark wirksames Opioid jedoch nicht gegeben werden soll. Tramadol sollte nur langsam i. v. injiziert oder – noch besser – als Kurzinfusion verabreicht werden, da Übelkeit und Erbrechen nach zu schneller Injektion häufig sind. Die prophylaktische Gabe von Metoclopramid bietet sich an. Auch im Kindesalter kann das Medikament Verwendung finden. Die Kombination von Tramadol mit Novalgin (Würzburger Schmerztropf [WST]) hat sich bewährt und ist im weiteren postoperativen Verlauf weit verbreitet.

- Dosierung
- Initialdosis 1 mg/kgKG, bei alten Patienten oder reduziertem Allgemeinzustand 0,5 mg/kgKG. Eventuell ist noch eine zweite Dosis bis zu einer initialen Gesamtdosis von 2 mg/kgKG erforderlich.

19.2.5 Paracetamol

Paracetamol (Benuron) Supp. oder Saft

- Dosierung
- Initiale Gabe ("loading dose") rektal: 40 mg/kgKG; oral: 20 mg/kgKG
- repetitive Gabe rektal: 25 mg/kgKG; oral: 15 mg/kgKG
- max. Tagesdosis rektal, oral: 90 mg/kgKG
- Applikation der Maximaldosis höchstens für 48 h (Alter < 3 Monate) oder für 72 h (> 3 Monate)
- max. Plasmaspiegel bzw. -wirkung erst nach 120 min (oral) bzw. 180 min (rektal)!
- Frühgeborene bis 3. Monat 15 mg/kgKG; max. 50 mg/kgKG täglich

- Indikationen
- Leichte bis mittelstarke Schmerzen, insbesondere bei Tonsillektomie

- Vorteile
- Keine nennenswerten renalen und gastrointestinalen Nebenwirkungen, keine nennenswerte Beeinträchtigung der Thrombozytenaggregation

- Kontraindikationen
- Schwere Leberfunktionsstörung
- relative Kontraindikation: leichtgradig eingeschränkte Leberfunktion (z. B. Morbus Meulengracht)

Perfalgan

- Dosierung
- Erwachsene > 50 kgKG: 1 g i. v. über höchstens 15 min, Wiederholung frühestens nach 4 h (max. 60 mg/kgKG täglich)
- Kinder > 1 Jahr und 10 kg: 15 mg/kgKG i. v. über max. 15 min (max. 60 mg/kgKG täglich)
- reife Neugeborene und alle Kinder < 10 kgKG (Alter bis etwa 1 Jahr): 7,5 mg/kgKG pro Anwendung, d. h. 0,75 ml Lösung je Kilogramm bis zu 4-mal pro Tag, maximal alle 4 h (max. Tagesdosis 30 mg/kgKG)
- im Vergleich zu oral: raschere und effektivere Wirkung, längere Wirkdauer
- nach Anstechen für 24 h im Kühlschrank lagerbar

◻ **Tab. 19.1** Schmerzmessung bei Demenz oder kognitiver Einschränkung			
Kriterium	0	1	2
Gesichtsausdruck	Lächelnd, nichts-sagend	Traurig, ängstlich, sorgenvoller Blick	Grimassieren
Körpersprache	Entspannt	Angespannt, nervös hin- und hergehen, nesteln	Starr, geballte Fäuste, angezogene Knie, sich entziehen oder weg-stoßen, schlagen
Trost	Trösten nicht notwendig	Ablenken oder beruhigen durch Stimme oder Berührung möglich	Trösten, ablenken, beruhigen nicht möglich
Atmung (un-abhängig von Lautäußerung)	Normal	Gelegentlich angestrengt atmen, kurze Phasen von Hyperventilation	Lautstark angestrengt atmen, lange Phasen von Hyperventila-tion, Cheyne-Stoke-Atmung
Negative Laut-äußerung	Keine	Gelegentlich stöhnen oder ächzen, sich leise negativ oder missbilli-gend äußern	Wiederholt beunruhigt rufen, laut stöhnen oder ächzen, weinen

19.3 Schmerzmessung

Unabdingbar notwendig für eine suffiziente postoperative Schmerztherapie ist eine standardisierte Schmerzmessung einschließlich Dokumentation. Zur Messung der Schmerzintensität existieren Analogskalen (▶ Abschn. 19.9.1, ◻ Tab. 19.1). Empfehlenswert ist die routinemäßige Erfassung und Dokumentation der Schmerzintensität in festen Zeitabständen. Dies muss in Ruhe und unter Belastung wie Aufstehen, Husten, tiefes Einatmen erfolgen.

- Die Schmerzintensität beim Erwachsenen soll mithilfe einfacher eindimensionaler Schmerzintensitätsskalen regelmäßig erfasst werden. GoR: A
- Die Patienten sollen zur Selbsteinschätzung der Schmerzen durch einfache Intensitätsskalen angeleitet werden. GoR: A
- Die Einschätzung soll durch den Patienten selbst erfolgen. GoR: A
- Bei stark kognitiv und/oder kommunikativ eingeschränkten Patienten sollte die Schmerzeinschätzung auf der Basis nonverbaler Schmerzäußerung und Beobachtungsskalen erfolgen. GoR: B

19.4 Postoperative Schmerztherapie im Aufwachraum

Der Aufwachraum ist als Schnittstelle zur Pflegestation unter anderem für die Durchführung der frühen postoperativen Schmerztherapie verantwortlich.

> Es darf nur der Patient aus dem Aufwachraum verlegt werden, der wach, kreislaufstabil und schmerzarm/-frei (Visuelle Analogskala [VAS] < 3) ist!

Der Patient im Aufwachraum muss engmaschig nach postoperativen Schmerzen befragt werden. Bei Verlegung aus dem Aufwachraum sollte der Schmerzstatus (Schmerzscore) des Patienten dokumentiert werden. Weiterhin sollte darauf geachtet werden, dass im Narkoseprotokoll in den Empfehlungen für die periphere Station ein anästhesiologischer Vorschlag für die weitere Schmerztherapie zu finden ist (bei geplanter Betreuung durch den Schmerzdienst entsprechender Hinweis hierzu).

19.4.1 Geplante Schmerztherapie über PCA

Gibt der Patient Schmerzen an, erfolgt zunächst die Titration "aus der Hand", bis der Patient eine deutliche Schmerzerleichterung verspürt. Erst dann wird die PCA-Pumpe angeschlossen.

> ❯❯ Die PCA-Pumpe selbst ist in der Grund-
> programmierung mit kleinem Bolus und
> relativ langer Sperrzeit nicht dazu geeignet,
> den initialen Analgetikabedarf abzudecken.

Vor Verlegung eines Patienten mit PCA muss der zuständige Aufwachraumarzt sich vergewissert haben, dass die PCA funktionstüchtig ist und auch sachgerecht vom Patienten bedient werden kann. Bei entsprechender Indikation sollten periphere Analgetika frühzeitig parallel zur PCA eingesetzt werden.

Loading-Dosis für Novalgin ist 1 g als Kurzinfusion i. v., falls Novalgin nicht schon intraoperativ zum Operationsende gegeben wurde (Schmerzprophylaxe, ▶ Abschn. 19.2). Soll eine kontinuierliche Novalgin-Infusion weitergeführt werden, erfolgt dies in der Standarddosierung von 5 g Novalgin über 24 h. Eine Dosis von 2,5 g Novalgin einschließlich einer evtl. bereits intraoperativ gegebenen Dosis sollte innerhalb der ersten 8 h nicht überschritten werden.

19.4.2 Geplante Schmerztherapie über PDK

Dem Aufwachraumteam kommt eine entscheidende Bedeutung für die optimale Nutzung des PDK zu!
- Die Wirksamkeit des PDK muss zweifelsfrei nachgewiesen werden, da bei den unmittelbar präoperativ gelegten PDK ein solcher Nachweis in der Regel nicht erfolgt ist!
- Bei korrekter Katheterlage sollte ein nachweisbarer Effekt (Schmerzlinderung, sensorische Blockade) mit 10 ml Naropin 0,2 % eintreten. Bei sehr starken Schmerzen kann manchmal auch eine höhere Konzentration (Naropin 0,375 %) notwendig sein. Nach 20 min können 5–10 ml als Bolus nachgegeben werden. Höchstdosis: Naropin 0,2 % 20 ml, injiziert als 2 Einzelboli mit 20 min Abstand, höhere Dosis nur nach Rücksprache mit dem zuständigen Oberarzt.
- Bei fortbestehenden Schmerzen muss die Lokalisation kritisch geprüft werden. (Sind beispielsweise Schulterschmerzen lagerungsbe-

dingt und daher eher mit Novalgin oder NSAR zu bessern als mit dem PDK?)
- Nach periduraler Gabe von Sufentanil sollte eine Überwachung der Atmung für mindestens 2 h erfolgen. Daher sollte die Gabe von Sufentanil zum Operationsende und im Aufwachraum Ausnahmen vorbehalten bleiben.
- Nach gesicherter Wirksamkeit des PDK sollte im Aufwachraum mit der kontinuierlichen Gabe von Lokalanästhetika begonnen werden. Im Regelfall kommt Naropin 0,2 % (200 ml Beutel über Infusomat) zum Einsatz. Eine Anfangsdosierung von 6 ml/h wird empfohlen, sie muss aber individuell angepasst werden (2–10 [–12] ml/h). Orthopädische Patienten erhalten Naropin verdünnt auf 0,133 % über eine Pegasus-Pumpe.
- Eine systemische Analgesie parallel zur PDA ist bei diesem Vorgehen nicht notwendig und nur bei bestimmten Indikationen sinnvoll (z. B. Lagerungsschmerz).
- Die Verlegung des Patienten aus dem Aufwachraum erfolgt nur mit einem eindeutigen Therapiekonzept! Das bedeutet in der Praxis, dass die Patienten im Mittel länger als ohne spezielles Analgesieverfahren im Aufwachraum verbleiben müssen, um eine suffiziente Schmerztherapie zu etablieren.
- Sorgfältige Fortführung der Dokumentation.

19.5 Patientenkontrollierte intravenöse Analgesie (PCA/PCIA)

- ■ Indikationen
- Große intraabdominale Eingriffe (chirurgisch, urologisch, gynäkologisch)
- thorakale Eingriffe
- ausgedehnte traumatologische und orthopädische Operationen

Für alle Indikationen sollte überlegt werden, ob der Analgesie über einen PDK nicht der Vorzug gegeben werden sollte.

> ❯❯ Bei starken Schmerzen in der frühen postoperativen Phase soll die patientenkontrollierte

Analgesie gegenüber den konventionellen Verabreichungsformen bevorzugt werden

GoR: A

19.5.1 Würzburger Schmerztropf-PCA versus PCA mit Piritramid

Eine Würzburger-Schmerztropf-(WST-)PCA sollte bevorzugt bei allen abdominellen und urologischen Eingriffen geplant werden. Aus den Erfahrungen der postoperativen Schmerztherapie an unsere Klinik hat sich gezeigt, dass bei den meisten urologischen Eingriffen (z. B. radikale Prostatektomie, Nephrektomie) die WST-PCA auch einem PDK überlegen ist. Bei orthopädisch/unfallchirurgischen Eingriffen sollte bevorzugt eine Dipidolor-PCA geplant werden, falls ein Regionalverfahren nicht möglich ist. Ältere Patienten hingegen profitieren eher von einer WST-PCA. Vorteilhaft bei einer WST-PCA sind die kontinuierliche Basalrate und die geringere Rate an Obstipationen sowie die spasmolytischen Eigenschaften von Novalgin. Mit der Dipidolor-PCA hingegen lassen sich stärkere Schmerzen, wie sie typischerweise bei gelenkchirurgischen Eingriffen (z. B. Knie-TEP, Schulteroperationen) auftreten, tendenziell etwas besser therapieren.

19.5.2 Kontraindikationen

- Ablehnung des Verfahrens durch den Patienten
- verwirrte Patienten, Patienten mit Durchgangssyndrom
- respiratorische Insuffizienz
- längere postoperative Nachbeatmung

- **Relative Kontraindikationen**
- Alte oder demente Patienten (kommt der Patient mit der PCA-Technik zurecht?)
- Schlafapnoe

Überdosierungen kündigen sich in der Regel durch eine abnehmende Vigilanz an.

> ❯ Eine intravenöse Opioidapplikation mit kontinuierlicher Basalrate soll auf Normalpflegestationen nicht durchgeführt werden. GoR: A

19.5.3 Programmierung der PCA-Pumpen

Die Programmierung der PCA-Pumpe erfolgt durch den Anästhesisten, der die Indikation für die PCA gestellt hat, bzw. nach Absprache durch den Anästhesisten, der den Patienten zuletzt betreut hat, z. B. der Arzt im Aufwachraum. Nach Rücksprache dürfen auch die Schwestern der Schmerzambulanz die Pumpe nach Angaben des betreuenden Anästhesisten programmieren. Die Bolusgröße sollte vom Aufwachraumarzt bzw. Schmerzdienst den individuellen Bedürfnissen des Patienten angepasst werden.

Angaben zu Dosierungen sind Durchschnittswerte. Die Gabe von systemischen und epiduralen Medikamenten sollte grundsätzlich immer dem individuellen Bedarf angepasst werden. Dieser kann je nach Patient und Situation erheblich variieren. Kontraindikationen für Medikamente und Verfahren sind zu beachten. Unter PCA-Therapie sollten

- zusätzliche Analgetika,
- Sedativa,
- zentral wirkende Substanzen und
- zusätzliche Regionalanalgesieverfahren

nicht leichtfertig angesetzt werden. Diese sind die häufigsten Ursachen für eine Atemdepression. Kommunikation zwischen Stationsarzt, Pflegepersonal und Anästhesie ist notwendig!

Eine vorbestehende Therapie mit Opioiden sollte in der Regel während der PCA-Therapie abgesetzt werden. Bei hochdosierter Opioiddauertherapie kann es jedoch sinnvoll sein, diese (in reduzierter Form) beizubehalten. In allen Fällen einer vorbestehenden Opioidmedikation sollte daher Rücksprache mit dem zuständigen Oberarzt oder mit dem Schmerzambulanzarzt gehalten werden.

Bei der PCA-Therapie mit Dipidolor ist die zusätzliche Gabe von Novalgin (5 g/Tag) häufig sinnvoll. Sie senkt den Opioidverbrauch und verbessert in der Regel die Analgesie.

Fresenius-Pumpe: Piritramid (Dipidolor)

- Bolus 2 mg Piritramid beim gesunden Erwachsenen > 70 kg, 1,5 mg bei Körpergewicht < 60 kg.

- Bolus 1,5 mg, ggf. auch nur 1 mg bei Patienten im reduzierten Allgemeinzustand und/oder hohen Alter
- Bolus 2,5 mg: ASA-Score 1 und 2 mit hohem Bedarf (selten)
- Sonderfälle (s. unten), z. B. chronische Schmerzpatienten/Tumorpatienten mit hochdosierter Analgetikatherapie bedürfen einer individuell angepassten postoperativen Schmerztherapie. Sie kommen in der Regel mit dem Standardschema nicht aus!
- Pumpenfüllung: 120 mg Piritramid auf 60 ml (immer in 60-ml-Fresenius-Spritze)
- Standardeinstellung:
- Konzentration: 2 mg/ml
  - Bolusrate: 90 mg/h (→ 2 mg Bolus wird in 1,5 min infundiert)
  - Sperrzeit: 8 min
  - Limit 1: 15 mg/1 h
  - Limit 2: 30 mg h
  - Limit 3: 60 mg 2 h

Bei höheren oder niedrigeren Bolusmengen sollten die Höchstmengen (15, 30 und 60 mg) entsprechend angepasst werden. Die Bolusrate und die Zeitbegrenzungen bleiben in der Regel gleich.

Alaris-Pumpe

Die Alaris-Pumpen haben mehrere fest hinterlegte Programme, die nach dem Start ausgewählt werden können.

WST-PCA mit Alaris-Pumpe

Verwendet werden 100-ml-Spritzen ("Ivac"), Füllung: 10 g Novalgin plus 1000 mg Tramal plus 2,5 mg Droperidol (Xomolix) auf insgesamt 100 ml. (Die angegebenen Konzentrationen beziehen sich immer auf die Tramal-Menge, die Novalgin-Menge ergibt sich durch Multiplikation mit dem Faktor 10. Dokumentiert wird übersichtshalber auch nur die Tramal-Menge.)

- Konzentration: 10 mg Tramal/ml
- Bolusdosis: 10 mg Tramal (10–30 mg Tramal)
- Sperrzeit: 8 min
- Alarmdruck: 4
- Basalrate: 20 mg/h
- Maximaldosis: 300 mg
- maximale Zeitspanne: 4 h
- Bolusdauer: 2 min

"Clinician bolus" über Code (clinician bolus 321), darf nur vom Schmerzdienst appliziert werden. 70 mg sind eingestellt. Der Bolus kann aber individuell dem Bedarf des Patienten angepasst werden.

Piritramid-PCA mit Alaris-Pumpe

Verwendet werden 60-ml-Spritzen ("Fresenius"), Füllung 120 mg Dipidolor auf 60 ml.

- Konzentration: 2,0 mg/ml
- Bolusdosis: 2 mg
- Sperrzeit: 8 min
- Alarmdruck: 4
- Basalrate: keine
- Maximaldosis: 30 mg
- maximale Zeitspanne: 4 h
- Bolusdauer: 2 min

"Clinician bolus" über Code (clinician bolus 321), darf nur vom Schmerzdienst appliziert werden. 7 mg sind eingestellt. Der Bolus kann aber individuell dem Bedarf des Patienten angepasst werden.

Morphin-PCA

- Konzentration: 2 mg/ml (in 50-ml-Spritze)
- Bolus: 2 mg (KG > 70 kg), 1,5 mg (KG < 70 kg)
- Bolusrate: 90 mg/h (Geschwindigkeit der Bolusgabe)
- Lock-out-Time: 10 min
- Limits: 15 mg/1 h, 30 mg/4 h, 60 mg/12 h
- Indikationen: große Abdominal- und Traumachirurgie sowie Thoraxchirurgie

Oxycodon-PCA

- Programmierung wie die Dipidolor-PCA, allerdings mit anderer tatsächlicher Oxycodon-Konzentration
- Dokumentation: gegebene Milligramm geteilt durch 2 entspricht der tatsächlichen Menge
- Vorbereitung:
  - 50 mg Oxygesic = 5 Ampullen á 10 mg
  - auf 50 ml NaCl auffüllen, somit ist die Konzentration 1 mg pro 1 ml (◘ Tab. 19.2)

Hydromorphon-PCA (Dilaudid)

- Programmierung wie die Dipidolor-PCA, allerdings mit anderer tatsächlicher Oxycodon-Konzentration

Tab. 19.2 Programmierung der Oxycodon-PCA		
	Eingestellt	Tatsächlich
Konzentration	2 mg/ml	1 mg/ml
Bolus	2 mg	1 mg
Sperrzeit	8 min	8 min
Limit 1 h	15 mg	15 mg
Limit 4 h	30 mg	30 mg
Limit 12 h	60 mg	60 mg

Tab. 19.3 Programmierung der Hydromorphon-PCA		
	Eingestellt	Tatsächlich
Konzentration	2 mg/ml	0,2 mg/ml
Bolus	2 mg	0,2 mg
Sperrzeit	8 min	8 min
Limit 1 h	15 mg	1,5 mg
Limit 4 h	30 mg	3,0 mg
Limit 12 h	60 mg	6,0 mg

- Dokumentation: gegebene Milligramm geteilt durch 10 entspricht der tatsächlichen Menge
- Vorbereitung:
  - 10 mg Hydromorphon = 5 Ampullen Hydromorphon oder
  - 8 mg Hydromorphon = 4 Ampullen Hydromorphon
  - auf entweder 50 oder 40 ml Gesamtvolumen mit NaCl auffüllen (Tab. 19.3)

19.5.4 PCA bei Kindern

Prinzipiell besteht auch bei Kindern ab etwa 6 Jahren die Möglichkeit einer PCA-Therapie, z. B. nach ausgedehnten Baucheingriffen, evtl. auch nach traumatologischen/orthopädischen Operationen. Positive Erfahrungen aus der onkologischen Schmerztherapie und aus einzelnen Kliniken auch zur postoperativen Schmerztherapie liegen vor.

Aufklärung zur PCA bei Kindern

Kind und Eltern sollten einbezogen werden. Bei etwas älteren Kindern sollte nur das Kind die PCA bedienen. Es muss eindrücklich darauf hingewiesen werden, dass ein Bolus nur bei Schmerzen abgerufen werden sollte. Ob Schmerzen vorhanden sind, kann das Kind in der Regel besser selbst beurteilen als die Eltern.

Falls doch eine "elternkontrollierte Analgesie" durchgeführt wird, müssen die Eltern darüber aufgeklärt werden, dass die PCA in folgenden Fällen *nicht* benutzt werden sollte:

- prophylaktisch
- als Schlafmittel
- zur Sedierung
- wenn die Eltern nur meinen, ihr Kind könnte Schmerzen haben
- auf keinen Fall, um dem Kind "etwas Gutes zu tun"

Diese Konstellation kann zur Katastrophe (Ateminsuffizienz) führen!

Eine engmaschige postoperative Kontrolle der PCA-Therapie bei Kindern, die über die täglichen Visiten durch den Schmerzdienst hinausgehen, ist erforderlich.

19.6 Periduralkatheter (PDK)

19.6.1 Indikationen und Kontraindikationen

Laut aktueller Studienlage ist die Periduralanalgesie analgetisch effektiver als eine systemische Analgesie. Daneben sind pulmonale Komplikationen geringer. Ein Vorteil bezüglich der Mortalität konnte bislang nicht gezeigt werden, jedoch sprechen Nutzen-Risiko-Abwägungen und Morbiditätsvorteile eher für eine Periduralanalgesie im Vergleich zur systemischen Analgesie. Trotzdem gibt es aufgrund dieser Studienlage, keine gesicherten Indikationen für die grundsätzliche Durchführung einer Periduralanästhesie. Deshalb darf die Anlage des PDK niemals erzwungen werden. In jedem Einzelfall sollten Vor- und Nachteile der verschiedenen Möglichkeiten zur postoperativen Schmerztherapie überdacht werden.

Klinisch bewährt hat sich der PDK besonders bei folgenden Indikationen:

- große abdominale Eingriffe, insbesondere im Oberbauch
- große thorakale Eingriffe, insbesondere bei lateralen Thorakotomien und bei pulmonal funktionell grenzwertigen Patienten
- große gynäkologische und urologische Eingriffe, meist im Rahmen der Tumorchirurgie
- orthopädische und unfallchirurgische Eingriffe, bei denen eine postoperative Übungs- und Mobilisationsbehandlung eine wesentliche Bedeutung hat
- Amputationen der unteren Extremität
- Rippenserienfrakturen (zur Respiratorentwöhnung auf der Intensivstation)
- gefäßchirurgische Eingriffe nach Rücksprache mit den Operateuren und unter Beachtung der Antikoagulation
- geburtshilfliche Indikationen
- zur Prophylaxe der postoperativen Darmatonie
- bei Kontraindikationen gegen postoperativen Opioideinsatz

- **Kontraindikationen zur postoperativen Schmerztherapie**
- Ablehnung des Verfahrens durch den Patienten
- Gerinnungsstörungen: Thrombozyten < 50.000 (relative Kontraindikation: < 80.000), PTT > 42 s, INR > 1,4, Hämophilie, HELLP-Syndrom
- Therapie mit gerinnungshemmenden Substanzen/Thromboseprophylaxe (◻ Tab. 19.4)
- unbehandelter Volumenmangel, ausgeprägte Anämie
- unbehandelter hochgradiger arterieller Hypertonus
- schwierige anatomische Verhältnisse
- systemische Entzündungszeichen
- Allergien gegen Lokalanästhetika

- **Relative Kontraindikationen**
- Neurologische Symptomatik, neurologische Vorerkrankung (diese schließt eine Regionalanästhesie primär nicht aus, der neurologische Status sollte jedoch zuvor dokumentiert sein)

- Thrombozytenzahl zwischen 50.000 und 80.000. Punktion nur nach Risiko-Nutzen-Abwägung durch einen Geübten

19.6.2 PDK und Thromboseprophylaxe

Die empfohlenen Zeitintervalle zwischen Antikoagulanziengabe und epiduraler/spinaler Punktion bzw. dem Entfernen eines Katheters gemäß DGAI finden sich in ◻ Tab. 19.4 (► www.dgai.de).

> ❯❯ Vor Anlage einer lokoregionalen Blockade bzw. eines Analgesiekatheters sowie zum Ziehen des Katheters sind Zeitintervalle nach der Verabreichung antithrombotischer Substanzen einzuhalten. GoR: A

Zur Punktion muss die **Thrombozytenzahl** über 80.000 sein. Thrombozyten zwischen 50.000 und 80.000: relative Kontraindikation. Vor- und Nachteile eines PDK sind abzuwägen. Wenn Punktion, dann nur durch einen Erfahrenen!

Gerinnungsstörungen sind in der Regel eine Kontraindikation für die Durchführung von kontinuierlichen Katheteranalgesien, insbesondere der rückenmarknahen. Bei präoperativen Störungen (auch Grenzfälle!) sollte die Indikation zur PDA sehr streng gestellt werden. Wenn bei liegendem Katheter eine neue Gerinnungsstörung auftritt, z. B. durch Grundleiden (z. B. HELPP-Syndrom) oder medikamentöse Therapie mit Marcumar, Plavix etc. ist folgendes Vorgehen angebracht:

- Sofortige Beendigung aller Injektionen in diesen Katheter (auch keine Spülung mit Kochsalz).
- Wenn möglich, rasche Therapie der Gerinnungsstörung, ggf. nach Rücksprache mit der behandelnden operativen Abteilung, ggf. auch Unterbrechung der gerinnungshemmenden Therapie zur Erreichung normaler Gerinnungswerte.
- Nach angemessener Zeit Entfernung des Katheters und Warten bis zum Wiedereinsetzen einer gerinnungshemmenden Therapie (◻ Tab. 19.4). Zuvor muss eine neurologische Untersuchung des Patienten durch den Anästhesisten erfolgen.

◻ **Tab. 19.4** Zeitintervalle zwischen Antikoagulanziengabe und epiduraler/spinaler Punktion bzw. dem Entfernen eines Katheters nach Empfehlungen der DGAI

	Vor Punktion/ Katheterentfernung[a]	Nach Punktion/ Katheterentfernung[a]	Laborkontrolle
Unfraktionierte Heparine (Prophylaxe, ≤15.000 IE/Tag)	4 h	1 h	Thrombozyten bei Therapie >5 Tagen
Unfraktionierte Heparine (Therapie)	4–6 h	1 h (keine i. v. Bolusgabe)	aPPT, (ACT), Thrombozyten
Niedermolekulare Heparine (Prophylaxe)	12 h	2–4 h	Thrombozyten bei Therapie >5 Tagen
Niedermolekulare Heparine (Therapie)	24 h	2–4 h	Thrombozyten (anti-Xa)
Fondaparinux (Prophylaxe, ≤2,5 mg/Tag)	36–42 h	6–12 h	(anti-Xa)
Vitamin-K-Antagonisten	INR <1,4	Nach Katheterentfernung	INR
Hirudine (Lepirudin, Desirudin)	8–10 h	2–4 h	aPTT, ECT
Argatroban[b]	4 h	2 h	aPTT, ECT, ACT
Acetylsalicylsäure (100 mg)[c]	Keine	Keine	
Clopidogrel	7 Tage	Nach Katheterentfernung	
Ticlopidin	10 Tage	Nach Katheterentfernung	
NSAR	Keine	Keine	

[a] Alle Zeitangaben beziehen sich auf Patienten mit einer normalen Nierenfunktion.

[b] Verlängertes Zeitintervall bei Leberinsuffizienz.

[c] Bei Acetylsalicylsäureeinnahme: niedermolekulare Heparine einmalig pausieren, kein niedermolekulares Heparin 36–42 h vor der Punktion oder der geplanten Katheterentfernung.

aPPT aktivierte partielle Thromboplastinzeit, *ACT* "activated clotting time", *ECT* "Ecarin clotting time", *INR* "international normalized ratio"

Alle Patienten müssen darüber aufgeklärt werden, dass neurologische Komplikationen auch nach dem Entfernen des Katheters noch auftreten können, da epidurale Hämatome auch erst durch das Herausziehen des Katheters verursacht werden können. Jeder Patient sollte daher angewiesen werden, sich bei neurologischen Ausfallerscheinungen sofort zu melden. Im Zweifelsfall sollten die Patienten am Tag der Entfernung des Katheters erneut neurologisch untersucht werden. Alle Abweichungen von diesen Regeln bedürfen der Rücksprache.

Eine normale Thromboseprophylaxe ("low dose" Liquemin s. c.) ist keine Kontraindikation zur Fortführung der Epiduralanalgesie, sofern nicht Labor- oder klinische Daten für eine manifeste Gerinnungsstörung sprechen. Diese Empfehlung gilt auch für niedermolekulare Heparine, falls die derzeit empfohlene Dosierung nicht überschritten wird.

19.6.3 **PDK-Anlage**

❯ Zur Infektionsprophylaxe bei der Anlage einer Regionalanästhesie und deren Fortführung mittels eines Katheters zur Schmerztherapie

Tab. 19.5 Empfohlene Punktionshöhen für verschiedene operative Interventionen

Region	Zu blockierende OP	Dermatome	Punktionsstelle
Thorakal	Thorakotomie	Th2–Th9	Th6–Th8
Thorakoabdominal	Ösophagusresektion	Th4–Th12	Th7–Th9
Oberbauchchirurgie	OP nach Whipple, Gastrektomie, Leber-OP, retroperitoneale Lymphadenektomie	Th6–Th12	Th8–Th10
Flankenschnitt	Nephrektomie	Th6–Th12	Th9–Th11
Mittel-/Unterbauch	Darmresektion, abdominale Aorta, große urol./ gyn. Eingriffe	Th8–L2	Th10–Th12
Sectio		Th6–12	L1–L4
Hüfte	TEP, femoropopliteraler Bypass	Th12–L4	L2–L4
Untere Extremität	Amputation	Th12–SI	L3–L4
Sympathikolyse		Th6(1)–L2	L3–L4

sollen die von Fachgesellschaften empfohlenen Hygieneempfehlungen beachtet werden. GoR: A

Zur Technik der PDK-Anlage wird auf die entsprechenden Lehrbücher verwiesen. Die thorakale PDK-Anlage sollte nur von Kollegen vorgenommen werden, die bereits eine größere Anzahl lumbaler PDK sicher und ohne Komplikationen angelegt haben. Ein steriles Vorgehen ist grundsätzlich angezeigt. Dies beinhaltet die dreimalige Sprüh-Wisch-Desinfektion, sterile Abdeckung, sterile Handschuhe, Mundschutz, Haube und das Tragen eines sterilen Kittels.

Als Testdosis sind 2,5–3 ml Bupivacain 0,5 % (12,5–15 mg) für den Erwachsenen in der Regel angemessen, eine intravasale Lage kann durch den Zusatz von Adrenalin (1:200.000) noch sicherer ausgeschlossen werden. Die Dokumentation muss auf dem entsprechenden Protokoll für den postoperativen Schmerzdienst durch den Anästhesisten sorgfältig erfolgen. Auch nicht geglückte Anlagen eines PDK müssen dokumentiert werden, um eine postoperative Visite einschließlich einer Kontrolle des Neurostatus zu gewährleisten.

Empfohlene Punktionshöhe

Wesentliche Bedeutung für die Wirksamkeit eines PDK kommt der Wahl der Punktionshöhe zu. Diese sollte möglichst das Dermatom im Zentrum des erwarteten maximalen Schmerzes erfassen (segmentale Katheteranlage, ◻ Tab. 19.5).

19.6.4 Intraoperative peridurale Medikamentengabe

Wird die Anästhesie in alleiniger Periduralanästhesie durchgeführt, so ist in Abhängigkeit des Eingriffs und seiner Dauer die Auswahl des Lokalanästhetikums und seiner Dosierung vorzunehmen. Bei kombiniertem Vorgehen mit Allgemeinanästhesie bestehen bei uns folgende Regeln:

Lokalanästhetika werden erst zum OP-Ende bei stabilen Kreislaufverhältnissen und ausgeglichenem Volumenhaushalt eingesetzt (vor Beginn des Wundverschlusses). Eine primäre Gabe von Lokalanästhetika birgt die Gefahr, dass bei einer operativ verursachten Blutung und ausgeschalteter Autoregulation des Gefäßsystems schwer beherrschbare Blutungssituationen auftreten. Sollte im Einzelfall doch eine frühzeitige Lokalanästhetikagabe sinnvoll erscheinen, muss diese mit dem zuständigen Oberarzt abgestimmt werden. Dosierungsempfehlung: 6–15 ml Naropin 0,2 % bei stabilen Kreislaufverhältnissen zum OP-Ende nach dem Ende der Blutstillung und vor dem Beginn des Wundverschlusses.

Hingegen ist der relativ frühzeitige Einsatz von periduralem Sufentanil möglich und sinnvoll. Die Dosierung beträgt 10–20 µg pro Bolus und sollte in der Regel 30 µg während einer Operation nicht überschreiten, wenn der Patient postoperativ auf eine Allgemeinstation verlegt werden soll. Patienten, die auf eine Intensiv- oder Überwachungsstation gehen, können mehr erhalten. Eine systemische Schmerzprophylaxe (z. B. Novalgin, Dipidolor) vor Extubation ist bei Patienten mit PDK nicht generell notwendig. Bei bestimmten Indikationen, wie z. B. lange Schmerz verursachende Lagerung intraoperativ (Seitenlage etc.), kann es jedoch sinnvoll sein.

19.6.5 PDK auf der Normalstation

Auf den Allgemeinstationen sollte in der Regel nur Naropin zur postoperativen Epiduralanalgesie eingesetzt werden. Die Dosierung richtet sich nach dem analgetischen Effekt. Motorische oder sensible Ausfälle sind zu vermeiden. Treten neurologische Ausfälle auf, ist die epidurale Applikation sofort zu unterbrechen, nach Rückbildung der Ausfälle kann die Infusion mit reduzierter Rate wieder begonnen werden. Solange der PDK liegt, sollte auch ein venöser Zugang liegen.

Dosierung von Naropin zur Periduralanalgesie

- Konzentration: 0,2 %, 0,133 % oder 0,1 %
- Initiale Boli: 5–10 ml 0,2 % (ggf. 0,375 %, erfordert jedoch intensivere Nachbeobachtung), Bolus bei Bedarf wiederholen, bis befriedigende Analgesie eintritt.
- Infusionspumpe: 2–8 ml/h (bis ca. 12 ml/h)
- Zusatzboli: wie oben
- Höchstdosis: 30 mg/h (bei Patienten mit normaler Nieren- und Leberfunktion, entspricht 720 mg/Tag)

Wahl der Naropin-Konzentration für die Dauerinfusion

Über thorakale PDK wird zunächst immer Naropin 0,2 % infundiert. Nur in sehr seltenen Fällen treten hierbei unerwünschte motorische Blockaden auf, die dann einen Wechsel auf eine niedrigere Konzentration erfordern. Bei lumbalen PDK treten mit Naropin 0,2 % deutlich häufiger unerwünschte Wirkungen auf (motorische Beeinträchtigung, Blasen- und Mastdarmstörungen). Bei orthopädischen Patienten wird daher grundsätzlich 0,133 % Naropin initial infundiert. Gegebenenfalls muss die Konzentration des Lokalanästhetikums auch erst nach einigen Tagen angepasst werden. Auch kann in einigen Fällen eine Verdünnung auf 0,1 % notwendig sein.

Bei lumbalen Periduralkathetern, die auch in thorakalen Segmenten eine Wirkung erzielen sollen (z. B. nach Sectio), ist es besser, eine niedrigere Konzentration zu wählen und gleichzeitig höhere Infusionsraten einzustellen. Für Gefäßpatienten, bei denen nur eine Sympathikolyse erzielt werden soll, reicht eine Konzentration von 0,1 %.

- Falls noch keine kontinuierliche Infusion begonnen wurde, bei der ersten Injektion postoperativ zunächst nur die Testdosis geben!
- Epidurale Opioide nur, wenn eine Dosiserhöhung des Lokalanästhetikums und der Einsatz von systemischen Nichtopioidanalgetika nicht erfolgreich waren.
- Primär keine epiduralen Opioide bei Patienten >70 Jahre!
- Falls bei diesen Patienten Opioide doch notwendig erscheinen, sollte dies mit dem zuständigen Oberarzt abgeklärt werden.
- Eine entsprechende Überwachung des Patienten muss gewährleistet sein.

Die **epidurale Gabe von Opioiden** bedarf einer besonderen Überwachung und bleibt Ausnahmefällen vorbehalten (vergl. Literatur). Jeder Einsatz von Opioiden muss daher genauso wie jede außergewöhnliche Dosisbedarfserhöhung kritisch geprüft werden. Opioidbedingte Atemdepressionen können auch noch über 12 h nach der epiduralen Injektion auftreten. Eine entsprechende Unterweisung des Pflegepersonals sowie die Anordnung einer (auch bezüglich der Zeitdauer adäquaten) Überwachung

(O$_2$-Sättigung, Vigilanz) sind in jedem Einzelfall explizit vorzunehmen.

Standardopioid für epidurale Injektionen ist Temgesic (Buprenorphin) 0,15–0,3 mg als Bolus verdünnt mit NaCl 0,9 % auf ein Gesamtvolumen von 5–10 ml.

Standardvorgehen für Bolusinjektionen in den PDK

Bei jeder Bolusinjektion ist folgendes Vorgehen einzuhalten:
- Ausdehnung des Blocks überprüfen (Kälte- oder Desinfektionsspray). Motorische Blockade? Sensibilitätsstörungen?
- Blutdruck, Herz-, Atemfrequenz, Vigilanz, Schmerzscore
- vor Bolusgabe aspirieren (Liquor? Blut?)
- ggf. Testdosis von 12,5–15 mg Carbostesin injizieren (falls keine kontinuierliche Infusion)
- Bolus injizieren
- Vitalparameter und Vigilanz für 30 min nach Bolus überwachen und dokumentieren
- Ausdehnung des Blocks überprüfen
- Schmerzscore und evtl. Nebenwirkungen erfragen und dokumentieren

Austesten einer sensiblen Blockade

Mit Kältespray: Beide Körperseiten getrennt und nacheinander untersuchen. Es wird immer von einem Hautareal mit intakter Sensibilität in Richtung auf das Areal mit der zu erwartenden sensiblen Blockade getestet. Die von der sensiblen Blockade betroffenen Dermatome (◻ Tab. 19.5) auf dem PDK-Protokoll vermerken.

Kontrolle einer motorischen Blockade

Wenn der Patient mobilisiert ist und in Begleitung aufstehen darf, wird er in der Regel selbst berichten, wenn er eine Schwäche in den Beinen hat. Bei nicht mobilisierten Patienten: Nach Schwäche in den Beinen fragen und den Patienten die Füße bewegen, die Knie beugen und das gestreckte Bein anheben lassen. Entsprechende Dokumentation im PDK-Protokoll.

19.6.6 Beendigung der Periduralanalgesie

Die Indikation zur Beendigung wird durch Auslassversuche gestellt. Jeder PDK muss nach Entfernen auf Vollständigkeit überprüft werden. Anschließend sollten eventuelle Beschwerden oder neurologische Ausfälle erfragt und dokumentiert werden. Der Patient muss darauf hingewiesen werden, dass bei neurologischen Ausfällen im Verlauf eine unverzügliche Wiedervorstellung bei einem Arzt erfolgen muss. Diesen Arzt muss der Patient über die zurückliegende rückenmarksnahe Anästhesie unterrichten. Ein PDK ist trotz weiterer Schmerzen in folgenden Fällen zu entfernen:
- Bei unklaren Fieberzuständen. Hier ist ein PDK (wie auch alle anderen [Schmerz-]Katheter) im Zweifelsfall zu entfernen. Die Katheterspitze sollte zur mikrobiologischen Untersuchung eingesendet werden. In diesen Fällen ist eine neurologische Nachuntersuchung durch den Anästhesisten zwingend (Gefahr der Ausbildung eines epiduralen Abszesses).
- Bei persistierenden Rückenschmerzen, Neuralgien oder radikulären Beschwerden.
- Bei nicht beherrschbaren Blasen- und Kontinenzproblemen.
- Bei Ablehnung der Therapie durch den Patienten.
- Bei Hinweisen auf eine Lokalanästhetikaintoxikation trotz Dosisreduktion (Verwirrtheit, Schwindel).

19.6.7 Umgang mit Komplikationen

Starke Rückenschmerzen, Sensibilitätsstörungen, Harnretention bzw. Inkontinenz und motorische Störungen, die nach Dosisreduktion sich nicht vollständig zurückbilden (im Zweifelsfall kontinuierliche Lokalanästhetikainfusion ganz ausstellen), gehören nicht zum Normalverlauf einer postoperativen PDA. Sie sind als Alarmzeichen für eine mögliche schwere Komplikation (epidurales Hämatom, epiduraler Abszess, Nervenverletzung, sich entwickelnder Querschnitt) zu werten. Ebenso ist das Auftreten solcher Symptome nach Katheterentfernung (auch Tage später!) als ein Alarmzeichen zu werten. Die

Patienten müssen darüber aufgeklärt werden, dass sie im Fall von neurologischen Ausfällen oder Rückenschmerzen verpflichtet sind, den behandelnden Arzt über eine durchgeführte rückenmarksnahe Anästhesie zu informieren. Es gibt immer wieder vereinzelt Fälle von infektiösen Komplikationen, die erst nach 3–4 Wochen symptomatisch werden.

Die Inzidenz permanenter schwerer Schäden einer PDA wird auf 1:100.000 geschätzt. Entscheidend für die Prognose dieser schweren Komplikationen ist die rechtzeitige Diagnosestellung. Um bleibende Schäden zu vermeiden, muss innerhalb von maximal 6 h die Diagnose gestellt werden und eine neurochirurgische operative Entlastung erfolgen. Prognose spinaler Hämatome und Rückenmarkskompression (epiduraler Abszess) sind:

- < 6 h: gut
- 6–12 h: mittelmäßig
- > 12 h: bleibende Parese

❯ Wichtige therapieassoziierte Nebenwirkungen sollen gemessen und dokumentiert werden. GoR: A

19.7 Periphere Nervenblockaden

Die Schmerztherapie über periphere Nerven- oder Nervenplexuskatheter erfolgt ausschließlich mit Naropin. Für die kontinuierliche Gabe wird eine Pegasus-Pumpe mit Naropin 0,2 % verwendet. Bolusgaben können mit Naropin 0,2 oder 0,375 % durchgeführt werden.

19.7.1 Intraoperatives Vorgehen

Während der Operation wird durch die zuständige Anästhesiepflegekraft die Pegasus-Pumpe bestückt. Der zuständige Anästhesist programmiert entsprechend den Empfehlungen des zuständigen anästhesiologischen Oberarztes eine kontinuierliche Infusionsrate, eine Bolusrate und eine Sperrzeit.

Bei länger dauernden Operationen kann in Abhängigkeit vom initialen Bolus bereits intraoperativ mit der kontinuierlichen Infusion begonnen werden, damit postoperativ eine ausreichende Analgesie gewährleistet ist. Eine Beeinträchtigung der postoperativen neurologischen Beurteilbarkeit (Motorik, Sensibilität) sollte aber vermieden werden (im Zweifel erst im Aufwachraum mit der kontinuierlichen Analgesie beginnen).

19.7.2 Plexuskatheter im Aufwachraum

Entsprechend den Empfehlungen in ▶ Abschn. 19.6 gilt auch hier, dass dem Aufwachraumteam eine entscheidende Bedeutung für die optimale Nutzung zukommt.

- Die Wirksamkeit des Katheters muss zweifelsfrei nachgewiesen werden.
- Bei korrekter Katheterlage sollte ein nachweisbarer Effekt (Schmerzlinderung, sensorische Blockade) mit 5–10 ml Naropin 0,2 % eintreten. Bei sehr starken Schmerzen kann manchmal auch eine höhere Konzentration (0,375 %) notwendig sein.
- Bei fortbestehenden Schmerzen muss die Lokalisation der Schmerzen kritisch geprüft werden. (Sind die Schmerzen überhaupt durch den Plexuskatheter therapierbar?)
- Nach gesicherter Wirksamkeit des Plexuskatheters wird (falls noch nicht geschehen) mit der kontinuierlichen Gabe von Lokalanästhetika über die vorbereitete Pumpe begonnen.
- Eine systemische Analgesie parallel zum Plexuskatheter ist je nach Operationsgebiet und Schmerzausschaltung durch den Plexuskatheter häufig notwendig. In der Regel werden hierfür aber keine Opioide benötigt.
- Die Verlegung der Patienten aus dem Aufwachraum erfolgt nur mit einem eindeutigen Therapiekonzept! Das bedeutet in der Praxis, dass die Patienten im Mittel länger als ohne spezielles Analgesieverfahren im Aufwachraum verbleiben müssen, um eine suffiziente Schmerztherapie zu etablieren.
- Sorgfältige Fortführung der Dokumentation.
- Die zusätzlich auf der Normalstation erforderliche systemische Analgesie (oral oder intravenös) wird vom Aufwachraumarzt direkt in der Stationspflegekurve angeordnet (grünen "0-Reiter" ziehen!) um eine kontinuierliche analgetische Versorgung zu gewährleisten.

19.8 Praktisches Vorgehen im Schmerzdienst

19.8.1 Vorgehen bei unzureichender Analgesie

Bei ineffektiver Therapie ist vor jeder Dosiserhöhung der folgende Untersuchungsplan einzuhalten:

- **1. Schritt**
Apparativ-technische Überprüfung: korrekte Katheterlage, Katheter evtl. herausgerutscht? Katheter durchgängig? Leck im Bakterienfilter? Bei Spritzenwechsel: Richtige Konzentration gewählt? Pumpe korrekt eingestellt? Bei PCA: Programminformation abrufen!

- **2. Schritt**
Bei epiduralen und sonstigen Kathetern: Position des Katheters für die Schmerzen adäquat? Ausreichende Analgesie nach Testbolus in den relevanten Dermatomen bzw. sensiblen Versorgungsgebieten der blockierten Nerven (Prüfung durch Kältereiz)?
PCA: Benutzt der Patient das Gerät adäquat (zu wenige Boli)? Bolusgröße, Lock-out oder Limit nicht angemessen? Vigilanz?

- **3. Schritt**
Ausschluss und ggf. kausale Therapie sonstiger Ursachen eines erhöhten Bedarfs:
  - chirurgische Komplikation (z. B. Anastomoseninsuffizienz, Peritonitis, zweizeitige Milzruptur nach Rippenserienfraktur, Stumpfinfektion nach Amputation, Ileus)
  - sonstige postoperative Schmerzen, z. B. durch Darmatonie, Koliken, Lungenembolie, Blasenentleerungsstörung, Hämatome, falsche postoperative Lagerung bei operierten Extremitäten (Knie, Schulter, Hüfte etc.)
  - Zusatzschmerzen, die durch eine Regionalanalgesie nicht erfasst werden (z. B. Schulterschmerz nach Thorakotomie, Kniekehlenschmerz bei Knie-TEP ohne Ischiadicusblock)
  - nicht operationsbedingte Schmerzsyndrome (Rücken- oder Kopfschmerz)
  - Anzeichen für Gewöhnung, Abhängigkeit oder erhöhten Bedarf aus psychischen Gründen (z. B. Analgetika zur Anxiolyse)

- **4. Schritt**
Indikation für Koanalgetika oder zusätzliche Maßnahmen prüfen: NSAR bei Knochenschmerz, Metamizol bei viszeralen Schmerzen, Antidepressiva/Antikonvulsiva bei neuropathischen Schmerzen, Nervenblockade (z. B. bei Bülau-Drainagen), Benzodiazepine oder sedierende Antidepressiva (Amitriptylin) bei entsprechender Indikation. Die Medikamente können vom Schmerzdienstarzt direkt in der Stationspflegekurve angeordnet werden. Gleichzeitig sollte ein Vermerk auf dem "Schmerzprotokoll" erfolgen.

> ❯ Zur Einleitung und Anpassung der Schmerzbehandlung sollen antizipierende Anordnungen existieren. GoR: A
> Bei einer Schmerzintensität, die die vom Patienten tolerierbare Schmerzschwelle oder eine festgelegte Interventionsschwelle übersteigt, sollen das Pflegepersonal sowie die Physiotherapeuten, falls keine antizipierenden Anordnungen vorliegen, unverzüglich eine ärztliche Anordnung anfordern. GoR: A

- **5. Schritt**
Erlaubt der Zustand des Patienten eine Erhöhung der Dosis oder die Gabe zusätzlicher Medikamente?

- **6. Schritt**
Erst nach Ausschluss aller anderen Ursachen und Alternativen kann eine Dosiserhöhung erfolgen oder ein potenteres Medikament/Verfahren eingesetzt werden. Bei auffällig hohem und klinisch nicht nachvollziehbarem Analgetikabedarf ist neben eventuell möglichen Komplikationen die psychische Situation des Patienten detailliert zu evaluieren. Auch ist anamnestisch nach einem Medikamentenabusus (Benzodiazepine, Opioide, Drogen) zu fahnden.

19.8.2 Organisatorisches

Allgemeine Organisation
Im Rahmen der Prämedikationsvisite sollte der zuständige Anästhesist den Patienten bei gegebener Indikation über die speziellen postoperativen Analgesieverfahren aufklären. Auf dem OP-Plan

muss das Analgesieverfahren vermerkt werden, damit z. B. eine PDK-Anlage von den Pflegekräften entsprechend vorbereitet wird. Nachgemeldete Patienten, die ebenfalls ein spezielles Analgesieverfahren erhalten, müssen dem Schmerzdienst gemeldet werden. Patienten, bei denen erst nach 14 Uhr die Indikation für ein postoperatives Schmerzverfahren gestellt wird, erhalten eine von den im Aufwachraum deponierten Reservepumpen. Diese muss von dem zuständigen Anästhesisten/Aufwachraumarzt entsprechend den Bedürfnissen des Patienten programmiert werden. Das PCA-Begleitprotokoll muss vollständig ausgefüllt werden.

Bei Verlegung von Patienten aus dem Aufwachraum/OP nach 15:30 Uhr sollte der Schmerzdienst direkt vom betreuenden Anästhesisten über die begonnene Analgesie und den geplanten weiteren Verlauf informiert werden. Die Übergabezeiten für den diensthabenden Schmerzdienstarzt in der Schmerzambulanz sind 15:30 Uhr und 7:30 Uhr. Am Wochenende findet die Übergabe im Bereitschaftsraum statt. Die Zeiten müssen in der Woche unbedingt eingehalten werden.

Vorbestehende Schmerzmedikationen (oral, transdermal etc.) müssen mit genauen Dosisangaben auf dem Narkoseprotokoll und auf dem Protokoll für die postoperative Analgesie dokumentiert werden. In der Regel sollte ein Schmerzmittelpflaster am OP-Tag präoperativ entfernt werden. Für die Dauer der postoperativen Schmerztherapie mittels PCA-Pumpe sollte auf jegliche sonstige Opioidgaben verzichtet werden. In Ausnahmefällen (z. B. bei hochdosierter vorbestehender Opioidmedikation) kann nach Rücksprache mit dem zuständigen Oberarzt die postoperative Schmerztherapie mit der vorbestehenden Opioiddauertherapie kombiniert werden. Ein Katheterverfahren eignet sich für Patienten mit vorbestehender Opioiddauermedikation nur dann, wenn eine Weitergabe der Opioide zusätzlich zum Katheterverfahren möglich ist (Cave: kalter Entzug).

Verbandswechsel

Zur besseren Beurteilbarkeit der Punktionsstellen sollten für PDK und periphere Nervenblockadekatheter nur transparente sterile Verbände angelegt werden. Die Punktionsstelle muss mindestens einmal täglich (auch am Wochenende) inspiziert werden. Bei Vorliegen von Entzündungszeichen (Rötung, Schwellung, Druckschmerz) sollte die Therapie beendet und der Katheter gezogen werden. Bei nicht mehr ausreichend klebenden Verbänden sollte sofort ein Verbandswechsel durchgeführt werden. Bei gut haftenden Verbänden und ausreichend beurteilbarer Punktionsstelle sind regelmäßige Verbandswechsel nicht erforderlich. Die Verbandsinspektion muss täglich dokumentiert werden, ebenso jeder Verbandswechsel.

> Verbände sind spannungsfrei anzulegen. GoR: A
> Das Verbandmaterial kann idealerweise so gewählt werden, dass die Intervalle zwischen den Verbandwechseln möglichst lang sind (transparente Verbände, Vakuumverbände, Okklusionsverbände zur feuchten Wundbehandlung). GoR: C

Systemwechsel und Verbrauchsmaterial

Auf allen Stationen wird das entsprechende Verbrauchsmaterial im Stationszimmer vorrätig gehalten. Ersatzpumpen befinden sich im Aufwachraum. Nicht mehr benötigte Pumpen sollten im Stationszimmer/-stützpunkt deponiert werden (werden dort am nächsten Werktag von der Schmerzambulanz abgeholt). Die Infusionssysteme inklusive Filter werden alle 72 h gewechselt. Die Infusionsleitungen der PCA-Systeme werden mit jedem Spritzenwechsel erneuert.

Visiten und Dokumentation

Es sollten täglich 3 Routinevisiten bei den Patienten durchgeführt werden (vormittags, nachmittags und abends), je nach Komplexität der Schmerztherapie können weitere Visiten notwendig sein. In Ausnahmefällen kann bei gut funktionierender Schmerztherapie die Anzahl der Visiten auf 2 reduziert werden. Jede Visite sollte so detailliert wie möglich im Schmerztherapieprotokoll dokumentiert werden. Existiert kein Protokoll oder ist es nicht auffindbar, so muss ein Ersatzprotokoll angelegt werden.

> Die Ergebnisse der Schmerzmessung und schmerztherapeutische Interventionen sollen zeitnah in der Krankenakte dokumentiert werden. GoR: A

19.9 Postoperative Analgesie bei Kindern

Die postoperative Analgesie bei Kindern ist auch Gegenstand der S3-Leitlinie "Behandlung akuter perioperativer und posttraumatischer Schmerzen".

19.9.1 Schmerzmessung

In Deutschland hat sich die kindliche Unbehagens- und Schmerzskala (KUSS) durchgesetzt, um den postoperativen Schmerz bei nicht beatmeten Säuglingen und Kleinkindern zu beurteilen (Büttner et al. 1998, ◘ Tab. 19.6). Für maximalen Schmerz kann demnach ein Punktwert von 10 erzielt werden. Eine therapeutische Intervention wird bei Werten über 2 empfohlen (Basler 2011).

- Kinder sollen ihre Schmerzen selbst einschätzen (soweit möglich).GoR: A
- Für die Schmerzerfassung beim Kind sollen kindgerechte visuelle Analogskalen zur Anwendung kommen. GoR: A
- Für Kinder ab 4 Jahren wird die Smiley-Skala empfohlen (◘ Abb. 19.1).
- Kinder ab 8 Jahren verfügen über einen Entwicklungsstand, der ihnen ein Verständnis der quantitativen Bedeutung von Zahlen und abstrakteres Denken erlaubt (◘ Abb. 19.2).

19.9.2 Applikationsweise von Medikamenten

- Eine intramuskuläre Verabreichung von Medikamenten wird nicht empfohlen. GoR: A
- In der akuten postoperativen Phase ist die intravenöse Applikation zu bevorzugen. GoR: B

◘ **Tab. 19.6** Kindliche Unbehagens- und Schmerzskala (KUSS)

Beobachtung	Bewertung	Punkte
Weinen	Gar nicht	0
	Stöhnen, jammern, wimmern	1
	Schreien	2
Gesichtsausdruck	Entspannt, lächelnd	0
	Mund verzerrt	1
	Mund und Augen grimassieren	2
Rumpfhaltung	Neutral	0
	Unstet	1
	Aufbäumen, krümmen	2
Beinhaltung	Neutral	0
	Strampelnd, tretend	1
	An den Körper gezogen	2
Motorische Unruhe	Nicht vorhanden	0
	Mäßig	1
	Ruhelos	2
Punktezahl		

- Eine randomisierte Studie konnte einen Vorteil einer intravenösen gegenüber einer oralen Gabe von Nichtopioiden hinsichtlich eines reduzierten zusätzlichen Analgetikabedarfs feststellen; kein Unterschied wurde allerdings in Bezug auf die Schmerzintensität festgestellt (Level of Evidence: Ib; Tuomilehto et al. 2002).
- Bei enteraler Applikation bieten NSAR Vorteile gegenüber Paracetamol. GoR: B

◘ **Abb. 19.1** Smiley-Skala

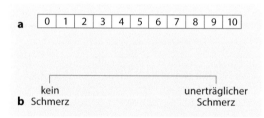

Abb. 19.2 a Numerische Ratingskala (NRS), **b** visuelle Analogskala (VAS)

19.9.3 Medikamentöse Schmerztherapie

- Basis der systemischen Schmerztherapie sind die Nichtopioidanalgetika, die antizipierend eingesetzt werden sollen. GoR: A (☐ Abb. 19.3)
- Bei unzureichender Analgesie sollen sie um Opioide ergänzt werden, die titrierend eingesetzt werden sollen. GoR: A

Perfalgan/Paracetamol

- Perfalgan:
  - 50/100 ml Durchstechflache als 15-minütige Infusion alle 4–6 h
  - Kinder von 10–33 kg: 15 mg/kgKG (1,5 ml/kgKG) pro Anwendung
  - Kinder unter 10 kg: 7,5 mg/kgKG
- Paracetamol:
  - Maximaldosis: 60 mg/kgKG pro Tag
  - kurzfristig, max. über 48 h: 90–100 mg/kgKG pro Tag

Die Empfehlungen von Morton et al. (1999) sind in ☐ Tab. 19.7 angegeben.

NSAR

- Bei entzündungsbedingten Schmerzen, aber auch solchen mit ausgeprägtem Weichteilödem sind NSAR indiziert. GoR: B
- Diclofenac: 1 mg/kgKG, maximal 3 mg/kgKG pro Tag
- Ibuprofen: 10 mg/kgKG, maximal 40 mg/kgKG pro Tag
- Cave: Mehrere Metaanalysen weisen darauf hin, dass das Reoperationsrisiko aufgrund erhöhter Blutungen bei Tonsillektomien bei

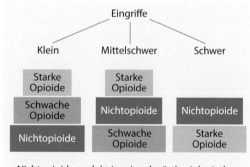

Nichtopioide auch bei regionalanästhesiologischen Verfahren einsetzen!

Abb. 19.3 Medikamentöse Schmerztherapie in Abhängigkeit von der Schwere des operativen Eingriffs

einer postoperativen NSAR-Gabe erhöht ist, nicht aber bei einer präoperativen Gabe (Level of Evidence: Ia; Marret et al. 2003, Moiniche et al. 2003, Cardwell et al. 2003).
- Zur postoperativen Schmerztherapie nach Eingriffen am Oropharynx sollten Nichtopioide, wie z. B. Paracetamol und Metamizol, bevorzugt werden.

Metamizol

Bei viszeralen und/oder spastischen bzw. krampfartigen Schmerzen ist Metamizol das Mittel der Wahl (Level of Evidence: V; Sittl et al. 2000). Dosierung:
- Bolus: 10–20 mg/kgKG (p. o. oder Kurzinfusion)
- kontinuierlich: 2,5 mg/kgKG/h
- Tageshöchstdosis: 60 mg/kgKG

Tramadol

- Oral/rektal: 0,5–1 mg/kgKG
- i. v. Bolus: 0,5–1 mg/kgKG
- i. v. kontinuierlich: 0,25 mg/kgKG/h
- kontinuierliche Tramadol-Infusion (☐ Tab. 19.8)

Piritramid

- Titrationsdosis: 25 μg/kgKG, initial doppelte Dosis, bei Numerischer Ratingskala > 8: 4-fache Dosis (100 μg/kgKG)
- oral/rektal: 0,25 mg/kgKG
- i. v. Bolus: 0,05–0,1 g/kgKG
- i. v. kontinuierlich: 0,01–0,03 mg/kgKG/h

◘ Tab. 19.7 Paracetamol-Dosierungen

Alter	Orale Initialdosis [mg/kg]	Rektale Initialdosis [mg/kg]	Orale/Rektale Erhaltungsdosis [mg/kg]	Dosisintervall	Maximale Tagesdosis [mg/kg]	Dauer bei max. Dosis [h]
Frühgeborene	20	20	15	12	60	48
0–3 Monate	20	20	15	8	60	48
>3 Monate	20	40	15	4-6	90	72

◘ Tab. 19.8 Dosierung der kontinuierlichen Tramadol-Infusion

Gewicht [kg]	mg/h	ml/h
10	2,5	1
20	5,0	2
30	7,5	3
40	10,0	4
50	12,5	5

19.9.4 Patientenkontrollierte Analgesie (PCA)

- Bei älteren Kindern (> 5 Jahre) sollte bei entsprechender Indikation und gegebenen strukturellen Voraussetzungen die PCA eingesetzt werden, bei jüngeren Kindern auch in Form einer NCA ("nurse controlled analgesia"). GoR: B
- Piritramid-PCA (Kretz u. Becke 2007):
  - Bolus: 20 µg/kgKG
  - Limit: 10 Boli in 4 h
  - Lock-out-time: 6–15 min
  - Basalrate: keine
- Bei kontinuierlicher Zufuhr von Opioiden bzw. bei einer PCA-Analgesie bei Kindern ist ein Atemmonitoring (O_2-Sättigung und/oder Atemfrequenz) zu fordern (Gill et al. 1996).
- PCA-Morphin sollte mit einer Naloxon-Infusion (0,25 µg/kgKG/h) kombiniert werden.

19.9.5 Periphere Nervenblockaden, Epiduralanalgesie und Kaudalanästhesie

- Vor Punktion und Kanülierungen sollen topisch wirkende Analgetika eingesetzt werden. GoR: A
- Periphere Nervenblockaden sollen – wann immer möglich – genutzt werden, z. B. Peniswurzelblock bei Zirkumzision, popliteale Ischiadicusblockade bei Eingriffen unterhalb des Knies. GoR: A
- Bis zu einem Alter von 6–8 Jahren sollten diese Blockaden nur in Narkose gelegt werden. GoR: B
- Bei der Blockade des Plexus brachialis für schmerzhafte Eingriffe sollte bevorzugt der axilläre Zugang gewählt werden. GoR: B
- Bei schmerzhaften Eingriffen unterhalb des Rippenbogens ist der Kaudalblock nutzbar. GoR: A
- In der Hernienchirurgie und bei umschriebenen Eingriffen in der orthopädischen Chirurgie sind Regionalanästhesie oder Infiltrationen und Instillationen von Lokalanästhetika einzusetzen. GoR: A
- Bei großen thorakalen Eingriffen und Oberbaucheingriffen kann der thorakale Periduralkatheter verwendet werden. GoR: B

- **Epidurale postoperative Schmerztherapie:**
- Kinder: Naropin (Ropivacain) 0,2 %, 0,2–0,4 mg/kgKG/h
- Säuglinge: Naropin (Ropivacain) 0,2 %, 0,1–0,2 mg/kgKG/h

- PCEA ("patient controlled epidural analgesia") bei Kindern über 12 Jahre und Jugendlichen:
- Naropin 0,2 % plus Sufentanil (0,5–1 µg/ml): 1–4 ml/h
- Bolus: 1–3 ml
- Ausschlusszeit: 30 min
- Cave: Opioide nur in Ausnahmefällen

19.10 Sonderfälle

19.10.1 Vorgehen bei Kopfschmerzen nach der Punktion

Patienten vor PDK-Anlage über diese Komplikationsmöglichkeit aufklären. Häufigkeit 1–3 % bei PDK-Anlage.

Ist bei der Anlage des PDK die Dura perforiert worden, sollten Injektionen in den ersten 3 Tagen nur von Anästhesisten durchgeführt werden, da dann die Gefahr des Übertritts von Lokalanästhetikum in den Subarachnoidalraum bzw. das Risiko einer sekundären Fehllage erhöht ist. Bei diesen Patienten ist ein besonderes Augenmerk auf die Überwachung zu richten.

Maßnahmen (Stufenschema)

1. Bettruhe, falls Aufrichten des Oberkörpers zu erheblicher Schmerzverstärkung führt. Nicht jeder Patient mit einer Duraperforation hat zwangsläufig Kopfschmerzen.
2. Bei noch liegendem PDK: NaCl-Injektionen epidural 30–60 ml 6-stündlich oder eine kontinuierliche Infusion von 1–1,5 l pro Tag.
3. Wenn der PDK schon entfernt wurde: Ausreichende Trinkmenge anordnen, evtl. Infusionen.

Analgetika: NSAR nach festem Zeitschema, nicht nach Bedarf, z. B. 3-mal 1000 mg Paracetamol p. o., 2-mal 75 mg Diclofenac p. o.

Bei über mehrere Tage anhaltenden, therapieresistenten Kopfschmerzen und hohem Leidensdruck des Patienten: epiduraler Blutpatch.

- Über Risiken und Nebenwirkungen einer epiduralen Injektion muss erneut aufgeklärt werden.

- 10–20 ml Patientenblut steril entnehmen und sofort epidural in der betroffenen Höhe injizieren.
- Erfolgsquote (laut Literatur) 94–100 %. Der Effekt tritt in der Regel sofort ein. Trotzdem sollte noch 1 h danach Bettruhe eingehalten werden

> Regelmäßige Visiten des Patienten, bis die Symptomatik vollständig abgeklungen ist, sind unerlässlich.

Auch wenn ein Patient nach akzidenteller Duraperforation zunächst symptomlos ist, sollten bis zum 4. postoperativen Tag Visiten durchgeführt werden, da postpunktionelle Kopfschmerzen häufig erst nach einem Intervall von einigen Tagen auftreten.

19.10.2 Drogenabhängige oder opioidgewöhnte Patienten

Patientengruppen

- Chronische Schmerztherapie mit Opioiden, häufig Tumorschmerzpatienten
- Patienten mit aktuellem oder früherem Opioidmissbrauch, evtl. in Substitutionstherapie

Spezifische Probleme

Bei Patienten mit chronischer Opioidtherapie muss mit einem Gewöhnungseffekt gerechnet werden, was sich meist in einem höheren, perioperativen Opioidbedarf niederschlägt. Retardiertes Morphin kann am Morgen des OP-Tages noch gegeben werden, um den Patienten bei längerer Wartezeit nicht in einen subanalgetischen Plasmaspiegel fallen zu lassen. Interaktionen mit den Narkotika müssen beachtet werden, insbesondere eine möglicherweise verlängerte Aufwachzeit. Das Belassen von transkutan wirkenden Fentanylpflastern (Durogesic) wird kontrovers beurteilt, da perioperative Veränderungen der Hautdurchblutung zu Resorptionsänderungen führen können.

Reine µ-Rezeptor-Agonisten sind prinzipiell miteinander kombinierbar, der bessere Standard ist jedoch in einer Monotherapie zu sehen. Die parallele Anwendung von gemischt agonistisch/

antagonistischen Opioiden (v. a. Buprenorphin) sollte unbedingt vermieden werden, da es durch die Konkurrenz am Rezeptor zu nicht vorhersehbaren Wirkungsverlusten kommt. Das gilt auch für den gleichzeitigen systemischen und rückenmarksnahen Einsatz.

Chronische Schmerzpatienten

Der postoperative Analgetikabedarf wird bestimmt durch den schon präoperativ vorhandenen Basisbedarf plus dem durch die Operation verursachten Analgetikabedarf. Wegen einer Toleranzentwicklung gegenüber Opioiden können sehr hohe Dosierungen erforderlich sein. Der individuelle Bedarf sollte postoperativ schrittweise durch Titration ermittelt werden.

PCA: Der Standardbolus von 2 mg Dipidolor reicht bei diesen Patienten häufig nicht aus. Trotzdem ist es nicht sinnvoll, eine Basalrate einzustellen. Stattdessen sollte die Bolus-, Limit- und Sperrzeitprogrammierung angepasst werden (in Abhängigkeit von der initialen postoperativen Titrationsdosis).

PDK: Wird ein chronischer Patient durch eine PDA völlig schmerzfrei, kann die evtl. sehr hohe systemische Opioidtherapie nicht einfach abgesetzt werden (Entzugssymptomatik!).

> Bei solchen Patienten lieber Rücksprache mit dem Oberarzt bzw. mit der Schmerzambulanz!

Drogenabhängige und ehemalige Drogenabhängige mit Substitution

Bei Drogenabhängigen gelten die oben ausgeführten Regeln wie beim opiatgewöhnten Patienten. Bei elektiven Operationen kann die präoperative Umstellung auf eine Substitutionstherapie mit Methadon sinnvoll sein. Eine Entzugssymptomatik sollte in der postoperativen Phase vermieden werden. Bei Drogenabhängigen kann auch eine Kombination aus Regionalanalgesieverfahren und systemischer Opiattherapie notwendig sein. Auf die Gabe von partiellen Opioidagonisten/-antagonisten muss bei diesen Patienten verzichtet werden.

Ehemalige Drogenabhängige mit Substitution müssen ihr Methadon präoperativ erhalten, um einen postoperativen Entzug zu vermeiden. Die Schmerzschwelle kann bei solchen Patienten deutlich erniedrigt sein. Dies kann zu erheblichen postoperativen Therapieproblemen führen. Regionalanästhesieverfahren zur Schmerztherapie sollten, wann immer möglich, zum Einsatz kommen. Eine PCA ist Ausnahmefällen vorbehalten.

Opioide sollten, wenn sie unumgänglich sind, kontinuierlich oder im festen Zeitintervall appliziert werden (auch hier sollte aus Gründen der Sicherheit niemals eine Basalrate bei einer Dipidolor-PCA programmiert werden). Interaktionen mit dem Methadon müssen beachtet werden. Opioide im Rahmen der Narkoseeinleitung werden bei substituierten Patienten sinnvollerweise nach dem Hypnotikum gegeben, um das bewusste Erleben eines "Kicks" zu vermeiden.

Ehemalige Drogenabhängige ohne Substitution

Das gleiche Verfahren sollte auch bei Ex-Süchtigen ohne Substitution Anwendung finden. Ob solche Patienten durch den intraoperativen Kontakt mit einem Opioid rückfallgefährdet sind, bleibt letztlich noch ungeklärt. Fälle von ausgeprägter Opioidempfindlichkeit bei ehemals Süchtigen, die keine Drogen und keine Substitution einnehmen, sind beschrieben. Prinzipiell sollte die alternative Anwendung von hochdosierten "peripheren Analgetika" (NSAR, Novalgin) in Erwägung gezogen werden. Ketamin zur postoperativen Analgesie bleibt therapieresistenten Sonderfällen vorbehalten. Intraoperativ kann es aber durchaus verwendet werden. Die analgetischen Wirkstärken einiger Opioide im Bezug zu Morphin zeigt ◻ Tab. 19.9. Die Umrechnungsfaktoren können nur als grober Maßstab bewertet werden. Die Schwankungsbreite bei der Umstellung von einem Opioid auf ein anderes ist sehr groß und kann für den einzelnen Patienten individuell auch erheblich von der angegebenen Dosierung abweichen.

Handelsformen des Methadon

L-Methadon, Polamidon
- Tropfen: 1 ml = 5 mg (fakultativ mit 0,5 mg Fenpipramid, Anticholinergikum)
- Tabletten: 1 Tbl. = 2,5 mg(fakultativ mit 0,25 mg Fenpipramid)
- Ampullen: 1 ml = 2,5 mg (fakultativ mit 0,25 mg Fenpipramid)

◼ Tab. 19.9 Analgetische Wirkstärken einiger Opioide im Bezug zu Morphin (= 1,0)	
Opioid	Relative Potenz zu Morphin
Pethidin	0,1
Tramadol	0,1
Piritramid	0,7
Morphin	1
Oxycodon	1,5–1,8 (oral)
Methadon (Racemat)	2
Levomethadon	4
Hydromorphon	5 (i. v.) bis 7,5 (oral)
Alfentanil	10–50
Buprenorphin	40–50
Fentanyl	100–300
Sufentanil	500

Moiniche S, Romsing J, Dahl JB, Tramer MR (2003) Nonsteroidal anti-inflammatory drugs and the risk of operative site bleeding after tonsillectomy: a quantitative systematic review. Anesth Analg 96:68–77

Morton NS, O'Brien K (1999) Analgesic efficacy of paracetamol and diclofenac in children receiving PCA morphine. Br J Anaesth 82:715–717

Pothmann R (1990) Comparison of the Visual Analog Scale (VAS) and a Smiley Analog Scale (SAS) for the evaluation of pain in children. Advances in Pain Research Therapy 15:95–99

Sittl R, Griessinger N, Koppert W, Likar R (2000) Management of postoperative pain in children. Schmerz 14:333–339

Tuomilehto H, Kokki H (2002) Comparison of intravenous and oral ketoprofen for postoperative pain after adenoidectomy in children. Br J Anaesth 85:224–247

Warden V, Hurley AC, Volicer L (2003) Development and psychomotoric evaluation of the pain assessment in advanced dementia (PAINAD) scale. J Am Med Dir Assoc 4:9–15

Literatur

Basler HD (2011) Acute pain management in paediatrics and geriatrics – pain assessment: which scale for which patient. AINS 46:334–341

Becke K, Kretz F-J (2007) Anästhesie und Intensivmedizin bei Kindern. Thieme, Stuttgart

Büttner W, Finke W, Hillecke M, Reckert S, Vsianska L, Brambrink A (1998) Development of an observational scale for assessment of postoperative pain in infants. AINS 33:353–361

Cardwell M, Siviter G, Smith A (2003) Cochrane Database Syst Rev 18(2):CD003591

Deutsche Interdisziplinäre Vereinigung für Schmerztherapie (Hrsg.) (2007) Behandlung akuter perioperativer und posttraumatischer Schmerzen, S3-Leitlinie (in Revision seit 2013). AWMF-Register 041/001

Deutsche Gesellschaft für Anästhesiologie und Intensivmedizin (Hrsg.) (2014) Rückenmarksnahe Regionalanästhesien und Thromboembolieprophylaxe/antithrombotische Medikation, S1-Leitlinie. AWMF-Register 001/005

Gill AM, Cousins A, Nunn AJ, Choonara IA (1996) Opiate-induced respiratory depression in paediatric patients. Ann Pharmacother 30:125–129

Griessinger N, Rösch W, Schott G, Sittl R (1997) Tramadol infusion for pain therapy following bladder exstrophy surgery in pediatric patients. Urologe 36:553–556

Marret E, Flahault A, Samama M, Bonnet F (2003) Effects of postoperative nonsteroidal, antiinflammatory drugs on bleeding risk after tonsillectomy: meta-analysis of randomized, controlled trials. Anesthesiology 98:1497–1502

Perioperatives Schmerzmanagement aus Sicht des Operateurs

Jörg Jerosch

20.1   Pathophysiologie des Schmerzes – 204

20.2   Präoperative Phase – 205

20.3   Schmerzdokumentation – 206

20.4   Präemptive Analgesie – 207
20.4.1   NSAR – 207
20.4.2   Opiate – 208
20.4.3   NMDA-Rezeptor-Antagonisten – 208
20.4.4 α_2-Rezeptor-Agonisten – 208
20.4.5   Regionalanästhesie – 208
20.4.6   Lokale Infiltrationsanästhesie – 210

20.5   Operative Phase – 211

20.6   Postoperative Analgesie – 212

20.7   Fazit für die Praxis – 213

         Literatur – 213

J. Jerosch, C. Linke (Hrsg.), *Patientenzentrierte Medizin in Orthopädie und Unfallchirurgie*,
DOI 10.1007/978-3-662-48081-6_20, © Springer-Verlag Berlin Heidelberg 2016

20.1 Pathophysiologie des Schmerzes

Schmerzen sind das Ergebnis kortikaler Verarbeitung nozizeptiver Impulse. Dabei ist zwischen dem "Hautschmerz", dem "somatischen Tiefenschmerz" von Muskulatur, Bändern, Faszien, Sehnen und Gelenken und dem "Eingeweideschmerz" zu unterscheiden. Spielt der Eingeweideschmerz in der Orthopädie nur bei Operationen am Becken und an der Wirbelsäule eine Rolle, so ist gerade dem somatischen Tiefenschmerz und dem oberflächlichen Hautschmerz im operativen Alltag besondere Beachtung zu schenken.

Nozizeptive Reize entstehen in der Peripherie durch die Erregung von Nozizeptoren. Hierbei weisen die Nozizeptoren in gesundem Gewebe eine relativ hohe Reizschwelle auf, sodass gewebebedrohliche mechanische Reize erforderlich sind, um eine Nozizeptorerregung hervorzurufen. Neben mechanischen Reizen können auch thermische und chemische Reize, wie z. B. endogen freigesetztes Bradykinin, Prostaglandine oder Serotonin, zu einer Nozizeptorerregung und/oder zu einer Sensibilisierung von Nozizeptoren führen (**periphere Sensibilisierung**) (Cesare et al. 1997, Chapman et al. 1995, Chen et al. 1999, Heppelmann et al. 1985). In entzündlich verändertem Gewebe findet man eine gesteigerte Synthese an Cyclooxygenase 2, welche die Umwandlung der Membranphospholipide, die bei einer Gewebeverletzung freigesetzt werden, unter anderem zu Prostaglandinen katalysiert, die wiederum zum "Wecken schlafender Nozizeptoren" und zu einer Erweiterung der Blutkapillaren führen.

Über schnell leitende, markhaltige Aδ-(Gruppe-III-)Fasern sowie langsamer leitende, marklose C-(Gruppe-IV-)Fasern erfolgt die Weiterleitung der Nozizeptorerregung zum Hinterhorn des Rückenmarks. Reagieren in gesundem Gewebe nur 33,5 % der Aδ-Fasern und 10 % der C-Fasern auf alltägliche Gelenkbewegungen im Tiermodell, so nimmt der Anteil aktivierter Aδ- und C-Fasern in entzündlichem Gewebe auf 89 % bzw. 72 % zu (Schaible u. Schmidt 1984). Neben den afferenten Funktionen haben die Aδ- und C-Fasern auch efferente Funktionen, so z. B. bei einer neurogenen Entzündung, die durch Neurotransmitterfreisetzung aus freien Nervenendigungen entsteht. Eine solche neurogene Entzündung entsteht z. B. bei einer direkten mechanischen Verletzung peripherer Nerven durch einen operativen Eingriff.

Auf Rückenmarksebene erfolgt die Verarbeitung der nozizeptiven Afferenzen. Es kommt zur Umschaltung auf das zweite nozizeptive Neuron. Hier werden präsynaptisch unter anderem Glutamat und Substanz P freigesetzt, die postsynaptisch zu einer Modulation der Permeabilität bestimmter Ionen führen, sodass eine Fortleitung der Erregung zu höher gelegenen nozizeptiven Zentren erfolgt. Die Modulation der Ionenkanäle kann aber auch zu einer Änderung der Erregbarkeit postsynaptischer Zellen führen, sodass es zu einer Sensibilisierung der zentralen nozizeptiven Neurone kommt (**zentrale Sensibilisierung**). Neben der Impulsweiterleitung zum Thalamus und Kortex sind diese Neurone auch in motorische und vegetative Reflexbahnen eingebunden.

Die zentripetale Impulsweiterleitung über die aszendierenden nozizeptiven Bahnen, hier insbesondere über den Tractus spinothalamicus anterior, werden spezifisch thalamische und kortikale Neurone aktiviert. Das Zusammenspiel von Thalamus, limbischem System, Hypothalamus, Medulla, Mesenzephalon und Kortex führt nun zur Impulsverarbeitung und somit zum **Schmerzerleben**. Dabei wird das jeweilige emotionale Schmerzerleben von Schmerzerinnerungen, Angst und Schmerzassoziationen mit geprägt.

Bis zum Abklingen der akuten postoperativen Schmerzen beeinflussen die Schmerzen den Heilungsverlauf und die Remobilisation des operierten Patienten nachhaltig: Periphere und zentrale Sensibilisierung von Nozizeptoren sowie die Schmerzweiterleitung auf Rückenmarksebene führen reflektorisch zur einer Ruhigstellung der operierten Extremität und behindern somit die Remobilisation. Verminderte Durchblutung, Immunsuppression und eine veränderte Thrombozytenaggregation als Ausdruck des aktivierten sympathikoadrenergen Systems aufgrund akuter Schmerzen spielen bei der Entstehung von postoperativen Thrombosen, Wundheilungsstörungen, Myokardinfarkten und Pneumonien eine wesentliche Rolle (Ballantyne et al. 1998, Carr u. Goudas 1999; ◘ Abb. 20.1).

Bei ausbleibendem Abklingen postoperativer Schmerzen kann es zur **Schmerzchronifizierung**

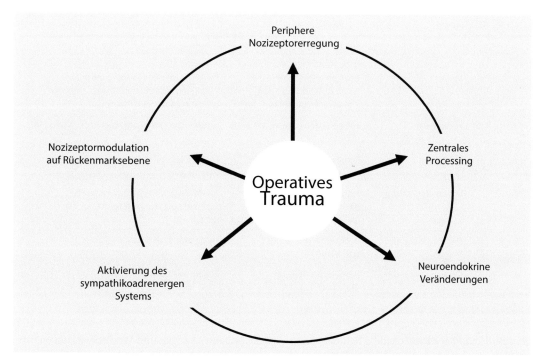

◻ Abb. 20.1 Auswirkung des operativen Traumas auf den Organismus im Hinblick auf die Schmerzentstehung

kommen. Insbesondere nach Amputationen von Extremitäten kommt es in 70 % der Fälle zur Entwicklung chronischer Schmerzen. Bei der Entstehung chronischer Schmerzen nach operativen Eingriffen scheint vor allem die operative Nähe zum Nerv relevant zu sein. Chronische Schmerzen sind dabei durch eine Schmerzdauer von mehr als 6 Monaten und häufig durch eine fehlende Beziehung zwischen empfundenem Schmerz und der Reizintensität gekennzeichnet (**Schmerzverselbstständigung**). In diesem Zusammenhang sind auch der Hyperalgesie, also einer gesteigerten Schmerzwahrnehmung, und der Allodynie, einer Schmerzangabe bei sonst nicht schmerzhaften Reizen, besondere Beachtung zu schenken.

20.2 Präoperative Phase

In der präoperativen Phase werden die Weichen für eine zufriedenstellende Therapie gestellt. Unterstützt durch eine präzise Diagnostik ist die richtige Diagnose einer Erkrankung die Grundvorausset-

zung einer erfolgreichen Therapie. Eine fehlerhaft gestellte Diagnose bzw. Operationsindikation kann auch bei noch so guter OP-Technik nicht zu dem gewünschten Resultat führen und ist für den Patienten oft mit einer langen Schmerzphase verbunden, die gerade in den ersten Wochen nach der Operation auf den stattgehabten Eingriff und nur selten auf die fehlerhafte OP-Indikation zurückgeführt wird.

Das Schmerzmanagement in der Orthopädie und Unfallchirurgie sollte schon im Vorfeld der stationären Aufnahme oder der Aufnahme zur ambulanten Operation beginnen. Da in der Orthopädie vornehmlich elektive Eingriffe erfolgen, besteht gerade im Vorfeld einer Operation die Möglichkeit, den Patienten auf den bevorstehenden Eingriff vorzubereiten: Neben dem Aushändigen der Patientenaufklärung zur Operation und der Teilnahme des Patienten an Schulungen (z. B. Endoprothesenschule, Rapid-Recovery-Programm, FIT-Programm) können dem Patienten schon bei der Vorstellung in der Ambulanz oder der Praxis wichtige Informationen über die Operation als solche und über deren Nachbehandlung gegeben werden.

◻ Tab. 20.1 FIT-Programm am Beispiel der Endoprothesenschulung

Einheit	Zeitpunkt	Theorie	Praxis
1	Vorstationär	Anatomie/Physiologie der Gelenke, Pathologie der Arthrose, Schmerzentstehung	Präoperative Gehübungen, muskuläre Kräftigung, Kontraktionslösung, Hinweise auf die postoperative Phase
2	Präoperativ	Hinweise zum operativen Vorgehen	Einüben der ersten postoperativen Übungen
3	Postoperativ	Funktion und Belastbarkeit des Kunstgelenks	Postoperative Gehübungen, Kräftigungsübungen
4	Vor der Entlassung	Psychologische Aspekte nach endoprothetischem Gelenkersatz	Gangschule, muskuläre Kräftigung, Kontraktionslösung, Hinweise auf die Rehaphase
5	Frührehabilitation	Belastbarkeit in Alltag und Beruf	Flexibilität, Koordination
6	Spätrehabilitation	Körperliche Aktivität und Sport	Beginn der Sporttherapie

Gleichsam kann bei entsprechender Schmerzanamnese, Allergien gegen einzelne Wirkstoffe, Magenulzera oder Besonderheiten bei stattgehabten Operationen schon im Vorfeld der elektiven Operation die peri- und postoperative Analgesie zusammen mit den Anästhesisten geplant werden.

Viele Verbesserungen im Bereich der perioperativen Therapien in den letzten Jahren fallen in das sog. FIT-Programm (Funktionelle Interdisziplinäre Therapie). Dieses beinhaltet ein ganzes Paket unterschiedlicher Leistungen und beginnt bereits früh vor dem eigentlichen operativen Eingriff (◻ Tab. 20.1). Hierzu zählen unter anderem eine gezielte präoperative Patienteninformation: Diese führt beispielsweise in der Endoprothesenschulung zu einer deutlich reduzierten Schmerzempfindung der Patienten. Gleiches gilt für den Beginn der Physiotherapie bereits vor der Operation.

Neben der Aufklärung der Patienten über den bevorstehenden Eingriff ist auch eine ordnungsgemäße Aufklärung über Möglichkeiten der peri- und postoperativen Schmerztherapie zu fordern. Insbesondere invasive und medikamentöse Schmerztherapieformen sind ärztliche Eingriffe, die zum Teil mit erheblichen Nebenwirkungen verbunden sein können (Bergmann 1998, Bergmann u. Kienzle 1996). Die Aufklärung sollte den Patienten auf mög-

liche Nebenwirkungen und Wechselwirkungen mit anderen Medikamenten, das bestehende Risiko bei invasiven Verfahren, bestehende Therapiealternativen und insbesondere – sofern gegeben – auf eine Einschränkung der Verkehrstüchtigkeit (v. a. bei ambulanten Operationen) hinweisen. Hierbei reicht theoretisch eine dokumentierte verbale Aufklärung der Patienten in der Regel aus, eine schriftliche Aufklärung ist jedoch besser.

20.3 Schmerzdokumentation

Spätestens mit der stationären Aufnahme des Patienten sollte die Schmerzdokumentation beginnen. In einzelnen Fällen ist es ratsam, schon vor der stationären Aufnahme die Schmerzen zu erfassen, um so den Patienten im Hinblick auf seine Schmerzwahrnehmung einschätzen zu können. Dabei haben sich zur Schmerzdokumentation die numerische Ratingskala (NRS), die verbale Ratingskala (VRS) oder visuelle Analogskala (VAS) als brauchbare Instrumente der Schmerzeinschätzung durch den Patienten erwiesen (Downie et al. 1978, Huskisson 1974, Jensen et al. 1986, Reading 1994, Simanski u. Neugebauer 2003). Kleinere Kinder können ihre Schmerzen anhand von lustigen bis traurigen Gesichtern (Smiley-Skala) einstufen. Diese Angaben sollten im Rahmen der Visiten vom Pflege- und ärztlichen Personal mindestens 3-mal täglich erfragt und dokumentiert werden. Bei akuten Schmerzen ist eine sofortige Schmerzerfassung selbstverständlich. Je nach Schmerzintensität erfolgt dann unmittelbar die Therapie. Durch den Stationsarzt, den Anästhesisten oder den Operateur festgelegte individuelle Bedarfsmedikationen (z. B. Paracetamol i. v. 1 g/100 ml, Piritramid 7,5–15 mg/100 ml als Kurzinfusion) in Abhängigkeit von der Schmerzintensität (VAS-Werte > 30) haben sich im Hinblick auf eine rasch erfolgende Schmerztherapie bewährt. Bei der Verordnung der Bedarfsmedikation sollten stets die Angaben aus dem Anästhesieprotokoll mit einfließen, da hieraus der individuelle Analgetikabedarf, eventuelle Unverträglichkeiten, Volumenverlust und weitere intraoperative Besonderheiten ersichtlich sind.

Da die subjektiv empfundenen Schmerzen auch von Ängsten der Patienten mit beeinflusst werden, ist nach Operationen stets auch die Kommunikation zwischen Operateur und Patient essenziell, um eventuelle Ängste möglichst ausräumen zu können. Schmerzen können jedoch auch eine Warnfunktion für Komplikationen sein und sollten somit keine "blinde" medikamentöse Therapie zur Folge haben. Prothesenluxationen, Gefäß-/Nervenverletzungen, Hämatome, Infektionen und weitere Komplikationen sollten stets ausgeschlossen werden.

Geriatrische Patienten stellen eine besondere Herausforderung an die Schmerzdokumentation und Schmerztherapie dar. Häufig ist hier eine Erhebung der bestehenden Schmerzen durch die Analogskalen unmöglich. Ältere Menschen sehen den Schmerz häufig als einen natürlichen Bestandteil des Alterns an und lehnen Analgetika aus Angst vor Nebenwirkungen oder aus Angst vor weiteren Interventionen ab. Bei Vorliegen renaler, kardialer oder gastrointestinaler Begleiterkrankungen ergibt sich für den behandelnden Arzt die Problematik der Auswahl und Dosierung der Analgetika. Diese Schwierigkeit führt nicht selten aus Angst vor Nebenwirkungen zu einer Minderdosierung und in der Folge zu persistierenden Schmerzen. Gerade bei geriatrischen Patienten ist eine suffiziente Schmerztherapie aber Grund-

voraussetzung für einen komplikationslosen Heilungsverlauf.

20.4 Präemptive Analgesie

Während der Operation kann der Operateur durch verschiedene zusätzliche Anästhesieverfahren wie die Oberflächenanästhesie, aber auch durch tiefe Anästhesieverfahren wie die OP-Feld-Infiltration und Nervenblöcke das Schmerzgeschehen des Patienten erheblich beinträchtigen. Die großzügige Verwendung von Lokalanästhetika im Operationsfeld, beispielsweise bei Gelenkeingriffen, stellt einen erheblichen Vorteil für den Patienten dar und reduziert den Verbrauch an Schmerzmitteln in der postoperativen Phase.

Ziel der präemptiven Analgesie ist die Vermeidung einer (intraoperativen) Sensibilisierung der peripheren und zentralen Nozizeptoren, das heißt die Prävention abzusehender Nozizeptorerregungen. Hierzu stehen verschiedene Optionen zur Auswahl:
- NSAR
- Opiate
- NMDA-Rezeptor-Antagonisten (NMDA = N-Methyl-D-Aspartat), α_2-Rezeptor-Agonisten
- Regionalanästhesie
- lokale Infiltrationsanästhesie (LIA)

20.4.1 NSAR

Die präoperative Gabe von nicht steroidalen Antiphlogistika ist vor allem im Hinblick auf den unmittelbaren postoperativen Schmerz in zahlreichen Studien untersucht worden, zum Teil mit widersprüchlichen Ergebnissen (Buggy et al. 1994, Murphy u. Medley 1993, Reuben et al. 2002, Wulf et al. 1997). Neben der analgetischen Komponente ist jedoch auch eine mögliche längerfristige Wirkung, z. B. durch eine Hemmung der Prostaglandinsynthese im traumatisierten Gewebe und im Rückenmark, zu beachten (Sinatra et al. 2002). Eine verminderte Prostaglandinsynthese verringert zum einen die Nozizeptorerregung im traumatisierten Gewebe, zum anderen wird die Weiterleitung der nozizeptiven Reize zum Großhirn verringert.

20.4.2 Opiate

Opioide können im Hinterhorn über Blockierung prä- und postsynaptischer Rezeptoren zu einer verminderten Reizweiterleitung führen. Sie können präsynaptisch an μ-Rezeptoren binden und verringern so die Freisetzung von Substanz P und Glutamat. Postsynaptische Bindung an Opiatrezeptoren führt zu einer Aktivierung inhibitorischer Systeme. Peripher führen Opioide durch Bindung an μ-Rezeptoren zu einer verminderten Sensibilisierung von Nozizeptoren durch Prostaglandin E_2. Weiterhin wird vermutet, dass über δ- und κ-Rezeptoren die Bradykinin induzierte Nozizeptorsensibilisierung gehemmt wird (Levine u. Taiwo 1989, Taiwo u. Levine 1991).

20.4.3 NMDA-Rezeptor-Antagonisten

Repetitive Erregungen der terminalen C-Fasern führen zu einer Stimulation der N-Methyl-D-Aspartat-Rezeptoren. Die Stimulation der NMDA-Rezeptoren führt in der Folge zu einer verstärkten Weiterleitung der Nozizeptorafferenzen im zweiten Neuron (**Wind-up-Phänomen**). Diese Potenzierung der Nozizeptorafferenzen scheint bei der zentralen Sensibilisierung eine wesentliche Rolle zu spielen (Dray et al. 1994). NMDA-Rezeptor-Antagonisten, wie z. B. Ketamin oder Amantadin, reduzieren die übermäßige Reizweiterleitung im Rezeptor-Neuron auf das normale Maß. NMDA-Rezeptor-Antagonisten wirken vor allem synergistisch mit Opiaten. Hierbei wird durch die Opiatbindung an präsynaptische Rezeptoren die Neurotransmitterfreisetzung limitiert und die postsynaptische Weiterleitung der Afferenzen im zweiten Neuron durch die NMDA-Rezeptor-Antagonisten auf ein physiologisches Niveau reduziert. Die eingesetzte Ketamin-Dosis liegt dabei im subanästhetischen Bereich. Auch Wirkstoffe, wie z. B. Amitriptylin, Methadon oder Petidin, zeigen eine NMDA-antagonistische Wirkung, spielen im Hinblick auf Prävention einer zentralen Sensibilisierung oder der Therapie des neuropathischen Schmerzes im Vergleich zu Ketamin aber eine untergeordnete Rolle.

20.4.4 α₂-Rezeptor-Agonisten

Clonidin bindet als $α_2$-Rezeptor-Agonist im Hinterhorn an noradrenerge inhibitorische Transmitter und hemmt so die Übertragung nozizeptiver Afferenzen. Somit können besonders Schmerzzustände mit erhöhtem Sympathikotonus gelindert werden. Gleichsam führt Clonidin bei intravenöser, intramuskulärer oder rückenmarksnaher Applikation zu einer Verstärkung der Opioidanalgesie.

20.4.5 Regionalanästhesie

Ziel ist es hierbei, die nozizeptiven Afferenzen schon vor dem Hautschnitt zu blockieren. Die Regionalanästhesie umfasst neben den rückenmarksnahen Anästhesieformen und den Plexusblockaden auch die peripheren Blockaden und die Oberflächenanästhesie. Gerade Letztere sind vom Operateur zum Teil ohne größeren Aufwand durchzuführen. Sowohl die Infiltration des geplanten operativen Zugangs als auch eine in Allgemeinanästhesie angelegte periphere Blockade, z. B. durch einen Fußblock, können zu einer deutlichen postoperativen Schmerzreduktion führen (Jerosch u. Heisel 2008). Natürlich sollte dabei neben der Prämedikation durch die Kollegen der Anästhesie der Patient über die zusätzliche Analgesie informiert werden, sodass er sich postoperativ nicht über eine persistierende Dysästhesie sorgt.

Bei Operationen der oberen Extremität haben sich die Plexusblockaden gerade im Hinblick auf die postoperative Analgesie als vorteilhaft erwiesen. Anteriore und posteriore interskalenäre Blockaden haben bei der operativen Therapie von Schulter, proximalem Oberarm und lateraler Klavikula genauso ihre Indikation wie auch im Rahmen der postoperativen Analgesie (Al-Kaisy et al. 1998, Laurila et al. 2002). Singelyn et al. (2004) verglichen die Wirksamkeit intraartikulärer Analgesie, supraskapulärer Blockade (SSB) und interskalinärer Blockade (ISB; jeweils "single shot") nach arthroskopischen Schulteroperationen. Sie konnten dabei eine Überlegenheit der Scalenusblockade in den ersten 24 h postoperativ gegenüber dem Suprascapularisblock und der intraartikulären Instillation von Lokalanästhetika (LA) aufzeigen. Dabei ist dem Applikationszeitpunkt (ISB und SSB präoperativ, intraartikuläre

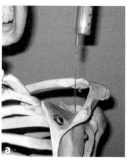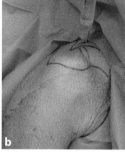

Abb. 20.2a,b Suprascapularisblock. **a** Am Modell, **b** intraoperativ

Tab. 20.2 Schmerzempfinden mit und ohne Suprascapularisblock nach Schulteroperationen (Jerosch et al. 2008)		
VAS	Mit Nerven-block	Ohne Nerven-block
Präop.	6,92 (±3,24)	6,74 (±2,92)
OP-Tag	4,57 (±2,87)	5,58 (±2,46)
1. Tag postop.	3,94 (±2,27)	4,34 (±2,47)
2. Tag postop.	3,79 (±2,02)	4,23 (±2,32)

Instillation von LA am Ende der OP) besondere Beachtung zu schenken. Diese Studie zeigte keinen Unterschied im Hinblick auf die postoperative Analgesie zwischen der LA-Patientengruppe (20 ml Bupivacain 0,25 % plus Adrenalin 1:200.000) und der Kontrollgruppe, andere Studien liefern gegensätzliche Ergebnisse (Laurila et al. 2002, Obata et al. 1999, Rodola et al. 2001). Barber und Herbert (2002) zeigten die Wirksamkeit einer kontinuierlichen 48-stündigen Bupivacain-Applikation (0,5 %, 2 ml/h) über einen intraoperativ positionierten Katheter (subakromial/glenohumeral) nach arthroskopischer Operation (Rotatorenmanschettennaht, subakromiale Dekompression, Slap-lesion Refixation und Kapselraffung) im Vergleich zum Kontrollkollektiv (NaCl, 2 ml/h).

Bei der konservativen oder postoperativen Therapie der "frozen shoulder" ist eine Suprascapularisblockade, auch in Form einer kontinuierlichen LA-Applikation, eine geeignete Analgesieform. Infraklavikuläre und axilläre Blockaden empfehlen sich bei Operationen des Ellenbogens sowie distal davon.

Wir selber haben mit dem intraoperativ gesetzten Suprascapularisblock bei Schultereingriffen (■ Abb. 20.2, ■ Tab. 20.2) oder auch mit dem Fußblock bei Eingriffen im Bereich des Fußes gute Erfahrungen gemacht. Beide Leitungsblöcke können gut vom Operateur vor oder nach dem sterilen Abdecken gesetzt werden. Daneben sind verschiedene Kathetertechniken möglich, bei denen die Schmerzkatheter in das OP-Feld gelegt werden. Hierzu bietet der Markt neue Systeme an, welche die Sterilität und die Anwenderfreundlichkeit deutlich erhöhen.

Operationen der unteren Extremitäten werden häufig in Spinal- oder seltener in Epiduralanästhe-

sie durchgeführt. Ein epidural platzierter Katheter kann in den ersten postoperativen Tagen im Rahmen einer patientenkontrollierten Epiduralanalgesie (PCEA) verwendet werden. Bereits 12–24 h präoperativ angelegte PCEA verringern nicht nur den präoperativ zu messenden Schmerz, sondern auch den postoperativen Lokalanästhetikabedarf durch die PCEA (Klasen et al. 2004).

Gerade bei den minimalinvasiven endoprothetischen Verfahren ist eine gute Muskelrelaxation notwendig. Hier gilt es, gemeinsam mit den Anästhesisten zu beachten, dass bei der Intubationsnarkose eine gute Muskelrelaxation möglich ist; hieraus können sich jedoch auch Nachteile ergeben. Bei der Periduralanästhesie gilt es zu beachten, dass das sensorische Niveau etwa 1–4 Etagen über dem motorischen Niveau liegt, d. h. für eine gute Relaxation des M. iliopsoas muss beispielsweise eine Periduralanästhesie mindestens bis Th 8 reichen.

Psoasblockaden erlauben in Kombination mit einem proximalen Ischiadicusblock operative Eingriffe ab dem distalen Oberschenkel, Gleiches gilt für Femoralisblockaden. Bei medialem Knieschmerz kann zusätzlich eine Obturatoriusblockade hilfreich sein. Saphenusblockaden sind in Kombination mit einem distalen Ischiadicusblock bei Operationen des Unterschenkels und Fußes indiziert. Bei operativen Eingriffen an Mittel- und Vorfuß kann der Fußblock gerade in Kombination mit einer Allgemeinanästhesie eine sehr effiziente Analgesieform darstellen und ist vom Operateur selbst ohne großen Aufwand durchzuführen.

Die Wahl der bei peripheren Blockaden eingesetzten Lokalanästhetika sollte sich an der Toxizität und der Wirkdauer orientieren. Bei Katheterverfahren haben sich Kombinationen aus einem niedrig-toxischen LA (z. B. Prilocain oder Mepivacain) mit langwirksamen LA (z. B. Ropivacain) bewährt, bei Single-shot-Verfahren sind langwirksame LA zu bevorzugen.

Møiniche et al. (2002) untersuchten in einem systematischen Review anhand von 93 Originalarbeiten, in denen insgesamt 3761 Patienten untersucht wurden, den Zusammenhang zwischen dem Zeitpunkt der Applikation von NSAR (20 Originalarbeiten), Opioiden (8 Arbeiten), NMDA-Rezeptor-Antagonisten (8 Arbeiten), rückenmarksnahen Analgesie (24 Arbeiten) und peripherer LA-Analgesie (20 Arbeiten) und den postoperativen Schmerzen. Bei etwa 50 % der Patienten erfolgte eine präoperative Analgesie. Hierbei zeigten sich beim Vergleich einer präoperativen und postoperativen NSAR-Applikation jeweils gleicher Wirkstoffkonzentration lediglich in 2 Fällen signifikante (p < 0,05) Vorteile der präoperativen Applikation. Betrachtet man die orthopädischen Operationen, so konnte bei i. v. Gabe von 60 mg Ketorolac vor Hüfttotalendoprothesenimplantation ein signifikanter Unterschied der postoperativen Schmerzen während des Aufenthalts der Patienten im Aufwachraum beobachtet werden. Schmerzintensitäten nach der 6. Stunde postoperativ wurden in dieser Arbeit nicht erfasst.

Andere Arbeiten fanden bei der präoperativen Gabe von NSAR (Diclofenac 75 mg oral und i. m., Ketorolac 30 mg i. v., Naproxen 100 mg oral) bei Kniegelenkarthroskopie und kleineren orthopädischen Eingriffen keinen signifikanten Unterschied zwischen den Applikationszeitpunkten. Der Vergleich der präemptiven Opioid- oder NMDA-Rezeptor-Antagonisten-Therapie mit einer post incisionem begonnenen Therapie ergab keine signifikanten Unterschiede.

Epidurale Analgesie als "single shot" zeigt bei der präemptiven Applikation von 3 mg Morphin bei lumbaler Laminektomie signifikant geringere postoperative Schmerzen, eine längere Zeitspanne bis zur ersten postoperativen Analgetikagabe und insgesamt einen verringerten Analgetikabedarf binnen der ersten 24 h post-OP. Andere Arbeiten zeigen bei Operationen anderer Fachrichtungen uneinheitliche Ergebnisse. Eine kontinuierliche, epidurale Analgesie liefert im Hinblick auf einsetzende Schmerzen ebenfalls unterschiedliche Ergebnisse. Auffällig ist,

dass die kontinuierliche Applikation von Morphin und Ketamin als synergistische präemptive Analgesie signifikant geringere postoperative Schmerzen, einen signifikant geringeren Analgetikabedarf und ein längeres schmerzfreies Intervall nach der Operation zeigt als die postoperativ begonnene Therapieform. Im Gegensatz dazu scheint die präoperative epidurale Infiltration von Bupivacain und Morphin gefolgt von einer kontinuierlichen epiduralen Applikation keine Vorteile gegenüber der postoperativ begonnenen Applikation nach Knie-TEP-Implantation zu bieten. Die Kombination eines epiduralen Opioids mit einem NMDA-Rezeptor-Antagonisten scheint also bei der präemptiven Analgesie von Vorteil zu sein. Der Zeitpunkt einer Wundrandinfiltration mit Lokalanästhetika scheint keinen Einfluss auf die Schmerzen in den ersten 24 h post-OP zu haben.

Aussagen über die längerfristige Effizienz einer bereits präoperativ begonnen Analgesie lassen sich jedoch aufgrund der vorliegenden Daten, auch jenseits des Reviews, aufgrund der limitierten Studiendauer nicht treffen. So zeigt z. B. eine präoperativ begonnene, kontinuierliche epidurale Analgesie mit einem Lokalanästhetikum bei Thorakotomie nach 3 und 6 Monaten deutliche Vorteile im Hinblick auf ein Postthorakotomiesyndrom und die Anzahl beschwerdefreier Patienten gegenüber der erst postoperativ begonnen Analgesie (Obata et al. 1999). Gerade im Hinblick auf eine mögliche Chronifizierung postoperativer Schmerzen sind weitere Studien nötig, um den Einfluss bereits präoperativ begonnener Maßnahmen erfassen zu können. Sofern kein erhöhtes Risiko für eine bereits präoperativ beginnende Analgesie besteht, sollte diese durchgeführt werden. Denn im Umkehrschluss hat keine der aufgeführten Arbeiten gezeigt, dass die präoperative Therapie zu schlechteren postoperativen Ergebnissen führt als die postoperativ begonnene Analgesie.

20.4.6 Lokale Infiltrationsanästhesie

Zurzeit gilt als optimale Form der postoperativen Schmerztherapie nach wie vor die Epiduralanästhesie oder die kontinuierliche periphere Regionalanästhesie über mehrere Tage. Verschiedene Studien und auch die klinische Erfahrung zeigen jedoch, dass diese Verfahren technisch anspruchsvoll sind und zum Teil erhebliche Risiken bergen. In diesem Umfeld hat sich die lokale Infiltrationsanästhesie (LIA) insbesondere im Bereich des Kniegelenks einen Namen gemacht. Sie ist sicher, preisgünstig und erfordert einen deutlich geringeren technischen Aufwand und weniger Fertigkeiten als die oben genannten Verfahren.

Die ersten klinischen Studien hierzu zeigen sehr vielversprechende Ergebnisse (Reily et al. 2005, Vendittoli et al. 2006, Busch et al. 2006). Die lokale Infiltrationsanästhesie erfolgt durch den Operateur selber. Dieser infiltriert sukzessive verschiedene Bereiche (dorsale Kapsel, Seitenbänder, Ligamentum patellae und Subkutangewebe) in 3 verschiedenen Portionen. Ein Katheter wird intraartikulär positioniert und am Abend und am nächsten Tag mit einer weiteren Gabe mit einem Schmerzcocktail bestückt wird. Nach der morgendlichen Gabe wird der Katheter entfernt. Ein Kompressionsverband mit großflächiger Kühlung mit Kühlelementen für 4–6 h verlängert die Analgesiedauer.

Ziel ist es, den Patienten früh zu mobilisieren. Nicht immer gelingt das, wie in der Literatur dargestellt, schon nach 3–5 h. Generell zeigt jedoch auch unsere eigene Erfahrung, dass die Mobilisation viel zügiger erfolgen kann als mit anderen Formen der Anästhesie. Die Motorik ist nicht beeinträchtigt, sodass der Patient auch rasch das Knie aktiv belasten kann. In anderen Ländern erfolgt dann auch eine sehr frühzeitige Entlassung, teilweise schon am 2. postoperativen Tag (Röstlund u. Kehlet 2007). Dies ist im deutschen Versorgungssystem so eigentlich nicht umsetzbar.

Für die Knieendoprothetik gibt es bereits eine umfangreiche Studienlage. Es finden sich prospektive epidemiologische Erhebungen (Peters et al. 2006, Kerr u. Kohan 2008, Andersen et al. 2009). Daneben sind auch verschiedene randomisierte kontrollierte Studien publiziert. Hierzu zählen 5 Studien mit Vergleich zu einer Kontrollgruppe mit systemischer Analgesie (Vendittoli et al. 2006, Busch et al. 2006, Andersen et al. 2008, Essving et al. 2009, 2010), 3 Studien mit Vergleich zu einer Femoralisblockade (Parvataneni et al. 2007, Toftdahl et al. 2007, Carli et al. 2010) sowie 2 mit Vergleich zu einer Epiduralanalgesie (Andersen et al. 2010, Spreng et al. 2010).

Die LIA zeigt in allen Studien eine signifikant verbesserte Analgesiequalität, welche sich in einer höheren Patientenzufriedenheit und insbesondere in einer besseren Funktionalität des Gelenks auswirkt. Dieser Effekt ist in den ersten Tagen bis hin zu etwa 3 Monate nachweisbar. Nach 6 Monaten findet sich jedoch kein Unterschied zwischen den Gruppen mehr. In den Studien, in denen die Liegedauer ein besonderes Qualitätsmerkmal darstellt, scheint es auch so zu sein, dass die LIA die Liegedauer verkürzt. Wundheilungsstörungen oder systemische Toxizität bzw. potenziell toxische Plasmakonzentrationen bedingt durch die hochdosierten Lokalanästhetika wurden in keinem Fall beobachtet.

Die Studien, die LIA versus Femoralisblockade verglichen, zeigen, dass die LIA sowohl die Schmerzen als auch die Rescue-Medikation und die Funktionalität in den ersten Tagen deutlich verbessert (Parvataneni et al. 2007, Toftdahl et al. 2007). Im Vergleich von LIA und Epiduralanästhesie (Andersen et al. 2010, Spreng et al. 2010) zeigte die LIA-Gruppe geringere Schmerzscores und Rescue-Medikation sowie kürzere Krankenhausliegedauer. Auch in ganz aktuellen Studien zeigte sich die multimodale Medikamenteninjektion in der Knieendoprothetik als sehr effektiv (Teng et al. 2014). Weiterhin ist es durchaus sinnvoll, eine LIA mit einer epiduralen Anästhesie zu kombinieren (Tsukada et al. 2014).

20.5 Operative Phase

Die beste Möglichkeit, postoperativen Schmerzen vorzubeugen, ist eine Reduktion des operativen (Weichteil-)Traumas auf das Nötigste, ohne Abstriche bei der Qualität der operativen Versorgung machen zu müssen. Mit der Etablierung der arthroskopischen Gelenkoperationen, zunächst am Kniegelenk und im Verlauf an vielen weiteren Gelenken, war plötzlich die Möglichkeit gegeben, Operationen, wie z. B. die Meniskektomie, bei gleich bleibender Qualität der operativen Kausalversorgung ohne großes Weichteil- und Kapseltrauma durchzuführen. Hierdurch konnte dem Patienten in der Folge eine langwierige, zum Teil immobilisierende Nachbehandlung erspart werden, und eine frühfunktionelle Nachbehandlung konnte erfolgen. Eine vergleichbare Entwicklung ist auch bei anderen orthopädischen Standardoperationen zu erkennen: minimalinvasive Techniken bei der endoprothetischen Versorgung von Hüfte und Knie, minimalinvasive, zum Teil endoskopische Verfahren in der Wirbelsäulenchirurgie und nicht zuletzt neue Implantate, die eine verbesserte Versorgung der Patienten ermöglichen.

Gerade im Hinblick auf die immer kürzer werdende durchschnittliche Krankenhausverweildauer und die stetige Erweiterung der ambulant durchzuführenden Operationen ist diese Entwicklung sicherlich noch nicht abgeschlossen. Es bleibt dabei jedoch zu beachten, dass der Trend zur minimalinvasiven Operation nicht zu Lasten der operativen Qualität geht. Minimalinvasiv muss nicht immer gleichbedeutend mit einem möglichst kleinen Hautschnitt sein, sondern sollte für eine schonende, die funktionellen Strukturen erhaltende, komplikationsarme Operationsmethode stehen, die es dem Patienten ermöglichen soll, den zu erwartenden operativen Outcome möglichst früh zu erreichen.

Mit einer Verringerung des Weichteilschadens kommt es auch zu einer verminderten mechanischen Nozizeptorerregung, einer verminderten Freisetzung von Bradykininen, Prostaglandinen und Serotonin und somit auch zu einer verminderten peripheren Sensibilisierung der Nozizeptoren. Eine Reduktion der Nozizeptorafferenzen führt natürlich auch auf Rückenmarksebene und den höher gelegenen Zentren zu einer verminderten Reizweiterleitung und somit zu einer Verringerung der subjektiv wahrgenommenen Schmerzen.

Intraoperativ sollten möglichst atraumatische Operationstechniken gewählt werden. Bei der Einlage von Redon-Drainagen ist stets die Notwendigkeit zu prüfen. Gleiches gilt für die Wahl des Nahtmaterials: Resorbierbares Nahtmaterial scheint postoperative Schmerzen positiv zu beeinflussen, während Hautklammern zu einem geringgradig höheren Schmerzniveau führen (Wulf et al. 1997). Auch die Lagerung des Patienten auf dem OP-Tisch sollte sorgsam geprüft werden, um Druckläsionen von Haut und Nerven zu vermeiden.

20.6   Postoperative Analgesie

Die postoperative Schmerztherapie richtet sich nach dem Patientenprofil (Schmerzintensität, Grunderkrankungen, Alter, Risikofaktoren), dem stattgehabten Eingriff und den gegebenen Möglichkeiten der Klinik. Hierbei sind nicht immer PCA-Pumpen, ein etablierter "acut pain service" oder eine computergestützte Schmerzdokumentation und Überwachung nötig: In Abhängigkeit vom Eingriff und von der zu erwartenden Schmerzintensität sollte eine basale Schmerzmedikation individuell für den Patienten verordnet werden.

Ergänzend dazu sollte bei persistierenden Schmerzen oder einzelnen Schmerzspitzen eine rasch wirkende Bedarfsmedikation angeordnet sein. Bei häufig in Anspruch genommener Bedarfsmedikation oder erhöhten Schmerzwerten, die sich aus der Schmerzdokumentation ergeben, sollte die Basismedikation entsprechend erhöht werden (**dynamische Analgesie**). Hierzu sind in gewissem Umfang Dosissteigerungen des eingesetzten Wirkstoffs geeignet, zum Teil ist aber das Präparat selber zu wechseln. Die Basismedikation sollte aus kontinuierlich intravenös applizierten Präparaten bestehen oder, wenn eine orale Medikation indiziert ist, aus Retardpräparaten, um ein ständiges Ab- und Anfluten der Wirkstoffkonzentration zu vermeiden. Eine Kombination verschiedener Substanzklassen, z. B. NSAR und Opioide, hat sich als günstig erwiesen.

Bei der Verordnung der Bedarfsmedikation ist primär auf einen raschen Wirkungseintritt zu achten. Die patientenkontrollierte Analgesie in Form von Bolusinjektionen hat hier sicherlich ihre wesentliche Indikation. Moderne mechanische PCA-Pumpen können vom Patienten an einem Schlüsselband um den Hals getragen werden und geben "auf Knopfdruck" im Bedarfsfall eine auf Grundlage der eingesetzten Wirkstoffdosierung zuvor errechnete Menge an Wirkstoff ab, ohne die Mobilität des Patienten einzuschränken. Andere Möglichkeiten sind Kurzinfusionen, am besten über einen Tropfenzähler, oder die orale Medikation in Form von "Schmerztropfen". Hierbei sind jedoch entsprechend dem Risikoprofil des Patienten Nebenwirkungen wie Atemdepression, orthostatische Reaktionen, Unverträglichkeiten oder Nausea zu beachten.

Der akute postoperative Schmerz hat sein Schmerzmaximum in der Regel in den ersten 48 h post-OP. Das bedeutet, dass gerade in diesem Zeitraum ein hoher Analgetikabedarf besteht, der im weiteren komplikationslosen Verlauf abnimmt. Im Gegensatz zur Therapie chronischer oder nicht

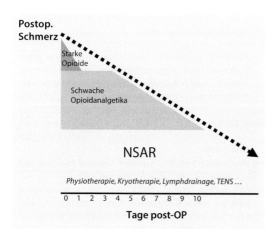

Tage post-OP

□ **Abb. 20.3** Postoperative Basistherapie nach Hüft-TEP im zeitlichen Verlauf

traumatischer Schmerzen sollte mit potenten Analgetika, z. B. mit Opioiden, begonnen werden und unter Berücksichtigung des WHO-Stufenmodells keinesfalls mit einer alleinigen Gabe von NSAR. Neben der medikamentösen Therapie sollten auch physikalische Maßnahmen durchgeführt werden. Die Kryotherapie mit dem Eisbeutel oder moderneren Cryo-Cuffs führt neben der Prophylaxe von Schwellungen zu einer peripheren Vasokonstriktion und somit auch zu einer verringerten Blutungsneigung. Lymphdrainage führt zu einer Reduktion von postoperativen Ödemen und verringert somit den Spannungsschmerz der operierten Extremität. Auch adjuvante nicht medikamentöse Verfahren wie Akupunktur oder transkutane elektrische Nervenstimulation (TENS) können zur Linderung postoperativer Schmerzen eingesetzt werden (□ Abb. 20.3)

Die Dokumentation der postoperativen **Schmerzen als 5. Vitalzeichen** im Rahmen der Visiten dient im Verlauf nicht nur der bedarfsorientierten Erhöhung der Analgetikadosierung, sondern auch bei komplikationslosem Verlauf als Leitschiene bei der Reduktion der Analgetika. Ab dem 3.–4. postoperativen Tag kann bei konstant niedrigen Schmerzscores mit der Reduktion der Analgetika begonnen werden. Erneut zunehmende Schmerzen ab dem 3. postoperativen Tag können Hinweise auf Komplikationen sein und sollten entsprechend abgeklärt werden. Bis zur Entlassung des Patienten aus der stationären Therapie sollte eine

suffiziente Basismedikation gefunden worden sein, unter der der Patient bei zunehmender Remobilisation keine erhöhten Schmerzintensitäten mehr angibt. Diese Basismedikation sollte als weiterführende Therapieempfehlung neben den genauen Angaben zur weiteren Remobilisation im Arztbrief enthalten sein, sodass dem niedergelassenen Kollegen und dem weiterbehandelnden Physiotherapeuten schon bei der erstmaligen Vorstellung des Patienten im Anschluss an die stationäre Therapie genaue Angaben zur weiterführenden Therapie vorliegen.

20.7   Fazit für die Praxis

Ein optimiertes Schmerzmanagement in der Orthopädie ist im Hinblick auf die Patientenzufriedenheit, ein schnelles Erreichen des zu erwartenden postoperativen Outcomes, eine immer kürzer werdende Krankenhausverweildauer und die Vermeidung von chronischen Schmerzen nach elektiven Operationen von zunehmendem Interesse. Schon im Vorfeld einer anstehenden Operation gilt es, den Patienten über die Operation, eventuell auftretende Probleme und das postoperative Prozedere zu informieren, um eventuelle Ängste der Patienten ausräumen zu können. Neben der Ausschöpfung der prä-, intra- und postoperativen Möglichkeiten der Analgesie sind die Kontinuität und Effizienz der weiterführenden Therapie nach der Entlassung aus der Klinik ein wesentlicher Faktor. Dabei sollten die Analgesieverfahren auf eine Prävention einer möglichen Schmerzverselbstständigung und Chronifizierung von Schmerzen ausgerichtet sein.

Literatur

Al-Kaisy A, Mc Guire G, Chan V (1998) Analgesic effect of interskalenic block and general anaesthesia for ambulatory shoulder surgery- Reg. Anest Pain Med 23:469–473

Andersen KV, Pfeiffer-Jensen M, Haraldsted V, Soballe K (2007) Reduced hospital stay and consumption, and improved mobilization with local and intraarticular infiltration after hip arthroplasty. A randomized clinical trial of an intraarticular technique versus epidural infusions in 80 patients. Acta Orthopaedica 78:180–186

Andersen LO, Husted H, Otte KS et al (2008) High-volume infiltration analgesia in total knee arthroplasty: a randomized, double-blind, placebo-controlled trial. Acta Anaesthesiol Scand 52:1331–1335

Andersen LO, Gaarn-Larsen L, Kristensen BB et al (2009) Subacute pain and function after fast-track hip and knee arthroplasty. Anaesthesia 64:508–513

Andersen KV, Bak M, Christensen BV et al (2010) A randomized, controlled trial vomparing local infltration analgesia with epidural infusion for total knee arthroplasty. Acta Orthopaedica 81:606–610

Ballantyne JC, Carr DB, de Ferranti S, Suarez T, Lau J, Chalmers TC, Angelillo GF, Mosteller F (1998) The comperative effects of postoperative analgetic therapies on pulmonary outcome: cumulative meta-analysis of randomized controlled trials. Anesth Analg 86:402–406

Barber FA, Herbert MA (2002) The effectiveness of an anesthetic continuous – infusion device on postoperative pain control. Arthroscopy 18:76–81

Bergmann KO (1998) Patientenaufklärung in der Schmerztherapie. Schmerz 12:323–329

Bergmann KO, Kienzle HF (1996) Krankenhaushaftung. DKVG, Düsseldorf, S 357–367 (RN)

Buggy DJ, Wall C, Carton EG (1994) Preoperative or postoperative diclofenac for laparoscopic tubal ligation. Br J Anaesth 73(6):767–770

Busch CA, Shore BJ, Bhandari R et al (2006) Efficacy of periarticular multimodal drug injection in total knee arthroplasty. A randomized trial. J Bone Joint Surg 88:959–963

Carli F, Clemente A, Asenjo JF et al (2010) Analgesia and functional outvome after total knee arthroplasty: periarticular infiltration vs. continuous femoral nerve block. Br J Anaesth 105:185–195

Carr DB, Goudas LC (1999) Acute pain. Lancet 353:2051–2058

Cesare P, Mc NP (1997) Peripheral pain mechanisms. Curr Opin Neurobiol 7:493

Chapman V, Honore P, Buritova J, Besson JM (1995) The contribution of NMDA receptor activation to spinal c-Fos expression in a model of inflammatory pain. Br J Pharmacol 116:1628–1634

Chen XJ, Tanner K, Levine JD (1999) Mechanical sensizitation of cutaneus c fiber nociceptors by Prostaglandin E2 in the rat. Neurosci Lett 267:105–108

Dal D, Tetik O, Altunkaya, Tetik Ö, Doral MN (2004) The efficacy of intra-articular ketamine for postoperative analgesia in outpatient arthroscopic surgery. Arthroscopy 3:300–305

Downie WW, Leatham PA, Rhind VM, Wright V, Branco JA, Anderson JA (1978) Studies with pain rating scales. Ann Rheum Dis 37:378–381

Dray A, Urban L, Dickenson A (1994) Pharmacology of chronic pain. Trend Pharmacol Sci 15:190–197

Essving P, Axelsson K, Kjellberg J et al (2009) Reduced hospital stay, morphine consumption, and pain intensity woth local infiltration analgesia after unicompartmental knee arthroplasty. A randomized double-blind study of 40 patients. Acta Orthopaedica 80:213–219

Essving P, Axelsson K, Kjellberg J et al (2010) Reduced morphine consumtion and pain intensity with local infiltration analgesia (LIA) following total knee arthroplasty. A rando-

mized double-blind study involving 48 patients. Acta Orthopaedica 81:354–360

Heppelmann B, Schaible H-G, Schmidt RF (1985) Effects of Prostaglandins E1 and E2 on the mechanosensitivity of group III afferents from normal and inflamed cat knee joints. In: Fields HL, Dubner R, Cervero F (Hrsg) Advances in pain research and therapy, Bd. 9. Raven Press, New York, S 91–101

Huskisson EC (1974) Measurement of Pain. Lancet 2:1127–1131

Jensen MP, Karoly P, Bracer S (1986) The measurement of clinical pain intensity: a comparison of six methods. Pain 27:117–126

Jerosch J, Heisel J (2008) Operative Therapie von Fuß und Sprunggelenk. Deutscher Ärzteverlag, Köln

Jerosch J, Saad M, Greig M, Filler T (2008) Suprascapular nerve block as a method of preventive pain control in shoulder surgery. Knee Surg Sports Traumatol Arthrosc 16:602–607

Kerr DR, Kohan L (2008) Local infiltration analgesia: a technique for the control of acute postoperative pain following knee and hip surgery. A case study of 325 patients. Acta Orthopaedica 79:174–183

Klasen J, Haas M, Graf S, Harbach H, Quinzio L, Jürgensen I, Hempelmann G (2004) Impact on postoperative pain of long-lasting pre-emptive epidural analgesia before total hip replacement: a prospective, randomised, double-blind study. British Medical Bulletin 71:13–27

Laurila P, Löppönen A, Kangas Saarela T (2002) Interscalene brachial plexus is superior to subacromial bursa block after arthroscopic shoulder surgery. Acta Anaesth Scand 26:1031–1036

Levine JD, Taiwo YO (1989) Involvement of the mu-opiate receptor in peripheral analgesia. Neuroscience 32:571–575

Møiniche S, Kehlet H, Dahl JB (2002) A qualitative and quantitative systematic review of preemptive analgesia for postoperative pain relief. Anaesthesiology 96:725–741

Murphy FD, Medley C (1993) Preoperative Indomethacin for pain relief after thoracotomie: Comparison with postoperative Indomethacin. Br J Anaesth 70(3):298–300

Obata H, Saito S, Fujita N, Fuse Y, Ishizaki K, Goto F (1999) Epidural block with mepivacaine before surgery reduces long term post-thoracotomy pain. Can J Anaesth 46:1127–1132

Parvataneni HK, Shah VP, Howard H et al (2007) Controlling pain after total hip and knee arthroplasty using a multimodal protocol whith local periarticualr injections. A prospective randomized study. J Arthroplasty 22(Suppl. 2):33–38

Peters CL, Shirley B, Erickson J (2006) The effect of a new multimodal perioperative anesthetic regimen on postoperative pain, side effects, rehabilitation and lenght of hospital stay after total joint arthroplasty. J Arthroplasty 21(Suppl. 2):132–138

Reading AE (1994) Testing pain mechanisms in person and pain. In: Wall PD, Melzack R (Hrsg) Textbook of pain, 3. Aufl. Churchill Livingstone, New York

Reily KA, Beard DJ, Barker KL et al (2005) Efficacy of an accelerated recovery protocol for Oxford unicompartmental knee arthroplasty – a randomised controlled tiral. Knee 12:351–357

Reuben SS, BhopaktarS, Maciolek H, Joshi W, Sklar J (2002) The preemptive analgesic effect of rofecoxib after ambulatory arthroscopic knee surgery. Anesth Analg 94(1):55–59

Rodola F, Vagnoni S, DÁviolo S, Vurchio M, Micci D, Chierichini A, Vergari A, Ciano F (2001) Intra-articular analgesia following arthroscopic surgery of the shoulder. Eur Rev Med Pharmacol Sci 5:143–146

Röstlund T, Kehlet H (2007) High-dose local infiltration analgesia after hip and knee replacement – what is it, why does it work, and what are the future challenges? Guest editorial. Acta Orthopaedica 78:159–161

Schaible H-G, Schmidt RF (1984) Coding of pain information from joints. In: Rowe MJ, Willis WD (Hrsg) Development, organization and processing in somatosensory pathways. Springer, Heidelberg

Scoggin J, Mayfield G, Awaya D, Pi M, Prentiss J, Takahashi J (2002) Subacromial and intraarticular morphine versus bupivacaine after acromioplasty. Arthroscopy 18:464–468

Simanski C, Neugebauer E (2003) Postoperative Schmerztherapie. Chirurg 74:254–275

Sinatra RS, Torres J, Bustos AM (2002) Pain Management after major orthopaedic surgery: current strategies and new concepts. J Am Acad Orth Surg 10:117–129

Singelyn FJ, Lhotel L, Fabre B (2004) Pain relief after arthroscopic shoulder surgery: A Comparison of intraarticular analgesia, suprascapular nerve block an interscalene brachial plexus block. Anesth Analg 99:589–592

Spreng UJ, Dahl V, Hjall A et al (2010) High-volume local infiltration analgesia combined with intravenous or local ketorola+morphine compared with epidural analgesia after total knee arthroplasty. Br J Anaesth 105:675–682

Taiwo YO, Levine JD (1991) K- and delta-opioid block sympathetically dependent hyperalgesia. J Neurosci 11:928–932

Teng Y, Jiang J, Chen S, Zhao L, Cui Z, Khan MS, Du W, Gao X, Wang J, Xia Y (2014) Periarticular multimodal drug injection in total knee arthroplasty. Knee Surg Sports Traumatol Arthrosc 22(8):1949–1957

Toftdahl K, Nikolajsen L, Haraldsted V et al (2007) Comparison of peri- and intraarticular analgesia with femoral nerve block after total knee arthroplasty. A randomized controlled trial. Acta Orthopaedica 78:172–179

Tsukada S, Wakui M, Hoshino A (2014) Postoperative epidural analgesia compared with intraoperative periarticular. Anesthesia: a randomized controlled trial. J Bone Joint Surg Am 96(17):1433–1438. doi:10.2106/JBJS.M.01098

Van der Schilden JL (1990) Improvements in rehabilitation of the postmeniscecto-mized or meniscal-repaired patient. Clin Orthop 252:73–79

Vendittoli PA, Makinen P, Lavigne M et al (2006) A multimodal analgesia protocol for total knee arthroplasty. A randomized, controlled study. J Bone Joint Surg 88:282–289

Wulf H, Neugebauer E, Maier C (Hrsg) (1997) Die Behandlung akuter perioperativer und posttraumatischer Schmerzen. Empfehlungen einer interdiziplinären Expertenkommission. Thieme, Stuttgart, S 10–12

Perioperative Antibiotikaprophylaxe

Jörg Jerosch

21.1   Einführung – 218

21.2   Risikostratifizierung – 219

21.3   Indikation – 219

21.4   Zeitpunkt – 219

21.5   Wirkstoffe – 221

        Literatur – 222

J. Jerosch, C. Linke (Hrsg.), *Patientenzentrierte Medizin in Orthopädie und Unfallchirurgie*,
DOI 10.1007/978-3-662-48081-6_21, © Springer-Verlag Berlin Heidelberg 2016

21.1 Einführung

Die perioperative Antibiotikaprophylaxe (PAP) erfolgt im Rahmen der Narkoseeinleitung. Es handelt sich hierbei um eine einmalige Gabe eines Antibiotikums 30–60 min vor dem Operationsbeginn, damit zum Zeitpunkt des Hautschnitts ein ausreichender Wirkstoff im Blut und Gewebe erreicht ist (Classen et al. 1992). Das Ziel der perioperativen Antibiotikaprophylaxe ist es, die natürliche Keimbesiedelung der Haut im Operationsbereich zu minimieren und damit das Risiko einer perioperativen Wundinfektion zu reduzieren. Die PAP ist keinesfalls als Ersatz für Hygienemaßnahmen im Operationsbereich zu sehen und darf deshalb nicht zur Vernachlässigung dieser allgemeinen Hygienemaßnahmen führen.

Die Entstehung einer perioperativen Wundinfektion ist bedingt durch unterschiedliche Faktoren. Hierzu zählt nicht nur die Anwesenheit von Bakterien (Morris et al. 1966, Nichols 2004).

Die PAP ist abhängig von:
- Operationsrisiko
- Art des Eingriffs (Operationstechnik, Operationsgebiet, Kontaminationsgrad)
- patientenindividuellen Faktoren

Bei länger dauernden Operationen ist eine erneute Gabe eines Antibiotikums sinnvoll, um eine ausreichende antibiotische Wirkkonzentration bis zum Ende der Operation aufrechtzuerhalten (Paul-Ehrlich-Gesellschaft für Chemotherapie e. V. 2010). Die wissenschaftliche Evidenz unterstreicht, dass die PAP nur auf die Dauer der Operation beschränkt sein soll. Ein unnötiges postoperatives Weiterführen der Antibiotikagabe ohne eindeutige Indikation erhöht das Risiko für Resistenzentwicklungen. Es entstehen somit nicht nur erhöhte Kosten, sondern auch vermehrte Komplikationen. In etwa 50 % der Fälle ist das Kernproblem, dass die PAP über einen Tag hinaus verabreicht wird. Definitionsgemäß ist dies auch keine Prophylaxe mehr, sondern die Therapie eines bekannten bzw. neu aufgetretenen Infektion (Hohmann et al. 2012).

Das Robert-Koch-Institut (2012) und Behnke et al. (2013) veröffentlichten in Deutschland erhobene Daten zur europäischen Prävalenzerhebung nosokomialer Infektionen und zur Antibiotikaanwendung. An einer Querschnittsstudie nahmen insgesamt 134 Krankenhäuser teil (Behnke et al. 2013). Eine vergleichbare Stichprobe wurde zuletzt 1994 in Deutschland erhoben und ist unter dem Studiennamen "Nosokomiale Infektionen in Deutschland – Erfassung und Prävention, Teil 1" (NIDEP 1) bekannt (Gastmeier et al. 1998).

Vergleicht man diese Zahlen mit den zuletzt publizierten, so ist die Prävalenz von nosokomialen Infektionen zwar im Trend von 3,46 auf 4,99 % leicht angestiegen, jedoch nicht signifikant. Im gleichen Zeitraum hat sich die Gesamtantibiotikagabe um 9,24 % signifikant erhöht. Hierbei gilt es jedoch zu berücksichtigen, dass die Zahl der operativen Eingriffe in Deutschland gleichzeitig dramatisch gestiegen ist. Laut Statistischem Bundesamt betrug diese Zahl 15 Millionen im Jahr 2010. Weiterhin nahmen das Durchschnittsalter und damit die Zahl der Komorbiditäten der operierten Patienten deutlich zu (Statistisches Bundesamt 2012).

Betrachtet man die nosokomialen Infektionen, ist die Prävalenz am höchsten auf der Intensivstation. Hier liegt die "surgical side infection" (SSI) mit 24,7 % an erster Stelle, gefolgt von Harnwegsinfektionen und Infektionen der unteren Atemwege. Deutlich zugenommen haben insbesondere Infektionen mit *Clostridium difficile*, die einen Anteil von 6,6 % an den nosokomialen Infektionen erreicht haben und am ehesten auf einen vermehrten Antibiotikaverbrauch zurückzuführen sind (Behnke et al. 2013, Robert-Koch-Institut 2012, Toprak et al. 2005).

Die leitliniengerechte Antibiotikaprophylaxe mit Beachtung der Indikation, der Wahl eines geeigneten Antibiotikums, des Zeitpunkts der Applikationen und der Dauer der Antibiotikatherapie ist ein wichtiger Bestandteil zur Verhinderung von Resistenzentwicklung. Im Qualitätsreport des Gemeinsamen Bundesausschusses betrug die Indikation zur PAP in den einzelnen Versorgungsbereichen im Jahr 2012 zwischen 84 und 99,7 %. Deutlich erkennbar ist hier das hohe Niveau der Indikationsstellung zur Antibiotikaprophylaxe (Aqua Institut 2012). Neben der Indikation zur Antibiotikatherapie ist die Dauer der Antibiotikagabe ein entscheidender Faktor für die leitliniengerechte Behandlung. Die unnötig lange Einnahme/Applikation von Antibiotika kann als eine wesentliche Ursache für die steigende Resistenzentwicklung angesehen werden (Aqua Institut 2012). In einer deutschen Studie zur Praxis der perioperativen Antibiotikaprophylaxe, welche an 7 Kliniken mit 6167 Patienten durchgeführt wurde, zeigte sich, dass ca. 33 % der Patienten eine nicht indizierte perioperative Antibiotikaprophylaxe bis zum 21. Tag erhielten (Hohmann al. 2012)

21.2 Risikostratifizierung

Im Zentrum steht die Wundinfektion, früher erfolgte eine Stratifizierung ausschließlich operationsspezifisch und anhand der vorliegenden Wundverhältnisse. Die älteste und bekannte Wundklassifikation stammt von Cruse und Foord aus dem Jahr 1980. Die Einteilung der Eingriffe erfolgt in die folgenden 4 Gruppen von "sauber" bis "schmutzig":

- **Klasse 1:** aseptische Eingriffe. Hier handelt es sich um primär "saubere" Wundgebiete ohne Eröffnung des Gastrointestinal- oder Urogenitaltrakts.
- **Klasse 2:** sauber-kontaminiert. Dieser Bereich deckt Operationen ab, die im Bereich des Gastrointestinal- oder Urogenitaltrakts liegen, aber keine signifikanten Infektionen aufweisen.
- **Klasse 3:** kontaminierte Wundverhältnisse, z. B. offene Frakturen beim Polytrauma oder Austritt vom Stuhl im Rahmen einer Darmperforation.
- **Klasse 4:** schmutzig. Hier liegt bereits eine Infektion im Operationsgebiet vor.

Coronado et al. (1995) benannten auf Grundlage der Datenerfassung des National Nosocomial Surveillance System (NISS) der USA 3 Risikofaktoren für die Wahrscheinlichkeit einer Wundinfektion:

- längere Operationszeit
- ASA-Score 2 (American Society of Anesthesiologists)
- kontaminierte bis schmutzige Wundoperationsverhältnisse

Aufgrund dieser Überlegungen publizierte die Paul-Ehrlich-Gesellschaft (2010) einen komplexen und überarbeiteten Risikoscore. Hinzu zählen die patientenspezifischen Risiken im Sinne von Vorerkrankung, mögliche intraoperative Komplikationen, Darmverletzung oder vermehrte Blutung und postoperative Risikofaktoren (◻ Tab. 21.1).

21.3 Indikation

Eine PAP ist indiziert bei allen Operationen, die in die Klasse "sauber-kontaminiert" bis "schmutzig" nach Cruse und Foord fallen (Paul-Ehrlich-Gesellschaft für Chemotherapie e. V. 2010). Auch bei der Implantation von Kunstgelenken jeglicher Art oder bei Operationen im Bereich der Wirbelsäule, die zwar per definitionem als aseptische Eingriffe anzusehen sind, besagt die Expertenmeinung, dass dennoch eine perioperative Antibiotikatherapie gegeben werden soll, da die Folgen der Wundinfektion für den Patienten sehr komplikationsreich sind und außerdem extrem hohe Folgekosten resultieren (Paul-Ehrlich-Gesellschaft für Chemotherapie e. V. 2010). Daneben besteht bei Patienten, die individuelle Risikofaktoren haben, wie beispielsweise ein Diabetes mellitus oder eine schwere periphere arterielle Verschlusskrankheit (pAVK), die Indikation für eine PAP. Einen Sonderfall stellen Eingriffe dar, bei denen zunächst bei aseptischer Wundklassifikation auf eine PAP verzichtet wurde und es intraoperativ zu einer Komplikation kommt. Hier sollte entsprechend den operativen Verhältnissen die PAP zum Erregerspektrum passen (Arbeitskreis der "Krankenhaus- und Praxishygiene" 2012).

21.4 Zeitpunkt

Die effektive Wirkung der PAP ist entscheidend vom Zeitpunkt der Gabe, von der Dauer der Operation, dem intraoperativen Blutverlust und der Wahl des Antibiotikums abhängig (Burke 1977). Um eine optimale Gewebe- und Serumkonzentration bereits zum Hautschnitt zu erhalten, sollte die PAP 30–60 min vor Beginn der chirurgischen Maßnahme gegeben werden (Paul-Ehrlich-Gesellschaft für Chemotherapie e. V. 2010). Nur so kann zum Zeitpunkt der Inzision ein ausreichend hoher Gewebespiegel erreicht und ein Übertreten der Haut- und Umgebungskeime in die Blutbahn bzw. das Operationsgebiet reduziert werden. Erste Überlegungen zum optimalen Zeitpunkt der Applikation der PAP gehen auf tierexperimentelle Untersuchungen zurück (Burke 1977). In einem großen Patientenkollektiv konnten Classen et al. (1992) aufzeigen, dass die Gabe kurz vor der Operation

◨ **Tab. 21.1** Screening auf Risikofaktoren für Wundinfektionen

Patienteneigene Faktoren	Präoperativ	Intraoperativ	Postoperativ
Alter	Notfalloperation	Erfahrung des Chirurgen	Drainagedauer > 3 Tage
Diabetes mellitus	Längerer präoperativer Krankenhausaufenthalt	Operationsdauer > 2 h	Respiratorische Sepsis
Immuninkompetenz		Infizierter/kontaminierter OP-Bereich	Invasive Techniken
Reduzierter Allgemeinzustand	Falsche Wahl des Antibiotikums	Bluttransfusion, Albuminzufuhr	Urinkatheter
Übergewicht	Zeitpunkt der Antibiotikagabe: > 2 h zu früh oder zu spät	Lange Anästhesiedauer	Thoraxdrainage
Mangelernährung			Nasensonde
ASA-Score > 2	Wundklassifikation "kontaminiert-schmutzig"	Mehr als ein operativer Eingriff	Zentraler Venenkatheter
MRSA/MSSA-Träger	Vorbestrahlung	Diathermie	Nachweis von Dialyse
Fieber/Schüttelfrost innerhalb einer Woche vor prä-OP	Hochrisikooperation	Sauerstoffabfall	Frühe Reoperation wegen Blutungen
	Rezidiveingriff	Unterkühlung	"leak" der Zerebrospinalflüssigkeit
Weibl. Geschlecht bei Eingriffen am Kolon	Steine im Gallengang	Wundstapler	Externer Shunt
Kardiochirurgie	Gallengangsverschluss	Unvorhersehbare Komplikationen	
Männl. Geschlecht nach Trauma in der Gefäßchirurgie u. bei Kniegelenkersatz	Erhöhte Werte für C-reaktives Protein	Operationstechnik	
	Fremdkörperimplantation	Ineffektiver Wirkspiegel	
Dialysepatienten	Rasur nicht unmittelbar vor Operation	Verfahrenswechsel	
Hepatitis	Präoperativer Urinkatheter	Laparoskopie/Laparotomie	
Stoma	Vorausgegangene Eingriffe	Enterokokken, Enterobakterien	
Drogenabusus		*Bacteroides fragilis* in der Wunde	
Infektion anderer Lokalisation			
Arterielle Mangeldurchblutung			
Periphere Ödeme			
Lymphangitis			
Neuropathie			
Vorausgegangene Antibiotikatherapie			
Rauchen			
Linksherzversagen nach koronarem Bypass			
Bakterielle Translokation bei Laparotomie			
Rheumatoide Arthritis			
Zirrhose			

ASA American Society of Anesthesiologists, *MRSA* Methicillin-resistenter *Staphylococcus aureus*, *MSSA* Methicillinsensitiver *Staphylococcus aureus*

die niedrigsten postoperativen Komplikationen zur Folge hat. Eine Gabe mehr als 2 h vor dem Eingriff oder auch postoperativ war mit einem signifikant höheren postoperativen Infektionsrisiko assoziiert.

Zwei weitere große Studien zum optimalen Zeitpunkt der PAP kamen zu vergleichbaren Ergebnissen (Steinberg et al. 2009, Weber et al. 2008). Beide Arbeiten empfehlen leicht unterschiedliche Zeitfenster der Applikationen. Weber et al. (2008) sehen die geringste Inzidenz bei postoperativen Wundinfektionen bei Gabe des Antibiotikums 30–60 min vor dem Hautschnitt. Steinberg et al. (2009) sahen hingegen das optimale Zeitfenster mit der geringsten Inzidenz von postoperativen Wundkomplikationen 0–30 min vor dem Hautschnitt. Interessanterweise konnten Steinberg et al. (2009) keinen signifikanten Unterschied zwischen 0–30 bzw. 30–60 min vor dem Hautschnitt aufzeigen.

Konsequenterweise sollte die PAP nur dann intraoperativ verabreicht werden, wenn es bei einem aseptischen Eingriff zu einer Komplikation im Sinne einer Kontamination kommt. Die postoperative Gabe nach Beendigung der operativen Maßnahme hat keinen Effekt (Paul-Ehrlich-Gesellschaft für Chemotherapie e. V. 2010). Die wiederholte Gabe zeigt kein besseres Behandlungsergebnis hinsichtlich der Rate an postoperativen Infektionen (Hellbusch et al. 2008, Su et al. 2005). Deshalb sollte eine Wiederholungsdosis nur dann erfolgen, wenn die Serum- und Gewebekonzentration des verwendeten Antibiotikums entsprechend der Halbwertszeit nicht ausreichend sind (◘ Tab. 21.2). Ebenso sollte eine Folgedosis bei hohem Blutverlust (> 1 l) gegeben werden (Zanetti et al. 2001). Antibiotikagaben über 24 h hinaus gelten als Therapie und sollten nur dann verabreicht werden, wenn der Fokus nicht ganz komplett sauber saniert werden konnte oder eine Infektion vorliegt.

21.5 Wirkstoffe

Eine effektive PAP sollte nach zu erwartendem Erregerspektrum angepasst, nebenwirkungsarm, gut gewebegängig und möglichst kostengünstig sein. Die Gabe von Reserveantibiotika sollte vermieden werden. In der Regel kommen die folgenden Substanzen für eine PAP infrage:

◘ **Tab. 21.2** Häufig zur perioperativen Antibiotikaprophylaxe eingesetzte Antibiotika: Dosierungsempfehlungen und Halbwertszeiten; nach 2 Halbwertszeiten ist eine erneute Gabe indiziert

Antibiotikum	Dosis	Halbwertszeit
Ampicillin	2 g	60 min
Ampicillin/ Sulbactam	2 g/1 g	60 min
Amoxicillin	2 g	60 min
Amoxicillin/ Clavulansäure	2 g/0,2 g	60 min
Cefazolin	2 g	90 min
Cefotaxim	2 g	60 min
Ceftriaxon	2 g	7–8 h
Cefuroxim	1,5 g	70 min
Ciprofloxacin	400 mg	3–5 h
Clindamycin	600 mg	2,5 h
Gentamycin	240 mg	2,5–3 h
Imipenem/ Cilastatin	0,5 g/0,5 g	60 min
Levofloxacin	500 mg	7–8 h
Meropenem	1 g	60 min
Metronidazol	500 mg	7 h
Piperacillin	4 g	60 min
Piperacillin/ Tazobactam	4 g/0,5 g	45 min
Vancomycin	1 g	6 h

— Cephalosporine der 1. und 2. Generation, z. B. Cefuroxim
— Aminopenicilline, z. B. Ampicillin, in Kombination mit einem β-Laktamase-Inhibitor (◘ Tab. 21.3).

❯ Wiederholungsdosis bei OP-Dauer länger als doppelte HWZ: Cefuroxim 70 min, Ceftriaxon 7 h, Metronidazol 7 h, Tazobac 45 min, Aminopenicilline 60 min (Unacid, Amoxypen, Augmentan), Clindamycin 2,5 h, Ciprofloxacin 3–5 h, Imipenem 60 min, Vancomycin 6 h).
Wiederholungsdosis PAP bei 1 l Blutverlust

◻ **Tab. 21.3** Empfehlung zur perioperativen Antibiotikaprophylaxe gemäß Paul-Ehrlich-Gesellschaft. (Reutter et al. 2014)

Indikation	Präparat	Besonderheit
Gelenk-prothese	Cefuroxim 1,5 g	
	Ampicillin/ Sulbactam 3 g (Unacid)	
	Amoxicillin/Clavulansäure 2,2 g (Augmentan)	
	Clindamycin 0,6 g	Bei Penicillin-/ Cephalosporin-Allergie
Offene Frakturen, verschmutzte Wunden	Cefuroxim 1,5 g + Metronidazol 0,5 g	Keine Weiterführung der Prophylaxe postop.
	Clindamycin 0,6 g + Gentamicin 5 mg/kgKG	Bei Penicillin-/ Cephalosporin-Allergie
Wirbelsäulen-chirurgie	Cefuroxim 1,5 g	
	Ampicillin/ Sulbactam 3 g (Unacid)	
	Clindamycin 0,6 g	Bei Penicillin-/ Cephalosporin-Allergie

In der Orthopädie und Unfallchirurgie gilt generell die Indikation zur perioperativen Antibiotikaprophylaxe bei allen Formen des künstlichen Gelenkersatzes, da potenziell Erreger das Implantat schon während der Operation besiedeln ("run for the surface") (Geipel u. Herrmann 2005). Es werden hier ebenfalls Cephalosporine der 1. und 2. Generation verwendet, daneben Aminopenicilline und Acylaminopenicilline. Bei arthroskopischen Eingriffen rechtfertigt nur das individuelle Risiko des Patienten eine PAP. Ausnahmen hiervon stellen Eingriffe mit langer OP-Zeit und mit vielen Implantaten dar, beispielsweise eine Kreuzband- oder eine Rotatorenmanschettenrekonstruktion.

In der Unfallchirurgie ist bei offenen Frakturen oder verschmutzten Wunden eine PAP obligat

(Gosselin et al. 2004). Bei der Anwendung von Cephalosporinen sollte eine Kombination mit Metronidazol erfolgen, um das anaerobe Keimspektrum mit abzudecken. Eine Weiterführung der Antibiotikatherapie über den operativen Eingriff hinaus, im Sinne einer Therapie, sollte vermieden werden, da es sich in aller Regel nur um eine Kontamination der Wunde und nicht um deren Infektion handelt (Paul-Ehrlich-Gesellschaft für Chemotherapie e. V. 2010).

Da es sich im Rahmen von wirbelsäulenchirurgischen Eingriffen bei sich einstellender Infektion immer um eine schwerwiegende Komplikation handelt, besteht allgemeiner Konsens, dass auch hier eine perioperative Antibiotikatherapie durchzuführen ist, insbesondere wenn es sich um Fusionsoperationen handelt. Hier werden Cephalosporine der 1. und 2. Generation sowie Aminopenicilline bzw. Kombinationen mit β-Laktamase-Inhibitoren empfohlen.

Literatur

Aqua Institut (Hrsg) (2012) Bundesauswertung zum Erfassungsjahr 2012. Qualitätsreport 2012. Aqua Institut, Göttingen

Arbeitskreis der "Krankenhaus- und Praxishygiene" der AWMF (2012) Perioperative Antibiotikaprophylaxe. Langfassung. www.awmf. org/org/leitlinien/detail/ll/029-022.html

Behnke M, Hansen S, Leistner R et al (2013) Nosocomial infection and antibotic use: a second national prevalence study in Germany. Dtsch Ärzteblatt Int 110:627–633

Burke JF (1977) Preventing bacterial infection by coordinating antibiotic and host activity: a time-dependent relationship. South Med J 70(Suppl 1):24–26

Classen DC, Evans RS, Pestotnik S et al (1992) The timing of prophylactid administration of antibiotics and the risk of surgical-wound infection. N Engl J Med 326:281–286

Coronado VG, Edwards JR, Culver DH, Gaynes RP, National Nosocomial Infections Surveillance (NNIS) System (1995) Ciprofloxacin resistance among nosocomial Pseudomonas aeruginosa and Staphylococcus aureus in the United States. Infect Control Hosp Epidemiol 16(2):71–75

Cruse PJ, Foord R (1980) The epidemiology of wound infection. A 10-year prospective study of 62,939 wounds. Surg Clin North Am 60:27–40

Gastmeier P, Kampf G, Wischnewski N et al (1998) Prevalence of nosocomial infektions in representative German hospitals. J Hosp Infect 38:37–49

Geipel U, Herrmann M (2005) The infected implant: bacteriology. Unfallchirurg 108:961–975

Gosselin RA, Roberts I, Gillespie WJ (2004) Antibiotics for preventing infection in open limb fracture. Cochrane Database Syst Rev CD003764:1

Hellbusch LC, Helzer-Julin M, Doran SE et al (2008) Single-dose vs multiple-dose antibiotic prophylaxis in instrumented lumbar fusion – a prospective study. Surg Neurol 70:622–637

Hohmann C, Eickhoff C, Radziwill R et al (2012) Adherence to guidelines for antibiotic prophylaxis in surgery patients in German hospitals: a multicentre evaluation involving pharmacy interns. Infection 40:131–137

Morris PJ, Barnes BA, Burke JF (1966) The nature of the "irreducible minimum" rate of incisional sepsis. Arch Surg 92:367–370

Nichols RL (2004) Preventing surgical site infections. Clin Med Res 2:115–118

Paul-Ehrlich-Gesellschaft für Chemotherapie e.V. (2010) Perioperative Antibiotika-Prophylaxe. Empfehlung einer Expertenkomission. Chemother J 19:70–84

Reutter F, Reuter DA, Hilgarth H, Heilek AM, Goepfert MS, Punke MA, Paul-Ehrlich-Gesellschaft (2014) Perioperative Antibiotika Prophylaxe. Anaesthesist 63(1):73–86

Robert-Koch-Institut (2012) Deutsche Daten im Rahmen der ersten europäischen Prävalenzerhebung zum Vorkommen nosokomialer Infektionen und zur Antibiokaanwendung. Epidemiol Bulletin 26:239–240

Statistisches Bundesamt (Hrsg) (2012) Operationen und Prozeduren bei vollstationären Patientinnen und Patienten 2010. Statistisches Jahrbuch Deutschland und International, Bd. 2012. Statistisches Bundesamt, Wiesbaden, S 123

Steinberg JP, Braun BI, Hellinger WC et al (2009) Timing of antimicrobial prophylaxis and the risk of surgical site infections: results from the trial to reduce antimicrobial prophylaxis errors. Ann Surg 250:10–16

Su HY, Ding DC, Chen DC et al (2005) Prospective randomized comparison of single-dose versus 1-day cefazolin for prophylaxisin gynaecologic surgery. Acta Obstet Gynecol Scand 84:384–389

Toprak NU, Gulluoglu BM, Cakici O et al (2005) Do antimicrobial susceptibility patterns of colonic isolates of Bacteroides species change after antibiotic prophylaxis with cefoxitine during elective abdominal surgery? Word J Surg 29:1311–1315

Weber WP, Marti WR, Zwahlen M et al (2008) The timing of surgical antimicrobial prophylaxis. Ann Surg 24:918–926

Zanetti G, Giardina R, Platt R (2001) Intraoperative redosing of cefazolin and risk for surgical site infection in cardiac surgery. Emerg Infect Dis 7:828–831

Intraoperative lokale Anwendungen zur Infektprophylaxe

Jörg Jerosch

Literatur – 227

J. Jerosch, C. Linke (Hrsg.), *Patientenzentrierte Medizin in Orthopädie und Unfallchirurgie*,
DOI 10.1007/978-3-662-48081-6_22, © Springer-Verlag Berlin Heidelberg 2016

Walenkamp stellte auf dem EFORT-Kongress 2001 die Zahlen von periprothetischen Infektionen in verschiedenen europäischen Ländern wie folgt vor.

- Niederlande: 35.500, 0,8 %
- Maastricht: 11.600, 0,7 %
- Großbritannien: 13.000, 0,3 %, langfristige Kontrolluntersuchungen nach Entlassungen 4,1 %
- Schweden: 12.118, 1,7 % Osteoarthrose, 4, 4 % rheumatoide Arthritis

Die Inzidenzen von postoperativen Infektionen nach Schulterarthroplastik reichen von 0,4–4 % (Lovallo et al. 2014). In diesem Zusammenhang stellt sich die Frage, ob durch lokale intraoperative Maßnahmen eine Reduktion der Infektionsrate zu erreichen ist.

Yarboro et al. (2007) zeigten, dass die lokale Applikation von Antibiotika hocheffektiv ist, Bakterien in Wunden abzutöten, sie ist sogar effektiver als die systemische Antibiotikagabe. Direkte intraartikuläre Injektionen von Antibiotika führen zu einer höheren lokalen Konzentration als die intravenöse Gabe. Dies zeigte sich bei verschiedenen veterinärärztlichen Publikationen (Lescun et al. 2006, Lloyd et al. 1988, Perry et al. 1991). Ein vergleichbares Prinzip wird mit antibiotikabeladenem Zement angewendet.

Es gibt entsprechende Hinweise in der Literatur über die lokale Antibiotikaanwendung bei der Behandlung bei infizierten Knie- und Hüftendoprothesen sowie im Bereich der zervikalen Wirbelsäule (Davenport et al. 1991, Pahys et al. 2013, Perry et al. 1992, Whiteside et al. 2011). Besonders geeignet erscheint für diese Therapieform Gentamicin zu sein (Yarboro et al. 2007). In einer neueren Studie demonstrierten Pahys et al. (2013) die Verwendung von Vancomycin-Pulver in Wunden nach zervikalen Wirbelsäuleneingriffen. In dieser Studie kam es zu einer deutlichen Reduktion der Infektionsrate Maastricht, denen Vancomycin intraoperativ gegeben wurde.

Die tiefe Infektionsrate bei anatomischen Schulterendoprothesen reicht von 0–3,9 % und bei inversen Systemen von 3,3– 4,0 % (Brems 2002, Mirzayan et al. 2000). Im Rahmen einer 23-jährigen retrospektiven Studie zeigte sich bei der primären Schulterendoprothetik eine Infektionsrate von 1,1 % (25

von 2249 Operation) und im Rahmen der Revisionsendoprothetik von 3,6 % (7 von 194 Operationen) (Lovallo et al. 2014).

Im Bereich der Schulter sind die Hauptkeime *Staphylococcus aureus, Staph. epidermidis, Propionibacterium acnes* und Corynebakterien. Hohe Faktoren für ein erhöhtes Infektionsrisiko sind Übergewicht, Malnutrition, systemische Gabe von Steroiden, Tumorerkrankungen, Chemotherapie, Diabetes mellitus, anderweitige Infekte, postoperative Hämatomformationen sowie Revisionschirurgie (Brems 2002, Wirth et al. 1996), weitere spezifische Risikofaktoren für periprothetische Infektionen im Bereich der Schulter stellen Frakturen, Cuff-Arthropathie sowie standardisierte Osteonekrosen dar (Coste et al. 2004).

Brown et al. (2012) zeigten die Effektivität einer Betadin-Spülung vor dem Wundverschluss zur Verhinderung von postoperativen Infektionen nach Hüft- und Knieendoprothesen. Das Protokoll beinhaltet eine Betadin-Lavage von 3 min in 688 Fällen (Hüft- und Kniealloarthroplastiken). Die Autoren verglichen die Anzahl periprothetischer Infektionen innerhalb der ersten 90 Tage nach der Indexoperation bei insgesamt 1826 Fällen (totale Hüft- und totale Kniearthroplastiken) mit dieser Methode. Insgesamt traten 18 Frühinfektionen vor der Verwendung der Betadin-Lavage auf und nur eine danach (0,97 zu 0,15 %). Die Autoren schlussfolgerten, dass die Betadin-Lavage eine kostengünstige und effektive Methode ist, postoperative Infektionen zu reduzieren.

Es gibt verschiedene Möglichkeiten die Antibiotikakonzentration im Prothesenlager zu erhöhen. Hierzu zählt zum einen die Verwendung von Antibiotikazement.

Lovallo et al. (2014) verwendeten Gentamicin (160 mg Gentamicin auf 20 ml Kochsalz), welches intraoperativ von lateral durch eine Spinalnadel in das Gelenk injiziert wurde. Die Autoren verglichen retrospektiv 507 Schulterprothesenimplantationen, die in der Zeit von 2005 bis 2011 erfolgt waren. Der Beginn der intraartikulären Gentamicin-Injektionen erfolgte ab dem Jahr 2007. Insgesamt wurden von den 507 Operationen 164 ohne und 343 mit Injektion durchgeführt. Ohne Antibiotikuminjektion kam es bei 5 Patienten (3 %) zu Infektionen, in der Gruppe mit Antibiotikuminjektionen nur bei einem Patienten (0,29 %). Ansonsten waren die Gruppen hinsichtlich Geschlecht, Alter, Body-Mass-Index und der Prävalenz von Komorbiditäten vergleichbar. Die Autoren schlussfolgern, dass die intraartikuläre Injektion von Gentamicin (160 mg) die postoperative Infektionsrate nach Schulterendoprothesenimplantation wahrscheinlich verringert.

Literatur

Brems JJ (2002) Complications of shoulder arthroplasty: infections, instabilitiy, and loosening. Instr Course Lect 51:29–39

Brown NM, Cipriano CA, Moric M, Sporer SM, Della Valle CJ (2012) Dilute Betadine lavage before closure for the prevention of acute postoperative deep periprosthetic joint infection. J Arthroplasty 27:27–30

Coste JS, Reig S, Trojani C, Berg M, Walch G, Boileau P (2004) The management of infection in arthoplasty of the shoulder. J Bone Joint Surg Br 86:65–69

Davenport K, Traina S, Perry C (1991) Treatment of actuely infected arthroplasty with local antibiotics. J Arthroplasty 6:179–183

Lescun TB, Vasey JR, Ward MP, Adams SB (2006) Treatment with continuous intrasynovial antimicrobial infusion for septic synovitis in horses: 31 cases (2000-2003). J Am Vet Med Assoc 228:1922–1929

Lloyd KC, Stover SM, Pascoe JR, Baggot JD, Kurpershoek C, Hietala S (1988) Plasma and synovial fluid concentration of gentamicin in horses after intra-articular administration of buffered and unbuffered gentamicin. Am J Vet Res 49:644–649

Lovallo J, Helming J, Jafari SM, Owusu-Forfie A, Donovan S, Minnok C, Adib F (2014) Intraoperative intra-articular injection of gentamycin: will it decrease the risk of infection in total shoulder arthroplasty? J Shoulder Elbow Surg 23:1272–1276

Mirzayan R, Itamura JM, Vangsness CT Jr, Holtom PD, Sherman R, Patzakis MJ (2000) Management of chronic deep infection following rotator cuff repair. J Bone Joint Surg Am 82:1115–1121

Pahys JM, Pahys JR, Cho SK, Kang MM, Zebala LP, Hawasli AH et al (2013) Methods to decrease postoperative infections following posterior cervical spine surgery. J Bone Joint Surg Am 95:549–554

Perry CR, Pearson RL (1991) Local antibiotic delivery in the treatment of bone and joint infections. Clon Orthop 263:215–226

Perry CR, Hulsey RE, Mann FA, Miller GA, Pearson RL (1992) Treatment of acutely infected arthroplasties with incision, drainage, and local antibiotics delivered via an implantable pum. Clin Orthop 281:216–223

Whiteside LA, Peppers M, Nayfeh TA, Roy ME (2011) Methicillin-resistant Staphylococcus aureus in TKA treated with revision and direct intra-articular antibiotic infusion. Clin Orthop 469:26–33

Wirth MA, Rockwood CA Jr (1996) Complications of total shoulder-replacement arthroplasty. J Bone Joint Surg Am 78:603–616

Yarboro SR, Baum EJ, Dahners LE (2007) Locally administered antibiotics for prophylaxis against surgical wound infection. An in vivo study. J Bone Joint Surg Am 89:929–933

Anwendung von Drainagen, Tourniquets und CPM

Jörg Jerosch

23.1   Drainagen – 230

23.2   Tourniquet – 230

23.3   Continous passive motion – 230

Literatur – 231

J. Jerosch, C. Linke (Hrsg.), *Patientenzentrierte Medizin in Orthopädie und Unfallchirurgie,*
DOI 10.1007/978-3-662-48081-6_23, © Springer-Verlag Berlin Heidelberg 2016

23.1 Drainagen

Ein typischer Mythos des Althergebrachten ("haben wir schon immer so gemacht") ist die Verwendung von Drainagen in der Hoffnung, hiermit Komplikationen, insbesondere postoperative Hämatome, zu reduzieren. Verschiedene Metaanalysen (Parker et al. 2007, Kelly et al. 2014) zeigten einen höheren Blutverlust und eine höhere Notwendigkeit zur Transfusion mit einer Drainage und keinerlei Unterschiede bei Infektionen, Hämatomen und der Notwendigkeit zur Revisionsoperation.

Zur Frage der Sinnhaftigkeit von Reinfusionsdrainagen finden sich ebenfalls unterschiedliche Untersuchungen (Thomassen 2014, Jones et al. 2007, Hazarika et al. 2010). So zeigte sich kein Unterschied beim Hämoglobinabfall oder bei der Rate notwendiger postoperativer Transfusionen. In der Studie von Hazarika zeigte sich hingegen bei der Reinfusionsgruppe ein geringerer postoperativer Hämoglobinwert an Tag 1 und 3 und eine höhere Notwendigkeit zur Retransfusionen im Vergleich zur Gruppe ohne Reinfusionsdrainage.

Auf das regelhafte Einbringen von Redon-Drainagen im Rahmen der Endoprothetik kann somit verzichtet werden. Die Indikationsstellung soll aufgrund bislang fehlender Nachweise des Nutzens durch Drainagen generell kritisch erfolgen.

In Ausnahmefällen wird bei erhöhter Blutungsneigung eine Drainage eingelegt. Diese wird dann am 1. postoperativen Tag entfernt. Der mögliche Nutzen einer Hämatom- und Seromreduktion soll dabei gegen das Risiko einer Schmerzinduktion durch die Drainage abgewogen werden. Das Einlegen der Drainage kann Ursache erhöhter postoperativer Schmerzen sein. Ebenso kann der Drainageschlauch als Fremdkörper mit potenzieller Keimbesiedelung Ursache bei der Entstehung postoperativer Wundinfektionen sein. Aus den genannten Gründen sind Drainageschläuche zu vermeiden.

Insgesamt fehlt bei Eingriffen an den Extremitäten die Evidenz, die den Einsatz von Drainagen rechtfertigen würde. Dementsprechend werden diese nicht empfohlen, und es soll so weit wie möglich auf das Einlegen von Drainagen verzichtet werden.

23.2 Tourniquet

Eine Metaanalyse von 13 randomisierten, kontrollierten Studien zeigte, dass die Verwendung eines Tourniquets im Rahmen der Knieendoprothetik nur bei wenigen Studien (n = 6) einen gering reduzierten intraoperativen Blutverlust bewirkte (durchschnittlich 198 ml), dass sich jedoch bei der Mehrzahl der Studien eine erhöhte Inzidenz von tiefen Beinvenenthrombosen sowie von anderen Komplikationen ergab (Zhung et al. 2014).

Li et al. (2009) zeigten auf, dass zwar der intraoperative Blutverlust geringer ist, der postoperative sog. versteckte Blutverlust (Hb-Reduktion, Knieumfänge am 3. und 14. Tag, schlechtere Knieflexion am Tag 1 und 3, schlechtere aktive Streckung des Beines am 1 und 3) deutlich höher ist, wenn man ein Tourniquet verwendet.

Ledin et al. (2012) zeigten in einer randomisierten, kontrollierten Studie mit 50 zementierten Knieendoprothesen, jeweils hälftig mit und ohne Tourniquet, einen vergleichbaren Blutverlust, jedoch weniger initiale Schmerzen ohne Tourniquet. Nach 2 Jahren fand sich in der Gruppe ohne Tourniquet eine bessere Beweglichkeit von 11° ohne Nachteile im Zement-Knochen-Intervall.

23.3 Continous passive motion

Hinsichtlich der Frage der "continous passive motion" (CPM) gibt es eine Cochrane-Analyse (Harvey 2014). In dieses Cochrane-Review wurden 20 randomisierte, kontrollierte Studien inkludiert mit insgesamt 1335 Patienten. Es zeigte sich bei den CPM-Gruppen eine gering verbesserte passive und aktive Flexion (2 bzw. 3°), jedoch ohne klinische Relevanz. Es gibt Hinweise, dass die CPM eventuell die Notwendigkeit zur postoperativen Manipulation reduziert.

Husted et al. (2014) formulierten in ihrem Artikel "Traditions an myths in hip and knee arthroplasty", dass die Verwendung von adhäsiven Drapes, intraoperativen Tourniquets, postoperativen Drainagen und CPM aufgrund der vorliegenden Datenlage nicht empfohlen werden kann.

❯ Es stellt sich somit die Frage, warum wir in diesem Bereich *Ressourcen investieren und diese
Ressourcen nicht besser dem Patienten direkt
zukommen lassen.*

Literatur

Harvey LA, Brosseau L, Herbert RD (2014) Continuous passive
motion following total knee arthroplasty in people with
arthritis. Cochrane Database Syst Rev 2:CD004260

Hazarika S, Bhattacharya R, Bhavikatti M, Dawson M (2010) A
comparison of post-op haemoglobin levels and allogeneic
blood transfusion rates following total knee arthroplasty
without drainage or with reinfusion drains. Acta Orthop
Belg 76(1):74–78

Husted H, Gromov K, Malchau H, Freiberg A, Gebuhr P, Troelsen
A (2014) Traditions and myths in hip and knee arthroplasty.
Acta Orthop 85(6):548–555

Jones AP, Harrison M, Hui A (2007) Comparison of autologous
transfusion drains versus no drain in total knee arthroplasty. Acta Orthop Belg 73(3):377–385

Kelly EG, Cashman JP, Imran FH, Conroy R, O'Byrne J (2014)
Systematic review and meta-analysis of closed suction
drainage versus non-drainage in primary hip arthroplasty.
Surg Technol Int 24:295–301

Ledin H, Aspenberg P, Good L (2012) Tourniquet use in total
knee replacement does not improve fixation, but appears
to reduce final range of motion. Acta Orthop 83(5):499–503

Li B, Wen Y, Wu H, Qian Q, Lin X, Zhao H (2009) The effect of tourniquet use on hidden blood loss in total knee arthroplasty.
Int Orthop 33(5):1263–1268

Parker MJ, Livingstone V, Clifton R, McKee A (2007) Closed suction surgical wound drainage after orthopaedic surgery.
Cochrane Database Syst Rev 3:CD001825

Thomassen BJ, den Hollander PH, Kaptijn HH, Nelissen RG, Pilot
P (2014) Autologous wound drains have no effect on allogeneic blood transfusions in primary total hip and knee
replacement: a three-arm randomised trial. Bone Joint J
96-B(6):765–771

Zhang W, Li N, Chen S, Tan Y, Al-Aidaros M, Chen L (2014) The
effects of a tourniquet used in total knee arthroplasty: a
meta-analysis. J Orthop Surg Res 9(1):13

Das EndoCert-Konzept

Holger Haas

24.1   Hintergrund – 234

24.2   Entwicklung – 234

24.3   Kernelemente – 235

24.4   Formaler Aufbau des Zertifizierungsverfahrens – 237

24.5   Ablauf des Verfahrens – 238

24.6   Erfahrungen aus den Pilotphasen
        und erste Ergebnisse – 240

24.6.1 Personal – 240

24.6.2 Institutionalisierte Besprechungen – 240

24.6.3 Kernprozesse – 240

24.6.4 Stützprozesse – 241

24.6.5 Qualitätsindikatoren – 241

24.7   Aktueller Stand – 241

24.8   Diskussion und Ausblick – 241

        Literatur – 242

J. Jerosch, C. Linke (Hrsg.), *Patientenzentrierte Medizin in Orthopädie und Unfallchirurgie,*
DOI 10.1007/978-3-662-48081-6_24, © Springer-Verlag Berlin Heidelberg 2016

24.1   Hintergrund

Die Implantation von Endoprothesen zur Behandlung degenerativer und entzündlicher Gelenkdestruktionen stellt ein weltweit bewährtes und erfolgreiches Verfahren dar. Allein in Deutschland werden pro Jahr ca. 400.000 Eingriffe dieser Art durchgeführt. Neben dem zentralen Einfluss auf die Gesundheit jedes einzelnen betroffenen Patienten besteht eine große volkswirtschaftliche Bedeutung dieses Bereichs der Medizin.

Die endoprothetische Versorgung ist durch die Möglichkeit gekennzeichnet, ein hohes Maß an Standardisierung zu erreichen. Vielfach wird die Behandlung in diesem Umfeld daher bereits mit industriellen Fertigungsprozessen verglichen, auch wenn dies vor dem Hintergrund der ein Vielfaches höheren Beeinflussbarkeit einer medizinischen Behandlung durch patientenindividuelle Faktoren im Vergleich zu einem Industrieprozess nicht gerechtfertigt erscheint. Andererseits sind Teilbereiche der medizinischen Behandlung, insbesondere auf dem Gebiet der Stützprozesse, durchaus mit industriellen Abläufen vergleichbar.

Stand bei der Bewertung des Behandlungserfolgs vor einigen Jahren noch eine arztzentrierte, insbesondere auf die Standzeit der Prothese ausgerichtete Sichtweise im Vordergrund, erlangen derzeit patientenzentrierte Verfahren zunehmende Bedeutung. Dabei wird vor allem die vom Patienten wahrgenommene Qualität der Versorgung bewertet. Befördert durch die immer wiederkehrenden Diskussionen um Fehlbehandlungen und Prothesenskandale steigt das Misstrauen der Patienten gegenüber der Ärzteschaft und den angebotenen Operationen deutlich an. Steigende Zahlen von Verfahren vor den Gutachterkommissionen der Ärztekammern belegen dies eindrücklich.

Unerwünschte Behandlungsergebnisse haben einen wesentlichen Einfluss auf die Lebensqualität der Patienten und mittelbar auf die direkten und indirekten Kosten der Arthrosetherapie. Eine Optimierung der Prozesse und der zugrunde liegenden Strukturen im Rahmen der Patientenversorgung hat einen positiven Einfluss auf die Behandlungsqualität (Eberlein-Gonska et al. 2007, Gooiker et al. 2010, Straub et al. 2007). Dies konnte für viele Bereiche der Medizin gezeigt werden. Durch eine Zertifizierung werden erreichte qualitätsrelevante Maßnahmen für die Öffentlichkeit transparent dargestellt. So gelingt neben einer Verbesserung der Versorgungsqualität auch eine Steigerung des Vertrauens der Patienten in die vorhandenen Versorgungsstrukturen.

Die Deutsche Gesellschaft für Orthopädie und Orthopädische Chirurgie e. V. trägt daher 2 Verfahren, die der Qualitätsverbesserung im Bereich der Endoprothetik dienen sollen. Neben der Einführung des Endoprothesenregisters Deutschland (EPRD) wurde ein Verfahren zur Zertifizierung von Endoprothetikzentren etabliert, das seit dem Jahr 2012 für alle interessierten Einrichtungen offen steht.

24.2   Entwicklung

An der Orthopädischen Universitätsklinik Rostock hat W. Mittelmeier bereits im Jahr 2007 das erste Zertifizierungskonzept für Endoprothetikzentren entworfen, getestet und die gesammelten Erfahrungen in ein durch die Deutsche Gesellschaft für Orthopädie und Orthopädische Chirurgie e. V. getragenes Projekt zur Entwicklung eines überregionalen Zertifizierungssystems eingebracht.

Im Jahr 2009 wurde daraufhin eine Arbeitsgruppe gebildet, die die Anforderungen für die Zertifizierung von Endoprothetikzentren auf Basis der aktuellen wissenschaftlichen Literatur weiterentwickelt und in 2 Erprobungsphasen an verschiedenen Krankenhauseinrichtungen überprüft hat. Einbezogen in die Entwicklung des Verfahrens wurden zudem die Arbeitsgemeinschaft Endoprothetik (AE) als Sektion der Deutschen Gesellschaft für Orthopädie und Unfallchirurgie (DGOU) und der Berufsverband der Fachärzte für Orthopädie und Unfallchirurgie (BVOU). Die wissenschaftlichen Grundlagen wurden 2013 veröffentlicht (Haas et al. 2013).

Durch die Identifikation der wesentlichen Faktoren für eine erfolgreiche endoprothetische Versorgung und deren gezielte Überprüfung im Rahmen des Zertifizierungsprozesses ist es möglich, Einrichtungen zu bewerten und bei einem erfolgreichen Abschluss des Verfahrens zu zertifizieren. Folgende Teilaspekte werden im EndoCert-Verfahren einbezogen:

- Sicherstellung der strukturellen Erfordernisse für die Versorgung mit Endoprothesen
- Nachweis eines interdisziplinär erarbeiteten und regelmäßig zu überprüfenden Behandlungspfads
- Förderung der interdisziplinären Zusammenarbeit
- Sicherstellung der zur Patientenversorgung notwendigen Stützprozesse (u. a. Bildgebung, Konsilwesen, sozialmedizinische Betreuung)
- Vorhalten qualifizierten Personals in allen beteiligten Berufsgruppen
- strukturierte Einführung neuer Implantate bzw. Behandlungsmethoden
- Erarbeitung von Kooperationsvereinbarungen für die optimierte Behandlung von Patienten an Nahtstellen zu anderen Fachabteilungen und externen Behandlungspartnern
- Einbindung der Patienten durch Sicherstellung einer umfassenden, die gesetzlichen Vorgaben überschreitenden Aufklärung und Beratung
- Auswertung erhobener Qualitätsindikatoren
- Regelungen zum Vorgehen bei unerwünschten Vorkommnissen mit Implantaten
- Anbindung an das Endoprothesenregister Deutschland (EPRD)
- Ausschluss von Zuweisungen gegen Entgelt oder sonstiger Kick-Back-Mechanismen
- regelmäßige externe Stichprobenprüfung im Rahmen von jährlichen Audits durch geschulte Fachexperten mit Bewertung der Abläufe und auf Einhaltung der Vorgaben

Zunächst wurden in einer ersten Pilotphase die Eignung der aufgestellten Anforderungen zur Erfassung qualitätsrelevanter Schlüsselfaktoren und das Auditverfahren selbst sowie die Bewertungsmöglichkeit durch Fachexperten vor Ort in den Kliniken der Arbeitsgruppe überprüft. In einer zweiten Pilotphase wurden insbesondere Einrichtungen bewertet, die von ihrer Organisationsform keine klassischen klinischen Abteilungen sind. So wurde die Einbindung von Beleg- oder Honorarärzten ebenso wie die Integration von Facharztpraxen evaluiert und die Eignung des Zertifizierungsverfahrens auch für diese Einrichtungen gezeigt. Begleitet wurden die Pilotphasen durch eine auf den gewonnenen Erkenntnissen beruhende Überarbeitung und An-

passung der Erhebungsbögen. Durch diesen abgestuften Prozess bei der Einführung des Verfahrens konnte dessen Eignung für die Anwendung der Zertifizierung unter Berücksichtigung der Versorgungsrealität in Deutschland nachgewiesen werden. Die Freigabe des Systems erfolgte in Deutschland zum 19.10.2012.

24.3 Kernelemente

Die Qualität eines Verfahrens im Allgemeinen oder einer medizinischen Behandlung im Besonderen beinhaltet mehrere Perspektiven. So werden die Struktur-, Prozess- und Ergebnisqualität unterschieden, die auch in einem Zertifizierungsverfahren bewertet werden.

Für die **Strukturqualität** werden unter anderem die baulichen und räumlichen Gegebenheiten, die technische Ausstattung und die Qualifikation sowie die Anzahl des Personals bewertet. Zur Sicherstellung der geforderten Patientenversorgung, auch im Abwesenheitsfall der zentral an der Versorgung teilnehmenden Personen, müssen je Zentrum 2 Haupt- (Endoprothesenzentrum) bzw. Seniorhauptoperateure (Endoprothesenzentrum der Maximalversorgung) vorhanden sein. Für diese ausgewiesenen Operateure gelten jährliche Mindestfallzahlen in der Endoprothetik. Zugleich sind Mindestfallzahlen auch für die jeweilige Einrichtung bzw. den zu zertifizierenden Standort vorgeschrieben, da neben der Erfahrung des Operateurs auch die des gesamten Teams für den Behandlungserfolg wesentlich ist (Badawy et al. 2013, Baker et al. 2013). Auswirkungen der strukturellen Vorgaben auf die Behandlungsqualität zeigen sich auch für die Frakturversorgung. So konnte ein "Weekend-Effekt" durch eingeschränkte Verfügbarkeit von erfahrenen Operateuren nachgewiesen werden (Thomas et al. 2014).

Eine indirekte Bestätigung für die Anwendung von Mindestfallzahlen im Rahmen dieses Zertifizierungssystems ergibt sich aus der Wiedereinführung von Mindestmengen in der Knieendoprothetik durch einen Beschluss des Gemeinsamen Bundesausschusses im Dezember 2014 (BAnz AT 31.12.2014 B11).

Alle Eingriffe an einem Endoprothesenzentrum, die im Rahmen der Weiterbildung des ärztlichen

Nachwuchses erfolgen, müssen durch Haupt- oder Seniorhauptoperateure verantwortlich assistiert werden. Dies gewährleistet eine hohe Qualität der Ausbildung bei höchster Sicherheit für die im Zentrum operierten Patienten.

Aufgrund der Weiterbildungsinhalte ist die Zusatzweiterbildung "Spezielle Orthopädische Chirurgie" Voraussetzung für die Qualifikation der Haupt- bzw. Seniorhauptoperateure. So wird gefordert, dass einer der mindestens 2 verantwortlichen Operateure im Zentrum über diese Qualifikation verfügt. Vor dem Hintergrund der Versorgungsrealität in Deutschland muss festgestellt werden, dass dieser Anforderung noch nicht vollständig nachgekommen werden kann. Daher wurden Übergangsregelungen für etablierte endoprothetische Einrichtungen geschaffen, die sicherstellen, dass die über Jahre an der Versorgung teilnehmenden Einrichtungen nicht von einer Zertifizierung ausgeschlossen werden. Voraussetzung dafür ist es, dass die übrigen Anforderungen für eine Zertifizierung über einen festgelegten Zeitraum vor der Inanspruchnahme dieser Übergangsregelung erfüllt wurden. Diese Regelungen wurden im Einvernehmen und unter Beteiligung der Deutschen Gesellschaft für Unfallchirurgie (DGU) festgelegt. Zu den Einzelheiten wird auf die Internetseite ▶ www.endocert.de verwiesen. Mittelfristig ist sichergestellt, dass in allen Zentren flächendeckend zumindest ein Operateur mit der Zusatzweiterbildung "Spezielle Orthopädische Chirurgie" vorhanden ist.

Die Verpflichtung zur Einhaltung der gesetzlichen Vorgaben und der geltenden Leitlinien ist ebenfalls nachzuweisen. Die Vorhaltung eines geeigneten Lagers zur Bereitstellung der Implantate ist dem Bereich der Strukturqualität zuzuordnen, während der Bestellprozess, insbesondere von Sonderimplantaten, in den Bereich der Prozessqualität fällt.

Der Behandlungsablauf für den Patienten steht im Mittelpunkt der **Prozessqualität**. Zentrales Element ist der Behandlungspfad, in dem alle relevanten Maßnahmen angegeben sind. Unter anderem sind auch Angaben über die Behandlung von Notfällen und der Umgang mit Medizinprodukten zu bewerten. Unterschieden werden dabei Kern- und Stützprozesse nach ihrem direkten Bezug zur endoprothetischen Versorgung. Der Operations-

ablauf selber stellt einen Kernprozess dar. Den Stützprozessen zugeordnet sind beispielsweise die Bildgebung, die sozialmedizinische Beratung und die orthopädietechnische Betreuung der Patienten. Die nachvollziehbare Dokumentation der Prozesse ermöglicht dabei den Auditoren eine Bewertung des Zentrums im Rahmen des Zertifizierungsprozesses und erleichtert darüber hinaus auch die Einarbeitung neuer Mitarbeiter.

Für die Erfassung der **Ergebnisqualität** sind verschiedene Aspekte einzubeziehen. Neben der langfristig zu betrachtenden Standzeit der Prothese können die direkte Zufriedenheit des Patienten mit der ärztlichen und pflegerischen Betreuung sowie die Schmerzreduktion und der Funktionsgewinn durch die Operation bewertet werden. Gerade in jüngster Zeit finden patientenbezogene Parameter (PROM ["patientrelated outcome measurements", ▶ Kap. 12) zunehmende Beachtung (Hossain et al. 2015). Daneben sind auch direkt perioperativ messbare Indikatoren geeignet, die Ergebnisqualität zu bestimmen. Hierzu zählen Häufigkeitsangaben der für die Endoprothetik typischen Komplikationen. Eine Übersicht findet sich in Haas et al. (2013). Beispielhaft sei die Messung und Auswertung der Pfanneninklination auf der postoperativen Beckenübersichtsaufnahme nach einer Hüfttotalendoprothesenimplantation zu nennen, da unter anderem die Luxationsrate und das Abriebverhalten auch von diesem Parameter abhängig sind (Callanan et al. 2011, Bosker et al. 2007). Auch ist der Effekt der OP-Zeit auf die Behandlungsqualität in der neueren Literatur nachgewiesen worden (Belmont et al. 2014, Young et al. 2014).

Durch die Einführung des Endoprothesenregisters Deutschland (EPRD) werden Daten über die Standzeiten der Prothesen erfasst und ausgewertet. Eine Teilnahme am EPRD ist für alle Endoprothesenzentren verpflichtend.

Entscheidend bei der Erhebung der Qualitätsindikatoren sind die valide Datenerfassung und die Dokumentation. Es ist die Aufgabe von EndoCert, diesen Umgang mit den zentrumseigenen Daten zu fördern und zu einer zentrumsinternen Diskussion anzuregen, deren Ergebnisse dann wiederum zu einer Verbesserung der Qualität führen. Ein fehlerbehaftetes Vorgehen im Zusammenhang mit der Datenerfassung muss ebenso wie die Dokumenta-

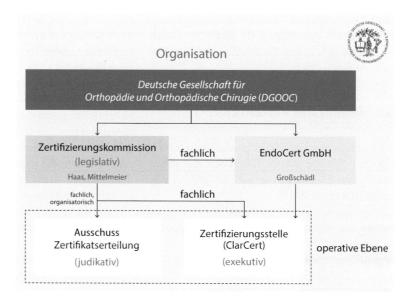

□ **Abb. 24.1** Offizielle Gremien und Organigramm des EndoCert-Systems. (© H. Haas, EndoCert)

tion nicht relevanter und somit verzichtbarer Parameter durch ein kontinuierliches Monitoring des Verfahrens und daraus abgeleitete Beschlüsse der Zertifizierungskommission unterbunden werden.

EndoCert unterstützt die Vernetzung von Leistungserbringern aller Sektoren zur Verbesserung der Behandlungsqualität und Versorgungssicherheit. Dagegen werden alle Formen einer Zuweisung gegen Entgelt oder ähnliche Kickback-Mechanismen strikt abgelehnt.

Derzeit sind im EndoCert-System 2 Versorgungsstufen abgebildet: Neben Endoprothetikzentren (EPZ) nehmen Endoprothetikzentren der Maximalversorgung (EPZmax) an der Patientenversorgung teil. Die Zentren der Maximalversorgung sollen insbesondere auch wechselendoprothetische Eingriffe aller Schwierigkeitsgrade anbieten und als Anlaufstelle für Hochrisikopatienten oder komplikationsbehaftete Verläufe zur Verfügung stehen. Eine Kooperation von EPZ mit EPZmax wird in diesem Zusammenhang empfohlen.

24.4 Formaler Aufbau des Zertifizierungsverfahrens

Aufbau und Ablauf des Zertifizierungsverfahrens sind in einer Geschäftsordnung transparent darge-

stellt. Zudem finden sich darin Angaben zum Vorgehen bei auftretenden Unstimmigkeiten (Haas et al. 2013). Zur Sicherstellung der Unabhängigkeit und Objektivität des Verfahrens wurden entsprechend der Praxis in anderen Zertifizierungssystemen Gremien mit klar definierten Aufgaben geschaffen. Eine Übersicht findet sich in □ Abbildung 24.1.

Die **Zertifizierungskommission** ist in enger Abstimmung mit der Trägerin des Verfahrens, der Deutschen Gesellschaft für Orthopädie und Orthopädische Chirurgie e. V., verantwortlich für die Inhalte und Anforderungen an die Zertifizierung sowie die Weiterentwicklung des Verfahrens. Damit sind diesem Gremium legislative Aufgaben zugeordnet. Zudem wird sie zur Entscheidungsfindung bei Unstimmigkeiten in inhaltlichen oder prozessualen Fragen hinzugezogen. Die praktische Abwicklung der Zertifizierung selber sowie die Organisation der einzelnen Verfahren erfolgen durch eine unabhängige **Zertifizierungsstelle**. Diese Funktion wird durch die Firma ClarCert mit Sitz in Neu-Ulm ausgeübt.

Die Entscheidung über das Ergebnis des Zertifizierungsverfahrens trifft der **Zertifikatserteilungsausschuss** auf der Grundlage der durch die Zertifizierungsstelle bereitgestellten Unterlagen und dem Bericht der Auditoren, die eine Bewertung der Einrichtung durch Prüfung des ausgefüllten Erhebungsbogens und das Audit vor Ort vorgenommen haben. Daneben ist zur Abwicklung der organisatorisch-geschäftlichen Belange die **EndoCert GmbH** gegründet worden, die jedoch keine inhaltlich steuernde Funktion erfüllt.

24.5   Ablauf des Verfahrens

Das Zertifizierungsverfahren gliedert sich in verschiedene Schritte, die im Folgenden angegeben sind. Zu den Einzelheiten sei auf die Literatur verwiesen (Haas et al. 2013).

Anfrage Zur Einleitung einer Zertifizierung muss die Einrichtung eine Anfrage bei der Zertifizierungsstelle einreichen.

Aufwandskalkulation und Angebot Die Zertifizierungsstelle unterbreitet der interessierten Einrichtung auf Grundlage der übermittelten Daten eine unverbindliche Aufwandskalkulation.

Antrag Mit der Antragstellung wird das Verfahren eingeleitet. Es werden Fachexperten zur Bewertung der Einrichtung benannt und ein Termin zur Durchführung des Audits abgestimmt.

Bewertung des Erhebungsbogens Im Erhebungsbogen beschreiben die in der Vorbereitung zur Zertifizierung befindlichen Einrichtungen, auf welche Art und in welchem Maße sie die fachlichen Anforderungen erfüllen. Die Fachexperten führen auf der Basis der erteilten Auskünfte eine Bewertung durch und sprechen eine Empfehlung hinsichtlich der Einleitung des Zertifizierungsverfahrens aus. Diese Bewertung kann mit Auflagen für die Einleitung des Zertifizierungsverfahrens verbunden sein. Das Zentrum kann diese Bewertung nutzen, um beschriebene Schwachstellen zu beheben oder missverständliche Angaben in der Vorbereitung auf das Audit zu korrigieren. Kliniken, bei denen eine erfolgreiche Zertifizierung stark gefährdet ist, werden somit auch vor einer Zertifizierung mit negativem Ergebnis und den damit verbundenen Kosten frühzeitig geschützt.

Vorgespräch (optional) Auf Wunsch der Einrichtung kann ein Vorgespräch zur weiteren Klärung offener Punkte erfolgen.

Auditierung vor Ort Die Fachexperten überprüfen die Erfüllung der Anforderungen und die Angaben im Erhebungsbogen auf ihre Richtigkeit im Rahmen eines Besuchs der Einrichtung. Bei fehlender Übereinstimmung oder nicht erfüllten Anforderungen werden Abweichungen ausgesprochen. Eine Zertifikatserteilung setzt die Behebung der festgestellten Abweichungen durch die Einrichtung voraus. Daneben können durch die Fachexperten Hinweise gegeben werden, die zu einer weiteren Verbesserung des Zentrums beitragen sollen und Beachtung im Verlauf der weiteren Auditierungen finden sollen.

Bewertung, Behebung, Abweichung Festgestellte Abweichungen sind innerhalb einer festgelegten Frist durch das Endoprothetikzentrum zu beheben (max. 3 Monate). Die Behebung der Abweichung wird vom leitenden Fachexperten bewertet. Dies kann in Form einer Unterlagenbewertung oder über ein Nachaudit vor Ort erfolgen. Die Art der Nachweiserbringung wird durch die Fachexperten bestimmt.

Bewertung durch den Ausschuss Zertifikatserteilung Durch die Fachexperten erfolgt eine Empfehlung über die Zertifikatserteilung. Diese erfolgt durch den Ausschuss Zertifikatserteilung, der in der Regel der Empfehlung der Fachexperten folgt. Der Ausschuss kann zusätzliche Auflagen definieren, die Voraussetzung für die Erteilung des Zertifikats sein können.

Zertifikatserteilung Nach Prüfung der Unterlagen und des Auditberichts entscheidet der Ausschuss Zertifikatserteilung über die Zuerkennung der Zertifizierung, die eine Gültigkeitsdauer von 3½ Jahren hat. Die Aufrechterhaltung des Zertifikats setzt voraus, dass jährlich ein Überwachungsaudit und mindestens alle 3 Jahre ein Wiederholaudit durchgeführt werden. Die Durchführung von Überwachungs- und Wiederholaudits ist an Fristen gebunden. Falls das Zentrum die Durchführung des Überwachungs- bzw. Wiederholaudits nicht in dem erforderlichen Umfang/Zeitraum ermöglicht oder falls die in diesen Audits festgestellten Abweichungen nicht fristgerecht durch das Zentrum behoben werden, kann von der Zertifizierungsstelle das Verfahren der Zertifikatsaussetzung bzw. des Zertifikatsentzugs eingeleitet werden.

Wiederholaudit Vor Ablauf der Gültigkeitsdauer wird das zertifizierte Endoprothetikzentrum einer Überprüfung unterzogen, die hinsichtlich Umfang und Vorgehensweise einer Erstzertifizierung ähnelt.

Überwachungsaudit Zur Sichtung und Überprüfung des fortbestehenden und sich kontinuierlich verbessernden Endoprothetikzentrums finden jährliche Überwachungsaudits statt, die im Umfang gegenüber den Erst- und Wiederholaudits reduziert sind und bei denen hauptsächlich Veränderungen im Zentrum erfasst und bewertet werden sollen. Die Überwachungsaudits sind ebenfalls innerhalb der definierten Fristen durchzuführen.

Durchführung bei fehlender Systemzertifizierung Grundsätzlich gilt, dass eine bestehende QM-Systemzertifizierung (nach QM-Modellen DIN EN ISO 9001, KTQ, Joint Commission oder EFQM) vorhanden sein soll. Bei Endoprothetikzentren, die nicht über ein zertifiziertes QM-System verfügen, gelten folgende Regelungen:

- Die Erstzertifizierung erfolgt durch zwei Fachexperten und einen zusätzlichen Systemauditor, der auf Basis der DIN EN ISO 9001 den Stand der im Zertifizierungsverfahren enthaltenen Elemente des QM-Systems prüft. Die vom Systemauditor getroffenen Empfehlungen zur Verbesserung des QM-Systems müssen bis zum Rezertifizierungsaudit nach 3 Jahren umgesetzt werden.
- Die jährlichen Überwachungsaudits 1 und 2 werden ausschließlich durch die Fachexperten durchgeführt.

Aussetzung der Zertifizierung Eine Aussetzung der Zertifizierung kann erfolgen, wenn die Erfüllung der Zertifizierungsanforderungen nicht sichergestellt ist bzw. wenn erhebliche Zweifel an der zukünftigen Erfüllung der Zertifizierungsanforderungen bestehen. Gegenüber dem Zertifikatsentzug besteht bei der Aussetzung des Zertifikats ein berechtigtes Vertrauen, dass die Erfüllung der Zertifizierungsanforderungen in einem definierten Zeitraum wieder sichergestellt werden kann. Die Aussetzung der Zertifizierung kann vom Ausschuss Zertifikatserteilung veranlasst werden oder auf Wunsch des zertifizierten Endoprothetikzent-

rums erfolgen. Das Zertifikat oder Hinweise auf die Zertifizierung dürfen während der Aussetzung des Zertifikats nicht mehr genutzt werden.

Zertifikatsentzug Einem zertifizierten Endoprothetikzentrum kann das Zertifikat innerhalb der auf dem Zertifikat ausgewiesenen Gültigkeitsdauer entzogen werden. Beim Zertifikatsentzug besteht im Vergleich zur Aussetzung des Zertifikats kein ausreichendes Vertrauen bzw. es liegen unzureichende Voraussetzungen für die Erfüllung der Zertifizierungsanforderungen in einem definierten Zeitraum vor. Über einen möglichen Zertifikatsentzug entscheidet der Ausschuss Zertifikatserteilung. Bevor ein Zertifikatsentzug ausgesprochen wird, hat das Endoprothetikzentrum die Möglichkeit zur Abgabe einer Stellungnahme. Bei Unstimmigkeiten entscheidet die Zertifizierungskommission.

Die Prüfung der eingereichten Unterlagen und die Durchführung des Audits erfolgen durch Fachexperten. Hierbei handelt es sich um für diese Aufgabe ausgebildete und von der Deutschen Gesellschaft für Orthopädie und Orthopädische Chirurgie (DGOOC) anerkannte Personen. Die Ernennung zum Fachexperten erfordert neben definierten Zulassungsvoraussetzungen die erfolgreiche Teilnahme an einem Qualifizierungslehrgang durch die Zertifizierungsstelle mit abschließender Qualifizierungsprüfung und nachfolgendem erfolgreich abgeschlossenem Hospitationsverfahren. So ist sichergestellt, dass für eine Bewertung von Endoprothetikzentren nur selber in der Endoprothetik erfahrene Operateure mit einer nachgewiesenen Qualifikation zum Auditor eingesetzt werden. Durch regelmäßig veranstaltete Sitzungen, dem Fachexpertenerfahrungsaustausch, werden eine fortlaufende Weiterqualifikation der eingesetzten Fachexperten und die Rückmeldung von Erfahrungen aus dem Auditbetrieb gewährleistet.

Besonderer Wert wird im EndoCert-Verfahren auf die regelmäßige Evaluation des Verfahrens und der aufgestellten Anforderungen gelegt. Für die daraus abgeleitete Weiterentwicklung des Systems liegt die primäre Verantwortung bei der Zertifizierungskommission, die in regelmäßigen Sitzungen eine Bewertung und Anpassung vornimmt (Haas et al. 2013).

24.6 Erfahrungen aus den Pilotphasen und erste Ergebnisse

An der Evaluation des Verfahrens in zwei Pilotphasen vor Aufnahme des Regelbetriebs nahmen insgesamt 23 Kliniken teil. Dabei wurden insbesondere auch komplexe Organisationsstrukturen (Belegabteilungen, Kooperationsarztmodelle) eingebunden, um die Eignung des Verfahrens auch für diese Einrichtungen nachzuweisen. Eine Auswertung der Ergebnisse aus den Pilotphasen wurde von Haas und Mittelmeier (2014) veröffentlicht. Durch die Analyse der in den Pilotphasen aufgetretenen Abweichungen konnten Rückschlüsse auf mögliche Schwächen des Verfahrens gezogen werden. Zudem belegen behobene Abweichungen, welche Verbesserungen durch die Zertifizierung erreicht werden konnten, da eine Zertifikatvergabe erst nach Behebung der festgestellten Abweichungen erfolgt ist.

Insgesamt wurden bei den 23 teilnehmenden Kliniken 172 Abweichungen festgestellt und durch die Einrichtungen behoben. Folgende Schwerpunkte konnten dabei beobachtet werden: Personal, institutionalisierte Besprechungen, Kern- und Stützprozesse sowie Qualitätsindikatoren.

24.6.1 Personal

Durch die Einführung der Zertifizierung wurde die Forderung nach Durchführung bzw. Assistenz aller endoprothetischen Operationen durch Hauptoperateure in allen zertifizierten Einrichtungen umgesetzt. Hierdurch wird eine adäquate Betreuung der Patienten durch Operateure mit nachgewiesener Erfahrung auf dem Gebiet der Endoprothetik, unabhängig von der kurzfristigen Personalsituation, sichergestellt. Als Folge der Auswertungen in den Pilotphasen wurde eine Differenzierung der Operateure an Endoprothesenzentren der Maximalversorgung in Haupt- und Seniorhauptoperateure eingeführt, wodurch auch innerhalb der Zentren eine Spezialisierung auf bestimmte Eingriffe erfolgen kann. So ergeben sich weitere positive Effekte auf die Versorgungsqualität.

Eine besondere Herausforderung stellt die Einbindung von Kooperationsärzten in ein Zentrum dar. Dabei müssen die Qualifikation der Hauptoperateure sowie die umfassende und einheitliche Betreuung der Patienten ebenso wie die durchgängige Gültigkeit der EPZ-spezifischen Regelungen überprüfbar sichergestellt sein. Patienten müssen an Einrichtungen, an denen eine Versorgung sowohl im Rahmen eines zertifizierten Endoprothetikzentrums als auch außerhalb davon erfolgt, nachvollziehbar erkennen können, in welcher Struktur sie versorgt werden. Betroffene Einrichtungen haben diese Forderung im besonderen Maße zu erfüllen, um nicht der Gefahr von Trittbrettfahrereffekten ausgesetzt zu sein.

24.6.2 Institutionalisierte Besprechungen

Der interkollegiale und berufsgruppenübergreifende Austausch über die vorgesehene Behandlung ist ein wesentliches Qualitätsmerkmal. Hierzu dienen verschiedene institutionalisierte Besprechungen, in denen auffällige Verläufe, Komplikationen und jede Indikation diskutiert und somit Entscheidungen zumindest nach dem 4-Augen-Prinzip auf der Ebene der Haupt- bzw. Seniorhauptoperateure getroffen werden. Vor dem Hintergrund der zunehmenden Arbeitsverdichtung werden die Einrichtungen durch die geforderte regelmäßige Teilnahme der Mitarbeiter an diesen Besprechungen und die nachvollziehbare Dokumentation vor große Herausforderungen gestellt.

24.6.3 Kernprozesse

Unvollständige sowie für Teilbereiche (Wechselendoprothetik) noch nicht erstellte Behandlungspfade ergaben die Mehrzahl der Abweichungen in diesem Bereich. Durch das Zertifizierungsverfahren konnte erreicht werden, dass alle Einrichtungen die bestehenden Defizite abgestellt haben. Dabei ist der in der Einrichtung unter Berücksichtigung der bestehenden lokalen Voraussetzungen interdisziplinär erarbeitete Behandlungspfad ein wesentlicher Faktor für die Erhöhung der Patientensicherheit und eine verbesserte Einbeziehung neuer Mitarbeiter in die einrichtungsspezifischen Arbeitsabläufe. Zudem wird die Arbeitseffizienz erhöht, da ein automatisierter Ablauf von Routinearbeiten und Maßnahmen (z. B. Zeitpunkt der Erstmobilisation, Anordnung von Routinelaborkontrollen) ermöglicht wird.

24.6.4 Stützprozesse

Hierunter sind verschiedene, die Patientenversorgung begleitende Bereiche zusammengefasst, sodass eine große Heterogenität in den festgestellten Abweichungen besteht. Für den Einsatz von Betäubungsmitteln und die perioperative Schmerztherapie war ein hohes Verbesserungspotenzial nachweisbar. Neben Verbesserungen im Bereich der Dokumentation konnte in einigen Einrichtungen die Gabe von Schmerzmitteln durch Kopplung an eine Visuelle Analogskala (VAS) optimiert werden. Die Einführung bzw. Einhaltung gesetzeskonformer und zugleich patientenfreundlicher Regelungen im Umgang mit Explantaten und die dokumentierte Schulung der Mitarbeiter aus den verschiedenen Berufsgruppen im Umgang mit Implantaten stellen weitere Schwerpunkte dieses Abschnitts mit direkter Auswirkung auf die Patientensicherheit dar. In mehreren Einrichtungen wurde eine Überarbeitung der vorhandenen Regelungen zur bedarfsgerechten Bereitstellung notwendiger Untersuchungs- (Schnittbilddiagnostik, Angiographie) und Behandlungsoptionen (Gefäßchirurgie) bewirkt.

24.6.5 Qualitätsindikatoren

Durch die Erfassung der Qualitätsindikatoren werden in den Einrichtungen eine interne Überwachung der Behandlungsqualität und die Sensibilisierung für die eigenen Behandlungsergebnisse erreicht. Dies setzt eine valide Erhebung der Daten voraus, die im Rahmen des Audits vor Ort Gegenstand der Überprüfung durch Abgleich mit einer Stichprobe zufällig ausgewählter Patientenakten ist. Bei Nichterfüllung der Vorgaben muss zudem durch die Fachexperten vor Ort geprüft werden, ob hierfür nachvollziehbare Gründe vorliegen oder ob sich tatsächlich Hinweise auf Qualitätsdefizite ergeben.

Während der Pilotphasen bestand aufgrund der aktuellen wissenschaftlichen Literatur im Hinblick auf die zu bewertenden Qualitätsindikatoren noch Anpassungsbedarf. Die konsequente Berücksichtigung gesicherter Erkenntnisse für die Interpretation der Indikatoren ist eine wesentliche Aufgabe der Zertifizierungskommission im Rahmen der Weiterentwicklung des Verfahrens. Die Forderung nach der Vorlage einer dezidierten Operationsplanung für die Eingriffe des EPZ konnte bei einigen Einrichtungen erst durch Korrektur des bisherigen Vorgehens nach dessen Einstufung als Abweichung erfüllt werden. An diesem Beispiel wird die direkte Verbesserung der Patientenversorgung durch den Zertifizierungsprozess besonders deutlich.

24.7 Aktueller Stand

Daten zum aktuellen Stand des Verfahrens werden regelmäßig erfasst und monatlich an die Zertifizierungskommission gemeldet. So wird die Entwicklung des Verfahrens dokumentiert, und valide Daten zum Durchdringungsgrad werden bereitgestellt.

Seit der Aufnahme des Regelbetriebs im Oktober 2012 sind insgesamt 572 Anfragen und 451 Anträge zur Zertifizierung gestellt worden (Stand 31.1.2015). Zum Stichtag sind 291 Zentren zertifiziert, bei weiteren 151 Einrichtungen läuft das Verfahren zur Erstzertifizierung noch, sodass zukünftig rund 442 zertifizierte Endoprothetikzentren an der Versorgung teilnehmen werden. Eine Übersicht über die Anzahl und Struktur der beteiligten Zentren gibt ☐ Tab. 24.1. Bis zum Stichtag 31.1.2015 haben 73 Einrichtungen das Verfahren abgebrochen bzw. den Antrag zurückgezogen. Ein Zertifikat musste aberkannt werden.

24.8 Diskussion und Ausblick

Seit Oktober 2012 hat die von der DGOOC in Kooperation mit der Arbeitsgemeinschaft Endoprothetik und dem Berufsverband der Fachärzte für Orthopädie und Unfallchirurgie erarbeitete Initiative zur Zertifizierung von Endoprothesenzentren eine weite Verbreitung und hohe Akzeptanz erlangt. EndoCert hat dabei einen wesentlichen und wertvollen Impuls in die bundesweite Versorgungsstruktur eingebracht. Durch die Definition von Struktur-,

◫ **Tab. 24.1** Aktueller Stand des Verfahrens und Struktur der beteiligten Einrichtungen zum 31.1.2015

	Gesamt	EPZ	EPZmax
Zertifizierte Einrichtungen	291	198	93
Laufende Verfahren zur Erstzertifizierung	151	125	26
Gesamt	442	323	119

EPZ Endoprothetikzentren, *EPZmax* Endoprothetikzentren der Maximalversorgung

Prozess- und Ergebnisparametern mit spezifischer Ausrichtung auf den Versorgungsbereich der Endoprothetik, einschließlich einer konsequenten, externen Kontrolle vor Ort, ist eine beeindruckend dynamische, freiwillige Zertifizierungswelle entstanden. Die Rückmeldungen aus den Einrichtungen, die das Verfahren durchlaufen haben, sind zum größten Teil positiv, gerade auch im Hinblick auf einen wahrgenommenen Effekt zur Verbesserung der eigenen Prozesse.

Auch wenn sich positive Auswirkungen des Verfahrens bereits für die an der Einführungsphase beteiligten Einrichtungen zeigen lassen (Haas u. Mittelmeier 2014), wird der definitive Nachweis einer nachhaltigen Steigerung der Versorgungsqualität erst in längerfristigen Auswertungen unter Einbeziehung verschiedener Parameter zu führen sein. Die Patienten profitieren bereits jetzt vom strukturbildenden Effekt des Verfahrens: Zertifizierte Einrichtungen verfügen über die aus Sicht der Fachgesellschaft erforderlichen Merkmale hinsichtlich der Struktur- und Prozessqualität, um endoprothetische Leistungen nach den heute geltenden wissenschaftlichen Kriterien erbringen zu können.

Durch die Einrichtung und den laufenden Betrieb eines Endoprothetikzentrums entstehen Kosten, die zunächst nicht refinanziert sind. Zudem unterzieht sich die Einrichtung einer externen Bewertung und ist gezwungen, sich dem Regelwerk des Verfahrens auszusetzen. Langfristig ist jedoch durch die Verbesserung der internen Abläufe und der Versorgungsqualität ein positiver betriebs- und volkswirtschaftlicher Effekt zu erwarten. Zudem sind die beteiligten Einrichtungen und die Fachgesellschaft in der Lage versetzt, ihre Anstrengungen auf dem Gebiet der kontinuierlichen Qualitätsverbesserung transparent darzustellen und somit der zum Teil unsachgemäßen öffentlichen Diskussion im Zusammenhang mit der Endoprothetik entgegenzutreten.

Die EndoCert-Initiative erhält große Aufmerksamkeit bei Politik und Kostenträgern. Somit erscheint die Übernahme des für die Zertifizierung notwendigen Mehraufwands durch die Krankenkassen vor dem Hintergrund der positiven Effekte und der großen gesundheitsökonomischen Bedeutung der Endoprothetik sinnvoll und für die Kliniken wünschenswert.

Auch außerhalb Deutschlands besteht großes Interesse am EndoCert-Zertifizierungssystem. Eine Klinik in Luxemburg hat bereits ein an die offiziellen landestypischen Vorgaben angepasstes Zertifizierungsverfahren als Pilotvorhaben durchlaufen. Drei Zentren in Österreich sowie ein Zentrum in der Schweiz sind zertifiziert. Daneben liegen weitere Anfragen aus dem Ausland vor. Bemerkenswert ist auch das Interesse anderer Bereiche der Orthopädie und Unfallchirurgie an einer Übernahme der grundsätzlichen Konzepte von EndoCert für eigene Zertifizierungsprojekte. Gerade das Prinzip eines selbstverantworteten Bekenntnisses zu transparenter Qualität scheint dessen besondere Überzeugungskraft auszumachen.

Literatur

Ayers DC, Franklin PD (2014) Joint replacement registries in the United States: a new paradigm. J Bone Joint Surg Am 96:1567–1569

Badawy M, Espehaug B, Indrekvam K, Engesaeter LB, Havelin LI, Furnes O (2013) Influence of hospital volume on revision rate after total knee arthroplasty with cement. J Bone Joint Surg Am 95:e131

Baker P, Jameson S, Critchley R, Reed M, Gregg P, Deehan D (2013) Center and surgeon volume influence the revision rate following unicondylar knee replacement: an analysis of 23,400 medial cemented unicondylar knee replacements. J Bone Joint Surg Am 95:702–709

Belmont PJJ, Goodman GP, Waterman BR, Bader JO, Schoenfeld AJ (2014) Thirty-day postoperative complications and mortality following total knee arthroplasty: incidence and risk factors among a national sample of 15,321 patients. J Bone Joint Surg Am 96:20–26

Bosker BH, Verheyen CC, Horstmann WG, Tulp NJ (2007) Poor accuracy of freehand cup positioning during total hip arthroplasty. Arch Orthop Trauma Surg 127:375–379

Bundesministerium für Gesundheit. Bekanntmachung eines Beschlusses des Gemeinsamen Bundesausschusses über eine Invollzugsetzung einer Regelung der Mindestmengenregelungen: Mindestmenge für Kniegelenk-Totalendoprothesen vom: 18.12.2014. BAnz AT 31.12.2014 B11

Callanan MC, Jarrett B, Bragdon CR, Zurakowski D, Rubash HE, Freiberg AA, Malchau H (2011) The John Charnley Award: risk factors for cup malpositioning: quality improvement through a joint registry at a tertiary hospital. Clin Orthop Relat Res 469:319–329

Eberlein-Gonska M, Schellong S, Baumann M (2007) Zertifizierte Medizinische Zentren: Ein messbarer Vorteil für die Patientenversorgung?! Z Arztl Fortbild Qualitatssich 101:173–179

Gooiker GA, van Gijn W, Post PN, van de Velde CJ, Tollenaar RA, Wouters MW (2010) A systematic review and meta-analysis of the volume-outcome relationship in the surgical treatment of breast cancer. Are breast cancer patients better of with a high volume provider? Eur J Surg Oncol 36(Suppl 1):S27–S35

Haas H, Grifka J, Günther KP, Heller KD, Niethard FU, Windhagen H, Ebner M, Mittelmeier W (2013) EndoCert Zertifizierung von Endoprothetischen Versorgungszentren in Deutschland. Thieme, Stuttgart

Haas H, Mittelmeier W (2014) Die Einführung des EndoCert-Systems zur Zertifizierung von Endoprothesenzentren: Erfahrungen aus der Pilotphase. Orthopäde 43:534–540

Hossain FS, Konan S, Patel S, Rodriguez-Merchan EC, Haddad FS (2015) The assessment of outcome after total knee arthroplasty: are we there yet? Bone Joint J 97-B(1):3–9

Straub C, Müller H (2007) Medizinische Zentren – Anforderungen aus Sicht der GKV. Z Arztl Fortbild Qualitatssich 101:147–152

Thomas CJ, Smith RP, Uzoigwe CE, Braybrooke JR (2014) The weekend effect: short-term mortality following admission with a hip fracture. Bone Joint J 96-B:373–378

Young SW, Mutu-Grigg J, Frampton CM, Cullen J (2014) Does Speed Matter? Revision Rates and Functional Outcomes in TKA in Relation to Duration of Surgery. J Arthroplasty 29:1473–1477.e1

Lösungskonzepte für eine effiziente OP-Nutzung

Dirk Pfitzer, Roman Hipp, Katja Pöhls

25.1   Einleitung – 246

25.2   3-Punkte-Plan zur Steigerung der Effizienz im OP – 246
25.2.1 Vermeidung jeglicher Stillstandzeiten – 246
25.2.2 Minimierung von Effizienzverlusten im OP-Ablauf – 247
25.2.3 Sicherstellung eines bedarfsgerechten Personaleinsatzes – 249

25.3   Unterstützung durch übergeordnete
        Rahmenbedingungen – 250

25.4   Einbettung der OP-Analyse in weitere Betrachtungen – 252

25.5   Effektives Change Management als Voraussetzung
        für eine nachhaltige Umsetzung – 252

        Literatur – 253

J. Jerosch, C. Linke (Hrsg.), *Patientenzentrierte Medizin in Orthopädie und Unfallchirurgie*,
DOI 10.1007/978-3-662-48081-6_25, © Springer-Verlag Berlin Heidelberg 2016

25.1 Einleitung

Kaum ein anderer Bereich eines Krankenhauses hat betriebs- und volkswirtschaftlich einen derart hohen Stellenwert wie der Operationssaal. Laut Statistischem Bundesamt wurden im Jahr 2013 in Deutschland rund 15,8 Millionen Operationen durchgeführt, rund 30 % mehr als noch in 2005. Auch aus Sicht eines einzelnen Krankenhauses stellt der OP einen der wichtigsten und kostenintensivsten Bereiche der Patientenversorgung dar. Schätzungen zufolge kostet der Betrieb eines "gängigen" Operationssaals etwa 600 bis 700 Euro pro Stunde – inklusive Personalkosten für eine sechsköpfige OP-Besetzung, Wasser, Energie und Abschreibungen, allerdings ohne Berücksichtigung von OP-variablen Kosten wie Verbrauchsmaterial, Implantaten, Medikamenten, speziellen oder besonders aufwendigen Geräten oder einer besonders hohen Personalintensität.

Trotz des großen Stellenwerts, den der OP-Bereich für viele Häuser und die Gesamtwirtschaft einnimmt, kann er dennoch in vielen Häusern nicht ausreichend effizient genutzt werden. Dies spiegelt sich beispielsweise in Wartezeiten vor und zwischen Operationen, langen Wechselzeiten, Leerständen am Nachmittag, einem hohen Anteil kurzfristig abgesetzter Eingriffe und geringen Auslastungswerten wider.

Wie die Effizienz im OP gesteigert werden kann, wird nachfolgend anhand eines praxisorientierten 3-Punkte-Plans beschrieben. Dieser wird ergänzt um die Erläuterung weiterer der Effizienz zuträglicher Rahmenbedingungen sowie Tipps für weitere Betrachtungsperspektiven und ein erfolgreiches Change Management.

25.2 3-Punkte-Plan zur Steigerung der Effizienz im OP

25.2.1 Vermeidung jeglicher Stillstandzeiten

◼ Abb. 25.1 zeigt eine "typische" OP-Auslastung, wie sie in vielen Häusern zu finden ist: Die Bruttoauslastung (Verhältnis der Schnitt-Naht-Zeit zuzüglich der Wechselzeit an der verfügbaren OP-Zeit)

liegt im Jahresdurchschnitt in vielen Sälen unter 75 %, was bei einem 7-Stunden-Tag einem durchschnittlichen Leerstand von etwa 105 min pro Tag entspricht.

Die Gründe für eine vergleichsweise niedrige Bruttoauslastung sind erfahrungsgemäß vielfältig und oftmals medizinisch bedingt. So lassen sich Operationsverläufe nicht immer hundertprozentig vorhersagen, und Operationen enden früher als geplant, Fachabteilungen mit sehr langen und aufwendigen Operationen können oftmals nur wenige Eingriffe pro Tag einplanen, oder Operationen müssen aus medizinischen Gründen kurzfristig abgesagt werden.

Häufig lassen sich niedrige Bruttoauslastungswerte allerdings auch auf organisatorische Gründe zurückführen, etwa weil Kontingente einzelnen Fachabteilungen fest zugewiesen werden (und durch diese nicht immer voll ausgeschöpft werden können) oder weil insbesondere nachmittags vermehrt Operationen abgesetzt werden, da sie nicht in der Regelarbeitszeit beendet werden können. Treten solche Leer- oder Stillstände kurzfristig und (vermeintlich) unvorhersehbar ein, können sie in der Regel nicht mehr rechtzeitig in der Dienstplanung berücksichtigt werden; in der Folge wird Personal vorgehalten, obwohl der Saal nicht betrieben werden kann.

Im Zuge von Optimierungsbemühungen gilt es daher zunächst, die hauptsächlichen Gründe für eine niedrige Auslastung zu identifizieren und möglichst zu quantifizieren. Je nach Handlungsfeld lassen sich unterschiedliche Lösungsansätze zur Vermeidung unproduktiver Stillstände heranziehen:

- Um Leerstände aufgrund von planbaren Abwesenheiten (z. B. Kongressbesuche, Lehrveranstaltungen o. ä.) zu vermeiden, empfiehlt es sich, die Urlaubs- und Abwesenheitsplanungen (systemseitig) mit der OP-Planung zu verbinden. So kann die OP-Planung bestmöglich und frühzeitig auf die Abwesenheiten einzelner Operateure ausgerichtet werden; kurzfristiges Verschieben von bereits geplanten Eingriffen und aufgrund dessen leer stehende Säle lassen sich dadurch vermeiden.
- Die Auslastung lässt sich zudem erhöhen, wenn die Kontingente nicht fest einzelnen Fachabteilungen zugeordnet, sondern (in Teilen) flexibel genutzt werden. Diesbezüglich

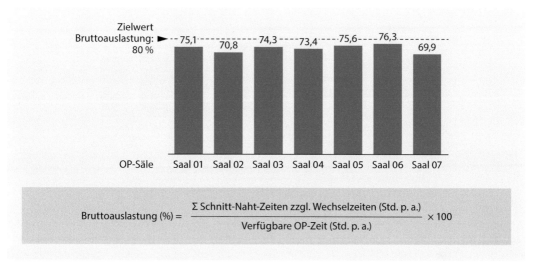

Zielwert
Bruttoauslastung: ► - - 75,1 - - - - - - - - 74,3 - - - - 73,4 - - - - 75,6 - - - - 76,3 - - - - - - - - - -
80 %   70,8   69,9

OP-Säle   Saal 01 Saal 02 Saal 03 Saal 04 Saal 05 Saal 06 Saal 07

$$\text{Bruttoauslastung (\%)} = \frac{\Sigma \text{ Schnitt-Naht-Zeiten zzgl. Wechselzeiten (Std. p. a.)}}{\text{Verfügbare OP-Zeit (Std. p. a.)}} \times 100$$

☐ **Abb. 25.1** Typische OP-Auslastung in Deutschland inklusive Wechselzeiten – noch zu viel Leerstand. (© Porsche Consulting)

empfiehlt sich zumindest eine fachbereichs-übergreifende OP-Planung, in der alle geplanten Operationen eingetragen werden und aus der somit nicht ausgeschöpfte Kontingente rechtzeitig ersichtlich und anderen Fachabteilungen zugewiesen werden können.

— Nachmittägliche Leerstände lassen sich reduzieren, wenn sog. "Langlaufsäle" eingerichtet werden. Diese zeichnen sich dadurch aus, dass sie bei Bedarf bis zu 4 h länger betrieben werden können als andere Säle (erfahrungsgemäß max. bis 20 Uhr). Dies ist insbesondere dann empfehlenswert, wenn sich flexible Arbeitszeitmodelle realisieren lassen und die Saallaufzeit bei Bedarf auch früher enden kann. Wichtig ist dabei, dass der (potenziell) längere Einsatz in der Dienstplanung berücksichtigt wird und für die Mitarbeiter somit planbar ist. Je nach Größe eines Hauses und der aktuellen Auslastungssituation sollte etwa jeder 4. oder 5. Saal als "Langlaufsaal" etabliert werden.

— Kommt es oftmals wegen (vermeintlichem) Personalmangel zu Stillstanden und Ausfällen, sollte der Personalbedarf im OP nochmals kritisch überprüft werden. Es empfiehlt sich allerdings, vor potenziellen Personalanpassungen fundiert zu analysieren und quantifizieren, wie viel Prozent der Ausfälle tatsächlich auf Personalausfälle zurückzuführen sind und um

wie viel sich dieser Anteil durch eine dauerhafte Personalaufstockung vermeiden ließe. Personelle Engpässe lassen sich oftmals auch dadurch reduzieren, dass Mitarbeiter möglichst flexibel einsetzbar sind und sich somit gegenseitig vertreten können.

— Um zu vermeiden, dass Operationen wegen mangelnden Kapazitäten in angrenzenden Bereichen (IMC [Intermediate Care], IST [Intensivstation]) nicht durchgeführt werden können, sollte der Bedarf an einem ITS-/IMC-Bett bereits bei der OP-Planung berücksichtigt werden. Dabei empfiehlt es sich, verbindliche Priorisierungskriterien zu definieren, die im Bedarfsfall helfen, knappe Ressourcen bestmöglich zuzuteilen.

Im Sinne einer wirtschaftlichen Nutzung der OP-Kapazitäten sollte eine durchschnittliche Bruttoauslastung von mindestens 80 % angestrebt werden.

25.2.2 Minimierung von Effizienzverlusten im OP-Ablauf

Studien und praktische Erfahrungen belegen, dass eine hohe Bruttoauslastung noch keine hinreichende Bedingung für eine effiziente OP-Nutzung

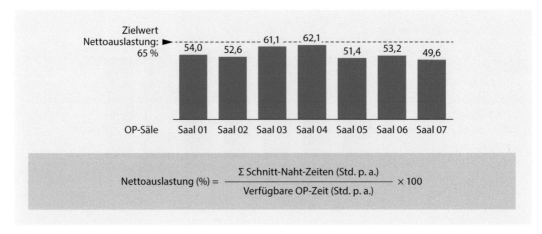

● **Abb. 25.2** Typische OP-Auslastung in Deutschland exklusive Wechselzeiten – noch zu viel Leerstand. (© Porsche Consulting)

ist, denn neben den "produktiven" OP-Zeiten umfasst sie faktisch auch Wartezeiten und Verzögerungen innerhalb und zwischen Operationen. Aus
diesem Grund wird die Auslastung in vielen Häusern am Verhältnis der reinen Schnitt-Naht-Zeit zur
verfügbaren OP-Zeit gemessen (Wicha 2010).

Den Anteil der reinen Schnitt-Naht-Zeit an
der zur Verfügung stehenden OP-Zeit bezeichnen
wir als Nettoauslastung. Sie liegt in vielen Häusern
durchschnittlich bei unter 60 %. Im Sinne einer effizienten Nutzung der OP-Kapazitäten empfiehlt
Schüpfer (2009) eine durchschnittliche Auslastung
auf Basis der Schnitt-Naht-Zeiten (Nettoauslastung) von 60–70 % als anzustrebenden Zielwert
(● Abb. 25.2).

Analog zur Bruttoauslastung kann auch eine
niedrige Nettoauslastung auf medizinische Gründe
zurückgeführt werden, etwa lange Vorbereitungs-
und Wechselzeiten bei bestimmten Eingriffen oder
bei Fachabteilungen, die im Laufe eines Tages viele
kleinere Operationen durchführen und dementsprechend häufig die Säle "umrüsten" müssen. Dies
braucht Zeit und schlägt sich in einer niedrigeren
Nettoauslastung nieder.

Aber auch hier finden sich neben medizinischen
Gründen vielfältige organisatorische Ursachen für
eine niedrige Auslastung, etwa nicht standardi-
sierte und optimierte Wechsel und Vorbereitungen,
Wartezeiten auf Patienten oder Mitglieder des OP-
Teams sowie planerische Leerläufe zwischen den
Operationen. Unnötig lange Verzögerungen im

Ablauf führen nicht nur dazu, dass Personal "un-
produktiv" vorgehalten werden muss, sondern lösen
oftmals auch eine "Kettenreaktion" aus: Weil etwa
Operateure die Wechselzeit nicht wartend im OP
verbringen wollen, schleusen sie sich zwischenzeitlich aus, um Aufgaben auf Station oder in der Ambulanz zu übernehmen. Tritt dort allerdings auch
eine Verzögerung ein, kommen sie nicht rechtzeitig
zur Folge-OP zurück, der OP-Beginn verzögert sich
zusätzlich und andere Berufsgruppen warten.

Im Rahmen vielfältiger Projekte konnte festgestellt werden, dass es sowohl der Effizienz als auch
dem Betriebsklima zuträglich ist, Verzögerungen im
OP-Ablauf daher auf ein Minimum zu reduzieren.
Dazu haben sich in der Praxis verschiedene Lösungsansätze bewährt:

– Wechsel- und Vorbereitungszeiten lassen sich
  erfahrungsgemäß oftmals deutlich reduzieren,
  wenn Abläufe vereinfacht, standardisiert oder
  parallelisiert werden können, beispielsweise
  durch Festlegung und Einübung von Standard-
  vorgehen, überlappende Einleitungen oder das
  Vorbereiten des OP-Bestecks außerhalb des
  Saals. Ausgangspunkt sollte dabei stets eine
  Vor-Ort-Beobachtung von Wechsel- und Vor-
  bereitungsprozessen sein, auf Basis derer überlegt werden kann, wie sich in den spezifischen
  Rahmenbedingungen eines Hauses einzelne
  Handgriffe vereinfachen, Wege verkürzen oder
  Suchzeiten und Abstimmungen reduzieren
  lassen.

- Beginnen Operationen (morgens) immer wieder unpünktlich, sollte einerseits die OP-Planung, insbesondere die Vorgaben für den geplanten ersten Schnitt, nochmals kritisch im Kontext sonstiger Abläufe hinterfragt, andererseits sollten aber auch Maßnahmen zur Verbesserung der Termindisziplin ergriffen werden (z. B. regelmäßiges Reporting der Pünktlichkeit des ersten Schnitts oder Abweichungen von geplanten und tatsächlichen OP-Startzeiten, ggf. kombiniert mit einer Incentivierung/Sanktion). Zudem sollten die an den OP angrenzenden Schnittstellenbereiche in die Untersuchung einbezogen werden. Denn nicht selten sind Verzögerungen beim OP-Start Ausdruck einer nicht termingerechten Synchronisation des OP-Bereichs mit angrenzenden Bereichen wie den Stationen oder dem Transportdienst (etwa wenn Patienten nicht rechtzeitig in den OP gebracht werden können). Die Pünktlichkeit des OP-Beginns lässt sich oftmals schon dadurch verbessern, dass Assistenten einen rechtzeitigen Start der OP-Vorbereitungen sicherstellen und den angrenzenden Bereichen mehr Planungsvorlauf eingeräumt wird (etwa durch etwas frühzeitigere Abrufe von Patienten, was wiederum eine möglichst stabile OP-Planung voraussetzt).
- Verbesserungen lassen sich oftmals schon dadurch erreichen, dass der Assistent morgendliche Besprechungen oder Visiten vorzeitig verlässt und im OP bereits mit Vorbereitungen beginnt oder Ursachen von Verzögerungen in angrenzenden Bereichen behoben werden.
- Bei der Planung ambulanter Eingriffe in dezentral angesiedelten Eingriffsräumen sollten ein möglicher Unterstützungsbedarf durch die Anästhesie oder zusätzliche Pflegekräfte frühzeitig bedacht und idealerweise aufeinanderfolgend geplant werden (unter Umständen auch tageweise gebündelt). So lässt sich der zusätzliche Personalbedarf frühzeitig in der Dienstplanung berücksichtigen und effizient gestalten.
- Planerische Leerläufe zwischen Eingriffen lassen sich erfahrungsgemäß durch eine zentralisierte OP-Planung reduzieren: Idealerweise obliegen die Planungsverantwortlichkeiten

innerhalb der einzelnen Kliniken nur wenigen Personen, alle Operationen werden in ein fachbereichsübergreifendes Planungstool eingetragen und der OP-Plan wird am Vortag unter Moderation des OP-Managers gemeinschaftlich besprochen. Dies erhöht die Verbindlichkeit der Planung und reduziert Planungsfehler.

Wie die Beispiele zeigen, können Prozesse auch bei zufriedenstellender Bruttoauslastung noch vielfältige Effizienzpotenziale aufweisen. Es empfiehlt sich daher stets, auch bei einer hohen Bruttoauslastung, die Nettoauslastung zu analysieren.

25.2.3 Sicherstellung eines bedarfsgerechten Personaleinsatzes

Neben der Vermeidung von Stillständen und Verzögerungen im OP-Ablauf bestimmt der Personaleinsatz wesentlich die Effizienz des OP-Bereichs. So haben sich etwa in vielen Häusern die Arbeitszeitmodelle und die OP-Planung im Laufe der Zeit nahezu entkoppelt und laufen nicht mehr synchronisiert (◘ Abb. 25.3). Zur Sicherstellung eines möglichst effizienten Personaleinsatzes haben sich in der Praxis folgende Ansätze bewährt:

- Um morgendliche Leerläufe zu vermeiden, sollten der Arbeitszeitbeginn und die Aktivitäten im OP am Morgen kritisch überprüft werden. Leerläufe und nachmittägliche Überstunden lassen sich oftmals bereits dadurch minimieren, dass die Dienste morgens gestaffelt beginnen und somit Kapazitäten am Nachmittag für potenziell länger laufende Säle gewonnen werden.
- Wenn möglich, sollten ambulante und stationäre Eingriffe segmentiert werden. Ambulante Eingriffe stellen andere Anforderungen an die OP-Organisation und den Personaleinsatz als stationäre. Durch die in der Regel deutlich kürzeren OP-Zeiten laufen ambulante Eingriffe oftmals dicht getaktet hintereinander weg, und Wechselzeiten sind vergleichsweise kurz. Beispiele aus vielen Häusern zeigen, dass zudem die Personalbesetzung für ambulante Operationen bedarfsgerecht reduziert werden

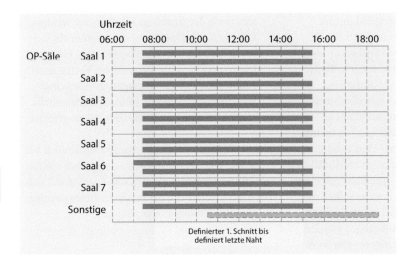

Abb. 25.3 Nicht gestaffelter Dienstbeginn in der OP-Pflege verringert die Auslastung. (© Porsche Consulting)

kann. Die Anpassung der Personalbesetzung funktioniert dabei erfahrungsgemäß umso besser, je klarer das ambulante OP-Programm organisatorisch oder räumlich vom stationären Programm getrennt werden kann. Werden im Gegensatz dazu ambulante Operationen in das stationäre Programm "eingeschoben", werden sie oft in derselben Personalstärke durchgeführt wie stationäre Eingriffe.

— Die räumlichen und organisatorischen Rahmenbedingungen sollten dahingehend überprüft werden, ob ein Springer regelhaft 2 Säle parallel bedienen kann. Dies ist beispielsweise möglich, wenn die Säle untereinander einsehbar oder Rufanlagen zwischen ihnen eingerichtet sind.

Die Beispiele und Ansatzpunkte zeigen: Es gibt vielfältige Gründe, weswegen OP-Bereiche nicht effizient genutzt werden können, und eine "Standardlösung" gibt es nicht. Für eine wirkungsvolle und nachhaltige Optimierung ist es daher entscheidend, die wirklichen Ursachen möglichst genau zu erfassen (siehe Selbsttest in ❏ Tab. 25.1).

25.3   Unterstützung durch übergeordnete Rahmenbedingungen

Die Umsetzung der vorhergehend genannten Lösungsansätze lässt sich durch bestimmte Rahmenbedingungen begünstigen, etwa die Einrichtung eines zentralen OP-Managements mit Entscheidungs- und Durchgriffsrechten sowie dem Implementieren einer kennzahlenbasierten OP-Steuerung.

Im Sinne einer effizienten Nutzung der OP-Kapazitäten hat es sich in vielen Häusern bewährt, der meist bereits etablierten OP-Koordination zusätzliche Entscheidungs- und Durchgriffsrechte im Sinne eines OP-Managements einzuräumen und sie somit zu befähigen, in Konfliktsituationen Entscheidungen im Sinne des Gesamtoptimums herbeiführen zu können – unter Umständen auch gegen das Veto einzelner Kliniken. Dieses Modell ist insbesondere dann empfehlenswert, wenn Häuser aufgrund ihrer Größe einen hauptamtlichen OP-Manager beschäftigen können, der organisatorisch keiner Klinik mehr zugeordnet ist bzw. als Stabstelle des Ärztlichen Direktors oder der Geschäftsführung verankert werden kann.

Sobald die Funktion der OP-Koordination/des OP-Managements anteilig durch einzelne Kliniken übernommen wird, kann die erforderliche Neutralität durch (tatsächliche oder unterstellte) Partikularinteressen und Abhängigkeiten nicht mehr gewährleistet werden; entsprechende Entscheidungs- und Durchgriffsrechte wirken dann unter

> **Tab. 25.1** Selbsttest: Wie effizient arbeitet Ihr OP-Bereich?

Frage	Ja	Nein
1. Liegt die Bruttoauslastung Ihrer Säle (Anteil der Schnitt-Naht-Zeit zzgl. Wechselzeit an der verfügbaren OP-Zeit) im Jahresdurchschnitt unter 75 %?		
2. Stehen Ihre Säle pro Jahr an mehr als 5 Tagen (je Saal) innerhalb der regulären Betriebszeit leer?		
3. Betragen die Wechselzeiten in Ihren Sälen durchschnittlich mehr als 45 min?		
4. Liegt die Nettoauslastung Ihrer Säle (Anteil der Schnitt-Naht-Zeit an der verfügbaren OP-Zeit) im Jahresdurchschnitt unter 60 %?		
5. Starten die Operationen in Ihrem Haus durchschnittlich mehr als 5 min verspätet?		
6. Können Planungszeiten in Ihrem OP-Bereich regelmäßig nicht eingehalten werden?		
7. Werden mehr als 5 % der Eingriffe noch am OP-Tag abgesetzt?		
8. Starten die Mitarbeiter Ihres OP-Bereichs morgens zum Großteil gemeinschaftlich und nicht gestaffelt?		
9. Beginnen die Dienstzeiten Ihrer Mitarbeiter im OP morgens 40 min oder mehr vor dem definierten ersten Schnitt?		
10. Sieht die Dienstbesetzung in Ihrem OP-Bereich eine ständige "doppelte Besetzung" seitens der OP-Pflege vor?		
11. Fallen bei Ihnen vermehrt Überstunden im OP-Bereich an?		
12. Hat sich die Krankheits- und/oder Fluktuationsrate in den letzten Jahren erhöht?		
13. Liegen aktuell Überlastungsanzeigen seitens der Mitarbeiter vor?		
14. Leidet das Betriebsklima im OP und zu angrenzenden Bereichen unter wiederkehrenden Verzögerungen, Wartezeiten, Verschiebungen oder Absetzungen?		
15. Werden ambulante und stationäre Patientenströme räumlich und/oder organisatorisch in Ihrem OP-Bereich getrennt?		
16. Kümmert sich ein OP-Manager um den reibungslosen OP-Ablauf, monitort er kontinuierlich die Leistungsentwicklung Ihres OP-Bereichs und leitet Verbesserungsmaßnahmen ein?		
17. Werden für Ihren OP-Bereich regelmäßig die wesentlichen Kennzahlen reportet und darauf aufbauend entsprechende Entscheidungen zur Steuerung Ihres OP-Bereichs getroffen?		
18. Werden die zugewiesenen Kontingente regelmäßig dahingehend überprüft, ob sie durch die jeweiligen Fachabteilungen effizient genutzt werden und ob sie aus ökonomischer Sicht weiterhin sinnvoll vergeben sind?		
19. Werden zunehmend Forderungen nach mehr OP-Kapazitäten laut?		
20. Planen Sie aktuell bauliche Veränderungen/Erweiterungen oder Neubauten im OP-Bereich?		

Auflösung: Bei mehr als 4 "Ja-Antworten" sollten Sie die Abläufe und Strukturen Ihres OP-Bereichs kritisch überprüfen.

Umständen eher kontraproduktiv. Erfahrungsgemäß empfiehlt sich ein hauptamtlicher OP-Manager ab einer Größe von etwa 8 zu betreuenden Sälen und Eingriffsräumen. Da dies allerdings relativ stark davon abhängt, wie hoch die Auslastung der Säle insgesamt ist, welche Eingriffe durchgeführt werden und wie sich die Zusammenarbeit zwischen den Kliniken gestaltet, sollte dies spezifisch für jedes Haus nochmals geprüft werden.

Einem OP-Management sollte zudem die Aufgabe obliegen, die Leistungsentwicklung des OP-Bereichs kontinuierlich zu monitoren und entsprechende Verbesserungsmaßnahmen einzuleiten bzw. zu erwirken. In vielen Häusern werden zudem bereits vielfältige Kennzahlen zum OP-Bereich erhoben – aber nur in wenigen Häusern werden diese Kennzahlen auch tatsächlich zur Steuerung des OP-Bereichs und dessen gemeinsamer Nutzung durch verschiedene Kliniken und Berufsgruppen genutzt. Unter einer kennzahlenbasierten OP-Steuerung soll daher nicht allein das Aufsetzen eines in sich stimmigen Kennzahlensystems verstanden werden, sondern auch die Definition der dahinterliegenden Prozesse zur Kommunikation der Kennzahlen an Führungskräfte und Mitarbeiter sowie die Ableitung darauf basierender, übergeordneter Managemententscheidungen.

So können beispielsweise OP-Kontingente regelmäßig dahingehend überprüft werden, wie effizient sie durch die einzelnen Kliniken genutzt werden oder ob die jeweilige Kontingentzuweisung auch unter ökonomischen Gesichtspunkten weiterhin sinnvoll erscheint. Hinsichtlich der effizienten Nutzung der gemeinsamen OP-Ressourcen empfiehlt sich ein regelmäßiges Monitoring nicht genutzter Saaltage, unpünktlicher OP-Beginne, abgesetzter Operationen, der Qualität der OP-Planung (gemessen in Über- oder Unterschreitungen der veranschlagten OP-Zeit) oder von Leerläufen zwischen Operationen und am Nachmittag. Im Sinne einer übergreifenden, kennzahlenbasierten OP-Steuerung sollten ausgewählte Kennzahlen zudem regelmäßig an die Mitarbeiter kommuniziert werden; dies fördert das Verständnis für die aktuelle Situation und sensibilisiert für Verschwendung in Abläufen.

25.4 Einbettung der OP-Analyse in weitere Betrachtungen

Fundierte und ausgefeilte Problemanalysen und kreative Lösungsansätze allein sind noch kein Garant für eine wirkungsvolle Optimierung, denn letzten Endes ist eine Optimierung nur erfolgreich, wenn die entwickelten Lösungen auch (dauerhaft) umgesetzt werden können.

Dabei nimmt der OP im gesamten Leistungsgefüge eines Krankenhauses eine besondere Stellung ein; er ist umgeben von vielfältigen angrenzenden Bereichen – und damit auch von diesen abhängig.

Aus diesem Grund sollte die Analyse des OP-Bereichs auch immer um Untersuchungen angrenzender Bereiche erweitert werden. Denn können diese eine höhere "Taktzahl" im OP nicht abbilden (z. B. weil die Kapazitäten auf der Intensivstation oder auf den Normalstationen nicht ausreichen), werden sich die im OP-Bereich identifizierten Potenziale auch nicht realisieren lassen – zumindest nicht, solange die umliegenden limitierenden "Nadelöhre" nicht reduziert werden.

Gleiches gilt für den Blick auf aktuelle Markt- und demographische Entwicklungen. Bevor aufwendige Investitionen in den OP-Bereich vorgenommen werden, sollte stets geprüft werden, wie sich das aktuelle Wettbewerbsumfeld gestaltet und wie zukunftsfähig die avisierten Investitionen vor dem Hintergrund der demographischen Entwicklung sind. Eine OP-Analyse ist somit auch immer eine Analyse der Leistungsmöglichkeiten und -fähigkeiten des Gesamthauses und damit ein idealer Ausgangspunkt für eine sukzessive Optimierung über verschiedene Bereiche hinweg.

25.5 Effektives Change Management als Voraussetzung für eine nachhaltige Umsetzung

Wie praktische Erfahrungen und Studienerkenntnisse zeigen, sind initiierte Veränderungen, wie beispielsweise die Optimierung eines OP-Bereichs, insbesondere dann von nachhaltigem Erfolg, wenn die davon betroffenen Mitarbeiter der Veränderung positiv gegenüberstehen und diese eigenständig im Sinne eines kontinuierlichen Verbesserungsprozesses weiter fortführen (Pöhls 2012). Um dies zu erreichen, haben sich in der Praxis verschiedene Lösungsansätze bewährt:

- Vor Beginn der ersten Analysen und Untersuchungen sollten die davon unmittelbar betroffenen Führungskräfte und Mitarbeiter, idealerweise auch die Personalvertretung, über das Vorhaben informiert und – soweit möglich – in die Planungen eingebunden werden. Dabei ist es wichtig, die Zielstellung und das gewählte Vorgehen transparent darzulegen, Ansprechpartner zu benennen und möglichst

konkret aufzuzeigen, wie die Mitarbeiter eingebunden werden sollen (z. B. über gemeinsame Problemlösungsworkshops) und welchen
Entscheidungsspielraum sie dabei genießen.
— Während der Analyse und der Erarbeitung
von Lösungsansätzen hat es sich bewährt,
potenzielle Probleme, Ursachen oder Lösungen nach Möglichkeit stets datenbasiert zu
plausibilisieren. Dies hilft, ggf. Einschätzungen
Einzelner zu objektivieren sowie zugleich
mögliche Handlungsfelder oder Umsetzungs-
maßnahmen hinsichtlich ihrer Wichtigkeit
zu bewerten und somit nachfolgende Schritte
priorisieren zu können.
— Wurden Lösungsansätze erarbeitet und gemeinsam verabschiedet, sollte die Umsetzung
weiterhin (eng) begleitet werden. Erfahrungsgemäß treten mit den ersten herbeigeführten
Veränderungen auch die ersten Hindernisse
auf, etwa weil Konzepte nochmals angepasst
werden müssen, sich die gewünschten Effekte
nicht einstellen oder einzelne Mitarbeiter
den Neuerungen skeptisch bis ablehnend
gegenüberstehen. In dieser Phase ist die
"Abbruchrate" von begonnenen Veränderungs-
projekten besonders hoch, denn insbesondere
unter hohem Zeit- und/oder Leistungsdruck
tendieren Menschen dazu, in bisher gewohnte
Verhaltensmuster zurückzukehren. Dies lässt
sich erfahrungsgemäß deutlich reduzieren,
wenn die Umsetzungsphase eng begleitet wird.

Umfassende OP-Optimierungen sind vielschichtig
und zuweilen sehr komplex; von der ersten Idee für
ein Optimierungs- und Veränderungsprojekt bis
hin zu spürbaren und nachhaltigen Veränderungen auf Prozess- oder Organisationsebene verge-
hen meist zwischen 6 und 9 Monate. Doch die Anstrengungen lohnen sich für viele Häuser dennoch.
Erfahrungen aus vielfältigen Projekten zeigen, dass
sich mit den oben aufgeführten Veränderungen die
OP-Auslastung um durchschnittlich 20–25 % steigern lässt. Die aufgeführten Ansatzpunkte zeigen
zudem: Die Schlüssel zur Verbesserung der Wirtschaftlichkeit im OP und die Steigerung des Patientennutzens (Hipp 2013) liegen in den Händen des
Managements und der Mitarbeiter.

Literatur

Hipp R (2013) Antezedenzien des Patientennutzens und dessen
    Konsequenzen für die Produktivität: Konzeption – Empirie
    – Implikationen. In: Nebl T (Hrsg) Schriftenreihe Betriebs-
    wirtschaft. Shaker, Aachen
Pöhls K (2012) Lean Management in Krankenhäusern – Er-
    folgsfaktoren für die Umsetzung. In: Lingenfelder M (Hrsg)
    Marktorientiertes Management. Gabler, Wiesbaden
Schüpfer G et al (2009) Handlungsanleitung für einen OP-Ma-
    nager zur Evaluation eines OP-Bereichs. In: Ansorg J (Hrsg)
    OP-Management, 2. Aufl. MWV Medizinisch Wissenschaft-
    liche Verlagsgesellschaft, Berlin, S 559
Statistisches Bundesamt (2014) 52 Millionen Operationen und
    medizinische Prozeduren bei stationären Patienten im
    Jahr 2013. Pressemitteilung 368/14 vom 22.10.2014. Sta-
    tistisches Bundesamt, Wiesbaden
Bundesamt S (2012) Gesundheit. Fachserie 12, Reihe 6.4. Statis-
    tisches Bundesamt, Wiesbaden
Wicha LL (2010) Die Beurteilung von OP-Prozessen mittels der
    Kennzahlen "Auslastung" und "Wechselzeit". Eine empiri-
    sche und simulationsexperimentelle Untersuchung. Dis-
    sertation, Medizinische Fakultät der Charité Berlin

Juristische Aspekte der Prozessoptimierung im Krankenhaus

Heiko Schott

26.1   Hintergrund – 256

26.2   Konsequenzen – 256
26.2.1   Zeitliche Komponente – 257
26.2.2   Inhaltliche Komponente – 258
26.2.3   Formelle Komponente – 259

26.3   Fazit – 259

J. Jerosch, C. Linke (Hrsg.), *Patientenzentrierte Medizin in Orthopädie und Unfallchirurgie,*
DOI 10.1007/978-3-662-48081-6_26, © Springer-Verlag Berlin Heidelberg 2016

26.1   Hintergrund

Am 26.2.2013 trat das sog. Patientenrechtegesetz ohne Übergangsfrist in Kraft. Das vertragliche Verhältnis zwischen Arzt als Behandler und Patient wurde so in das Kapitel der Dienstverträge unter dem Überbegriff "Behandlungsvertrag" in das Bürgerliche Gesetzbuch (BGB) unter § 613a–h eingefügt und definiert. Dies bedeutet eine spezialgesetzliche Regelung in Unterscheidung zu der bis dahin bestehenden Kasuistik und fallbezogenen Rechtsprechung. Diese Grundlagen versuchte der Gesetzgeber in die neuen Regelungen mit einzubeziehen, teilweise exakter auszugestalten und um weitere Details zu ergänzen.

Nach wie vor bleibt daher der Ansatz, dass auch ein medizinischer Heileingriff den Tatbestand der Körperverletzung darstellen kann. Insbesondere operative, jedoch auch sonstige, vor allem invasive Maßnahmen können so nur über die Einwilligung des Patienten gerechtfertigt sein und werden. Eine solche rechtfertigende Einwilligung setzt ihrerseits zwangsläufig die entsprechende Aufklärung des Patienten voraus. Auch wenn Behandler verschiedenste vielfältige juristische Aufklärungen schulden, ist in der Praxis die Risikoaufklärung die für Haftungsfragen wohl relevanteste.

Nach § 630h Abs. 1 BGB ist nun gesetzlich klargestellt, dass der Behandler die Einholung der Einwilligung nach § 630d BGB und die Durchführung der ordnungsgemäßen Aufklärung entsprechend der Vorschrift des § 630e BGB zu beweisen hat. Insofern treffen hier denknotwendig 2 völlig entgegengesetzte Interessenlagen, namentlich die des Behandlers und die des Patienten, aufeinander.

In der Praxis ergeben sich wiederkehrend dieselben Argumente der verschiedenen Seiten. Auf Patientenseite ist fast grundsätzlich, wie ein Automatismus, in Arzthaftungsverfahren der Einwand festzustellen, dass der Patient angibt, niemals in den jeweiligen streitgegenständlichen Eingriff eingewilligt zu haben, wenn ihm zutreffend und umfassend die bestehenden Risiken erläutert worden wären.

Auf Seiten der Behandler sind immer wieder die Einwände zu vernehmen, dass die Zeit für eine gesetzeskonforme und ausreichend detaillierte Aufklärung schlicht nicht vorhanden sei, jedoch durchaus mündlich umfassend aufgeklärt worden sei. Darüber hinaus sei es subjektiv aus Sicht des Behandlers schier unmöglich, im Sinne der gesetzgeberischen Intentionen und Vorgaben aufzuklären, da dem Patienten so innerhalb einiger zur Verfügung stehender Minuten Unmengen an medizinischem Fachwissen dargestellt und vermittelt werden müsse.

26.2   Konsequenzen

Es gilt daher in Anbetracht des beschriebenen Hintergrundes, einen vermittelnden Weg der Prozessoptimierung dergestalt einzuschlagen, dass eine gesetzeskonforme Aufklärung und Einwilligung erreicht und gleichzeitig eine größtmögliche Patientenzufriedenheit erzielt wird. Der Bundesgerichtshof verlangt bereits in zeitlicher Hinsicht bei der Risikoaufklärung, dass der Patient so rechtzeitig aufzuklären sei, dass er das Für und Wider der Behandlung selbst abwägen und so sein ihm zustehendes Selbstbestimmungsrecht und die ihm zustehende Entscheidungsfreiheit in angemessener Weise wahren kann.

Gerade im Verlauf einer stationären Behandlung erscheint es aus Gründen der Prozessoptimierung zielführend, den Begriff eines individualisierten Automatismus einzuführen. Die konkreten rechtlichen Vorgaben hierzu lassen sich aus § 630a–h BGB in Verbindung mit der haftungsrechtlichen, obergerichtlichen Rechtsprechung entwickeln. Insbesondere in zeitlicher, inhaltlicher und formeller Hinsicht hat diese Prüfung zu erfolgen.

In diesem Zusammenhang ist der engere Begriff der Prozessoptimierung dahingehend zu verstehen, als dass tatsächliche Handlungsabläufe dergestalt organisiert werden, dass für Behandler- und aber auch die Patientenseite ein größtmöglicher Benefit festzustellen ist. Auf der Behandlerseite meint dies insbesondere eine Minimierung des bestehenden Haftungsrisikos und gleichzeitig eine Maximierung klarer Handlungsvorgaben, auch und gerade für den Fall des Feststellens vorheriger Versäumnisse innerhalb des Ablaufs der Aufklärung und Dokumentation.

26.2.1 Zeitliche Komponente

Wie bereits zuvor angesprochen lassen sich keine allgemeingültigen, individuellen Konkretisierungen hinsichtlich der zeitlichen Distanz zwischen Eingriff und Aufklärung entwickeln. Diese sind vielmehr der fachspezifischen Rechtsprechung zu entnehmen. Eindeutig fordert die Judikative grundsätzlich bei steigendem Risiko umso mehr Überlegungszeit für den Patienten. Dies ist schließlich in § 630e Abs. 2, Ziffer 2 BGB in Einklang mit der oben bereits erwähnten ständigen Rechtsprechung verbrieft, indem es heißt:

> "Die Aufklärung muss so rechtzeitig erfolgen, dass der Patient seine Entscheidung über die Einwilligung wohlüberlegt treffen kann."

Eine Handlungsanleitung für Klinik und Praxis kann diese Vorschrift wegen ihrer Unbestimmtheit jedoch gerade nicht konkret darstellen. Aus der Rechtsprechung ist jedoch beispielsweise aus zahlreichen Entscheidungen gesichert herzuleiten, dass etwa Injektionsbehandlungen unproblematisch am Tage der Aufklärung erfolgen können. Nicht hingegen operative Eingriffe, sofern nicht ohne die betreffende Operation ein Notfall im Sinne eines nicht mehr zu revidierenden Schadens vorläge. Bereits bei Arthroskopien hält der Großteil der Rechtsprechung eine Aufklärung und Einwilligung des Patienten am Tag des Eingriffs für verspätet bzw. den Eingriff für verfrüht, was eine unwirksame Einwilligung zur Folge hat.

Es erscheint vor diesem Hintergrund daher lohnend, die Bereiche der Risikoaufklärung und der sog. **Grundaufklärung** von einander abzukoppeln und beide jeweils zu frühestmöglichen Zeitpunkten dem Patienten anzudienen. Die Frage der Grundaufklärung betrifft insbesondere allgemeine Aufklärungspunkte und Risiken, die nicht notwendigerweise eingriffsimmanent verankert sind. Hier sind vor allem die nicht voll beherrschbaren Risiken zu nennen, wie z. B. unverschuldete Hygiene- bzw. Infektionskomplikationen. Den frühestmöglichen Zeitpunkt der Grundaufklärung stellt die Patientenaufnahme dar.

Die **Risikoaufklärung** sollte erfolgen, sobald sämtliche für die betreffende medizinische Maß-

nahme erforderlichen Informationen vorliegen und beispielsweise hausinterne und/oder diagnostische Untersuchungen dergestalt abgeschlossen sind, dass der konkrete Eingriff aus Sicht des Behandlers feststeht. Je nach Stand der Voruntersuchungen des Patienten können diese beiden Zeitpunkte der Grund- und Risikoaufklärung freilich in dem Fall zusammenfallen, als dass es sich um eine bereits fest geplante stationäre Aufnahme handelt.

Zum Zeitpunkt des Verfassens dieses Kapitels stand das GKV-Versorgungsstärkungsgesetz (GKV-VSG) unmittelbar vor der Verabschiedung, weshalb tagesaktuell lediglich der diesbezügliche Referentenentwurf vorlag. Die erste von 2 erforderlichen Lesungen im Bundestag wurde durchgeführt; die Zustimmung des Bundesrats ist nicht erforderlich, da es sich nicht um ein Zustimmungsgesetz handelt. Hiernach ist in § 27b SGB V-E das Patientenrecht auf die Zweitmeinung verankert. In dieser Vorschrift soll es konkret heißen:

"(1) Versicherte, bei denen die Indikation zu einem **planbaren Eingriff** gestellt wird, bei dem insbesondere im Hinblick auf die zahlenmäßige Entwicklung seiner Durchführung die Gefahr einer Indikationsausweitung nicht auszuschließen ist, haben **Anspruch** darauf, eine **unabhängige ärztliche Zweitmeinung** bei einem Arzt oder einer Einrichtung nach Absatz 3 einzuholen. Die Zweitmeinung kann nicht bei einem Arzt oder einer Einrichtung eingeholt werden, durch den oder durch die der Eingriff durchgeführt werden soll.

(2) Der Gemeinsame Bundesausschuss bestimmt in seinen Richtlinien nach § 92 Abs. 1 Satz 2 Nr. 13, für welche planbaren Eingriffe nach Abs. 1 Satz 1 der Anspruch auf Einholung der Zweitmeinung im Einzelnen besteht. (…)

(5) **Der Arzt, der die Indikation für einen Eingriff** nach Abs. 1 Satz 1 in Verbindung mit Abs. 2 Satz 1 **stellt, muss** den Versicherten **über das Recht**, eine unabhängige ärztliche Zweitmeinung einholen zu können, **aufklären** und ihn auf die Informationsangebote über geeignete Leistungserbringer nach Abs. 4 hinweisen. Die Aufklärung muss mündlich erfolgen; ergänzend kann auf Unterlagen Bezug genommen werden, die der Versicherte in Textform erhält. Der Arzt hat dafür Sorge zu tragen, dass die Aufklärung **in der Regel mindes-**

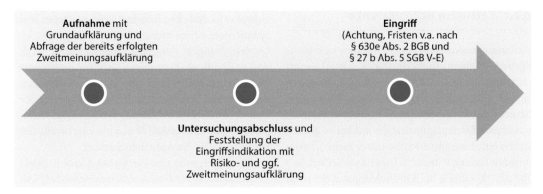

Aufnahme mit
Grundaufklärung und
Abfrage der bereits erfolgten
Zweitmeinungsaufklärung

Eingriff
(Achtung, Fristen v.a. nach
§ 630e Abs. 2 BGB und
§ 27 b Abs. 5 SGB V-E)

Untersuchungsabschluss und
Feststellung der
Eingriffsindikation mit
Risiko- und ggf.
Zweitmeinungsaufklärung

◼ **Abb. 26.1** Aufklärungen und Eingriff: Chronologie

tens 10 Tage vor dem geplanten Eingriff erfolgt. In jedem Fall hat die Aufklärung so rechtzeitig zu erfolgen, dass der Versicherte seine Entscheidung über die Einholung einer Zweitmeinung wohlüberlegt treffen kann."

Im Sinne des § 27b Abs. 1 SGB V-E ist es daher äußerst ratsam, zur Prozessoptimierung bereits bei Aufnahme des Patienten im Zuge der Grundaufklärung abzufragen, ob der Patient bereits über sein Recht auf Zweitmeinung aufgeklärt worden ist und ob er, sofern nicht, hierauf verzichtet. Sollte dem nicht so sein, ist der Patient spätestens innerhalb der Risikoaufklärung über sein diesbezügliches Recht aufzuklären. Hier ist bei der dann folgenden Eingriffsplanung die Frist des § 27b Abs. 5 SGB V-E zu beachten, nach der der Eingriff mindestens 10 Tage hinter der Aufklärung zurückzutreten hat (◼ Abb. 26.1).

26.2.2 Inhaltliche Komponente

Die inhaltliche Komponente der geschuldeten Aufklärung ist denknotwendig einzelfallabhängig und wird letztlich vorgegeben durch den entsprechenden Eingriff. Die gesetzlichen Vorgaben hierzu sind insbesondere bestimmt in § 630e Abs. 1 BGB, in dem es heißt:

"Der Behandelnde ist verpflichtet, den Patienten über sämtliche für die Einwilligung wesentlichen Umstände aufzuklären. Dazu gehören insbesondere Art, Umfang, Durchführung, zu erwartende Folgen und Risiken der Maßnahme sowie ihre Notwendig-

keit, Dringlichkeit, Eignung und Erfolgsaussichten im Hinblick auf die Diagnose oder die Therapie. Bei der Aufklärung ist auch auf Alternativen zur Maßnahme hinzuweisen, wenn mehrere medizinisch gleichermaßen indizierte und übliche Methoden zu wesentlich unterschiedlichen Belastungen, Risiken oder Heilungschancen führen können."

An dieser Stelle ist wegen der festgestellten Praxisrelevanz darauf hinzuweisen, dass die obige Aufzählung durch die Formulierung "insbesondere" in Satz 2 nicht abschließend ist. Vielmehr ist nach Satz 1 der Vorschrift zu hinterfragen, was im entsprechenden Einzelfall die wesentlichen Umstände sind, aus denen der Patient das Für und Wider im Sinne der angedachten Therapie abzuleiten vermag. Hier hinein spielt das nach § 630e Abs. 2, Ziffer 3 BGB bestehende Gebot der Verständlichkeit der Aufklärung. Dies bedeutet, dass Wortwahl und Syntax so zu wählen sind, dass der Patient – ausgehend von seinem individuellen Verständnishorizont – in die Lage versetzt wird, das Dargestellte zu begreifen. Formulierungen wie beispielsweise "Muskelfunktionsstörungen, Gefühlsstörungen oder Taubheit" reichen nach ständiger Rechtsprechung lediglich höchst selten aus, wenn tatsächlich eine Lähmung gemeint ist.

Darüber hinaus ist nunmehr – wie bereits zuvor über die Rechtsprechung entwickelt – gesetzlich vorgeschrieben, über alternative Behandlungsmethoden aufzuklären. Alternativen bilden im Hinblick auf operative Verfahren zunächst einmal die konservativen Behandlungsmethoden, sofern sie nach gängiger Auffassung im gegenständlichen Behandlungsfall adäquat sind. Auch ist der neueren Rechtsprechung gleichfalls zu entnehmen, dass auch die Frage der beabsichtigten Operationsmethode aufklärungspflichtig sein kann, wenn mehrere anerkannte Möglichkeiten bestehen, die den Patienten unterschiedlich stark belasten oder unterschiedliche Erfolgschancen haben. Beispielsweise urteilte das Oberlandesgericht Hamm, dass bei einem Eingriff lediglich das arthroskopische Vorgehen, nicht jedoch die offene Operation indiziert gewesen sei.

Im Schadensfall stellt sich hinsichtlich der inhaltlichen Aufklärung grundsätzlich die Frage, ob die Realisierung eines Risikos gegeben ist, über das auch aufgeklärt wurde. Zum Zweck der Prozessoptimierung ist daher bei den verschiedenen in Betracht kommenden Eingriffen zur Vorbereitung einer Aufklärung zunächst zu analysieren, welche typischen eingriffsimmanenten Risiken vorhanden sind. In einem zweiten Schritt sollten dann eher atypische Risiken herausgearbeitet werden, um die Risikoaufklärung zu komplettieren. Inhaltlich ist insoweit von größter Bedeutung, dass im bedauerlichen Fall eines Schadenseintrittes der Patient genau über das sich realisiert habende Risiko im Vorfeld aufgeklärt wurde.

26.2.3 Formelle Komponente

Letztlich stellt sich grundsätzlich die Frage der formellen Rechtmäßigkeit der durch den Behandler geschuldeten Aufklärung. Grundsätzlich ist eine Aufklärung durch den Arzt im Rahmen des vertrauensvollen Gesprächs mit dem Patienten geschuldet. Die Schriftform schreibt das Gesetz nicht vor. Allerdings kann es nur im Interesse des Arztes und auch des Krankenhauses sein, Aufklärungen additiv zum erwähnten Gespräch dem Patienten vorzulegen und durch diesen unterschreiben und damit bestätigen zu lassen. Dies ist dem Umstand geschuldet, dass nach § 630h Abs. 2 BGB allein der Behandler die ordnungsgemäße Aufklärung und die hierauf erfolgte Einwilligung zu beweisen hat.

Die hier empfohlene Schriftlichkeit greift Hand in Hand mit der gesetzlich vorgeschriebenen Dokumentation, die in der Praxis oftmals sträflich vernachlässigt wird. Der Inhalt der geschuldeten Dokumentation ergibt sich aus § 630f Abs. 2 BGB:

"Der Behandelnde ist verpflichtet, in der Patientenakte sämtliche aus fachlicher Sicht für die derzeitige und künftige Behandlung wesentlichen Maßnahmen und deren Ergebnisse aufzuzeichnen, insbesondere die Anamnese, Diagnosen, Untersuchungen, Untersuchungsergebnisse, Befunde, Therapien und ihre Wirkungen, Eingriffe und ihre Wirkungen, Einwilligungen und Aufklärungen. Arztbriefe sind in die Patientenakte aufzunehmen."

Die ordnungsgemäße, der vorstehenden Vorschrift entsprechende Dokumentation eröffnet daher im Zusammenspiel mit der Aufklärung und patientenseitigen Einwilligung die Möglichkeit der erfolgreichen Abwehr von Schadenersatzansprüchen. Fehlt es indes an einem von beiden, erschwert sich die Abwehr von Ansprüchen immens.

26.3 Fazit

Zusammenfassend kann festgehalten werden, dass die Frage der Prozessoptimierung auch und gerade im Krankenhaus ohne den erforderlichen juristischen Hintergrund schwerlich zu leisten sein wird. Stetig wachsende Anforderungen an die Behandlungs- und Eingriffsvoraussetzungen machen es zunehmend schwerer, den medizinischen Alltag juristisch einwandfrei zu bewerkstelligen. Um der personellen und gleichfalls der persönlichen Überforderung der Ärzteschaft entgegenzuwirken, ist hier der bereits beschriebene individualisierte Automatismus umzusetzen. Dies bedeutet, dass grundsätzlich die Fristen eines Behandlungsfalles vorgegeben werden müssen und einzuhalten sind. Liegen erforderliche Angaben wie Dokumentation, Einwilligung, Grund-, Risiko- und ggf. Zweitmeinungsaufklärung unmittelbar vor einem geplanten Eingriff nicht vor, wird dieser nicht durchgeführt, sondern das festgestellte Versäumnis zunächst nachgeholt. Zeitliche Abfolgen mit inhaltlichen Vorgaben erfolgen automatisiert.

Es sei hier beispielhaft darauf verwiesen, dass die Rechtsprechung einen Fall zu entscheiden hatte, in dem sämtliche oben aufgeführten Anforderungen bei einem operativen Eingriff eingehalten worden waren. Einzig ein auf den Patienten lautendes Einwilligungsformular war zwar ausgefüllt, jedoch nicht unterschrieben. Das Oberlandesgericht München zog hieraus den Schluss, dass der Patient nicht aufgeklärt worden sei, da er anderenfalls das Formular sicherlich unterschrieben hätte. Den Einwand eines schlicht mangelhaften Organisationsversehens ließen die Richter zum Nachteil des beklagten Arztes nicht gelten.

Eine Individualisierung erfolgt in Bezug auf die indizierte Maßnahme in Ansehung des jeweiligen Patienten. Nicht jede Intervention ist für Patienten gleichbelastend, sodass es sich anbietet, anfallende, im Haus wiederkehrende Eingriffe zu klassifizieren. Hier ist besonderes Augenmerk auf die Eingriffsschwere und die zu erwartenden Risiken zu lenken. Die anwaltliche Erfahrung zeigt im Einklang mit der Rechtsprechung zu Arzthaftungsfragen, dass sehr zu empfehlen ist, die verwendeten Aufklärungsdokumente auf Aktualität, Vollständigkeit und medizinische Richtigkeit hin zu überprüfen. Oftmals passen die verwendeten, vorformulierten und eingekauften Muster nicht zur geplanten Intervention, oder sind schlicht veraltet.

Die geforderte Vollständigkeit steht und fällt mit ggf. neuen medizinischen Erkenntnissen und dem Wandel der juristischen Anforderungen. Selbst nicht zu beanstandende Formalien sind in engen zeitlichen Abständen erneut zu kontrollieren. Lediglich mit System und einem gewissen Maß an Automatismus in zeitlicher Abfolge und inhaltlicher Abstimmung lassen sich die zuweilen auch regional unterschiedlichen juristischen Anforderungen im Sinne einer oftmals erforderlichen Prozessoptimierung beherrschen.

Mindestmenge – Spezialisierung des Operateurs

Jochem Schunck

27.1   Einleitung – 262

27.1.1   Mindestmengen – 262

27.1.2   Spezialisierung des Operateurs – 264

27.2   Diskussion – 264

          Literatur – 265

J. Jerosch, C. Linke (Hrsg.), *Patientenzentrierte Medizin in Orthopädie und Unfallchirurgie*,
DOI 10.1007/978-3-662-48081-6_27, © Springer-Verlag Berlin Heidelberg 2016

27.1   Einleitung

In den letzten Jahren ist neben der steigenden Zahl des künstlichen Hüft- und Kniegelenkersatzes in Deutschland die Diskussion über die Qualität der Versorgung in den Vordergrund getreten. Seit dem 1.1.2015 gilt für den Einsatz von Knietotalendoprothesen (Knie-TEP) wieder die Mindestmengenregelung. Laut Beschluss des Gemeinsamen Bundesausschuss (G-BA) vom 18.12.2014 dürfen Kliniken diese Leistung nur noch dann zulasten der gesetzlichen Krankenversicherung durchführen, wenn sie mindestens 50 künstliche Kniegelenke pro Jahr einsetzen. Verwiesen wird auf den allgemein anerkannten Stand medizinischer Erkenntnisse, wonach eine fortlaufende Befassung des gesamten Behandlungsteams mit Knie-TEP für eine qualitativ hinreichende Behandlungspraxis erforderlich sei. Wer diese Anzahl nicht nachweisen kann, darf die Operationen nicht mehr anbieten. Zu beachten ist, dass zur Qualitätsbeurteilung neben der gesetzlich eingeführten Mindestmenge pro Klinik auch die Spezialisierung des Operateurs auf dem Gebiet der Knietotalendoprothetik nach dem Grundsatz "exercitatio artem parat" von entscheidender Bedeutung ist.

27.1.1   Mindestmengen

Die Regelung der Mindestmengen für den Einsatz von Knietotalendoprothesen wurde erstmals im Jahr 2006 durch Beschluss des Gemeinsamen Bundesausschusses (G-BA) gefasst. Nachdem das Landessozialgericht Berlin-Brandenburg im Jahr 2011 der Klage einer Klinik gegen diese Mindestmengenregelung stattgab, setzte der G-BA am 15.9.2011 die Regelung aus und legte Revision vor dem Bundessozialgericht (BSG) in Kassel ein. Mit dem Urteil vom 18.10.2014 bestätigte das BSG die Einschätzung des G-BA, wonach eine Abhängigkeit der Ergebnisqualität von der erbrachten Leistungsmenge gegeben und die Festlegung der Mindestmenge auf 50 Operationen rechtens und hinreichend mit wissenschaftlichen Belegen untermauert sei (Aktenzeichen B 1 KR 33/13 R und B 3 KR 1/13 R).

Wie viele Kliniken unter die aktuelle Mindestmengenregelung fallen werden, ist nicht exakt vor-

auszusehen. Eine Übersicht über die gegenwärtige Versorgungssituation in Deutschland hinsichtlich der Kniegelenkendoprothetik liefert der am 3.9.2014 veröffentlichte Qualitätsreport des Instituts für angewandte Qualitätsforderung und Forschung im Gesundheitswesen GmbH (AQUA Institut 2014). So wurden im Jahr 2013 insgesamt 127.192 Datensätze von den Kliniken in Zusammenhang mit der Knie-TEP-Erstimplantation geliefert. Davon konnten insgesamt 123.088 Fälle (Patienten) in 1030 Krankenhäusern ausgewertet werden. Dies entspricht einem Anteil von 119,5 Eingriffen pro Krankenhaus. Eingriffe mit 1–19 Fällen führten 91 Kliniken durch. Dies entspricht einem Anteil von 8,83 % aller Kliniken. Von den 91 Kliniken, die weniger als 20 Operationen pro Jahr durchführten, fanden sich bei 15 Kliniken (16,48 %) Ergebnisse außerhalb des Referenzbereichs. In der Vergleichsgruppe der Kliniken mit mehr als 20 Operationen pro Jahr waren lediglich 91 Kliniken (10,12 %) rechnerisch auffällig. Hieraus leitet sich ab, dass die 939 Kliniken mit durchschnittlich 131,08 Fällen pro Jahr im Vergleich zu den 91 Kliniken, welche weniger als 20 Eingriffe durchführten, um 6,36 % geringere rechnerische Auffälligkeiten aufweisen. Von Interesse ist die Auswertung der Einzelfaktoren, welche Einfluss auf die Versorgungsqualität nehmen.

Nach der ersten Einführung der Mindestmenge in der Kniegelenkendoprothetik war zu beobachten, dass im nachfolgenden Zeitraum von 2006 bis 2010 die Zahl der Kliniken, welche die Mindestmengenvorgabe nicht erfüllten, von 13 auf 8 % abnahm (De Cruppé et al. 2014). Dieser Effekt wird durch eine Anpassung (Zentralisierung), Kodierung und allgemein steigende Fallzahlen erklärt.

Nach Auswertung von 31.657 Datensätzen aus Nordrhein-Westfalen (2002/2003) konnte für die allgemeinen Komplikationen wie kardiovaskuläre Komplikationen, Pneumonien, Lungenembolien und Thrombosen bei der Knie-TEP kein Zusammenhang zwischen Ergebnisqualität und Fallzahl postuliert werden. Hingegen waren spezifische Komplikationen nach Kniegelenkprothesenversorgung (Wundinfektionen, Abszesse, Hämatome und Nachblutungen) bei Kliniken mit hohen Fallzahlen nachweislich seltener. Ein Zusammenhang zwischen Ergebnisqualität und Operationsvolumen konnte bei der Knie-TEP angenommen werden. Ein

Schwellenwert ließ sich aus den vorliegenden Ergebnissen nicht ableiten (Schulze-Raestrup et al. 2006).

Anlässlich der Ersteinführung der Mindestmenge in der Knieendoprothetik 2006 wurde deren Auswirkung auf Evidenz geprüft, wobei 3 Studien zur Auswertung gelangten (Institut für Qualität und Wirtschaftlichkeit im Gesundheitswesen 2012). Die erste Studie zeigte eine Zunahme an Implantatfehllagen, welche bei Auswertung bis 2008 jedoch nur für die Jahre 2006 und 2007 statistisch signifikant waren. Auch für Frakturen (chirurgische Komplikation) zeigten sich Risikosteigerungen, die jedoch nicht statistisch signifikant waren. Während des gesamten Beobachtungszeitraums unterlagen Wundinfektionen und Reinterventionen in dieser Studie Schwankungen. Zusammenfassend konnte die erhoffte Reduktion chirurgischer Komplikationen mit den ausgewerteten 125.324 QS-NRW-Datensätzen nicht belegt werden. Mindestmengen sind somit als zentrales Steuerkriterium der Qualitätsverbesserung kritisch zu hinterfragen. Eine standardisierte Versorgungsforschung mit Errichtung eines Endoprothesenregisters zur Analyse und Steigerung der Qualität wurde gefordert (Kostuj et al. 2011).

In der zweiten Studie konnte eine statistisch signifikante Risikoreduktion nach Knie-TEP bei den chirurgischen Komplikationen postoperative Wundinfektionen und Hämatome/Nachblutungen nachgewiesen werden (Blum et al. 2008). Die dritte Studie zeigte bezüglich der postoperativen Wundinfektionen eine statistisch signifikante Risikoreduktion bei statistisch signifikanter Abnahme der Odds Ratio der Komplikationsraten um 22 % (OR: 0,78; 95 % Konfidenzintervall: 0,70–0,86; Geraedts et al. 2008).

Mithilfe von Daten des Bundesdatenpools der Bundesgeschäftsstelle Qualitätssicherung gGmbH (BQS) des Jahres 2004 von Patienten mit Knie-TEP-Erstimplantation wurde der Zusammenhang zwischen dem Risiko für unzureichende Beweglichkeit (primärer Qualitätsindikator) bzw. dem Risiko für Infektionen (sekundärer Qualitätsindikator) und der Fallzahl des betreffenden Krankenhauses pro Jahr unter Verwendung logistischer Regressionsmodelle untersucht. Die Auswertung unterstützte die Hypothese eines Zusammenhangs zwischen der Leistungsmenge und der Ergebnisqualität. Schwellenwerte, die in eindeutiger Weise

zwischen guter und schlechter Qualität unterscheiden, waren aus den verfügbaren Routinedaten aufgrund der nur sehr schwachen Assoziation bei der Infektionsrate und des U-förmigen Verlaufs bei der Beweglichkeit jedoch nicht zu bestimmen (Schräder et al. 2007).

Weitere Daten mit Langzeitmessung zur Erfassung und kontinuierlichen Anpassung von Mindestmengen und Schwellenwerten können aus Endoprothesenregistern erhoben werden. Im aktuellen finnischen Endoprothesenregisterauszug 2015 ist eine Auswertung von 80 Kliniken mit insgesamt 59.696 Kniegelenktotalendoprothesen hinterlegt. Zu beobachten ist, dass sich bei den Kniegelenktotalendoprothesen, welche von 1998 bis 2010 implantiert wurden, höhere Eingriffszahlen positiv auf die Ergebnisse auswirkten. Die Eingriffszahlen wurden hierzu in 4 Gruppen unterteilt (Gruppe 1: 1–99, Gruppe 2: 100–249, Gruppe 3: 250–449, Gruppe 4: > 450 Eingriffe/Jahr). Aus einer zunehmenden Eingriffsmenge resultierten eine geringere stationäre Verweildauer und eine kürzere kontinuierliche Nachbehandlungsphase. Dagegen waren kleinere Fallzahlen nicht explizit mit höheren Revisions- und Wiederaufnahmeraten und vermehrten Narkosemobilisationen verbunden (Pamilo et al. 2015).

In der Zusammenschau ist die Verbindung zwischen Leistungsmenge der Kliniken und der Ergebnisqualität in den überwiegenden Studien und nach den Ergebnissen der Registerdaten robust. Subtil zu beobachten sind Abweichungen im Schweregrad der Erkrankung, in den Komorbiditäten, den einzelnen Qualitätsindikatoren, den verwendeten Datenquellen und den Messinstrumenten. Die Mindestanzahl von 50 Kniegelenkendoprothesen ist eine Vorgabe, deren Evidenz sich in künftigen Ergebnisstudien weiter erhärten muss.

In der Praxis stellt sich für die Kliniken die Frage, wie mit der Neueinführung der Mindestmengenregelung für die Kniegelenktotalendoprothesen umzugehen ist. Dies ist von besonderem Interesse, wenn die Implantationszahlen in den zurückliegenden Jahren knapp an die Grenze heranreichten bzw. diese nur knapp überschritten. Offen bleibt in diesem Zusammenhang, welche Sanktionen bei einer Nichterfüllung der Mindestmenge angedacht sind.

27.1.2 Spezialisierung des Operateurs

Für den in der Kniegelenkchirurgie tätigen Operateur gilt der Satz: "Practise makes perfect." Zunehmend gerät die Spezialisierung des Operateurs in den Mittelpunkt der Entscheidung des Patienten bei seiner Klinikauswahl ("selective refferal"). Daraus resultieren die Fragen, welche Zahl an persönlich durchgeführten Eingriffen und/oder Berufsjahren als Qualitätskriterium der "Spezialisierung" ausschlaggebend ist und wo der Patient die Eingriffszahlen des Operateurs nachschlagen kann.

Aufschluss über die Eingriffszahlen des Operateurs gibt die Zertifizierung als Endoprothetikzentrum (EndoCert, ▶ Kap. 24). Die Eingriffszahlen sind Bestandteil des Erhebungsbogens. Demnach müssen der Leiter des Zentrums 100 Eingriffe und jeder gelistete Hauptoperateur 50 Eingriffe pro Jahr nachweisen. Die Eingriffe beziehen sich auf Primär- und Wechseleingriffe am Hüft- und Kniegelenk sowie auf die Frakturendoprothetik.

Hinsichtlich der Bedeutung der Eingriffszahl in Verbindung mit der Qualität zeigen die gegenwärtigen Studien, dass Patienten ein niedrigeres Risiko von begleitenden Komplikationen in Verbindung mit Knieprothesenimplantationen aufweisen, wenn sie an einer Klinik bzw. von einem Operateur mit größerer Fallzahl an Knietotalendoprothesen operiert wurden. Patienten, welche in den "High-volume-Kliniken" mit über 200 Kniendoprothesenimplantationen und über 50 Eingriffen pro Operateur im Jahr versorgt wurden, wiesen eine niedrigere Pneumonie- und allgemeine Komplikationsrate auf (Odds Ratio: 0,72; 99 % Konfidenzintervall: 0,54–0,95), verglichen mit den "Low-volume-Kliniken" mit 12 oder weniger Eingriffen im Jahr pro Operateur (Katz et al. 2004).

Bei Unterscheidung der Eingriffszahlen pro Jahr in "gering", d. h. 3 bis < 52 Knieendoprothesenimplantationen pro Operateur, und "hoch", d. h. 5–70 und mehr Knietotalendoprothesen pro Operateur, ergaben sich keine Unterschiede in der Sterblichkeits- und Überlebensrate sowie im Hinblick auf das thromboembolische Geschehen. Dagegen fand sich eine signifikante Korrelation zwischen niedriger Eingriffszahl und höherer Infektionsrate in 0,26–2,8 % der Fälle, längerer Operationsdauer (165 vs. 135 min), längerer Verweildauer (0,4–2,13 Tage), höherer Transfusionsrate (13 vs. 4 %) und schlechteren klinischen Behandlungsergebnissen. Die Autoren

wiesen darauf hin, dass die Auswertung einen Trend zu besseren Ergebnissen der Operateure mit höheren Fallzahlen suggeriere, die Interpretation jedoch mit gebotener Sorgfalt erfolgen sollte (Lau et al. 2012).

27.2 Diskussion

Die gesetzlich bestimmte Mindestmenge setzt sich aus 2 wesentlichen Kennzahlen zusammen. Dies betrifft die Eingriffszahlen an der jeweiligen Klinik und diejenigen des ausführenden Chirurgen. Diese müssen zur Beurteilung der Qualität zusammengefasst werden. In einer Arbeit wurden alle englischsprachigen Publikationen in den Datenbanken PubMed, Medline, Embase und CINAHL von 1973 bis 2011 zur primären und zur Wechselendoprothetik am Kniegelenk hinsichtlich der Zahlen des Krankenhauses und des Operateurs ausgewertet. Die Darstellung bezog sich auf das Gesamtergebnis, die Morbidität, Mortalität sowie das klinische und ökonomische Resultat. Nachgewiesen wurde eine klare und konstante Beziehung zwischen dem Krankenhausvolumen und den Eingriffszahlen des Operateurs. Es resultierte ein besseres Behandlungsergebnis bei höheren Fallzahlen in beiden Gruppen. Bezogen auf die Literatur ergab sich nach Einschätzung der Autoren die Frage, weshalb *alle* Operationen durch *alle* Operateure in *allen* Kliniken ausgeführt werden sollten (Critchley et al. 2012).

Hingewiesen wird auf den kritischen Umgang mit der in der Literatur hinterlegten signifikanten Beziehung des Mengenvolumens der Kliniken und Operateure und den verbesserten Behandlungsergebnissen. Bei Durchsicht der in den Datenbanken, unter anderem in Medline und Embase, gelisteten Studien, welche durch 2 unabhängige Untersucher ausgewertet wurden, fanden sich in keiner Studie Angaben bezüglich der Anzahl der Revisionseingriffe pro Operateur. Empfohlen wurde von den Autoren, mit der häufig gestellten Forderung nach Zentralisierung vorsichtig umzugehen, bis weitere evidenzbasierte Daten vorliegen (Marlow et al. 2010).

Dieses wird durch eine Studie gestützt, für die auf Hüft- und Kniegelenkendoprothetik spezialisierte Kliniken mit mehr als 100 Prothesenimplantationen (≥ 25 Hüftgelenk- bzw. ≥ 25 Kniegelenkendoprothesen) und mindestens 50 Eingriffen pro Operateur ausgewertet wurden. Nachgewiesen wurde eine Verbesserung in der Hüftgelenkendoprothetik, während die Ergebnisse in der Kniegelenkendoprothetik hinsichtlich der beobachteten Komplikationsraten nicht von den übrigen Kliniken abwichen (Mehrotra et al. 2013).

Bei der Vorgabe von Mindestmengen ist zu beobachten, dass bei positiven oder negativen Auswirkungen frühzeitig Maßnahmen ergriffen werden. Bislang nicht geklärt ist, wie mit Kliniken umzugehen ist, welche die Mindestmenge entgegen der Planung aufgrund der Zahlen aus zurückliegenden Jahren knapp verfehlen. Wie etwaige Sanktionen aussehen und wann sie im Einzelfall greifen, ist nicht definiert. Wichtig sind ferner der Abgleich mit den Eingriffszahlen der Operateure und auch hier die Festlegung von Mindestmengen, ausgehend von den Zahlen, wie sie derzeit für den Hauptoperateur und Leiter der Endoprothetikzentren gelten. Ermittelt werden im Rahmen der Zertifizierung allgemeine Qualitätsindikatoren. Die Erfassung patientenspezifischer Ergebnisse ist zurzeit noch in der Pilotphase. Neben den relevanten Einflussfaktoren sind auch geeinigte Messinstrumente zur Ermittlung der Qualität zu etablieren.

Bei aller gesundheitspolitischen Brisanz, die Mindestmengen auslösen, ist es das vorrangige Ziel, die Versorgungsqualität im Sinne des Patienten unter Berücksichtigung aller gesundheitspolitischen Interessen zu steigern. Hierzu können Mindestmengen bei validen Schwellenwerten einen Beitrag leisten. Die Schwellenwerte und Einflussfaktoren zur Festlegung der Mindestmengen für Kliniken und zur Bemessung der Spezialisierung des Operateurs sind durch longitudinale (z. B. Endoprothesenregister) und prospektiv angelegte Studien bei Bedarf anzupassen. Die Veränderungen der Kliniklandschaft nach Wiedereinführung der Mindestmenge sind zu beobachten, um rechtzeitig mögliche Versorgungslücken zu erkennen.

Literatur

AQUA-Institut (2014) Knie-Totalendoprothesen-Erstimplantation. Qualitätsreport des Institutes für angewandte Qualitätsforderung und Forschung im Gesundheitswesen GmbH. www.sqg.de

Blum K, De Cruppe W, Ohmann C, Geraedts M (2008) Mindestmengen bei Knie-TEP-Implantationen. Gesundheitswesen 70(4):209–218

Critchley RJ, Baker PN, Deehan DJ (2012) Does surgical volume affect outcome after primary and revision knee arthroplasty? A systematic review of the literature. Knee 19(5):513–518

De Cruppé W, Malik M, Geraedts M (2014) Umsetzung der Mindestmengenvorgaben Analyse der Krankenhausqualitätsberichte. Eine retrospektive Studie der Jahre 2004–2010. Dtsch Arztebl 111(33–34):549–555

Geraedts M, De Cruppe W, Blum K, Ohmann C (2008) Implementation and effects of Germany's minimum volume regulations: results of the accompanying research. Dtsch Arztebl Int 105(51–52):890–896

Institut für Qualität und Wirtschaftlichkeit im Gesundheitswesen (IQWiG) (2012) Literaturrecherche und Evidenzprüfung zur Überprüfung der Auswirkungen der Regelungen über Mindestmengen gemäß der Richtlinie des G-BA über die ambulante Behandlung im Krankenhaus. IQWiG-Berichte, Bd. 132.

Katz JN, Barrett J, Mahomed NN, Baron JA, Wright RJ, Losina E (2004) Association between hospital and surgeon procedure volume and the outcomes of total knee replacement. J Bone Joint Surg Am 86(9):1909–1916

Kostuj T, Schulze RU, Noack M, Buckup K, Smektala R (2011) Mindestmengen in der Kniegelenkendoprothetik: Analyse der externen Qualitätssicherung für das Land Nordrhein-Westfalen. Chirurg 82(5):425–432

Lau RL, Perruccio AV, Gandhi R, Mahomed NN (2012) The role of surgeon volume on patient outcome in total knee arthroplasty: a systematic review of the literature. BMC Musculoskeletal Disorders 13:250

Marlow NE, Barraclough B, Collier NA, Dickinson IC, Fawcett J, Graham JC, Maddern GJ (2010) Centralization and the relationship between volume and outcome in knee arthroplasty procedures. ANZ J Surg 80(4):234–241

Mehrotra A, Sloss EM, Peter S, Hussey PS, Adams JL, Lovejoy S, SooHoo NF (2013) Evaluation of a Centers of Excellence Program for Knee and Hip Replacement. Med Care 51(1):28–36

Pamilo KJ, Peltola M, Palonev J, Mäkelä K, Häkkinen U, Remes V (2015) Hospital volume affects outcome after total knee arthroplasty. A nationwide registry analysis of 80 hospitals and 59,696 replacements. Acta Orthop 86(1):41–47

Schräder P, Grouven U, Bender R (2007) Können Mindestmengen für Knieprothesen anhand von Routinedaten errechnet werden? Ergebnisse einer Schwellenwertanalyse mit Daten der externen stationären Qualitätssicherung. Orthopäde 36:570–576

Schulze-Raestrup U, Smektala R (2006) Gibt es relevante Mindestmengen in der unfallchirurgischen und orthopädischen Chirurgie? Zentralbl Chir 131(6):483–492

Warum bedarf es neuer Konzepte wie dem Rapid-Recovery-Programm?

Kirill Gromov, Henrik Husted

28.1   Einleitung – 268

28.2   Krankenhausverweildauer – 268

28.3   Mortalität und Morbidität – 269

28.4   Patientenzufriedenheit – 269

28.5   Kosten – 270

28.6   Sicherheit – 270

28.7   Fazit – 270

        Literatur – 271

J. Jerosch, C. Linke (Hrsg.), *Patientenzentrierte Medizin in Orthopädie und Unfallchirurgie,*
DOI 10.1007/978-3-662-48081-6_28, © Springer-Verlag Berlin Heidelberg 2016

28.1   Einleitung

Die klinischen Behandlungspfade für Hüft- und Knie-TEP wurden in den USA Anfang der 1980er-Jahre mit der Absicht eingeführt, die Patientenversorgung zu standardisieren und zu optimieren (Stern et al. 1995). Durch die geringeren Erstattungen nach Einführung des DRG-Abrechnungssystems lag einer der Hauptanreize bei der Einführung der klinischen Behandlungspfade in dem primären Bestreben, Kosten zu senken und sekundär dabei noch eine hohe, standardisierte Behandlungsqualität sicherzustellen.

Im Gegensatz zu den ökonomisch orientierten klinischen Behandlungspfaden, legt das Fast-Track- oder Rapid-Recovery-Konzept den Schwerpunkt auf das Patientenergebnis. Durch die Kombination aus optimierter Logistik mit optimierter evidenzbasierter Patientenversorgung werden die Morbidität und Mortalität gesenkt und die Genesungszeit verkürzt – mit positiven Sekundäreffekten wie kürzeren Krankenhausverweildauern und geringeren Kosten. Anfänglich von Professor Henrik Kehlet (Kehlet u. Wilmore 2005, 2008) in der Viszeralchirurgie angewandt, verbreitete sich die Fast-Track-Methode auch in zahlreichen anderen Fachgebieten (Kehlet u. Wilmore 2008, Husted 2012).

Theoretisch geht der optimale operative Eingriff mit 0 % Morbidität und Mortalität einher, mit maximaler Patientenzufriedenheit, Schmerzfreiheit, einer kurzen Krankenhausverweildauer und minimalen Kosten für das Krankenhaus (Kehlet 1994). Insbesondere der zuletzt genannte Faktor hat in den vergangenen Jahren eine maßgebliche Rolle gespielt, da die Kostenträger von Gesundheitsdienstleistungen und die politischen Entscheidungsträger in Europa und den USA ihren Hauptfokus auf die Kostendämpfung im Gesundheitswesen gesetzt haben. Die Frage ist, inwieweit diese Theorie auf die endoprothetische Versorgung anwendbar ist und ob in diesem Bereich noch Optimierungsbedarf besteht.

Die aktuell veröffentlichten Daten zu primären Hüft- und Knieprothesen geben eine Mortalität von 0,5 % an (Khan et al. 2014) und eine Komplikationsrate von 7–8 % (Global Orthopedic Registry/GLORY) mit erforderlicher Wiederaufnahme ins Krankenhaus (Cushner et al. 2010). Die durchschnittliche Krankenhausverweildauer beträgt 12 Tage (Pamilo et al. 2013), danach werden bis zu 50 % der Patienten in Rehabilitationseinrichtungen überführt (Hansen et al. 2015). Die Kosten belaufen sich auf etwa 16.500 US-Dollar pro Patient (Ashraf et al. 2014), woraus mehr als deutlich wird, dass großes Verbesserungspotenzial besteht. Wenn Operateure weiterhin das tun, was sie immer getan haben, werden wir auch weiter die gleichen Ergebnisse erhalten – ohne die notwendigen und gewünschten Verbesserungen in der Patientenversorgung und den Ergebnissen. Skeptiker argumentieren, dass die kürzere Krankenhausverweildauer und geringere Behandlungskosten die eigentliche Triebfeder des Fast-Track-Konzeptes seien, wodurch es potenziell nachteilig für die Patienten sein könnte. Diese Annahme wurde jedoch durch zahlreiche Studien widerlegt, in welchen die Sicherheit der Fast-Track-Methode demonstriert und vergleichbare oder bessere Ergebnisse erzielt wurden als mit den konservativen Behandlungspfaden (Husted 2012).

Im Folgenden werden die Vorteile des Fast-Track-Konzepts gegenüber den konventionellen Behandlungspfaden in Bezug auf die zuvor genannten Erfolgskriterien dargestellt. Dabei ist jedoch zu bedenken, dass die Fast-Track-Methode hinsichtlich ihrer zu integrierenden optimierten Komponenten weder eine einzelne Behandlungsmodalität, noch eine einheitlich akzeptierte Methodik darstellt. Das Fast-Track-Konzept umfasst eine optimierte Logistik und eine evidenzbasierte multidisziplinäre Patientenversorgung mit multimodaler, opioidreduzierter Schmerztherapie und kann deshalb von Abteilung zu Abteilung variieren.

28.2   Krankenhausverweildauer

Die Krankenhausverweildauer stellt einen der am häufigsten verwendeten Parameter für die Bemessung des Erfolgs der Fast-Track-Methode dar, was jedoch nur dann sinnvoll ist, wenn festgelegte funktionelle Entlassungskriterien angewandt werden. Neben den offenkundigen finanziellen Auswirkungen geht eine längere Krankenhausverweildauer auch mit einer höheren Morbidität und Mortalität einher, da sie eine verzögerte Mobilisation widerspiegeln kann, welche ein erhöhtes thromboembolisches Komplikationsrisiko mit sich bringt (Pearse et al. 2007, Chandrasekaran et al. 2009).

Die Verweildauer ist von Krankenhaus zu Krankenhaus sehr verschieden und hängt nicht nur von der stationären Patientenversorgung, sondern auch von der Logistik ab und davon, wohin die Patienten entlassen werden. In zahlreichen Publikationen werden für die endoprothetische Primärversorgung von Hüfte und Knie in orthopädischen Abteilungen weltweit Verweildauern von bis zu zwei Wochen oder länger genannt (zuzüglich der anschließenden Wochen der stationären Rehabilitation). Dies erscheint unnötig lang, da zahlreiche Veröffentlichungen von Reviews und Metaanalysen gezeigt haben, dass die Verweildauer mit der Fast-Track-Methode auf unter 4 Tage gesenkt werden kann (Husted 2012, Kehlet 2013). Es wurde argumentiert, dass die Verkürzung der Verweildauer nicht auf das Fast-Track-Konzept zurückzuführen ist, sondern auf die allgemeine Entwicklung in den vergangenen Jahren. Die Registerdaten stützen jedoch die Wirksamkeit des Fast-Track-Konzepts, da sich die Verweildauer in den Abteilungen, in denen das Fast-Track-Konzept angewandt wurde, innerhalb desselben Zeitraums stärker verkürzte als in den Abteilungen mit Standardbehandlungspfaden (Glassou et al. 2014).

28.3 Mortalität und Morbidität

Eine allgemeine Befürchtung hinsichtlich der Fast-Track-Methode und den kürzeren Verweildauern besteht darin, dass sich die Morbiditätsrate erhöhen und es zu vermehrten Wiederaufnahmen der Patienten ins Krankenhaus kommen könnte, da eine Komplikation unmittelbar nach der Entlassung zu einer erneuten Aufnahme ins Krankenhaus führen würde. Käme es hingegen bei einer längeren Verweildauer während des Erstaufenthalts im Krankenhaus zu einer Komplikation, würde dies die Wiederaufnahmerate nicht beeinflussen. Da das Fast-Track-Konzept jedoch die Optimierung der klinischen Versorgung durch Integration evidenzbasierter Fortschritte beinhaltet, wird keine negative Auswirkung auf die Morbidität oder Mortalität erwartet.

Husted et al. (2012) demonstrierten, dass die kürzere Verweildauer nach Implementierung des Fast-Track-Konzepts mit keiner höheren Wiederaufnahmerate einherging. Diese Ergebnisse wurden durch eine Metaanalyse bestätigt, welche kein erhöhtes Wiederaufnahmerisiko im Vergleich zu den klinischen Behandlungspfaden der Standardversorgung feststellte (Barbieri et al. 2009, Van Herck et al. 2010). Khan et al. (2014) untersuchten die postoperativen Komplikationsraten der Fast-Track- und der konventionellen Behandlungspfade und stellten eine Verringerung der Bluttransfusionsraten und der erneuten Operationen fest, wohingegen die Raten für Apoplex, gastrointestinale Blutungen, Pneumonie, tiefe Venenthrombose und Lungenembolie keinen statistisch signifikanten Unterschied aufwiesen. Es wurde festgestellt, dass bei der Fast-Track-Behandlung auch signifikant weniger Herzinfarkte auftraten (Malviya et al. 2011).

Auch die Mortalität nach der Fast-Track-Behandlung wurde eingehend untersucht. Die möglicherweise auf postoperative Komplikationen nach der untersuchten endoprothetischen Versorgung zurückzuführende Mortalität lag bei den Fast-Track-Patienten bei nur 0,35 % (Husted et al. 2010b). In einer kürzlich durchgeführten Studie zum Vergleich der Mortalität nach der Primärversorgung mit einer Knie- oder Hüftprothese unter Anwendung des Fast-Track-Konzepts (Verweildauer 3 Tage) bzw. des konventionellen Behandlungspfades (Verweildauer 6 Tage) wurde sowohl nach 30 als auch nach 90 Tagen eine geringere Mortalität der Fast-Track-Patienten (0,1 und 0,5 %) gegenüber den konventionell versorgten Patienten (0,5 und 0,8 %) festgestellt (Khan et al. 2014).

Schlussfolgernd führt die Fast-Track-Methode nicht zu mehr Komplikationen oder Wiederaufnahmen als konventionelle Behandlungspfade, geht jedoch nach dem primären Hüft- und Kniegelenkersatz mit niedrigeren Mortalitätsraten einher.

28.4 Patientenzufriedenheit

Beim stationären Aufenthalt die Zufriedenheit der Patienten zu erreichen ist von wesentlicher Bedeutung. Sie ist nicht nur Indikator für die Qualität der Versorgung, sie kann sich auch positiv auf das Ergebnis insgesamt auswirken. Dies wurde in einer kürzlich durchgeführten Studie zur Patientenzufriedenheit nach Hüft- und Knie-TEP festgestellt, da die frühe Zufriedenheit einen Indikator für den selbst wahrgenommenen Gesundheitszustand ein Jahr nach dem Eingriff darstellt (Baumann et al. 2009). Bei den nicht selektierten, konsekutiv aufgenommenen, mit der Fast-Track-Methode versorgten Hüft- und Knie-TEP-Patienten wurde ein durchschnittlicher Zufriedenheitswert von 9,4 von 10 möglichen Punkten ermittelt. Dieser enthält die Mittelwerte aller 10 Zufriedenheitsparameter und zeigt eine sehr hohe Zufriedenheit an (Husted 2012).

Es wurde festgestellt, dass die perioperative Zufriedenheit mit einer Reihe von Faktoren zusammenhängt, in erster Linie mit einer kürzeren Krankenhausverweildauer (Husted et al. 2008). In einer landesweiten Studie in Dänemark war die Zufriedenheit von Patienten aus Abteilungen mit kurzer Verweildauer in allen Zufriedenheitsparametern gleich hoch oder höher als bei Patienten aus Krankenhäusern mit längeren Verweildauern. Dies verdeutlicht sowohl dem medizinischen Personal als auch der Verwaltung, dass es nicht per se die Verweildauer, sondern die Inhalte des Fast-Track-Konzepts insgesamt sind, die den Unterschied ausmachen (Husted et al. 2010a).

28.5   Kosten

Studien in den USA haben die Kostenreduktion im Zusammenhang mit der kürzeren Verweildauer abgebildet, mit dem Hauptfokus auf dem wirtschaftlichen Aspekt (Macario et al. 1998). Aus dem Blickwinkel der Patienten müssen Kosteneinsparungen jedoch an zweiter Stelle nach der Ergebnisverbesserung stehen.

Wie bereits betont, stellt die Kostensenkung nicht das erste Ziel des Fast-Track-Behandlungspfades dar, sondern eher einen Sekundäreffekt durch die kürzere Verweildauer, die geringeren Komplikations- und potenziellen Wiederaufnahmeraten sowie die optimierte Logistik. In einer dänischen Studie wurden die Ergebnisse und Kosten im Zusammenhang mit dem Krankenhausaufenthalt verglichen und der Fast-Track-Aufenthalt dem konventionellen Aufenthalt in Abteilungen gegenübergestellt, in denen sowohl geplante als auch akute Eingriffe durchgeführt werden. Fast-Track-Operationen gingen mit kürzeren Verweildauern, vergleichbaren oder besseren Ergebnissen hinsichtlich der Wiederaufnahmen ins Krankenhaus und

der Konsultationen von Hausarzt und Physiotherapeut einher – und mit geringeren Kosten.

Diese Ergebnisse sind in mehreren Reviews und Metaanalysen zum wirtschaftlichen Ergebnis nach Fast-Track-Behandlungen bei primären Hüft- und Knie-TEP zusammengefasst. In allen wurden wirtschaftliche Einsparungen gegenüber konventionelleren Behandlungspfaden festgestellt (Khan et al. 2008, Barbieri et al. 2009, Van Herck et al. 2010). Bedauerlicherweise ist in manchen Ländern wie Deutschland und den USA die Erstattung für Patienten, die kürzer als die Standardaufenthaltsdauer im Krankenhaus bleiben, geringer. Ein solcher Mangel an wirtschaftlichen Anreizen kann ein ernstzunehmendes Hindernis für die Implementierung und weitere Verbesserung des Fast-Track-Konzepts darstellen.

28.6   Sicherheit

Neben der allgemeinen Sicherheit des Konzepts und der Tatsache, dass keine vermehrten Komplikationen, Wiederaufnahmen ins Krankenhaus oder Todesfälle auftreten (Husted et al. 2010b), sondern sich die Komplikationen sogar reduzieren (Malviya et al. 2011), wurden noch spezifische Sicherheitsaspekte untersucht. Für die bei den Fast-Track-Patienten aufgetretenen sturzbedingten Wiederaufnahmen wurde festgestellt, dass diese nicht auf die kurze Verweildauer, sondern auf Patientencharakteristika zurückzuführen waren (Jørgensen u. Kehlet 2013a). Zudem wurden für rauchende oder Alkohol konsumierende Fast-Track-Patienten keine anderen Verweildauern oder Wiederaufnahmeraten nach 90 Tagen festgestellt (Jørgensen u. Kehlet 2013b). Die Prävalenz notwendiger Manipulationen nach Fast-Track-Knie-TEP war gering und stand nicht im Zusammenhang mit der Verweildauer (Husted et al. 2015). Die nur während des stationären Aufenthalts durchgeführte Thromboseprophylaxe stellte sich als sicher heraus (Husted et al. 2010c, Jørgensen et al. 2013).

28.7   Fazit

Das Fast-Track-Konzept stellt eine stets aktuelle multimodale Methodik dar, welche evidenzbasierte klinische Vorgehensweisen mit bewährten Traditionen (Husted et al. 2014) und modernen logistischen Verbesserungen verbindet. Deshalb ist die Fast-Track-Methode stets die beste verfügbare Behandlungsform. Die Sicherheit der Methode ist gut dokumentiert, mit einem positiven Genesungsprofil, einer vergleichbaren oder geringeren Morbidität, einer niedrigeren Mortalität, einer hohen Patientenzufriedenheit und der Möglichkeit, umfassende Kosteneinsparungen zu erzielen. Es ist zudem möglich, die Fast-Track-Methode auch für andere Patientenuntergruppen anzuwenden, beispielsweise für simultan durchgeführte bilaterale Knie-TEP oder nicht septische Revisionen, mit vergleichbar vorteilhaften Ergebnissen (Husted et al. 2011a, 2011b). Deshalb würde die kurze Antwort auf die Frage "Warum bedarf es der Fast-Track-Behandlung?" lauten: "Weil sie sowohl für die Patienten als auch für die Gesellschaft insgesamt die beste verfügbare Behandlungsform darstellt."

Literatur

Ashraf A, Larson AN, Maradit-Kremers H, Kremers WK, Lewallen DG (2014) Hospital costs of total hip arthroplasty for developmental dysplasia of the hip. Clin Orthop Relat Res 472(7):2237–2244

Barbieri A, Vanhaecht K, Van Herck P, Sermeus W, Faggiano F, Marchisio S et al (2009) Effects of clinical pathways in the joint replacement: a meta-analysis. BMC Med 7:32

Baumann C, Rat AC, Osnowycz G, Mainard D, Cuny C, Guillemin F (2009) Satisfaction with care after total hip or knee replacement predicts self-perceived health status after surgery. BMC Musculoskelet Disord 10:150

Chandrasekaran S, Ariaretnam SK, Tsung J, Dickison D (2009) Early mobilization after total knee replacement reduces the incidence of deep venous thrombosis. ANZ J Surg 79(7–8):526–529

Cushner F, Agnelli G, FitzGerald G, Warwick D (2010) Complications and functional outcomes after total hip arthroplasty and total knee arthroplasty: results from the Global Orthopaedic Registry (GLORY). Am J Orthop (Belle Mead NJ) 39(9 Suppl):22–28

Glassou EN, Pedersen AB, Hansen TB (2014) Risk of re-admission, reoperation, and mortality within 90 days of total hip and knee arthroplasty in fast-track departments in Denmark from 2005 to 2011. Acta Orthop 85(5):493–500

Hansen VJ, Gromov K, Lebrun LM, Rubash HE, Malchau H, Freiberg AA (2015) Does the risk assessment and prediction tool predict discharge disposition after joint replacement? Clin Orthop Relat Res 473(2):597–601

Van Herck P, Vanhaecht K, Deneckere S, Bellemans J, Panella M, Barbieri A et al (2010) Key interventions and outcomes in joint arthroplasty clinical pathways: a systematic review. J Eval Clin Pract 16(1):39–49

Husted H (2012) Fast-track hip and knee arthroplasty: clinical and organizational aspects. Acta Orthop Suppl 83(346):1–39

Husted H, Holm G, Jacobsen S (2008) Predictors of length of stay and patient satisfaction after hip and knee replacement surgery: fast-track experience in 712 patients. Acta Orthop 79(2):168–173

Husted H, Hansen HC, Holm G, Bach-Dal C, Rud K, Andersen KL et al (2010a) What determines length of stay after total hip and knee arthroplasty? A nationwide study in Denmark. Arch Orthop Trauma Surg 130(2):263–268

Husted H, Otte KS, Kristensen BB, Orsnes T, Kehlet H (2010b) Readmissions after fast-track hip and knee arthroplasty. Arch Orthop Trauma Surg 130(9):1185–1191

Husted H, Otte KS, Kristensen BB, Ørsnes T, Wong C, Kehlet H (2010c) Low risk of thromboembolic complications after fast-track hip and knee arthroplasty. Acta Orthop 81(5):599–605

Husted H, Otte KS, Kristensen BB, Kehlet H (2011a) Fast-track revision knee arthroplasty. A feasibility study. Acta Orthop 82(4):438–440

Husted H, Troelsen A, Otte KS, Kristensen BB, Holm G, Kehlet H (2011b) Fast-track surgery for bilateral total knee replacement. J Bone Joint Surg Br 93(3):351–356

Husted H, Gromov K, Malchau H, Freiberg A, Gebuhr P, Troelsen A (2014) Traditions and myths in hip and knee arthroplasty. Acta Orthop 85(6):548–555

Husted H, Jørgensen CC, Gromov K, Troelsen A (2015) Low manipulation prevalence following fast-track total knee arthroplasty. Acta Orthop 86(1):86–91

Jørgensen CC, Kehlet H (2013a) Fall-related admissions after fast-track total hip and knee arthroplasty - cause of concern or consequence of success? Clin Interv Aging 8:1569–1577

Jørgensen CC, Kehlet H (2013b) Outcomes in smokers and alcohol users after fast-track hip and knee arthroplasty. Acta Anaesthesiol Scand 57(5):631–638

Jørgensen CC, Jacobsen MK, Soeballe K, Hansen TB, Husted H, Kjærsgaard-Andersen P et al (2013) Thromboprophylaxis only during hospitalisation in fast-track hip and knee arthroplasty, a prospective cohort study. BMJ Open 3(12):e003965

Kehlet H (1994) Painless and risk-free surgery – a vision of the future? Ugeskr Laeger 156(23):3468–3469

Kehlet H (2013) Fast-track hip and knee arthroplasty. Lancet 381(9878):1600–1602

Kehlet H, Wilmore DW (2005) Fast-track surgery. Br J Surg 92(1):3–4

Kehlet H, Wilmore DW (2008) Evidence-based surgical care and the evolution of fast-track surgery. Ann Surg 248(2):189–198

Khan F, Ng L, Gonzalez S, Hale T, Turner-Stokes L (2008) Multidisciplinary rehabilitation programmes following joint replacement at the hip and knee in chronic arthropathy. Cochrane database Syst Rev 2:CD004957

Khan SK, Malviya A, Muller SD, Carluke I, Partington PF, Emmerson KP et al (2014) Reduced short-term complications and mortality following Enhanced Recovery primary hip and knee arthroplasty: results from 6,000 consecutive procedures. Acta Orthop 85(1):26–31

Macario A, Horne M, Goodman S, Vitez T, Dexter F, Heinen R et al (1998) The effect of a perioperative clinical pathway for knee replacement surgery on hospital costs. Anesth Analg 86(5):978–984

Malviya A, Martin K, Harper I, Muller SD, Emmerson KP, Partington PF et al (2011) Enhanced recovery program for hip and knee replacement reduces death rate. Acta Orthop 82(5):577–581

Pamilo KJ, Peltola M, Mäkelä K, Häkkinen U, Paloneva J, Remes V (2013) Is hospital volume associated with length of stay, re-admissions and reoperations for total hip replacement? A population-based register analysis of 78 hospitals and 54,505 replacements. Arch Orthop Trauma Surg 133(12):1747–1755

Pearse EO, Caldwell BF, Lockwood RJ, Hollard J (2007) Early mobilisation after conventional knee replacement may reduce the risk of postoperative venous thromboembolism. J Bone Joint Surg Br 89(3):316–322

Stern SH, Singer LB, Weissman SE (1995) Analysis of hospital cost in total knee arthroplasty. Does length of stay matter? Clin Orthop Relat Res 321:36–44

Rapid-Recovery-Management als organisatorische Innovation für die kontinuierliche medizinische Optimierung

Claudia Linke, Tobias Heitmann

29.1   Notwendigkeit für eine patienten- und prozessorientierte sowie ganzheitliche Betrachtung des Behandlungsverlaufs – 274

29.2   Von strukturierten Behandlungspfaden bis hin zum Rapid-Recovery-Management – 274

29.2.1   Schritt 1: Prozessoptimierung durch patienten- und informationsorientierte Wertschöpfungskonfiguration des Behandlungsprozesses – 277

29.2.2   Schritt 2: Kontinuierliche klinische Verbesserungen – 279

29.2.3   Schritt 3: Evaluation von Ergebnissen und Herausbildung einer hauseigenen Evidenz – 279

29.3   Kommunikation als Behandlungsmarke – 280

29.4   Effekte des Rapid-Recovery-Managements – 280

29.5   Medizinmanagement der Zukunft – 281

Literatur – 283

J. Jerosch, C. Linke (Hrsg.), *Patientenzentrierte Medizin in Orthopädie und Unfallchirurgie,*
DOI 10.1007/978-3-662-48081-6_29, © Springer-Verlag Berlin Heidelberg 2016

29.1   Notwendigkeit für eine patienten- und prozessorientierte sowie ganzheitliche Betrachtung des Behandlungsverlaufs

Das aktuelle Medizinmanagement steht stärker denn je vor der Herausforderung, medizinische Dienstleistungen mit ihrer charakteristisch hohen Integrativität, Individualisierung und Verhaltensunsicherheit (Woratschek 1998, S. 38) effektiv und effizient zu organisieren (Saleh et al. 2011, S. 82). Neben den Inputfaktoren des medizinischen Leistungserstellungsprozesses, wie beispielsweise medizinisch-technische Sachmittel, EDV, Infrastruktur, Organisation und Personal, ist es der Patient als externer Faktor, der besonders zu aktivieren ist. Als notwendiger Bestandteil der Gesundheitsleistung bringt er sich als Koproduzent oder Kodesigner durch sein gesundheitsspezifisches Wissen sowie sein Gesundheits- und Einstellungsverhalten in den Behandlungsprozess ein (Linke 2011, S. 306). Darüber hinaus formuliert der Patient eine Nutzen- und Werterwartung an seine Behandlung, die das Medizinmanagement bei der Optimierung der Prozesse, vor allem von elektiven Behandlungen, berücksichtigen muss, um letztendlich ein gutes Behandlungsergebnis mit einer hohen Patientenzufriedenheit zu erreichen.

Als etabliertes Instrument zur Optimierung primärer Medizinprozesse kommen spätestens seit der DRG-Einführung in Deutschland Behandlungspfade zur Anwendung. Ein klinischer Behandlungspfad kann definiert werden als ein "lokal konsentierter Standard der Patientenbehandlung einer definierten Fall- oder Behandlungsgruppe" (Roeder et al. 2003, S. 1149 ff). Ihre Effektivität und Effizienz hängen maßgeblich davon ab, wie konsequent die Inhalte und Abläufe aus der Patientenperspektive heraus formuliert werden und damit in jeder Interaktion mit Ausführenden des Behandlungsteams einen Wert bzw. Nutzen für den Patienten schaffen (Baierlein et al. 2010, S. 79 ff, Schlüchtermann et al. 2005, S. 48 ff). Neben der schriftlichen Fixierung eines Behandlungspfades (Koordinationsaufwand) ist zudem die Überführung und Integration der Inhalte in das alltägliche Handeln des Medizinpersonals eine kontinuierliche Herausforderung

(Motivationsaufwand). Eine patientenorientierte Wertschöpfungskonfiguration der klinischen Leistungserstellung (Linke 2010, S. 266 ff) bedarf daher eines indikationsorientierten, ganzheitlichen Ansatzes, der in Form von spezifischen Versorgungsprogrammen die medizinischen, pflegerischen, therapeutischen, aber auch organisatorischen Aktivitäten stetig an der Patientenperspektive ausrichtet (Boeden u. Tsekos 2005, S. 154). Der damit verbundene Koordinations- und Motivationsaufwand kann nur durch innovative Medizinmanagementlösungen bewältigt werden.

Eine besondere Bedeutung hat das Rapid-Recovery-Management vor allem in der Orthopädie erreicht, es trägt mit seinem ganzheitlichen Ansatz einer patienten- und prozessorientierten Therapiesteuerung zu einer effektiven (Erreichung der Qualitätsziele) und effizienten Gestaltung (erreichtes Ergebnis im Verhältnis zum Aufwand) aller Elemente des Behandlungspfads des Patienten im Krankenhaus bei.

29.2   Von strukturierten Behandlungspfaden bis hin zum Rapid-Recovery-Management

Seit den 1990er-Jahren lässt sich international in der Medizin die Entwicklung verschiedenster Ansätze zur Optimierung der primären Leistungsprozesse beobachten. Mit dem Ziel, die Qualität der medizinischen Versorgung weiter zu erhöhen, und als Reaktion auf gesellschaftliche sowie ökonomische Herausforderungen wurden Konzepte in einer Vielzahl unterschiedlicher Konfigurationen entworfen. Dabei lassen sich 2 wesentliche Bewegungen beobachten: eine eher ökonomisch-organisatorisch getriebene "Managed-Care-Bewegung" auf der einen Seite und eine durch Mediziner vorangetriebene therapeutisch-inhaltliche Bewegung – die Fast-Track-Konzepte.

Zu den Vorreitern im Bereich strukturierter Behandlungspfade gehören Managed-Care-Ansätze, die ihren Ursprung in den USA haben. Einen guten Überblick zu Managed Care gibt Rachold (2000). Dort wird der Bernstein-Report zitiert, der Managed Care wie folgt definiert: Managed Care ist "a process – managing the delivery of health care with the objective of improving efficiency. Efficiency, in this context, is the maximization of health outcomes for the lowest possible cost." Unter Managed Care wird keine in sich geschlossene Theorie verstanden, sondern vielmehr ein Bündel unterschiedlicher Organisationsmodelle und Medizinmanagementinstrumente, die in vielfältiger Kombination von verschiedenen Leitungskonsortien, ausschließlich bestehend aus Ärzten, Krankenversicherungen, Krankenhäusern, Pflegekräften, oder auch gemeinsamen Leitungen eingesetzt werden können. Die meisten Ausprägungsformen gibt es aufgrund des freien Gesundheitsmarktes in den USA. Dabei werden 3 Hauptziele von Managed-Care-Ansätzen unterschieden:

- die bisherige Abschottung der medizinischen Leistungsbereiche überwinden (strukturelle Ziele – Institutionenintegration)
- der medizinischen Orientierung des Leistungsgeschehens Priorität verleihen (gesundheitsbezogene Ziele – Serviceintegration)
- Anstrengungen zur Qualitätssicherung und Wirtschaftlichkeit optimieren (ökonomische Ziele)

Managed-Care-Ansätze werden in Deutschland häufig kontrovers diskutiert, teilweise wird ihnen ablehnend gegenübergestanden. Grund sind Befürchtungen einer zunehmenden Kommerzialisierung und Entsolidarisierung sowie die Entstehung einer Zwei- oder Mehrklassenmedizin. Befürworter sehen in ihr jedoch die Chance, die offensichtlich bestehenden Probleme und Versorgungsdefizite im deutschen Gesundheitswesen durch eine konsequente Orientierung der zukünftigen Versorgungsstrukturen an der medizinischen Wertschöpfungskette in den Griff zu bekommen. Interessanterweise wird der 2004 eingeführten integrierten Versorgung weniger kritisch begegnet, was in Deutschland wahrscheinlich auf die Namensgebung zurückzuführen ist, denn an sich sind die integrierte Versorgung sowie langläufig existierende Ansätze von Casemanagement und Disease-Management-Programmen eine Form von Managed Care.

In ihrer Ausrichtung stellen Service-Line-Management-Ansätze des Managed Care die Grundlage für strukturierte Behandlungspfade innerhalb eines Krankenhauses dar. Service Line Management (SLM) konzentriert sich auf die besonderen klinischen, organisatorischen, operativen sowie finanziellen Elemente und Herausforderungen in einem speziellen Indikationsbereich, wie beispielsweise Kniegelenkersatz (= Service), von der Indikationsstellung bis zur Genesung des Patienten. Das Ziel besteht darin, eine höhere Qualität bei gleichbleibenden oder geringeren Kosten zu realisieren und letztlich ein besseres Patientenerlebnis zu erreichen (Guo u. Anderson 2005). Idealerweise erhält das Behandlungsteam eine größere Eigenverantwortung über definierte Ziele wie Erfolgsparameter und Managemententscheidungen bei von ihnen erbrachten medizinischen Leistungen. Krankenhäuser, die SLM implementiert haben, zeigen, dass ihre Mitarbeiter mit einer höheren Moral und motivierter für Ziele und Nutzen des Gesamtsystems arbeiten. Darüber hinaus berichten sie, dass ihre Mitarbeiter eine höhere Verbindlichkeit und mehr Engagement in ihren Abteilungen, Patienten und gegenüber ihren Kollegen zeigen (Guo u. Anderson 2005).

In Deutschland lassen sich etwa seit dem Jahr 2002 ein Paradigmenwechsel in der Gestaltung der medizinischen Versorgung und damit eine zunehmende Verbreitung sowie Notwendigkeit von strukturierten Behandlungspfaden beobachten. Begünstigten tagesgleiche Pflegesätze vormals eine medizinische Versorgung im Sinne "alles, was möglich ist", so veränderten die DRG als diagnosebezogene Fallpauschalen die Ausrichtung hin zu einer Versorgung "alles, was nötig ist". Das erklärte Ziel der DRG ist eine Eindämmung steigender Kosten der akutstationären Versorgung durch eine Begrenzung der fallbezogenen Regelverweildauer und eine korrespondierende, pauschalierte Vergütung, was insbesondere den Druck auf die effiziente Prozessorganisation ohne Qualitätseinbußen erhöht hat (Ahrens et al. 2005, S. 26 ff). Parallel haben Behandlungsleitlinien der Fachgesellschaften und andere qualitätsbezogene Initiativen wie Zertifizierungen, Qualitätsreports (z. B. Daten der Bundesgeschäftsstelle Qualitätssicherung gGmbH [BQS]) und Patientenauskünfte (z. B. "Weiße Liste") an Bedeutung gewonnen. Eine unmittelbare Verbindung von strukturierten Behandlungspfaden und Qualitätsausrichtung wurde hingegen bisher wenig auf Leistungserbringerebene indikationsorientiert hergestellt. Dies ist das Ziel eines konsequenten SLM-Ansatzes.

Parallel zu der beschriebenen Managed-Care-Entwicklung fand in den letzten Jahren eine intensive Auseinandersetzung zwischen Medizinern statt. Im Fokus standen vor allem evidenzbasierte, indikationsorientierte Therapie- und Behandlungskonzepte, die in ihrem Kern auf eine Optimierung der medizinischen Qualität mit einer raschen Rekonvaleszenz der Patienten ausrichtet sind. Im Bereich der schneidenden Fächer wie der Abdominalchirurgie und Orthopädie entwickelten sich die "Fast-Track-Operation" (Schwenk et al. 2009) oder "Fast-Track-Therapie" (Leppert 2011). In England und den USA finden die Bezeichnungen "Enhanced Recovery After Surgery (ERAS)", "Accelerated Recovery" oder auch "Rapid Recovery" Anwendung (NHS Improvement 2011, NHS 2010, S. 7). Umgangssprachlich werden die verschiedenen Bezeichnungen als Synonyme verwendet.

Allen benannten Optimierungsansätzen gemein ist eine Erhöhung des kurz- und langfristigen medizinischen Outcomes mithilfe einer rascheren Rekonvaleszenz durch Umsetzung von multimodalen Konzepten. Diese beinhalten wenig traumatisierende Operationstechniken sowie ein verbessertes perioperatives Management, aber auch die aktive Einbindung des Patienten und eine interdisziplinäre Zusammenarbeit eines spezialisierten Behandlungsteams. Langjährige Anwendung finden patientenzentrierte und evidenzbasierte Fast-Track-Ansätze beispielsweise in Dänemark, wo diese bereits seit den 1980er-Jahren für unterschiedliche Indikationsbereiche umgesetzt werden. In zahlreichen Studien konnte die Überlegenheit derartiger Therapiemaßnahmen, insbesondere in Bezug auf eine verkürzte stationäre Regenerationsphase nach Operationen, bei gleichzeitig konstanten oder sinkenden Komplikationsraten, nachgewiesen werden (vgl. dazu zusammenfassend Kehlet u. Wilmore 2008).

Das Rapid-Recovery-Management, das vom weltweit tätigen Orthopädiekonzern Biomet entwickelt wurde, kombiniert als innovatives Organisationsdesign für die medizinische Leistungserstellung die Elemente und Vorteile des Managed Care, vor allem des SLM, mit den therapeutischen Ansätzen der Fast-Track-Konzepte. Dieser Schritt führt zur **Synthese von Qualität und Wirtschaftlichkeit im Rahmen von indikationsorientierten, strukturierten Behandlungsprogrammen**, und erreicht gleichzeitig eine rasche Genesung der Patienten mit positiven wirtschaftlichen Effekten in Form von Verweildauerreduktion und Kostensenkung.

Zentrales Merkmal des Rapid-Recovery-Managements ist ein zusammenhängendes Organisationsdesign der prä-, peri- und postoperativen Leistungserbringung, sowohl aus Sicht des spezialisierten medizinischen Behandlungsteams als auch aus Sicht des Patienten, und geht über einen reinen Behandlungspfad deutlich hinaus. Die Kombination einer patientenorientierten Prozessoptimierung bzw. Patientenintegration und einer Implementierung und kontinuierlichen Weiterentwicklung von evidenzbasierten Fast-Track-Ansätzen mit dem Ziel der klinischen Verbesserung wird begleitet von einer stetigen Erhebung von festgelegten Ergebnisparametern (u.a. Koch 2011, S. 4). Diese werden mithilfe des Rapid-Recovery-Managements erreicht, indem jeder Schritt einen spezifischen Patientennutzen adressiert. Die Umsetzung erfolgt in Form des Rapid-Recovery-Programms als Behandlungsmarke, welche für erleb- und kommunizierbare Merkmale auf Klinik- und Patientenseite steht. ◻ Tab. 29.1 zeigt die Elemente von Rapid Recovery aus der Perspektive der Leistungserbringer und den daraus resultierenden Nutzen für die Patienten.

Die verschiedenen Schritte des Rapid-Recovery-Managements stehen nicht singulär neben- oder übereinander, sondern sind in ihren Wirkungszusammenhängen untereinander zu betrachten. Das bedeutet, dass Prozessoptimierung durch eine informationsorientierte Wertschöpfungskonfiguration (Schritt 1) die Grundlage für die kontinuierlichen klinischen Verbesserungen (Schritt 2) bildet. Auch bedarf es einer ständigen Evaluation (Schritt 3), um festzustellen, ob Erneuerungen oder Änderungen bei den klinischen Verbesserungen überhaupt zu den gewünschten Ergebnissen führen. Die Erhebung von Qualitätscores ist ein wichtiger Bestandteil, um darauf aufbauend eine glaubwürdige Gesundheitskommunikation (Schritt 4) sicherzustellen (Saleh et al. 2011, S. 81). Nachfolgend werden die einzelnen Schritte weiter erläutert.

◻ **Tab. 29.1** Rapid Recovery aus Leistungserbringer- und Patientenperspektive. (Adaptiert nach Saleh et al. 2011, S. 81)

Elemente des Rapid-Recovery-Managements (Leistungserbringerperspektive)	Nutzen des Rapid-Recovery-Programms (Patientenperspektive)
Prozessoptimierung durch patienten-, kommunikations-, informationsorientierte Wertschöpfungskonfiguration des Behandlungsprozesses	Hohe Behandlungs- und Planungssicherheit Geringe Wartezeiten Klare Transparenz und Verständnis der eigenverantwortlichen Koproduzenten Rolle
Kontinuierliche klinische Verbesserungen	Physische und psychische Schonung Rasche Genesung Behandlung nach der aktuellen medizinischen Evidenz
Evaluation und Herausbildung einer hauseigenen Evidenz	Transparenz über Behandlungsergebnis Entscheidungssicherheit bei der Wahl des Leistungserbringers Anpassung der Behandlung an die Patientenbedürfnisse
Kommunikation als Behandlungsmarke	Reduktion der Komplexität Wiedererkennbares Qualitätsversprechen Befriedigung des Informationsbedürfnisses

29.2.1 Schritt 1: Prozessoptimierung durch patienten- und informationsorientierte Wertschöpfungskonfiguration des Behandlungsprozesses

Das Rapid-Recovery-Management fokussiert den Charakter der medizinischen Dienstleistung, indem es den Wertschöpfungsprozess unter Berücksichtigung seiner besonderen Eigenschaften, wie z. B. die Integration des externen Faktors Patient, optimal konfiguriert (Linke 2011, S. 308). Die hohe Informations-, Kommunikations- und Interaktionsabhängigkeit, sowohl zwischen Patienten und Leistungserbringer als auch unter den Leistungserbringern, wird durch die folgenden Grundprinzipien in der primären Prozessoptimierung berücksichtigt (◻ Abb. 29.1):

- Patient als Partner der Behandlung
- interdisziplinäres Behandlungsteam
- Gruppendynamik und Frühmobilisierung
- evidenzbasierte und sektorübergreifende Protokolle

Die umfangreiche Vermittlung von Informationen und die Aufklärung des Patienten rund um alle seine Behandlungsschritte stellen ein wesentliches Kernelement zur Integration des externen Faktors im Rapid-Recovery-Programm dar. Der Patient wird für die Behandlung motiviert und aktiviert und damit zum **Partner der Behandlung**. Durch sein Wissen, seine Einstellung und sein Verhalten trägt er eigenverantwortlich zur Genesung bei. Während der gesamten Behandlung ist es das Ziel, die Patientensouveränität zu stärken und den Patienten in die Lage zu versetzen, sich selbst zu helfen. Gleichzeitig wird dadurch der externe Faktor Patient bestmöglich für den eigentlichen internen Wertschöpfungsprozess der medizinischen Behandlung vorbereitet. Ebenso wird aller Informations- und Organisationsbedarf der beteiligten Leistungserbringer für die Umsetzung der Behandlung konsequent vor die eigentliche Leistungserbringung gelegt. Dadurch kann ein reibungsloser und patientenorientierter Ablauf des eigentlichen medizinischen Wertschöpfungsprozesses gewährleistet werden. Nur so lassen sich nachhaltige Effekte in der Prozessoptimierung und damit in der Ergebnisqualität realisieren (Linke 2011, S. 327 ff).

Die Optimierung der funktional getrennten, aber aus Patientensicht zusammengehörenden Prozesse kann nur stattfinden, wenn alle primär Beteiligten über ein gemeinsames Verständnis des gesamten Behandlungsverlaufs verfügen (Porter u. Teisberg 2006, S. 168). Ein **interdisziplinäres Behandlungsteam** (Stock 2003, S. 218, Linke 2010, S. 298), bestehend aus Orthopäden, Anästhesisten, Pflegedienst, Sozialdienst und Physiotherapie, trifft

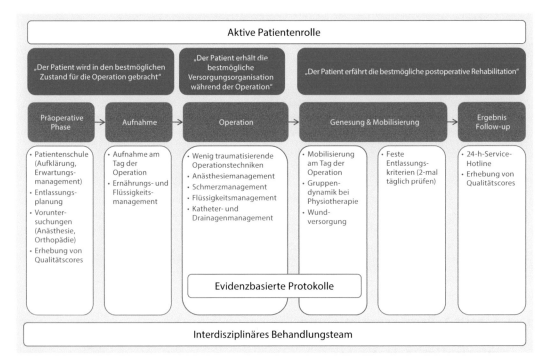

Abb. 29.1 Rapid-Recovery-Programm. (Aus Linke u. Schwegel 2014 mit freundlicher Genehmigung des Kohlhammer Verlags)

sich daher regelmäßig, um sich über die Organisation des Behandlungsablaufs auszutauschen und nach weiteren Optimierungspotenzialen zu suchen. Die Entwicklung eines gemeinsamen Verständnisses sowie einer gemeinsamen Sprache über Ziele, Inhalte und Ablauf der Therapie erfolgt auf Basis von evidenzbasierten Protokollen, die kontinuierlich an den aktuellen Stand der medizinischen und pflegerischen Forschung sowie im Abgleich mit praktischen Erfahrungen angepasst werden. Für den Patienten wiederum wird dadurch eine einheitliche Kommunikation und somit eine Behandlungs- und Ablaufsicherheit in jeder Interaktion mit den betreffenden Leistungserbringern vermittelt.

Das Rapid-Recovery-Programm setzt neben der Schulung des Patienten auch auf die positiven Wirkungen von **Gruppendynamik** (Gutenbrunner u. Weimann 2004, S. 464). Es werden Patientengruppen von bis zu 6 Personen gebildet, die gemeinsam aufgenommen, operiert, mobilisiert und pflegerisch unterstützt werden. Beispielsweise erfolgt die Aufnahme einer Patientengruppe am gleichen Tag,

und auch Physiotherapieübungen werden gemeinsam durchlaufen. Ein Gemeinschaftsraum dient der Gruppe als Übungs- und Essensraum. So wird jede selbstständige Aktivität des Patienten (Aktivität des täglichen Lebens, ADL) als Übung und Motivation für die Genesung verstanden. Die Philosophie des Rapid-Recovery-Programms folgt der Leitidee, dass sich der Patient so wenig wie möglich alleine im Krankenbett aufhalten soll, da dies oft zu einer "Ich bin krank"-Einstellung führt. Um hingegen die Mobilität zu stärken und für den Alltag nach dem Krankenhausaufenthalt vorzubereiten, findet unter anderem eine frühe **Mobilisierung** bereits am Tag der Operation statt. Die Gruppe aus "Gleichgesinnten" fördert die Motivation und eine positive Einstellung zur Mobilisierung und Genesung. Auf der anderen Seite findet eine Reduktion der Stimulationsabhängigkeit des Patienten ausschließlich von den primären Leistungserbringern statt.

Abb. 29.1 fasst die patienten- und informationsorientierte Wertschöpfungskonfiguration des Rapid-Recovery-Programms zusammen.

29.2.2 Schritt 2: Kontinuierliche klinische Verbesserungen

Zur Umsetzbarkeit einer frühen Mobilisierung und damit der raschen Wiedererlangung von Eigenständigkeit bei der Durchführung von Aktivitäten des täglichen Lebens tragen maßgeblich die kontinuierlichen klinischen Verbesserungen bei. Die medizinischen Ansatzpunkte im Rapid-Recovery-Management verfolgen das Ziel, die Autonomie von Patienten während des stationären Aufenthaltes so gut wie möglich zu erhalten. Sämtliche Aktivitäten, von der Vorbereitung der Patienten über die perioperative Phase bis hin zu Maßnahmen während der Regenerationsphase, werden auf Grundlage von evidenzbasierten Fast-Track-Protokollen rund um den chirurgischen Eingriff festgelegt und interdisziplinär abgestimmt. Die Wertschöpfung für den Patienten manifestiert sich unter anderem durch eine schonende Operation und Anästhesie sowie den bedachten Einsatz von Medikamenten und Medizinprodukten, um die physische und psychische Traumatisierung der Patienten möglichst gering zu halten. Das Zusammenwirken der unterschiedlichen klinischen Bestandteile eines Fast-Track-Programms und die positiven Effekte für das Ergebnis des chirurgischen Eingriffs, sowohl aus Patienten- als auch aus Therapeutenperspektive, wird durch zahlreiche Studien nachgewiesen (Winther et al. 2014, Savaridas et al. 2013, Hartog 2013).

Als eindrückliches Beispiel sei der vielerorts seit langer Zeit etablierte Einsatz von Drainagen angeführt, der auf Grundlage zahlreicher Studien keinen klinischen Nutzen für Patienten beinhaltet (u.a. Roth et al. 2012, Walmsley et al. 2005, vgl. ▶ Kap. 23). Demgegenüber wird eine rasche Mobilisierung von Patienten nach der Operation durch die Verwendung einer Drainage unter Umständen verzögert oder zumindest erschwert. Ähnliche Überlegungen lassen sich hinsichtlich der Verwendung einer lokalen Nervenblockade durch einen Femoraliskatheter bei Eingriffen der Knieendoprothetik anstellen. Auch hier wird die Autonomie von Patienten in der frühen postoperativen Phase erheblich eingeschränkt. Eine wirkungsvolle lokale Infiltrationsanalgesie, die gute Ergebnisse hinsichtlich Frühmobilisierung zeigt (u.a. Perlas et al. 2013, Andersen u. Kehlet 2014), findet bisher noch nicht flächendeckenden Einsatz in Deutschland. Die Leistungserbringer im Rapid-Recovery-Programm sind stets angehalten, sich die Frage zu stellen, ob die verwendeten Techniken dem aktuellen Stand der medizinischen Evidenz entsprechen oder ob es sich dabei um etablierte Traditionen handelt.

Insgesamt zeigt sich eine valide Studienlage für Einzelelemente sowie für das Zusammenspiel von mehreren Einzelmaßnahmen im Rahmen einer komplexen Intervention. Das Evidenzniveau für klinische Ergebnisse in Fast-Track-Konzepten ist angesichts zahlreicher randomisierter, kontrollierter Untersuchungen mit teilweise über 5000 eingeschlossenen Patienten als hoch anzusehen. Die aufgeführten Beispiele verdeutlichen außerdem die Notwendigkeit einer regelmäßigen Überprüfung klinischer Praxis und ggf. die Anpassung von etablierten Standards für ein konsequentes Rapid-Recovery-Management (Akhtar u. Houlihan-Burne 2010, S. 2). Entscheidend ist, stets die Patientenperspektive einzunehmen und die Frage zu beantworten, inwieweit die etablierten Maßnahmen und Prozedere einen zusätzlichen Nutzen im Sinne einer rascheren Genesung für den Patienten liefern, z.B. durch geringere Übelkeit oder weniger Schmerzen.

29.2.3 Schritt 3: Evaluation von Ergebnissen und Herausbildung einer hauseigenen Evidenz

Zur Sicherung einer kontinuierlichen Optimierung des klinischen Wertschöpfungsprozesses sieht das Rapid-Recovery-Programm eine problemlösungsorientierte Datenerfassung und Evaluation vor (Linke 2010, S. 307 ff.). Darauf aufbauend wird eine hauseigene Evidenz, je nach Fragestellung, durch die Ermittlung und Auswertung von geeigneten Kennzahlen erreicht. Die Bestimmung von Handlungsfeldern im Sinne einer an der raschen Genesung der Patienten ausgerichteten Therapie setzt neben indikationsorientierten medizinischen Kennzahlen und Indizes (Scores) auch auf prozessorientierte Daten. In jüngster Zeit hat darüber hinaus die Erhebung patientenrelevanter Ergebnisparameter (Patient Reported Outcomes, PRO) erheblich an Bedeutung gewonnen, sodass auch die indikationsorientierte

Zufriedenheit mit dem Krankenhausaufenthalt und insbesondere die von Patienten beurteilte Durchführbarkeit von Aktivitäten des täglichen Lebens in die Bewertung von Optimierungspotenzialen einzubeziehen sind.

Die auf Basis der unterschiedlichen Daten ermittelte hausinterne Evidenz wird so zur nachhaltigen Qualitätskontrolle und eröffnet den Anwendern breite Transparenz über die eigenen Ergebnisse und patientennutzenstiftenden Elemente der Behandlung. Zur besseren Übersichtlichkeit werden Schlüsselparameter des Rapid-Recovery-Programms, sogenannte "key performance indicators" (KPI), in einem "clinical cockpit" grafisch dargestellt. Entwicklungen der Prozess- und Ergebnisqualität können so schnell erfasst und entsprechende Maßnahmen zur Korrektur bestimmt werden. Darüber hinaus ist es möglich, Ziele für das gesamte Behandlungsteam zu formulieren und das Handeln aller Beteiligten daran auszurichten.

Wichtig ist zu beachten, dass nur innerhalb eines vorher gut organisierten und optimierten Behandlungsprozesses (▶ Abschn. 29.2.1) Ursache-Wirkungs-Zusammenhänge einer rein medizinischen, pflegerischen oder physiotherapeutischen Veränderung ermittelt werden können. Ohne diese Transparenz bleibt unklar, warum welches Ergebnis bei einem Patient erzielt worden ist und an welchen Stellschrauben zur weiteren Verbesserung angesetzt werden muss. Des Weiteren wird über die Evaluation der Patient als Kodesigner (Meyer et al. 2000, S. 58) in die Wertschöpfungskonfiguration eingebunden. In Form einer Lernbeziehung ("learning relationship", Peppers u. Rogers 1997, S. 168 ff) zwischen Patient und Leistungserbringer wird zusätzliches Wissen für Prozessinnovationen und patientenorientierte Problemlösungen geschaffen (Linke 2010, S. 308 ff).

29.3 Kommunikation als Behandlungsmarke

Die Ergebnisse der Evaluationen und der hauseigenen Evidenz schaffen im Rahmen des Rapid-Recovery-Programms aussagekräftige und glaubwürdige Informationen für die Kommunikation gegenüber Krankenkassen, Rehaeinrichtungen, niedergelassenen Ärzten und Patienten. Rapid-Recovery-Programme können zu Behandlungsmarken werden, die durch entsprechende Evidenz die strukturellen und medizinischen Elemente im modernen Medizinmanagement verbinden. Für den Patienten bedient das Rapid-Recovery-Programm sein Informationsbedürfnis. Insbesondere bei elektiven Behandlungen kann er verschiedene Leistungserbringer miteinander vergleichen und damit eine nachvollziehbare Krankenhauswahl treffen. Die zielgerichtete Gesundheitskommunikation über eine indikationsorientierte Behandlungsmarke reduziert die Komplexität und Unsicherheit einer medizinischen Versorgung und gibt dem Patienten die Möglichkeit, souverän eine Auswahl für sich zu treffen. Der Aufbau von Vertrauen in die Behandlungsmarke kann jedoch nur gelingen, wenn die Informationen über den Ablauf des Versorgungsprozesses den Erlebnissen des Patient entsprechen, da ansonsten die Erwartungen und die tatsächlichen Erlebnisse für den Patienten nicht übereinstimmen.

29.4 Effekte des Rapid-Recovery-Managements

Die Erfahrungen mit dem Rapid-Recovery-Management resultieren aus der Anwendung im Bereich der Orthopädie bei Knie- und Hüftgelenkersatzpatienten sowie aus ersten Erkenntnissen im Bereich der Schulterendoprothetik und der Wirbelsäulenchirurgie. Anhand mehrerer Studien lässt sich feststellen, dass Rapid-Recovery-Programme zu verbesserten gesundheitsökonomischen Ergebnissen führen. Exemplarisch sei auf die Studie von Larsen et al. (2009) hingewiesen, bei der deutlich wird, dass trotz geringerer Behandlungskosten die gesundheitsbezogene Lebensqualität der Patienten steigt. Brunenberg et al. (2005) analysierten für 160 Patienten, dass die "quality of life", gemessen anhand der Kriterien Mobilität, Selbstständigkeit, alltägliche Aktivitäten, Schmerz und Angst, von Gelenkersatzpatienten, die nach der Philosophie des Rapid-Recovery-Managements behandelt wurden, deutlich über den Qualitätscores der Vergleichsgruppe liegt. Bei primären Hüftimplantationen ist dieser positive Effekt sogar noch bis zu ein Jahr nach der Operation nachweisbar (Brunenberg et al. 2005, S. 1018 ff). Auch Janßen und Becker (2009) wiesen diesen positiven Effekt anhand des Harris Hip Score und des American Knee Society Score nach.

Das Rapid-Recovery-Programm versteht eine rasche Genesung des Patienten als Qualitätsziel, was sich auch an den sinkenden Verweildauern zeigt. Gordon et al. (2011) und Brunenberg et al. (2005) belegten, dass die Einführung von Rapid-Recovery-Programmen die Verweildauer signifikant reduzieren kann. Je nach Ausgangslage des Krankenhauses sind es beim Kniegelenkersatz bis zu 3 Tage und bei primären Hüftimplantationen bis zu 5 Tage (Brunenberg et al. 2005, S. 1018 ff, Gordon et al. 2011, S. 151 ff). ◼ Abb. 29.2 zeigt ausgewählte positive Effekte des Rapid-Recovery-Programms.

Das Rapid-Recovery-Programm setzt Biomet in gemeinschaftlicher Projektarbeit mit Krankenhäusern um. Auch die stetige Weiterentwicklung geschieht kooperativ, um dem medizinischen Fortschritt und den individuellen Gegebenheiten jedes Anwenderkrankenhauses Rechnung zu tragen. In Europa arbeiten mittlerweile über 150 akutstationäre Einrichtungen unterschiedlichster Versorgungsstufe und Trägerschaft mit Rapid Recovery. Im deutschsprachigen Raum wird das Programm (Stand 2015) in 38 Kliniken eingesetzt – vom Kreiskrankenhaus über orthopädische Fachkliniken bis hin zum Universitätsklinikum wird jede Form der Organisation bedient. Aus einer anfänglichen Spezialisierung auf elektive Knie- und Hüftendoprothetik wurde das Portfolio im Laufe der Zeit verbreitert und hat an Tiefe gewonnen. So können auch Patienten mit Schultergelenkersatz nach dem Rapid-Recovery-Programm versorgt werden, ebenso Patienten mit Spinalfusionen der Wirbelsäule. In den Niederlanden und in Dänemark sind zudem erste Traumakonzepte für die Versorgung von Patienten mit altersbedingten, hüftgelenksnahen Frakturen im Einsatz.

der klinischen Leistungserstellung im Sinne eines Service Line Managements (SLM) benötigt. Einen evidenten Beitrag kann hierzu das Rapid-Recovery-Management leisten, das eine rasche Genesung als Nutzen für den Patienten zum Ziel hat. Der ganzheitliche und vor allem patientenorientierte Versorgungsansatz setzt neben der Prozessoptimierung durch eine informationsorientierte Wertschöpfungskonfiguration insbesondere auf kontinuierliche klinische Verbesserungen, die Evaluation zur Herausbildung einer hauseigenen Evidenz und die Gesundheitskommunikation als Behandlungsmarke. Das Zusammenspiel dieser 4 Schritte sowie die strukturierte Integration des externen Faktors Patient ermöglicht es dem Medizinmanagement, bisher ungenutzte Optimierungspotenziale in der klinischen Leistungserstellung zu realisieren.

Insgesamt findet eine organisatorische Neurahmung der klinischen Leistungserstellung statt, die eine nachhaltige Veränderung der Arbeits- und Handlungsweisen von medizinischen Dienstleistern gegenüber dem Patienten und untereinander fördert. Das Rapid-Recovery-Management kann insofern als ein zukunftsweisendes Organisationskonzept angesehen werden, welches die bisher noch nicht gehobenen Rationalisierungspotenziale innerhalb der medizinischen Leistungserstellung erschließt. Zukünftig zu erwartende Tendenzen im Gesundheitswesen, wie z. B. die Hinwendung zu einer Pay-for-Performance Vergütung oder selektive Kontrakte zwischen Kostenträgern und Leistungserbringern, können durch die Implementierung von Rapid Recovery bereits heute adäquat adressiert werden. Darüber hinaus legt das Rapid-Recovery-Programm wichtige Grundsteine bei Struktur- und Ergebnisparametern, die für Maßnahmen der Zertifizierung und für Qualitätsaudits herangezogen werden können.

29.5 Medizinmanagement der Zukunft

Die vorangegangen Ausführungen haben gezeigt, dass ein zukunftfähiges Medizinmanagement innovative Ansätze zur Wertschöpfungskonfiguration

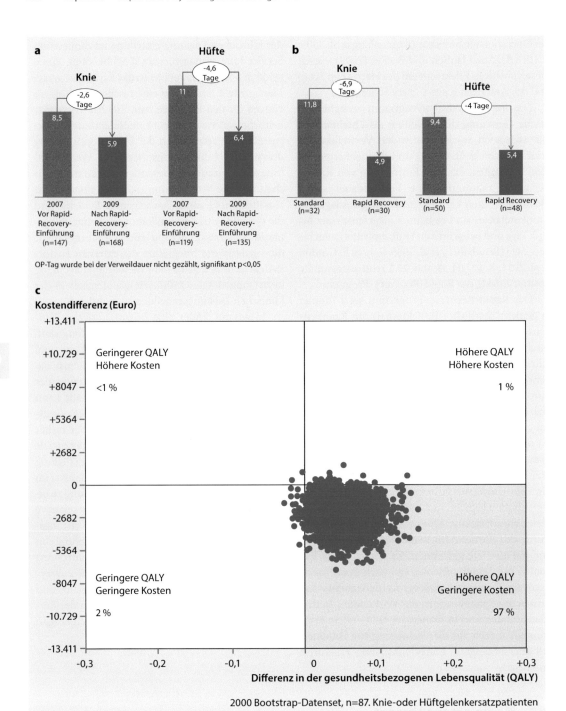

a

Knie

-2,6 Tage

8,5   5,9

Hüfte

-4,6 Tage

11   6,4

| 2007 Vor Rapid-Recovery-Einführung (n=147) | 2009 Nach Rapid-Recovery-Einführung (n=168) | 2007 Vor Rapid-Recovery-Einführung (n=119) | 2009 Nach Rapid-Recovery-Einführung (n=135) |

b

Knie

-6,9 Tage

11,8   4,9

Hüfte

-4 Tage

9,4   5,4

| Standard (n=32) | Rapid Recovery (n=30) | Standard (n=50) | Rapid Recovery (n=48) |

OP-Tag wurde bei der Verweildauer nicht gezählt, signifikant p<0,05

c

Kostendifferenz (Euro)

+13.411

+10.729 — Geringerer QALY Höhere Kosten   Höhere QALY Höhere Kosten

+8047 — <1 %   1 %

+5364

+2682

0

-2682

-5364

-8047 — Geringere QALY Geringere Kosten   Höhere QALY Geringere Kosten

-10.729 — 2 %   97 %

-13.411

    -0,3   -0,2   -0,1   0   +0,1   +0,2   +0,3

Differenz in der gesundheitsbezogenen Lebensqualität (QALY)

2000 Bootstrap-Datenset, n=87. Knie-oder Hüftgelenkersatzpatienten

◻ Abb. 29.2a–c Ausgewählte Effekte durch Rapid-Recovery-Management. **a** Vor und nach Einführung des Rapid-Recovery-Managements im Vergleich (Gordon et al. 2011), **b** Standardablauf und Rapid-Recovery-Management im Vergleich (Brunenberg et al. 2005), **c** Kostendifferenz und Differenz in der gesundheitsbezogenen Lebensqualität (Larsen et al. 2009)

Literatur

Ahrens U, Böcking W, Kirch W (2005) DRG Einführung in Deutschland – Handlungsoptionen für Krankenhäuser durch die Reform. Medizinische Klinik 1:26–31

Akhtar KSN, Houlihan-Burne DG (2010) Optimization of the Patient Undergoing Total Knee Arthroplasty – The Rapid Recovery Programm. Journal of Clinical Rheumatology & Musculoskeletal Medicine 2:1–4

Andersen LO, Kehlet H (2014) Analgesic efficacy of local infiltration analgesia in hip and knee arthroplasty: a systematic review. British Journal of Anaesthesia 9:360–374

Baierlein J, Schwegel P, Da-Cruz P (2010) Klinische Behandlungspfade – Erfolgsfaktoren in der Implementierung. Handbuch Integrierte Versorgung. Economica, Heidelberg, S 79–92 (24. Aktualisierung)

Boeden G, Tsekos E (2005) Auswahl geeigneter Diagnosen und Prozeduren. In: Oberender P (Hrsg) Clinical Pathways. Kohlhammer, Stuttgart, S 146–157

Braun von Reinersdorff A (2002) Strategische Krankenhausführung. Huber, Bern

Brunenberg DE, Steyn MJ, Sluimer JC, Bekebrede LL, Bulstra SK, Joore MA (2005) Joint recovery programme versus usual care: An economic evaluation of a clinical pathway for joint replacement surgery. Medical Care 43:1018–1026

Donabedian A (1978) The quality of medical care. Science 200(4344):856–864

Gordon D, Malhas A, Guberan A, Subramanian P, Messer C, Houlihan-Burne D (2011) Implementing the Rapid Recovery Programm in primary hip and knee arthroplasty in a UK state run hospital. Eur J Orthop Surg Traumatol 21:151–158

Guo KL, Anderson D (2005) The new health care paradigm: roles and competencies of leaders in the service line management approach. Int J Health Care Qual Assur Inc Leadersh Health Serv 18(6–7):Suppl XII–Suppl XX

Gutenbrunner C, Weimann G (2004) Krankengymnastische Methoden und Konzepte. Springer, Heidelberg

Janßen H, Becker R (2009) Gesundheitsökonomische Evaluation und Vergleichsanalyse von Verfahrensweisen in der Endoprothetik. IGM, Bremen

den Hartog YM, Mathijssen NMC, Vehmeijer SBW (2013) Reduced length of hospital stay after introduction of a rapid recovery protocol for primary THA procedures. A retrospective cohort study with 1.180 unselected patients. Acta Orthopedica 84(5):444–447

Kehlet H, Wilmore DW (2008) Evidence-based surgical care and the evolution of fast-track surgery. Annals of Surgery 2:189–198

Koch E-M (2011) "Silver- und Goldcardversicherte" – Chancen für Gesundheitsanbieter. Management & Krankenhaus 8:4

Land B (2009) "Bitte warten!" – Prozessoptimierung im OP. Professional Process 2:10–12

Larsen K, Hansen TB, Thomsen B, Christiansen T, Soballe K (2009) Cost-effectiveness of accelerated perioperative care and rehabilitation after total hip and knee arthroplasty. J Bone Joint Sur 91:761–772

Leppert S (2011) Fast-Track-Therapie – Praxishandbuch für Pflegepraxis und -management. Huber, Bern

Linke C (2010) Managementgesellschaften im Rahmen der Integrierten Versorgung. PCO, Bayreuth

Linke C (2011) Die Wertschöpfungskonfiguration der integrierten medizinischen Leistungserstellung. In: Rüter G, Da-Cruz P, Schwegel P (Hrsg) Gesundheitsökonomie und Wirtschaftspolitik. Lucius, Stuttgart, S 304–334

Linke C, Schwegel P et al (2014) Das Rapid Recovery Programm – Die bestmögliche Vorbereitung des Patienten auf die orthopädische Rehabilitation. In: von Eiff W (Hrsg) Rehabilitationsmanagement, Klinische und ökonomische Erfolgsfaktoren. Kohlhammer, Stuttgart, S 133–143

Meyer A, Blümelhuber C, Pfeiffer M (2000) Der Kunde als Co-Produzent und Co-Designer – oder die Bedeutung der Kundenintegration für die Qualitätspolitik von Dienstleistungsanbietern. In: Bruhn M, Stauss B (Hrsg) Dienstleistungsqualität. Gabler, Wiesbaden, S 46–86

NHS (2010) Delivering enhanced recovery. NHS, London, S 11. https://www.networks.nhs.uk/news/delivering-enhanced-recovery-helping-patients-to-get-better-sooner-after-surgery. Zugegriffen: 20. Jan. 2015

NHS Improvement (2011) Enhanced Recovery Partnership Programme. www.nhsiq.nhs.uk/improvement-programmes/acute-care/enhanced-recovery.aspx. Zugegriffen: 16. Jan. 2015

Oberender P, Schwegel P, Da-Cruz P (2009) Clinical Pathways und Gesundheitsökonomie. Professional Process 1:10–14

Peppers D, Rogers M (1997) Enterprise one to one: tools for competing in the interactive age. Crown Business, New York, S 168

Perlas A, Kirkham K, Billing R et al (2013) The impact of analgesic modality on early ambulation following total knee arthroplasty. Regional Anesthesia and Pain Medicine 4:334–339

Porter ME, Teisberg EO (2006) Redefining health care: creating value-based competition on results. Harvard Business Review Press, Boston

Rachold U (2000) Neue Versorgungsformen und Managed Care. Kohlhammer, Stuttgart, S 52f

Roeder N, Hensen P, Hindle D, Loskamp N, Lakomek H-J (2003) Instrumente zur Behandlungsoptimierung. Chirurg 12:1149–1155

von Roth P, Perka C, Dirschedl K et al (2012) Use of redon drains in primary total hip arthroplasty has no clinically relevant benefits. Orthopedics 11:1592–1595

Saleh H, Linke C, Schmitz M (2011) Prozessoptimierung im Krankenhaus durch Systempartnerschaften. In: Janßen U, Blum K (Hrsg) DKI-Barometer Krankenhaus 2010/2011. Deutsche Krankenhaus V.-G., Düsseldorf, S 77–83

Savaridas T, Serrano-Pedraza I, Khan SK, Martin K, Malviya A, Reed MR (2013) Reduced medium-term mortality following primary total hip and knee arthroplasty with an enhanced recovery program. A study of 4,500 consecutive procedures. Acta Orthopaedica 84(1):40–43

Schlüchtermann J, Sibbel R, Prill M-A (2005) Clinical Pathways als Prozesssteuerungsinstrument im Krankenhaus. In: Oberender P (Hrsg) Clinical Pathways. Kohlhammer, Stuttgart, S 43–58

Schwegel P, Baierlein J, Da-Cruz P (2010) Klinische Behand-
    lungspfade und Mitarbeitergesundheit – Bedeutung und
    Vorgehen. Professional Process 1:10–13
Schwenk W, Spies C, Müller JM (2009) Fast Track in der operati-
    ven Medizin. Springer, Heidelberg
Stock R (2003) Steuerung von Dienstleistungsnetzwerken
    durch interorganisationale Teams. In: Bruhn M, Strauss B
    (Hrsg) Dienstleistungsnetzwerke. Gabler, Wiesbaden, S
    215–228
Walmsley PJ, Kelly MB, Hill RMF et al (2005) A prospective, ran-
    domised, controlled trial of the use of drains in total hip
    arthroplasty. J Bone Joint Sur 10:1397–1401
Winther SB, Foss OA, Wik TS, Davis SP, Engdal M, Jessen V,
    Husby OS (2014) 1–year follow–up of 920 hip and knee
    arthroplasty patients after implementing fast–track. Good
    outcomes in a Norwegian university hospital. Acta Ortho-
    paedica 85(6):X
Woratschek H (1998) Preisbestimmung von Dienstleistungen:
    markt- und nutzenorientierte Ansätze im Vergleich. Deut-
    scher Fachverlag, Frankfurt am Main, S 38

29

Indikationsspezifische Lösungen

Kapitel 30   Praktische Umsetzung der Behandlungspfade
in der Knie- und Hüftendoprothetik – 287
Joachim Schmidt, Eddo Groß

Kapitel 31   Bewegungstherapie in der Rehabilitation nach
Knie- oder Hüft-TEP-Implantation – 305
Simon Hendrich

Kapitel 32   Umsetzung von Rapid Recovery
in der Schulterendoprothetik – 315
Mathias Herwig

Kapitel 33   Umsetzung des Fast-Track-Konzepts
in der Wirbelsäulenchirurgie – 331
Christoph Fleege, Michael A. Rauschmann

Kapitel 34   Multimodales Konzept in der konservativen
Wirbelsäulenbehandlung – 345
Christian Schneider

Kapitel 35   Arthosemanagement in Praxis und Klinik – 349
Klaus Baum, Jörg Jerosch, Axel Schulz

Kapitel 36   Sehnenmanagement in Praxis und Klinik am
Beispiel der Achillessehnentendopathie – 363
Frank Weinert, Lukas Weisskopf

Erratum zu: Das deutsche Gesundheitssystem –
Mängel, Defizite und Perspektiven – E1
Edmund A. M. Neugebauer

Praktische Umsetzung der Behandlungspfade in der Knie- und Hüftendoprothetik

Joachim Schmidt, Eddo Groß

30.1   Einleitung – 288

30.2   Behandlungspfad – 288

30.3   Erstkontakt des Patienten – 288

30.4   Rapid-Recovery-Schulung – 289

30.5   Aufnahmetag bzw. OP-Tag – 289

30.6   Postoperativer stationärer Aufenthalt – 299

30.7   Nachstationärer Verlauf – 302

        Literatur – 304

J. Jerosch, C. Linke (Hrsg.), *Patientenzentrierte Medizin in Orthopädie und Unfallchirurgie*,
DOI 10.1007/978-3-662-48081-6_30, © Springer-Verlag Berlin Heidelberg 2016

30.1   Einleitung

Patientenzufriedenheit, Qualitätssicherung und Prozessoptimierung stellen die Säulen einer modernen Patientenversorgung im gesamten Medizinbetrieb dar. Alle 3 beeinflussen unmittelbar die Lebensqualität und Behandlungssicherheit für den Patienten sowie die wirtschaftliche Sicherheit für die Medizinanbieter. Diese 3 Säulen wurden in den vorangegangenen Kapiteln mit ihren entscheidenden Parametern bereits umfassend dargestellt. Als Basis für dieses Kapitel verweisen wir insbesondere auf die dargestellten Grundlagen in ▶ Kap. 11 und stellen im Folgenden die praktische Umsetzung am zeitlichen Ablauf für den Patienten vom Erstkontakt bis zum Abschluss der Behandlung am Beispiel der Hüft- und Knieendoprothesen dar. Als Erstkontakt gilt die Vorstellung in einer operierenden Klinik und als Abschluss der Behandlung das Ende aller ärztlich verordneten Maßnahmen. Alle Maßnahmen sind bei Hüft-und Knieendoprothesen identisch, sodass sie hier gemeinsam behandelt werden. Sollten Unterschiede relevant sein, wird dies gesondert dargestellt.

30.2   Behandlungspfad

Das Entscheidende an einem Behandlungspfad ist, das er für alle Beteiligten verbindlich und verständlich ist und von allen akzeptiert wird. Dies gelingt nur, wenn er gemeinsam mit Vertretern aller an der Patientenbetreuung beteiligten Mitarbeiter (Sekretariat/Aufnahme, Ambulanz, Station, Radiologie, Physiotherapie, Anästhesie, Anästhesieschwester, Operateur, OP-Schwester, Stationsärzte, Intensivstation/Aufwachraum), ggf. unterteilt in Arbeitsgruppen, erarbeitet wird. Die Erarbeitung des Behandlungspfades ist damit der schwierigste und zeitaufwendigste Teil der Prozessoptimierung und gelingt nur, wenn mindestens der leitende Arzt der Orthopädie und Unfallchirurgie, besser noch gemeinsam mit dem leitenden Arzt der Anästhesie, von dem Konzept überzeugt ist und sie gemeinsam die übrigen Mitarbeiter motivieren können.

Zunächst sollte definiert werden, welche Ziele man mit dem Behandlungspfad erreichen möchte, d. h. nicht allgemeine Begriffe wie Patientenzufriedenheit, Qualitätssicherung und Prozessoptimierung, sondern Definition von reproduzierbaren Fakten, wie z. B.:

- angestrebter Entlassungstag
- feste Entlassungskriterien
- Meilensteine der Mobilisation
- Reduktion der Fremdblutgabe
- Schmerzempfinden < 3 Punkte auf der VAS
- Reduktion der Schnitt-Naht-Zeit
- Reduktion der Wechselzeiten
- Verbesserung der Bewertung in Patientenportalen etc.

Ein Behandlungspfad muss nicht vollständig neu erarbeitet werden, sondern man nimmt einen bereits vorhandenen Behandlungspfad als Muster und individualisiert diesen anhand der formulierten Ziele und der eigenen räumlichen, personellen und strukturellen Besonderheiten. Es empfiehlt sich, dies mit einem externen Coach durchzuführen. Dieser spart drastisch Zeit ein und hilft über Punkte hinweg, an denen immer wieder Diskussionen auftreten ("aber ohne Redon-Drainagen werden wir ganz schwere Hämatome haben").

Abschließend wird der Behandlungspfad verbindlich verabschiedet, am besten mittels Unterschrift der jeweiligen Vertreter. Der Behandlungspfad wird transparent und für alle Mitarbeiter des Hauses zugänglich dokumentiert und es werden regelmäßige Reevaluationstermine vereinbart, z. B. halbjährlich. Klare transparente Richtlinien geben allen Mitarbeitern Sicherheit, vermeiden Widersprüche bei der Patientenbetreuung und erleichtern Freundlichkeit und Zuwendung.

30.3   Erstkontakt des Patienten

Die Erstvorstellung des Patienten in der potenziell operierenden Klinik ist entscheidend für den gesamten weiteren Behandlungsablauf. Bei der Erstvorstellung ist der Patient heute in der Regel bereits vorinformiert, entweder durch vorbehandelnde niedergelassenen Kollegen, Bekannte, Internet, Patienteninformationsveranstaltungen oder durch andere Informationsquellen. Während der Erstdiagnostik mit Anamnese, Untersuchung, Röntgen und ggf. Ergänzungsdiagnostik gilt es für den potenziellen

Operateur, die Erwartungshaltung des Patienten mit dem eigenen Therapiekonzept und den eigenen Erfahrungen, insbesondere hinsichtlich des zu erwartenden Behandlungserfolges, abzugleichen. Das heißt nicht, die Vorinformationen des Patienten kommentarlos zu ignorieren und das eigene Konzept "überzustülpen", sondern bereits bei diesem Erstkontakt einen gemeinsamen Weg zu erarbeiten.

> Ziel muss sein, dass der Patient aktiver und motivierter Behandlungspartner für den gesamten Behandlungsablauf wird.

Dies hat sicher in erster Linie mit der Empathie des Operateurs und des Anästhesisten zu tun, aber auch mit der gesamten Atmosphäre, die der Patient bei seinem Erstkontakt in der Klinik empfindet. Auch dies sollte man strukturieren und im Behandlungspfad berücksichtigen:

- klar strukturierter und dokumentierter Ablauf der Erstvorstellung des Patienten
- Information und Schulung aller beteiligten Mitarbeiter
- standardisierte Dokumentation der Befunde
- klare Information des Patienten über den weiteren zeitlichen Ablauf
- gemeinsame Definition des Behandlungszieles
- kurze Erläuterung von folgenden erforderlichen Maßnahmen;
  - Anästhesieabklärung
  - Rapid-Recovery-Schulung
  - Zusatzdiagnostik
- regelmäßige Evaluation der Ergebnisse und ggf. Modifikation des eigenen Vorgehens
- Organisation der Nachbehandlung (Physiotherapie, Rehabilitation, niedergelassener Kollege)
- informativer Arztbrief

Dies mag für den Operateur den Zeitaufwand beim Erstkontakt insgesamt sicher erhöhen. Dieser anfängliche Zeitaufwand zahlt sich aber im weiteren Behandlungsablauf deutlich aus, wenn der Patient merkt, dass alle Mitarbeiter die gleichen Informationen haben und sich möglichst nie widersprechen. Unter den Bedingungen einer reinen Privatklinik veranschlagen wir in der Sprechstunde für den Erstkontakt 30 min inklusive Anamnese, Untersuchung, apparativer Diagnostik und Dokumentation (□ Abb. 30.1).

30.4 Rapid-Recovery-Schulung

Die nächste Vorstellung des Patienten in der operierenden Klinik ist in der Regel die Rapid-Recovery-Schulung. Es empfiehlt sich, diese aus organisatorischen Gründen an festen Tagen zu festen Zeiten und mit einem festen Programm durchzuführen. Nach unserer Erfahrung ist nahezu jeder Patient dazu in der Lage, sich zeitlich darauf einzustellen. Vorzugsweise sollte der Patient mit einem persönlichen Begleiter erscheinen, dies ist meist der Lebenspartner. Die Schulung sollte in einer festen und dafür geeigneten Räumlichkeit erfolgen. Dabei hat die Klinik die Möglichkeit, sich so darzustellen, wie sie gerne gesehen werden möchte. Die Schulung wird durch die verschiedenen Mitarbeiter (Sekretariat, Anästhesist, Stationsarzt, Physiotherapeut, OP-Schwester, Anästhesieschwester, Intensivstation/Aufwachraum, Station) durchgeführt und gibt dem Patienten die Möglichkeit, bereits hier Mitarbeiter bzw. deren Abteilungen kennenzulernen.

An diesem Tag folgt auch die endgültige OP-Vorbereitung mit Abklärung der Narkosefähigkeit, Festlegung des Narkoseverfahrens und Aufklärung, OP-Aufklärung, MRSA-Abstrich, standardisierten Röntgenaufnahmen zur präoperativen Computerplanung, Gehstützentraining, ggf. noch fehlenden Zusatzuntersuchungen (Labor, Knochendichte), Festlegung der OP-Zeit und der stationären Aufnahme (meist erst am OP-Tag zeitnah vor der Operation), Erklärung und Mitgabe der präoperativen Medikation, Erklärung, was und wann gegessen bzw. getrunken werden darf (□ Abb. 30.2).

> Ziel an diesem Tag soll sein, dem Patienten (und seinen Angehörigen) die Angst vor der Operation und der Anästhesie zu nehmen.

30.5 Aufnahmetag bzw. OP-Tag

In der Regel erfolgt die Aufnahme des Patienten am OP-Tag selbst, abgestimmt auf die geplante OP (□ Abb. 30.3, □ Abb. 30.4). Das heißt, ein Patient, der erst um 14 Uhr operiert wird, braucht auch erst um 11 Uhr in der Klinik zu erscheinen. Die aufnehmende Schwester überprüft die Personalien des Patienten. In unserer Klinik hat sich für den OP-Tag

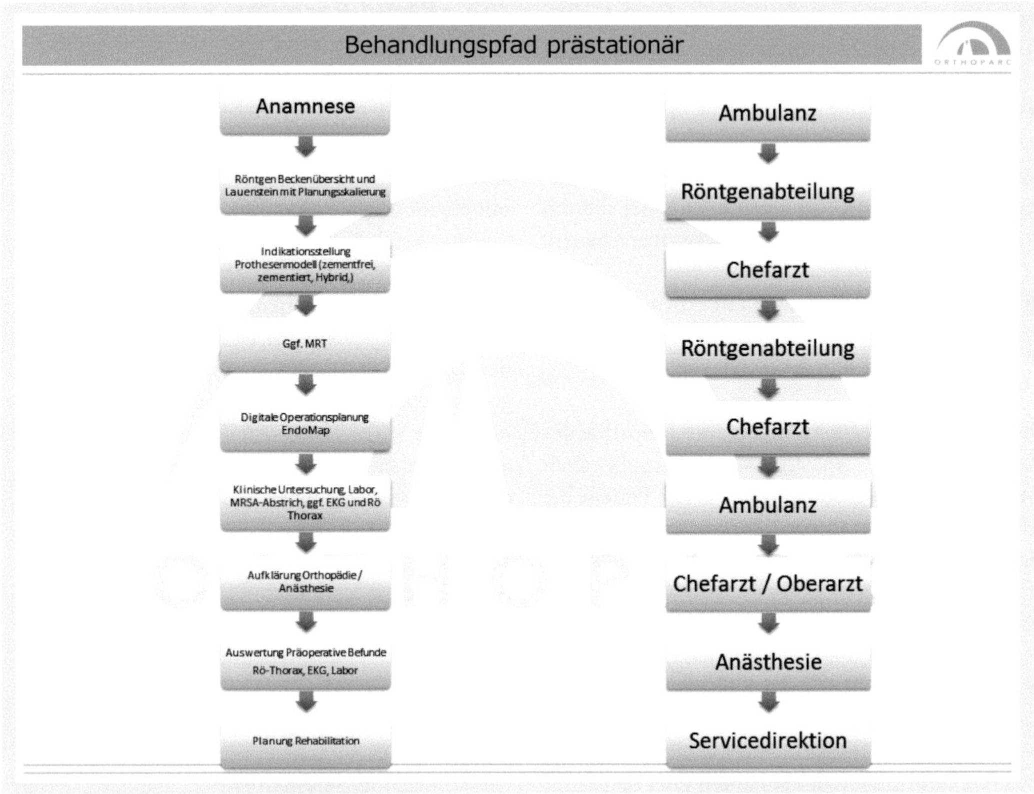

Abb. 30.1 Behandlungspfad für den Erstkontakt am Beispiel einer geplanten Hüfttotalendoprotesenimplantation

die Kennzeichnung des Patienten mit einem Identifikationsarmband bewährt. **Vor der Prämedikation erfolgt die Markierung des Operationsgebiets gemeinsam mit dem Patienten.** Die Schwester bringt den Patienten im Bett in den OP. In der OP-Schleuse wird der Patient von der Anästhesieschwester empfangen, die er vorzugsweise schon vorher persönlich kennengelernt hat.

Kurze Nüchternzeiten nach den Empfehlungen der Berufsgesellschaften erhalten das Wohlbefinden des Patienten (Spies et al. 2003). Bis zu 2 h vor der Narkose dürfen noch klare Flüssigkeiten getrunken werden, bei Operationen am Nachmittag kann morgens noch ein leichtes Frühstück eingenommen werden.

Zu unserem perioperativen multimodalen Schmerzschema (PMS) gehört die Gabe von Pregabalin (Lyrica), eines retardierten Opioids und eines Anxiolytikums. Bei Aufnahme am Vorabend der Operation wird unter Beachtung der Kontraindikationen eine "loading dose" eines Cox-2-Hemmers (Arcoxia) verordnet (Carmichael et al. 2013). Da durch das Rapid-Recovery-Seminar der Ablauf im OP dem Patienten bekannt ist, benötigt er nur eine geringe Dosis eines Anxiolytikums vor der Operation. Er kennt jeden einzelnen Schritt und wird auch durch das Abfragen der einzelnen ihm bekannten Sicherheitschecklisten nicht beunruhigt. Die besprochenen Anästhesieformen sind dem Anästhesiepersonal schon am Vortag im Operationsplan des KIS-Systems bekannt, und das nötige Equipment ist im Einleitungsraum vorbereitet. So kann bei kurzer Operationszeit die Wechselzeit auf ein Minimum reduziert werden.

Nach den S3-Leitlinien zur "Vermeidung einer perioperativen Hypothermie" (▶ www.awmf.org, Nr. 001-018, 2014), erfolgt bei jedem Patienten ein "Prewarming" vor, während und nach der Narkoseeinleitung, mit Dokumentation der Ausgangstem-

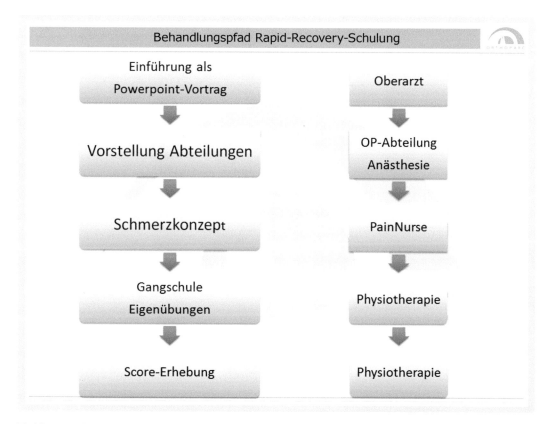

Abb. 30.2 Behandlungspfad für die Rapid-Recovery-Schulung in der Hüft- und Kniegelenkendoprothetik

peratur auf dem Narkoseprotokoll. Daher werden die Patienten frühzeitig in den OP bestellt. Somit ist auch die rechtzeitige Gabe der perioperativen Antibiotikatherapie 30–60 min vor Operationsbeginn gewährleistet (▶ www.awmf.org, Nr. 029-022, 2012). Patienten mit einer Spinalanästhesie erhalten nach Überprüfung der ausreichenden Wirkung eine milde Sedierung mit Midazolam/Propofol und einen Kopfhörer mit Wunschmusik. Im OP wird der Patient mit Wärmematten vor Auskühlung geschützt, damit eine Normothermie gewährleistet ist.

Eckpunkte Anästhesie

- Perioperatives multimodales Schmerz-schema (PMS), präoperativ beginnend
- COX-2-Hemmer, Pregabalin, retardiertes Opioid

- kurze Nüchternzeiten präoperativ
- balancierte Allgemeinanästhesie/Spinalan-ästhesie
- Wärmemanagement
- leichte Sedierung bei Spinalanästhesie (Midazolam/Propofol)

Der Ablauf im Operationssaal sollte streng standardisiert sein. Dies erhöht die Sicherheit für den Patienten, bedeutet aber auch Zeitersparnis und die Vermeidung unnötiger Belastungen für die Mitarbeiter. Präoperativ wurde durch den Operateur die OP-Planung (Endomap) erstellt und dokumentiert. Der Springer kann damit schon die zu erwartenden Implantate bereitlegen, die OP-Schwester kann die Instrumente auf das Notwendige beschränken, und mögliche intraoperative Probleme (Beinlängendif-

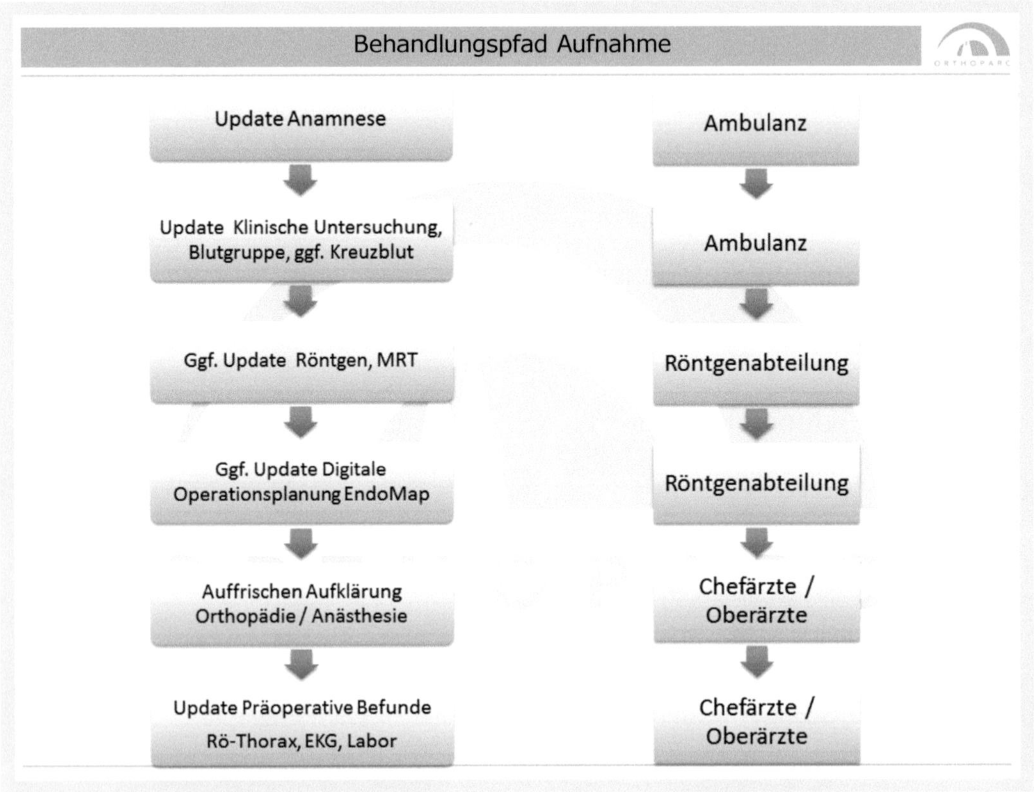

Abb. 30.3 Behandlungspfad für die Aufnahme

ferenz, Mismatch, Fissuren, Fehlpositionen etc.) werden vermieden oder reduziert.

Für uns hat sich in der Hüftendoprothetik der minimalinvasive anterolaterale intermuskuläre Zugang in Rückenlage (ASI-Zugang ["anterior supine intermuscular"]) bewährt. Dieser ermöglicht eine sichere Darstellung von Pfanne und Schaft und durch die Rückenlage eine sichere Positionierung der Pfanne. Der Weichteilschaden ist extrem gering, weshalb wir bisher bei diesem Zugang auf eine Lokale Infiltrationsanästhesie (LIA) verzichten. Ob der Verzicht auf die LIA sinnvoll ist, ist derzeit Gegenstand unserer Evaluation. Wir verwenden ein einheitliches Standardimplantat, auf das alle Mitarbeiter im OP trainiert sind (Taperloc-Schaft, Twin-Cup oder G-7-Pfanne [Biomet]), als zementfreie, Hybrid- oder zementierte Implantation. Sollten individuelle Abweichungen aufgrund besonderer Voraussetzungen bei einem Patienten notwendig

sein (Avantage-Pfanne, Press-fit-Pfanne, Revisionsschaft), wird dies auf ein Minimum beschränkt und wenn möglich präoperativ festgelegt. Auch Wundverschluss, Hautabdeckung, Spica-Verband und Thrombosestrumpf sind standardisiert.

Die Operationen werden in Allgemeinanästhesie oder in Spinalanästhesie durchgeführt. Eine Bevorzugung einer bestimmten Narkoseform halten wir aufgrund der neuesten internationalen wissenschaftlichen Daten für nicht gerechtfertigt (Harsten et al. 2013). Durch die modernen Narkosemittel, auch unter Kontrolle der Hirnströme (BIS-Monitor [Bisprectral Index]), ist auch die Allgemeinanästhesie für ältere oder schwerstkranke Patienten geeignet. Die Allgemeinanästhesie erfolgt als balancierte Anästhesie, meistens mit Larynxmaske, die Spinalanästhesie mit Bupivacain 0,5 % hyperbar. Alternativ ist die totale intravenöse Anästhesie (TIVA) oder die Spinalanästhesien mit einem kurzwirksamen

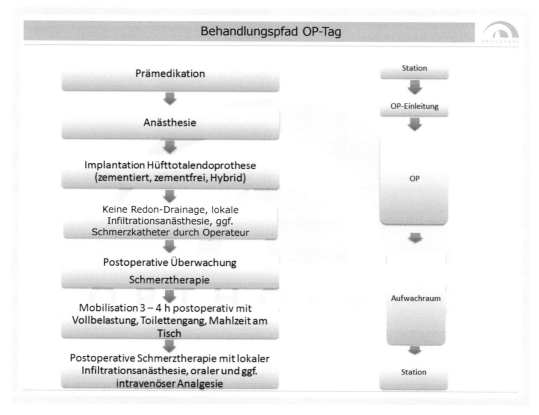

Abb. 30.4 Behandlungspfad präoperativ

Lokalanästhetikum (z. B. Takipril 2 %) möglich. Spinalanästhesie erfolgt mit nasaler Sauerstoffinsufflation. Bei den Hüftprothesen in Spinalanästhesie mit ASI-Zugang erfolgt aufgrund der unangenehmen Lagerung des Patienten eine Sedierung mit einem Propofol-Perfusor in niedriger Dosierung.

Entsprechend dem Rapid-Recovery-Programm verzichten wir im Regelfall auf Blasenverweilkatheter, zentrale Venenkatheter oder das Anlegen mehrerer dicklumiger peripherer Zugänge. Ein autologes Blutrückgewinnungssystem (Cell Saver) wird nur bei Prothesenwechseloperationen eingesetzt. Es erfolgt entsprechend den Empfehlungen eine PONV-Prophylaxe ("post operative nausea and vomiting") mit Dexamethason 0,1–0,2 mg/kgKG und Ondansetron unter Beachtung der Kontraindikationen (Rüsch et al. 2010, De Oliveira et al. 2011). Die intravenöse Tranexamsäuregabe erfolgt unmittelbar vor Schnitt als Kurzinfusion unter Beachtung der

Kontraindikationen. Intraoperativ erfolgt ein restriktives Volumenregime mit bilanzierten Elektrolytlösungen.

> **Eckpunkte Anästhesieablauf**
> - Bilanzierte Allgemeinanästhesie mit Larynxmaske
> - totale intravenöse Anästhesie (TIVA)
> - Spinalanästhesie mit Bupivacain 0,5 % bzw. Takipril 2 % hyperbar
> - Sedierung mit Propofol-Perfusor bei ASI-Zugang zur Hüft-TEP
> - BIS-Monitor bei Risikopatienten
> - keine peripheren Schmerzkatheter, z. B. Femoralis- oder Periduralkatheter
> - kein Blasenverweilkatheter
> - keine zentralen Venenkatheter

- PONV-Prophylaxe mit Ondansetron/Dexamethason 0,1–0,2 mg/kgKG
- Tranexamsäure unmittelbar vor Schnitt
- restriktives Volumenmanagenment

In der Knieendoprothetik verwenden wir den medianen Standardzugang und implantieren in nahezu allen Fällen eine ungekoppelte Oberflächenersatzprothese (Vanguard, Biomet). Bei entsprechenden Voraussetzungen wird eine monokondyläre Schlittenprothese (Oxford, Biomet) oder eine gekoppelte Endorotationsprothese (RHK, Biomet) implantiert.

In der Knieendoprothetik werden verschiedene Techniken der LIA praktiziert. Bei allen unseren Knieprothesen erfolgt vom Operateur intraoperativ und vor Wundverschluss eine Infiltration mit:

- 100 ml Ropivacain 0,2 % plus 1 ml Adrenalin 1:100 (50 ml vor der Zementierung in die Gelenkkapsel, 50 ml nach Zementierung in den Streckapparat)
- 20–30 ml Ropivacain 0,2 % ohne Adrenalin für die subkutane Injektion vor Wundverschluss
- Einlegen eines Mehrlochperiduralkatheters nach der Zementierung an die dorsale Gelenkkapsel (und Injektion von 20–30 ml Ropivacain 0,2 % vor Verbandanlage in den liegenden Katheter).

Nachinjektionen:
- Nachmittags top-up möglich: 15 ml Ropivacain 0,2 % (= 30 mg) vor Verlegung auf die Station bzw. vor Mobilisation
- Abends top-up möglich: 40 ml Ropivacain 0,4 %
- postoperativer Tag morgens: 40 ml Ropivacain 0,5 %

Entfernen des Mehrlochkatheters, bei spezieller Indikation kann der Katheter belassen werden. Dann Top-up-Dosis wie am Vortag.

Eine LIA bei Hüft-TEP mit ASI-Zugang ist in der Überlegung, die bisherigen Daten sind aber noch nicht aussagekräftig genug.

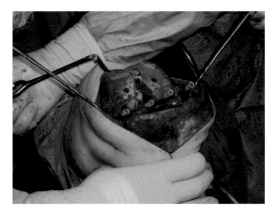

◘ Abb. 30.5 Dorsale femorale LIA (die gezeigten Kanülen markieren beispielhaft die Injektionsstellen)

Postoperative Schmerztherapie über Mehrlochkatheter
- LIA vom Operateur
- Top-up-Dosis nach 4–6 h
- Top-up-Dosis zur Nacht
- Top-up-Dosis am ersten postoperativen Tag und nach Entfernen des Katheters
- evtl. Katheter weitere 12 h belassen und erneute Top-up-Dosis abends bei Risikopatienten

Wir spritzen die LIA ausschließlich in die Bereiche, die während der Operation auch mit scharfen Instrumenten in Berührung kamen. Auch spritzen wir in diesen Bereichen nur sehr oberflächlich, d. h. maximal 5–10 mm tief, mit einer 20-G-Kanüle mit 70 mm Länge. Wir benutzen die "Moving-needle-Technik" und verzichten auf die Aspiration. Kreislaufreaktionen haben sich bei der Kombination der dünnen Nadel und dieser Injektionstechnik bisher nie ergeben. Nach der Pulslavage und vor der Zementierung werden zunächst die dorsale Gelenkkapsel und der Bereich medial und lateral des Tibiaplateaus in Beugestellung mit insgesamt 50 ml Ropivacain mit Adrenalinzusatz infiltriert (◘ Abb. 30.5 u. ◘ Abb. 30.6). Nach der endgültigen Zementierung erfolgt in Strecklagerung des Kniegelenks die Infiltration des Streckapparats, ebenfalls beschränkt auf die Inzisionslinie (◘ Abb. 30.7)

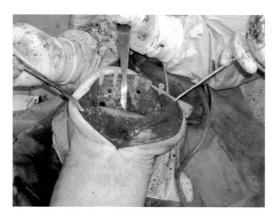

Abb. 30.6 Dorsale tibiale Injektion (die gezeigten Kanülen markieren beispielhaft die Injektionsstellen)

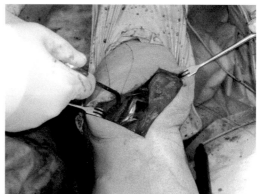

Abb. 30.8 Die Spitze des Mehrlochkatheters wird mit Overholt-Klemme an die dorsale Gelenkkapsel platziert

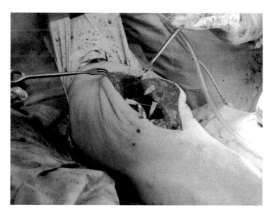

Abb. 30.7 Infiltration des Streckapparats (die gezeigten Kanülen markieren beispielhaft die Injektionsstellen)

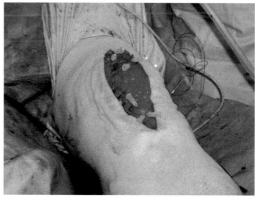

Abb. 30.9 Infiltration des Wundrands (die gezeigten Kanülen markieren beispielhaft die Injektionsstellen)

und ggf. das ventrale Periost nach Synovialektomie. Dann wird ein Mehrlochkatheter intraartikulär dorsal des Tibiaplateaus positioniert und lateral ausgeleitet (■ Abb. 30.8). In das Subkutangewebe werden, ebenfalls limitiert auf den Injektionsbereich, 30 ml Ropivacain ohne Adrenalinzusatz injiziert. Die Injektion erfolgt nicht durch die Haut, sondern direkt in die Wunde, um Stanzzylinder zu vermeiden (■ Abb. 30.9). Die restlichen 20 ml werden nach Abschluss der Operation in den Schmerzkatheter gegeben, hauptsächlich um eine Verklebung durch Blutkoagel zu vermeiden.

Der Wundverschluss des Streckapparats erfolgt proximal entsprechend den anatomischen Vorgaben zweischichtig und neben der Patella und distal ein-schichtig. Die gesamte Naht wird anschließend zusätzlich durch eine fortlaufende Naht "wasserdicht" gesichert. Dies bewirkt zum einen, dass die LIA intraartikulär am Wirkort verbleibt und dass zum anderen bei der späteren Mobilisation Blutaustritt durch die Wunde vermieden wird. Wundverschluss, Hautabdeckung und Kompressionsverband sind wieder standardisiert (■ Abb. 30.10).

Patienten mit Spinalanästhesie werden unter pulsoxymetrischer Überwachung direkt über die Schleuse auf die Intensiv-Überwachungseinheit verlegt. Patienten mit einer Allgemeinanästhesie werden entweder direkt im Operationssaal oder im Ausleitungsraum ausgeleitet und dann unter pulsoxymetrischer Kontrolle zur Schleuse gefahren.

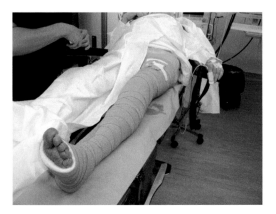

Abb. 30.10 Abschließender Kompressionsverband

im geforderten Bereich in Ruhe und bei Mobilisation (◘ Abb. 30.11 u. ◘ Abb. 30.12).

> **Eckpunkte postoperative Überwachung**
> ▬ Räumlichkeiten und Mitarbeiter sind bekannt
> ▬ Standardüberwachung mit EKG, SpO$_2$, O$_2$-Nasensonde
> ▬ Schmerzmessung mit der numerischen Ratingskala (NRS 1–10)
> ▬ geringere Analgetikagabe bei LIA und Spinalanästhesie

Dort erfolgt eine ausführliche Übergabe über Vorerkrankungen, Narkoseverlauf und Besonderheiten des Patienten.

Ein Verordnungsbogen und ein vorläufiger Verlegungsbericht von der Intensivüberwachungseinheit (IÜE) ist vom zuständigen Anästhesisten im KIS-System während der Operation ausgefüllt worden. Dort werden die postoperative Schmerztherapie für die IÜE und die Station, Vorerkrankungen und Besonderheiten gesondert dokumentiert.

Eine räumliche Station im Rapid-Recovery-Seminar ist auch die Intensiv-Überwachungseinheit. Dem Patienten sind daher die Räumlichkeiten und evtl. die Mitarbeiter bekannt.

Nach Ausschleusung aus dem OP wird der Patient mit EKG, Pulsoxymetrie und nasaler Sauerstoffgabe versorgt. Es wird frühzeitig mit oraler Flüssigkeitsgabe begonnen, um den Patienten so wenige Infusionen wie möglich zu verabreichen. Der Schmerzscore wird mit der geläufigen Numerischen Ratingskala (NRS) von 1–10 möglichst direkt nach Aufnahme des Patienten gemessen und stündlich protokolliert. Spinalanästhesiepatienten und Knieprothesenpatienten mit LIA unter Allgemeinanästhesie sind schmerzarm und bedürfen weniger intravenöser Schmerzmittelgabe in Form von Piritramid und Novaminsulfon/Paracetamol. Durch die schon präoperativ beginnende multimodale Schmerztherapie (PMS), die LIA bei Knie-TEP und dem vorderen minimalinvasiven Operationszugang bei Hüft-TEP sind die erhobenen Schmerzscores auf der Intensiv-Überwachungseinheit im Durschnitt

Um dem Patienten die Möglichkeit zu geben, seine Angehörigen zu informieren, steht ein Funktelefon zur Verfügung und Besuch ist auf der Intensiv-Überwachungseinheit jederzeit erlaubt. Damit kein Krankheitsgefühl entsteht, bekommt der Patient seine eigene Kleidung angezogen. Auch die Besucher erkennen so, dass ihr Angehöriger nicht krank ist, sondern sich wohlfühlt.

Wenn die erste Flüssigkeitsaufnahme problemlos vertragen wurde, erfolgt eine erste Nahrungsaufnahme, je nach Tageszeit z. B. eine kreislaufstärkende Tasse Kaffee. Die Erstmobilisation erfolgt bei Wohlbefinden und bei Spinalanästhesie nach völliger Rückbildung der motorischen Lähmung (Überprüfung nach dem Bromage Score, Bromage 1978). Bei Knie-TEP wird bei stärkeren Schmerzen der LIA-Katheter mit der ersten Top-up-Dosis bedient. Die meisten Patienten können 3–4 h nach der Operation mobilisiert werden, unabhängig von der Narkoseform (◘ Abb. 30.13).

> **Eckpunkte Überwachungseinheit**
> ▬ Jederzeit Besuch möglich
> ▬ Telefonmöglichkeit
> ▬ persönliche Kleidung
> ▬ frühe Oralisierung mit Trinken und Essen
> ▬ mögliche To-up-Dosis über den LIA-Katheter
> ▬ Frühmobilisation 3–4 h nach der Operation

Da das Rapid-Recovery-Programm ein ständiges Überwachen der eigenen Tätigkeiten erfordert und der Patient die beste Messgröße ist, wird vor Ver-

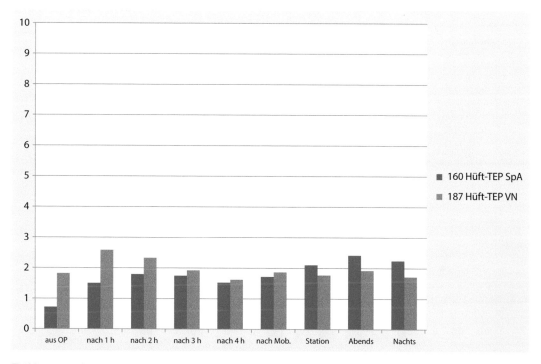

■ **Abb. 30.11** Schmerzscore OP-Tag nach Hüft-TEP. *SpA* Spinalanästhesie, *VN* Vollnarkose

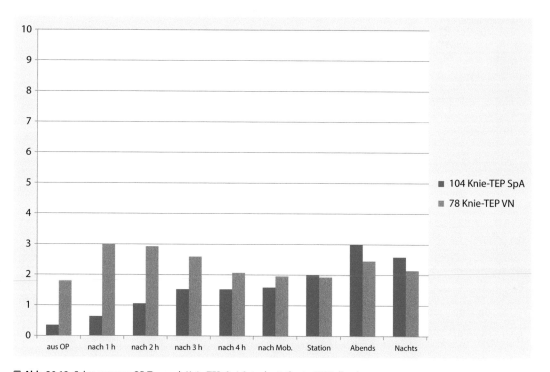

■ **Abb. 30.12** Schmerzscore OP-Tag nach Knie-TEP. *SpA* Spinalanästhesie, *VN* Vollnarkose

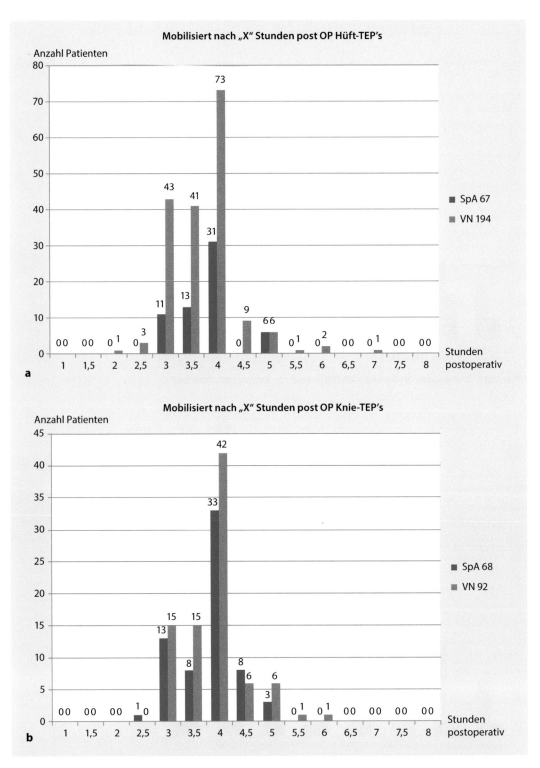

■ **Abb. 30.13a,b** Zeitpunkt der Erstmobilisation nach Hüft-TEP (**a**) und Knie-TEP (**b**). *SpA* Spinalanästhesie, *VN* Vollnarkose

legung auf die periphere Station die Zufriedenheit der Patienten mit dem bisherigen Verlauf evaluiert. Dabei werden Fragen über die erfolgte Schmerztherapie, die Kompetenz und Freundlichkeit des Personals und die Umsetzung des Rapid-Recovery-Seminars ausgewertet.

Auf der Station erhält der Patient bereits am OP-Tag in der Regel wieder seine normalen Mahlzeiten und darf mit der Schwester das Badezimmer aufsuchen. Im Übrigen soll er sich zur Sicherstellung der Wundheilung schonen und Bettruhe einhalten (□ Abb. 30.14).

In unserem Krankenhaus wird bei den Operationen ein festes Schmerzschema angewendet, welches bei Kontraindikationen individuell angepasst wird. Dabei wird unterschieden, ob der Patient am Vorabend oder am OP-Tag kommt. Damit erreichen wir eine Vereinfachung der zeitlichen Analgetikagabe auf den Stationen für das Pflegepersonal. Patienten mit Hüft-TEP mit ASI-Zugang benötigen meistens nur am OP-Tag ein retardiertes oder schnell wirkendes Opioid zusätzlich zu den Standardmedikamenten. Jedem Patienten wird auf der Station ein Medikamentendispenser mit den täglichen Schmerzmedikamenten und Angabe der Einnahmeuhrzeit gestellt. Akutschmerzmedikamente werden bei Bedarf verabreicht. Es erfolgt eine Schmerzbefragung (NRS) durch das Pflegepersonal mindestens einmal pro Schicht sowie nach Akutschmerzmittelgabe.

Der LIA-Katheter bei Knie-TEP wird vom Dienstarzt zur Nacht nach Schema bedient. Schmerzvisiten erfolgen zusätzlich vom Anästhesisten an den ersten beiden Tagen nach Operation, dann evtl. Anpassung der Schmerztherapie. Am ersten postoperativen Tag wird der LIA-Katheter letztmalig bedient und vom Anästhesisten entfernt. Bei Risikopatienten kann der Katheter auch bis zum Abend belassen werden und dann, nach erneuter Befüllung, entfernt werden.

> **Eckpunkte postoperative Schmeztherapie**
> ▬ Standardisierung der Analgetikatherapie
> ▬ unterschiedliche zu erwartende Schmerzstärke bei Knie- und Hüft-TEP
> ▬ perioperatives multimodales Schmerzschema mit niedrig dosiertem Opioid

> ▬ Akutschmerzmittelgabe jederzeit möglich
> ▬ LIA-Katheter, bei Knie-TEP zusätzliche Injektion nach Schema vom Dienstarzt

30.6 Postoperativer stationärer Aufenthalt (□ Abb. 30.15, 30.16 und 30.17)

Die durchschnittliche Liegedauer in der Hüft- und Knieendoprothetik beträgt in Deutschland etwa 12 Tage. In unserer Klinik beträgt die durchschnittliche Liegezeit derzeit 6,3 Tage mit eher sinkender Tendenz und wird eher durch organisatorische Vorgaben bestimmt. Unter Berücksichtigung, dass in unseren Nachbarländern die Liegezeiten 2–4 Tage betragen, sollten wir davon ausgehen, dass die Liegezeiten in Zukunft weiter sinken. Auch in Deutschland erscheinen daher Liegezeiten in der Akutklinik von 3–4 Tagen unseres Erachtens realistisch.

Das perioperative multimodale Schmerzschema besteht bei uns aus COX-2-Hemmer (Arcoxia), retardiertem Opioid (Oxycodon), Metamizol und Lyrica bei Beachtung von Kontraindikationen und Nebenerkrankungen (Vendittoli et al. 2006). Alternativen sind möglich. Regelmäßige Schmerzscoremessung und bei Bedarf Rescue-Medikation nach NRS-Wert (in Ruhe > 3 Punkte und bei Belastung > 5 Punkte) durch schnell wirkendes Opiat (Capros akut). Lyrica hat sich als opioideinsparendes Koanalgetikum in vielen Untersuchungen bestätigt (Zhang et al. 2011), die Gabe erfolgt für insgesamt 4 Tage jeweils zur Nacht. Retardiertes Oxycodon benötigen die Knie-TEP-Patienten nur die ersten beiden Tage, ist aber als Rescue-Medikation noch weiter möglich. Bei Hüft-TEP geben wir COX-2-Hemmer für 10 Tage auch als Ossifikationsprophylaxe, danach nur noch als Rescue-Medikation. Protonenpumpenhemmer über die gesamte Zeit (□ Abb. 30.18).

> **Eckpunkte Schmerztherapie auf Station**
> ▬ Perioperatives multimodales Schmerzschema mit individueller Anpassung nach Schmerzscore

- COX-2-Hemmer, Metamizol, retardiertes Opioid, Lyrica
- Lyrcia als Koanalgetikum bewährt
- Schmerzscorewerte im angestrebtem Bereich, in Ruhe ≤ 3, bei Belastung ≤ 5 Punkte (NRS)

Am Entlassungstag (■ Abb. 30.17) erfolgen die Abschlussuntersuchung und das Entlassungsgespräch mit dem Operateur. Der Patient erhält sein Abschluss-Röntgenbild und einen aussagekräftigen Entlassungsbrief mit den Empfehlungen für die Weiterbehandlung ausgehändigt. Bei der Entlassung am Wochenende werden die notwendigen Medikamente inklusive der Schmerzmittel mitgegeben. Der Patient gibt das von ihm ausgefüllte Schmerztagebuch und seine Bewertung ab, die zeitnah evaluiert werden, um ggf. Modifikationen im Behandlungsplan vorzunehmen.

Mit diesem Konzept erfolgt seit Oktober 2011 eine sehr zufriedenstellende Behandlung der Endoprothesenpatienten. Durch Auswertung der Rapid-Recovery-Tagebücher der Patienten erfolgt eine ständige Überprüfung der Zufriedenheit und es erfolgen eventuelle Veränderungen am perioperativen multimodalen Schmerzschema (■ Abb. 30.20). So erfolgte z. B. nach Einführung der ASI-Technik bei Hüft-TEP die standardmäßige Gabe von Oxycodon in der Prämedikation, da die Patienten direkt nach der Operation über stärkere Schmerzen auf der IÜE klagten. Durch die konsequente PONV-Prophylaxe (Ondansetron/Dexamethason) reduzierte sich PONV-Rate gegenüber dem allgemeinen Durchschnitt.

> **Eckpunkte Dokumentation und statistische Auswertung**
> - Ständige Überprüfung der Patientenzufriedenheit
> - Auswertung der Rapid-Recovery-Tagebücher
> - Anpassung des perioperativen multimodalen Schmerzschemas bei Veränderungen
> - durchschnittlich geringere PONV-Rate als im allgemeinen Durchschnitt

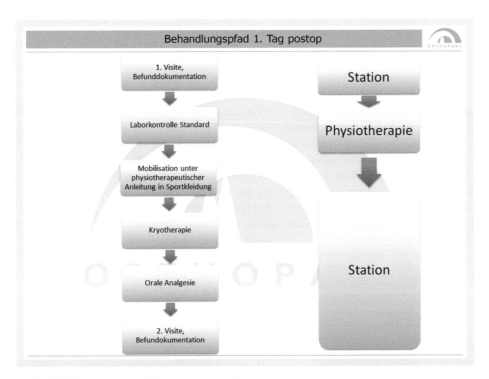

■ **Abb. 30.14** Behandlungspfad für den 1. postoperativen Tag

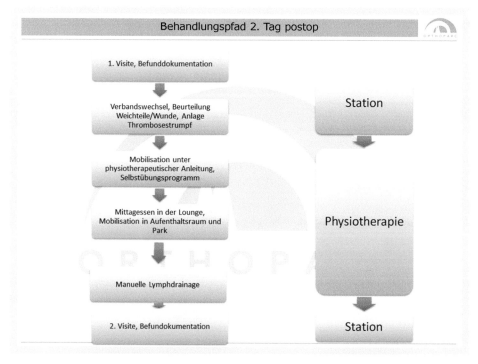

Abb. 30.15 Behandlungspfad für den 2. postoperativen Tag

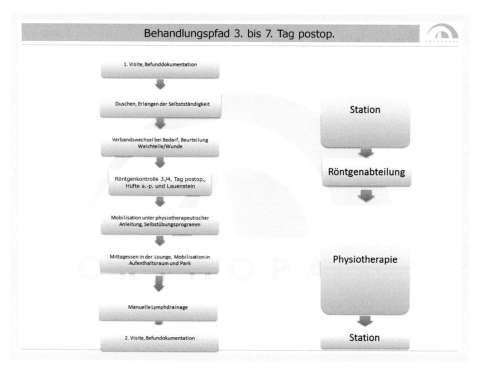

Abb. 30.16 Behandlungspfad für den 3. bis 7. postoperativen Tag

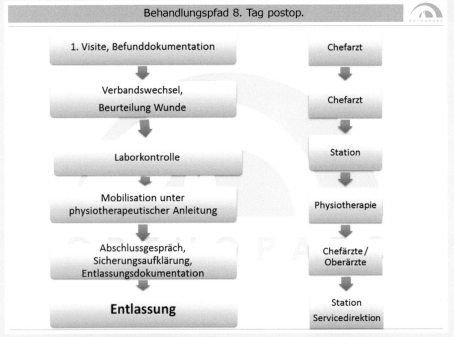

□ **Abb. 30.17** Behandlungspfad für den Entlassungstag

30.7   Nachstationärer Verlauf

Aus unserer Klinik geht derzeit nur noch knapp die Hälfte aller Patienten in eine stationäre Rehabilitation. Der Rest macht vorzugsweise eine individuelle Physiotherapie am Heimatort oder in unserer Klinik (□ Abb. 30.18, □ Abb. 30.19, □ Abb. 30.20). Etwa 6 Wochen und 3 Monate postoperativ empfehlen wir eine Nachkontrolle durch den niedergelassenen Kollegen oder bei uns. Abweichungen vom zu Beginn der Behandlung formulierten Behandlungsziel werden dokumentiert und mit dem Patienten besprochen. Entsprechende weitergehende Therapien, in der Regel Fortsetzung oder Intensivierung der Physiotherapie, werden eingeleitet und weitere Kontrolluntersuchungen vereinbart.

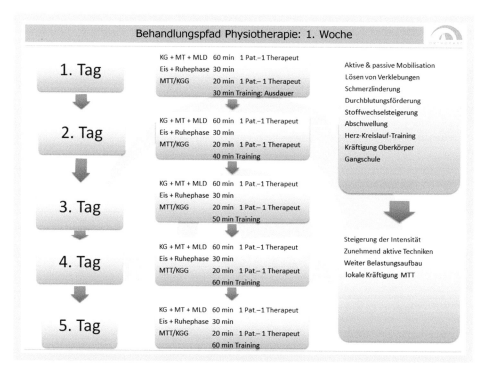

Abb. 30.18 Behandlungspfad für die ambulante Physiotherapie: 1. Woche. KG Krankengymnsatik, MT manuelle Trainingstherapie, MLD manuelle Lymphdrainage, MTT medizinische Trainingstherapie, KGG Krankengymnastik an Geräten

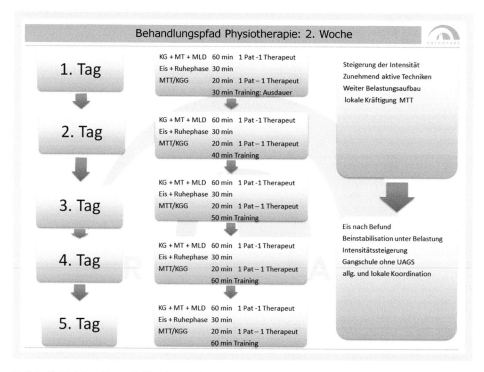

Abb. 30.19 Behandlungspfad für die ambulante Physiotherapie: 2. Woche

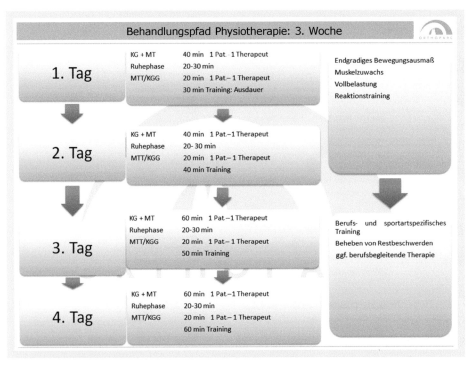

Abb. 30.20 Behandlungspfad für die ambulante Physiotherapie: 3. Woche

Literatur

Bromage PR (1978) Epidural analgesia. Philadelphia. WB Saunders, Philadelphia, S 144

Carmichael NME, Katz J, Clarke H et al (2013) An intensive perioperative regimen of pregabalin and celecoxib reduces pain and improves physical function scores six weeks after total hip arthroplasty: A prospective randomized controlled trial. Pain Res Manag 18(3):127–132

De Oliveira GS Jr, Almeida MD, Benzon HT, McCarthy RJ (2011) Perioperative single dose systemic dexamethasone for postoperative pain: a meta-analysis of randomized controlled trials. Anesthesiology 115:575–588

Harsten A, Kehlet H, Toksvig-Larsen S (2013) Recovery after total intravenous general anaesthesia or spinal anaethsia for total knee arthroplasty: a randomized trial. Br J Anaesth 111:391–399

Rüsch D, Eberhart LHJ, Wallenborn J, Kranke P (2010) Nausea and vomiting after surgery under general anesthesia – an evidence-based review concerning risk assessment, prevention, and treatment. Dtsch Arztebl Int 107(42):733–741

Spies CD, Breuer JP, Gust R et al (2003) Preoperative fasting. An update. Anaesthesist 52:1039–1045

Vendittoli P, Makinen P, Drolet P, Lavigne M, Fallaha M, Guertin M (2006) A multimodal analgesia protocol for total knee arthroplasty. A randomized controlled study. J Bone Joint Surg (Am) 88(2):282–289

Zhang J, Ho KY, Wang Y (2011) Efficacy of pregabalin in acute postoperative pain: a meta-analysis. Br J Anaesth 106(4):454–462

Arbeitskreis "Krankenhaus- und Praxishygiene" der AWMF (2012) Leitlinien zur Hygiene in Klinik und Praxis. www.awmf.org/uploads/tx_szleitlinien/029-022l_S1_Perioperative_Antibiotikaprophylaxe_2012-02.pdf

Torossian A et al (2014) S3-Leitlinie Vermeidung von perioperativer Hypothermie. www.awmf.org/uploads/tx_szleitlinien/001-018l_S3_Vermeidung_perioperativer_Hypothermie_2014-05.pdf

Bewegungstherapie in der Rehabilitation nach Knie- oder Hüft-TEP-Implantation

Simon Hendrich

31.1   Einleitung und Hintergrund – 306

31.2   Rehabilitation nach Knie- oder Hüft-TEP – 306

31.3   Bewegungstherapie nach Knie- oder Hüft-TEP – 307
31.3.1   Evidenz zur Bewegungstherapie nach Knie-TEP – 307
31.3.2   Evidenz zur Bewegungstherapie nach Hüft-TEP – 307
31.3.3   Dosierung der Bewegungstherapie nach Knie- oder Hüft-TEP – 308
31.3.4   Einfluss der Bewegungstherapie nach Knie- oder Hüft-TEP – 309
31.3.5   Forschungsdefizit – 310

31.4   Zusammenfassung und Ausblick – 310

         Literatur – 311

J. Jerosch, C. Linke (Hrsg.), *Patientenzentrierte Medizin in Orthopädie und Unfallchirurgie*, DOI 10.1007/978-3-662-48081-6_31, © Springer-Verlag Berlin Heidelberg 2016

31.1   Einleitung und Hintergrund

Der demographische Wandel geht in Deutschland mit einem stetig wachsenden Bedarf an Gesundheits- und Rehabilitationsleistungen einher (Greitemann et al. 2012). Im Jahr 2008 wurden bereits 13 % mehr Leistungen zur medizinischen Rehabilitation in Anspruch genommen als noch im Jahr 2000, wobei auf orthopädische Erkrankungen, wie z. B. Arthrose, mit 36 % der größte Anteil aller Indikationsbereiche entfiel (Korsukéwitz u. Irle 2010). Arthrose in einem fortgeschrittenen Stadium ist der Hauptgrund für gelenkersetzende Eingriffe am Knie- oder Hüftgelenk (Jones et al. 2007).

Seit den 1960er-Jahren erfolgen endoprothetische Eingriffe am Knie- oder Hüftgelenk mit zunehmender Häufigkeit. Sie stellen inzwischen einen effektiven Standardeingriff dar und zählen zu den am häufigsten durchgeführten Operationen in Deutschland (Learmonth et al. 2007, Jourdan et al. 2012, Barbieri et al. 2009, Statistisches Bundesamt 2009).

Im Jahr 2009 wurden in Deutschland rund 209.000 Erstimplantationen einer Hüftgelenkendoprothese (18 % Zuwachs seit dem Jahr 2003) sowie rund 175.000 Implantationen einer Kniegelenkendoprothese (52 % Zuwachs seit dem Jahr 2003) vorgenommen (ISEG 2010). Bei den Hüftendoprothesen liegt der Anteil der Personen unter 60 Jahren bei ca. 20 % (Knie-TEP: ca. 12 %), wobei insgesamt etwa 40 % der Patienten männlich (Knie-TEP: 34 %) und 60 % weiblich (Knie-TEP: 66 %) sind (Bundesinstitut für Qualitätssicherung 2007). Der höhere Anteil an Frauen spiegelt dabei deren höhere Arthroseprävalenz wider (Jones et al. 2007).

Weiterhin kann aufgrund der stetig zunehmenden Anzahl diagnostizierter Arthrosen in Deutschland für die kommenden Jahre mit einem weiteren Anstieg der Häufigkeiten gelenkersetzender Operationen gerechnet werden (RKI 2011). Waren es im Jahr 2000 noch 268.544 Rehabilitanden, die aufgrund einer Hüft- (126.440) bzw. Kniegelenkarthrose (142.104) stationär behandelt wurden, stieg deren Zahl bis zum Jahr 2009 auf insgesamt 369.663 (Hüftgelenkarthrose: 164.004; Kniegelenkarthrose: 205.659) an (Gesundheitsberichterstattung des Bundes 2009). In besagtem Zeitraum entspricht dies einem Anstieg von 29,7 % (Hüftgelenkarthrose) bzw. 44,7 % (Kniegelenkarthrose).

Die Anzahl der in Deutschland durchgeführten Eingriffe ist im internationalen Vergleich auch zu anderen entwickelten Ländern relativ hoch (Klauber et al. 2012). Im Jahr 2008 wurden pro 100.000 Einwohner nur in den USA (213,3) mehr primäre kniegelenkersetzende Eingriffe vorgenommen als in Deutschland (188,3) (Kurtz et al. 2011). Andererseits hat die Zahl der gelenkersetzenden Eingriffe in den vergangenen 15 Jahren auch in anderen Ländern deutlich zugenommen (Kurtz et al. 2011), und es wird auch international für die Zukunft von weiter steigenden Fallzahlen ausgegangen (Healy et al. 2008). So wird für die USA beispielsweise eine Steigerung der Zahl der Knie-TEP-Implantationen von 648.500 im Jahr 2008 auf 3,48 Millionen bis zum Jahr 2030 prognostiziert (Leskinen et al. 2012, Kurtz et al. 2011).

31.2   Rehabilitation nach Knie- oder Hüft-TEP

Der gelenkersetzende Eingriff führt bei den Betroffenen zu einer Verminderung der Schmerzen sowie zu einer Verbesserung der Funktion und der Lebensqualität (Király u. Gondos 2012). Allerdings lassen sich durch eine TEP nicht alle der häufig durch eine langjährige Arthrose entstandenen strukturellen und funktionellen Schädigungen beseitigen (Rastogi et al. 2007). Die Kraft der gelenkumspannenden Muskulatur (insbesondere der Abduktoren), die Beweglichkeit und Stabilität des Gelenks sowie die Ausdauer und das Gleichgewicht sind häufig noch Jahre nach der Operation reduziert (Brander u. Stulberg 2006, Jones et al. 2005), und 9 % der Hüft-TEP-Rehabilitanden berichten noch 5 Jahre nach der Operation über Schmerzen (Huch et al. 2005). Muskuläre Defizite tragen teilweise noch 6 Monate (Horstmann et al. 1995, Madsen et al. 2004) bzw. ein Jahr (Foucher et al. 2007) nach der Operation zu einer schlechten muskulären Sicherung des Gelenks bei. Ein verändertes Gangbild bei Instabilitäten im Einbeinstand ist auf der betroffenen Hüftseite noch nach einem Jahr feststellbar (Trudelle-Jackson et al. 2002). Die Rehabilitation wird für die Optimierung des Nutzens knie- oder hüftgelenkersetzender Operationen als zentral angesehen und zielt z. B. auf die Prävention von Komplikationen (z. B. Lockerungen des Implantats), die Wiedererlangung von Kraft und Fitness sowie auf die Selbstständigkeit und Teilhabe am gesellschaftlichen Leben ab (Khan et al. 2008).

31.3 Bewegungstherapie nach Knie- oder Hüft-TEP

Im in Deutschland üblichen Reha-Setting mit einer gewöhnlichen Interventionszeit von etwa 3 Wochen (Bethge u. Müller-Fahrnow 2008) nimmt die Bewegungstherapie, definiert als "ärztlich indizierte und verordnete Bewegung, die vom Fachtherapeuten bzw. der Fachtherapeutin geplant und dosiert gemeinsam mit dem/der Arzt/Ärztin kontrolliert und mit dem/der Patienten/in alleine oder in der Gruppe durchgeführt wird" (Arbeitsgruppe Bewegungstherapie 2009, S. 253), eine dominierende Rolle ein. Knapp 60 % der in der medizinischen Rehabilitation erbrachten Leistungen sind der Bewegungstherapie zuzuordnen, bei orthopädischen Indikationen beträgt der Anteil 72 % (mit einer durchschnittlichen Dauer von 11,3 h pro Woche und Rehabilitand; Brüggemann u. Sewöster 2010). Bei den Indikationen Knie- und Hüft-TEP wird Bewegungstherapie bei ca. 90 % der Rehabilitanden eingesetzt (Gülich et al. 2010).

Dennoch gibt es, obwohl zu den grundsätzlichen Anpassungsmechanismen auf eine gezielte körperliche Belastung hin gute Evidenz vorliegt, kaum wissenschaftliche Analysen zur optimalen Dosierung und zur Wirksamkeit indikationsspezifischer bewegungstherapeutischer Interventionen (Arbeitsgruppe Bewegungstherapie 2009). Für die Indikationen Knie- oder Hüft-TEP ist die aktuell verfügbare Evidenz besonders lückenhaft und – da sie nahezu ausschließlich auf internationalen Studien beruht – nur eingeschränkt auf das in Deutschland übliche Reha-Setting übertragbar (Khan et al. 2008).

nur wenige hochwertige Publikationen vor (Minns Lowe et al. 2007, Frost et al. 2002, Kramer et al. 2003, Moffet et al. 2004, Petterson et al. 2009, Codine et al. 2004, Harmer et al. 2009). Moffet et al. (2004) berichten über eine verbesserte Funktionsfähigkeit und Lebensqualität nach einem 2 Monate nach der Operation beginnenden vielfältigen Trainingsprogramm (statisches und dynamisches Krafttraining, Ausdauertraining und funktionelle Übungen) und empfehlen eine Intensivierung der Rehabilitation bereits in der subakuten Rehabilitationsphase. Petterson et al. (2009) berichten über Verbesserungen von Kraft, willkürlicher Aktivierung der Muskulatur, Gehfähigkeit und Gehgeschwindigkeit, Treppensteigen, Beweglichkeit und Schmerzen nach einem Krafttraining der hüft- und kniegelenkumspannenden Muskulatur (M. quadriceps, M. soleus, M. gastrocnemius, Hüftabduktoren und -flexoren).

Harmer et al. (2009) stellten Verbesserungen von Gehstrecke, Schmerzen, Beweglichkeit, Treppensteigen und Gelenkfunktion (WOMAC-Score) nach einem vielfältigen Trainingsprogramm (auch im Wasser), bestehend aus Beweglichkeits-, Kraft- und Ausdauertraining sowie der Simulation von Alltagsbewegungen, fest. Codine et al. (2004) berichteten über eine signifikant verbesserte Knieextension nach submaximalem exzentrischem Krafttraining der ischiokruralen Muskulatur (über einen Zeitraum von 3 Wochen, beginnend 10 Tage nach der Operation, mit 5 Trainingseinheiten zu je 15 min pro Woche).

Minns Lowe et al. (2007) zeigten nach der Entlassung aus dem Akuthaus kleine bis mittlere kurzzeitige Effekte eines funktionellen Trainings auf die Gelenkfunktion und die Lebensqualität. Kramer et al. (2003) zeigten die Machbarkeit eines von Bewegungstherapeuten gesteuerten Heimtrainingsprogramms und Frost et al. (2002) beschreiben ein funktionelles Heimtrainingsprogramm als tendenziell effektiver als ein konventionelles.

31.3.1 Evidenz zur Bewegungstherapie nach Knie-TEP

Zur bewegungstherapeutischen Nachbehandlung von Rehabilitanden nach Knie-TEP liegen bislang

31.3.2 Evidenz zur Bewegungstherapie nach Hüft-TEP

Auch bewegungsbezogene Rehabilitationsmaßnahmen bei Menschen mit einer Hüft-TEP sind bislang nur wenig erforscht. Gerätegestützte Bewegungstherapie, z. B. in Form von Laufbandtraining mit teilweiser Körpergewichtsentlastung (Hesse et al. 2003, Werner et al. 2004), Training mit dem Armkurbelergometer (Maire et al. 2003, 2004, 2006, Grange et al. 2004), Elektrostimulation (Gremeaux et al. 2008) sowie Krafttraining der operierten Seite (Hauer et al. 2002, Codine et al. 2004, Suetta et al. 2004a, 2004b, Husby et al. 2009, 2010), wurde im Rahmen von randomisierten kontrollierten Studien erfolgreich eingesetzt.

Signifikante Verbesserungen konnten hierbei in den Ergebnisparametern Schmerz, Alltagsfunktion, Gelenkfunktion und Gangsymmetrie (Hesse et al. 2003, Werner et al. 2004, Codine et al. 2004), Gehdistanz im 6-Minuten-Gehtest und maximale Sauerstoffaufnahme (Maire et al. 2003, 2004, 2006, Grange et al. 2004) sowie Muskelkraft des operierten Beins, Gehen oder Aufstehen (Hauer et al. 2002, Codine et al. 2004, Suetta et al. 2004a, 2004b, Husby et al. 2009, 2010) festgestellt werden. In einer Studie von Rahmann et al. (2009) wurden durch Training im Wasser signifikante Verbesserungen der Maximalkraft nachgewiesen.

31.3.3 Dosierung der Bewegungstherapie nach Knie- oder Hüft-TEP

Untersuchungen, die sich explizit mit den Dosis-Wirkungs-Beziehungen der Bewegungstherapie in der Rehabilitation von Menschen nach Knie- oder Hüft-TEP bzw. mit der Dosierung der Bewegungstherapie in der therapeutischen Praxis befassen, sind in der Literatur kaum existent (Gülich et al. 2010). Auch gängige Praxisempfehlungen und Dosierungshinweise in einschlägiger Fachliteratur (vgl. Froböse 2010, Heisel 2008, Kirchheimer 2008) stellen lediglich eine Beschreibung der aktuellen therapeutischen Praxis dar, gehen allerdings kaum über allgemeine Erkenntnisse aus der Trainingslehre hinaus (Hendrich et al. 2013).

Allgemein scheint darüber hinaus bezüglich der Modifikation von bewegungstherapeutischen Interventionen in der Rehabilitation offenbar kein einheitliches Verständnis vom trainingswissenschaftlichen Begriff der Intensität bewegungstherapeutischer Maßnahmen oder Programme zu existieren, obwohl die sog. Belastungsnormative in der deutschsprachigen Basisliteratur klar voneinander abgegrenzt werden (Weineck 2007, S. 39). Dies wirkt sich auf die Beschreibung und die Vergleichbarkeit von bewegungstherapeutischen Interventionen aus, denn nicht selten wird im Rahmen von bewegungstherapeutischen Interventionen von einer "Intensivierung" berichtet, obwohl im trainingswissenschaftlichen Sinne eine Umfangssteigerung (z. B. durch zusätzliche Trainingsminuten pro Woche) realisiert wurde (Korsukéwitz u. Irle 2010, Bethge 2011).

Bethge und Müller-Fahrnow (2008) sprechen im Zusammenhang mit inhaltlichen Modifikationen der Rehabilitation von einer Intensivierung durch eine "stärkere Berücksichtigung des personalen und sozialen Kontexts" (Bethge u. Müller-Fahrnow 2008, S. 201). Forderungen zur Intensivierung rehabilitativer Maßnahmen, z. B. mit dem Ziel der Verbesserung der Nachhaltigkeit der stationären medizinischen Rehabilitation (Hüppe u. Raspe 2005, Bethge u. Müller-Fahrnow 2008), sind daher zunächst auf das entsprechende Verständnis des Begriffs Intensivierung hin zu hinterfragen.

Mit der Entwicklung der Rehabilitationstherapiestandards Hüft- und Knie-TEP, welche sowohl für den stationären als auch für den ambulanten Versorgungsweg gelten, wurden in Deutschland erstmals einheitliche Mindestanforderungen für die Nachbehandlung von Rehabilitanden nach Hüft- und Knie-TEP definiert (Deutsche Rentenversicherung 2010, 2011, Spieser et al. 2011). Die Rehatherapiestandards Hüft- und Knie-TEP, gedacht als Instrument zur Qualitätssicherung, welches auf Einrichtungsebene über alle Rehabilitanden einer Indikation hinweg Anwendung finden soll, beinhalten evidenzbasierte Therapiemodule (ETM), welche wiederum aus Leistungseinheiten der Klassifikation therapeutischer Leistungen in der medizinischen Rehabilitation (KTL) zusammengestellt sind und Mindestanforderungen an die Bewegungstherapie hinsichtlich Dauer, Häufigkeit, Umfang und prozentualem Anteil der zu behandelnden Rehabilitanden enthalten (Deutsche Rentenversicherung 2007). Bei den Indikationen Knie- oder Hüft-TEP ist ein Mindestanteil von 80 % aller Rehabilitanden mindestens 5-mal pro Woche mit einem Mindestumfang von

6,5 h pro Woche vorgesehen (Deutsche Rentenversicherung 2010, 2011).

Allerdings ist die KTL als Instrument zur detaillierten Abbildung und Dokumentation der Quantität durchgeführter bewegungstherapeutischer Maßnahmen für die Darstellung der Qualität von Bewegungstherapie auf individueller Ebene nicht geeignet. Zudem enthalten die Rehatherapiestandards Hüft- und Knie-TEP zwar Angaben zu bewegungstherapeutischen Inhalten und Belastungsnormativen (Häufigkeit, Dauer, Umfang), konkrete Empfehlungen zur Therapieintensität fehlen jedoch (Deutsche Rentenversicherung 2010, 2011).

Auf individueller Ebene kommen deshalb in der Rehabilitationspraxis, auch unter dem Dach der Rehatherapiestandards, nach wie vor vielfältige Bewegungstherapiefromen, -inhalte und -dosierungen zum Einsatz (Müller et al. 2009, Minns Lowe et al. 2007, Brandner u. Stulberg 2006, Jones et al. 2005). Deren letztliche Festlegung orientiert sich auch mangels alternativer wissenschaftlicher Konzepte in der Regel am Heilungsverlauf sowie am Schmerzbild und der Funktion des betroffenen Gelenks, sie erfolgt in der Regel individuell angepasst an das aktuelle Leistungsniveau eines Rehabilitanden und ist nicht selten geprägt von Therapieroutinen sowie Bedenken der Rehabilitanden und/oder Therapeuten hinsichtlich unerwünschter Nebenwirkungen (z. B. durch zu frühe und/oder zu hohe Belastung; Brander u. Stulberg 2006, Jones et al. 2005, Heisel 2008, Heisel u. Jerosch 2007).

Darüber hinaus stellt in der therapeutischen Praxis insbesondere die adäquate Berücksichtigung individueller Problemkonstellationen der Rehabilitanden, z. B. geprägt durch Faktoren wie Alter, Schmerzen, Schwellung, Verlauf der Wundheilung, Bewegungsbiographie, motorische Grundbegabung, eingeschränkter Trainings- bzw. Gesundheitszustand, subjektives Krankheitsverständnis, kognitive Fähigkeiten, Motivation sowie Multimorbidität, eine Herausforderung dar (Ethgen 2004, Rupp u. Wydra 2012).

Zu berücksichtigen ist in diesem Zusammenhang weiterhin auch das breite Spektrum an verordneten (Teil-)Belastungsvorgaben durch Operateure, welches sich von sofortiger Vollbelastung bis hin zu 6 Wochen Teilbelastung mit 20 kg erstreckt (Jöllenbeck u. Schönle 2005) und nicht zuletzt damit

zusammenhängt, dass Operateure bzw. Kliniken in der Regel über ein eigenes Nachbehandlungsschema verfügen (Waddel et al. 2010, Brander u. Stulberg 2006). Schließlich tragen auch die verwendeten operativen Zugänge (z. B. dorsolateral oder anterolateral), Prothesentypen bzw. -materialien (z. B. Polyethylenverbindungen, Metall-Metall- oder Keramik-Keramik-Verbindungen) sowie die unterschiedlichen Fixationsarten der TEP im Knochen (zementiert, unzementiert, teilzementiert) dazu bei, dass sich die Ausgangssituationen von Knie- oder Hüft-TEP-Rehabilitanden zu Beginn bewegungstherapeutischer Programme als sehr heterogen darstellen (Brander u. Stulberg 2006).

31.3.4 Einfluss der Bewegungstherapie nach Knie- oder Hüft-TEP

Vor diesem Hintergrund wird die Notwendigkeit von Rehabilitationsmaßnahmen nach gelenkersetzenden Eingriffen auch in internationalen Übersichtsarbeiten teilweise grundsätzlich infrage gestellt (Brander u. Stulberg 2006, Cushner et al. 2010). Cushner et al. (2010) analysierten hierzu multinationale Daten von 156 Operateuren und 6695 Hüft- sowie 8325 Knie-TEP-Patienten und kommen zu dem Schluss, dass in erster Linie jüngere Rehabilitanden (< 65 Jahre) und solche, die aus dem Akutkrankenhaus direkt nach Hause und nicht in Rehabilitationseinrichtungen entlassen wurden, postoperativ hinsichtlich Gelenkfunktion und allgemeinem Wohlbefinden am stärksten von gelenkersetzenden Eingriffen profitieren. Auch postoperative Komplikationen, wie z. B. Implantatlockerungen oder kardiovaskuläre Komplikationen, deren Vermeidung als ein wichtiges Rehabilitationsziel gilt (Brander u. Stulberg 2006, Jones et al. 2005), traten zum Zeitpunkt der Entlassung aus dem Akutkrankenhaus nur bei einem kleinen Teil der Rehabilitanden auf (Hüft-TEP: 8 %; Knie-TEP: 7 %) (Cushner et al. 2010, Waddell et al. 2010). Dies deckt sich weitgehend mit den Zahlen, die für die Rehalandschaft in Deutschland berichtet werden (Greitemann et al. 2012), und kann als Hinweis darauf betrachtet werden, dass möglicherweise die Qualität der Operation weitgehend für den Rehabilitationsverlauf entscheidend und durch anschlie-ßende Rehabilitationsmaßnahmen nur in begrenztem Maße beeinflussbar ist (Rupp u. Wydra 2012, Ethgen et al. 2004).

Auch die in Deutschland den zentralen Versorgungsweg in der Rehabilitation nach Knie- oder Hüft-TEP darstellende 3-wöchige stationäre Intervention in einer Rehabilitationsklinik (Krauth et al. 2005, Korsukéwitz u. Irle 2010) muss somit hinterfragt werden. Dass diese Art der Versorgung weltweit einzigartig ist und somit international offensichtlich nicht als Vorbild dient, deutet jedenfalls nicht auf eine Überlegenheit gegenüber anderen Versorgungswegen hin. Zudem wird international der größte Teil der Rehabilitanden nach Knie- oder Hüft-TEP vom Akutkrankenhaus direkt nach Hause entlassen (Hüft-TEP: 64 %; Knie-TEP: 58 %), nur 36 % (Hüft-TEP) bzw. 42 % (Knie-TEP) kommen in Rehabilitations- oder andere Einrichtungen (Cushner et al. 2010).

31.3.5 Forschungsdefizit

Insgesamt lassen sich, anders als z. B. für die chronischen Erkrankungen Arthrose (Brosseau et al. 2011), multiple Sklerose (Ronai et al. 2011), Adipositas, metabolisches Syndrom oder Typ-2-Diabetes (de Ryden et al. 2007) sowie Herz-Kreislauf-Erkrankungen (Bjarnason-Wehrens et al. 2009), für die Bewegungstherapie in der Rehabilitation von Menschen nach Knie- oder Hüft-TEP aus derzeit vorliegenden Studien aufgrund ihrer geringen Anzahl und ihrer Heterogenität (z. B. hinsichtlich Studiendesigns, Probandencharakteristika, Inhalten, Dosierungen, Ergebnisparametern) kaum evidenzbasierte Praxisempfehlungen ableiten (Artz et al. 2012, Brander u. Stulberg 2006). Auch die Überlegenheit bestimmter bewegungsbezogener Interventionen gegenüber anderen bleibt auf dieser Basis ebenso unklar wie optimale bewegungstherapeutische Dosierungen (Brander u. Stulberg 2006, Geidl et al. 2009). Schließlich bleibt offen, inwieweit langfristige funktionelle Defizite durch bewegungstherapeutische Interventionen nach Knie- oder Hüft-TEP grundsätzlich beeinflussbar sind (Trudelle-Jackson et al. 2004, Mizner et al. 2005, Jones et al. 2005, Naylor et al. 2006).

31.4 Zusammenfassung und Ausblick

Der demographische Wandel in Deutschland geht mit einer Erhöhung der Prävalenz chronischer Erkrankungen und einem steigenden Bedarf an Leistungen zur medizinischen Rehabilitation einher. Bei orthopädischen Indikationen und insbesondere nach Knie- oder Hüfttotalendoprothese stellen bewegungstherapeutische Interventionen den zentralen Rehabilitationsinhalt dar. Die entsprechende Evidenz ist allerdings lückenhaft, und es mangelt insbesondere an tragfähigen Aussagen über entsprechende Dosis-Wirkungs-Beziehungen.

Der Einfluss der Bewegungstherapie auf den Rehabilitationsverlauf bleibt so weitgehend unklar. Dies wirft auch angesichts der hohen und voraussichtlich weiter ansteigenden Fallzahlen der Indikationen Knie- oder Hüft-TEP sowie der bestehenden Ressourcenknappheit im Gesundheitssystem unter anderem die Frage nach der Legitimität für die in Deutschland überwiegend in einem stationären Setting erfolgende umfangreiche bewegungstherapeutische Leistungserbringung in der Rehabilitation nach Knie- oder Hüft-TEP auf. Auf der Basis existierender Studien zur Wirksamkeit bewegungstherapeutischer Interventionen lässt sich diese kaum beantworten.

Obwohl gelenkersetzende Eingriffe als kosteneffiziente Maßnahme gelten (Fordham et al. 2012), verdeutlichen die Gesamtausgaben der gesetzlichen Krankenversicherung von 2,9 Milliarden Euro allein für die stationäre Behandlung von Rehabilitanden nach Knie- oder Hüftgelenkimplantationen in Deutschland im Jahr 2009 (ISEG 2010) einen wachsenden Optimierungsbedarf der (bewegungstherapeutischen) Versorgung auch aus ökonomischer Sicht (Khan et al. 2008), nicht zuletzt da im Gesundheitssystem in Deutschland im internationalen Vergleich mit die größten Leistungsmengen pro Einwohner erbracht werden (Klauber et al. 2012).

Für die Zukunft kann daher von einem steigenden Legitimationsdruck zur Erbringung von wirksamen und effizienten Leistungen sowie entsprechenden Nachweisen ausgegangen werden. Existierende bewegungstherapeutische Programme sollten daher zukünftig verstärkt hinsichtlich bestehender Dosis-Wirkungs-Beziehungen analysiert werden. Explorative multizentrische Kohortenstudien könnten zur Schaffung einer besseren Datenbasis und somit zur Identifizierung potenziell wirksamer Inhalte und/oder Dosierungskomponenten der Bewegungstherapie beigetragen. Im Zuge dessen könnten vielversprechende Ansatzpunkte für randomisierte kontrollierte Studien zur Überprüfung der Wirksamkeit unterschiedlicher Dosierungen generiert werden.

Um zukünftig dem zunehmend zentralen Rahmen für Interventionen in der Rehabilitation der Internationalen Klassifikation der Funktionsfähigkeit Behinderung und Gesundheit (ICF) der Weltgesundheitsorganisation mit ihrer biopsychosozialen Betrachtung von Gesundheitsproblemen und den damit verbundenen modernen Zielstellungen von Bewegungstherapie, wie z. B. der Heranführung und Bindung an regelmäßige körperliche Aktivität, gerecht zu werden, stellt auch die Entwicklung verhaltensbezogener bewegungstherapeutischer Konzepte einen innovativen Ansatz für die zukünftige Rehabilitation, insbesondere auch nach Knie- oder Hüft-TEP, dar.

Literatur

Arbeitsgruppe Bewegungstherapie der Deutschen Gesellschaft für Rehabilitationswissenschaften (DGRW) (2009) Ziele und Aufgaben der Arbeitsgruppe Bewegungstherapie in der Deutschen Gesellschaft für Rehabilitationswissenschaften (DGRW). Rehabilitation 48(4):252–255

Artz N, Dixon S, Wylde V, Beswick A, Blom A, Gooberman-Hill R (2013) Physiotherapy provision following discharge after total hip and total knee replacement: a survey of current practice at high-volume NHS hospitals in England and Wales. Musculoskeletal Care 11(1):31–38

Barbieri A, Vanhaecht K, van Herck P, Sermeus W, Faggiano F, Marchisio S, Panella M (2009) Effects of clinical pathways in the joint replacement: a meta-analysis. BMC Medicine 7(1):32–42

Bethge M (2011) Erfolgsfaktoren medizinisch-beruflich orientierter orthopädischer Rehabilitation. Rehabilitation 50(3):145–151

Bethge M, Müller-Fahrnow W (2008) Wirksamkeit einer intensivierten stationären Rehabilitation bei muskuloskelettalen Erkrankungen: systematischer Review und Meta-Analyse. Rehabilitation 47(4):200–209

Bjarnason-Wehrens B, Schulz O, Gielen S, Halle M, Dürsch M, Hambrecht R, Lowis H, Kindermann W, Schulze R, Rauch B (2009) Leitlinie körperliche Aktivität zur Sekundärprävention und Therapie kardiovaskulärer Erkrankungen. Clinical Research in Cardiology Supplements 4(S3):1–44

Brander V, Stulberg SD (2006) Rehabilitation after hip- and knee-joint replacement. American Journal of Physical Medicine, Rehabilitation 85(Supplement):98

Brosseau L, Wells GA, Tugwell P, Egan M, Dubouloz CJ, Casimiro L, Bugnariu N, Welch VA, Angelis G, de Francoeur L, Milne S, Loew L, McEwan J, Messier SP, Doucet E, Kenny GP, Prud'homme D, Lineker S, Bell M, Poitras S, Li JX, Finestone HM, Laferrière L, Haines-Wangda A, Russell-Doreleyers M, Lambert K, Marshall AD, Cartizzone M, Teav A (2011) Ottawa Panel evidence-based clinical practice guidelines for the management of osteoarthritis in adults who are obese or overweight. Physical Therapy 91(6):843–861

Brüggemann S, Sewöster D (2010) Bewegungstherapeutische Versorgung in der medizinischen Rehabilitation der Rentenversicherung. Bewegungstherapie und Gesundheitssport 26(6):266–269

Bundesinstitut für Qualitätssicherung (BQS) (2007) Basisstatistik: Hüft-Endoprothesen-Erstimplantation. www.bqs-qualitaetsreport.de/2007/ergebnisse/leistungsbereiche/hueft_endo_erst/basis. Zugegriffen: 19. Sept. 2013

Codine P, Dellemme Y, Denis-Laroque F, Herisson C (2004) The use of low velocity submaximal eccentric contractions of the hamstring for recovery of full extension after total knee replacement: A randomized controlled study. Isokin Exerc Sci 12(3):215–218

Cushner F, Agnelli G, FitzGerald G, Warwick D (2010) Complications and functional outcomes after total hip arthroplasty and total knee arthroplasty: results from the Global Orthopaedic Registry (GLORY). Am J Orthop (Belle Mead NJ) 39(9 Suppl):22–28

De Rydén L, Standl E, Bartnik M, van den Berghe G, Betteridge J, Boer MJ, de Cosentino F, Jönsson B, Laakso M, Malmberg K, Priori S, Ostergren J, Tuomilehto J, Thrainsdottir I, Vanhorebeek I, Stramba-Badiale M, Lindgren P, Qiao Q, Priori SG, Blanc JJ, Budaj A, Camm J, Dean V, Deckers J, Dickstein K, Lekakis J, McGregor K, Morais M, Metra J, Osterspey A, Tamargo J, Zamorano JL, Deckers JW, Bertrand M, Charbonnel B, Erdmann E, Ferrannini E, Flyvbjerg A, Gohlke H, Juanatey JRG, Graham I, Monteiro PF, Parhofer K, Pyörälä K, Raz I, Schernthaner G, Volpe M, Wood D (2007) Guidelines on diabetes pre-diabetes and cardiovascular diseases: executive summary. The Task Force on Diabetes and Cardiovascular Diseases of the European Society of Cardiology (ESC) and of the European Association for the Study of Diabetes (EASD). European Heart Journal 28(1):88–136

Deutsche Rentenversicherung Bund (2010) Therapiestandards für die Rehabilitation nach Hüft- und Knietotalendoprothese Methodenbericht: Ergebnisse der Projektphasen der Entwicklung der Pilotversion Reha-Therapiestandards Hüft- und Knie-TEP. Deutsche Rentenversicherung Bund, Berlin

Deutsche Rentenversicherung Bund (2007) Klassifikation therapeutischer Leistungen in der medizinischen Rehabilitation (KTL) der Deutschen Rentenversicherung Bund. Deutschen Rentenversicherung Bund, Berlin

Deutsche Rentenversicherung Bund (2011) Reha-Therapiestandards Hüft- und Knie-TEP. Leitlinie für die medizinische Rehabilitation der Rentenversicherung. Deutsche Rentenversicherung Bund, Berlin

Ethgen O, Bruyere O, Richy F, Dardennes C, Reginster JY (2004) Health-related quality of life in total hip and total knee arthroplasty: A qualitative and systematic review of the literature. J Bone Joint Surg 86(5):963–974

Fordham R, Skinner J, Wang X, Nolan J (2012) The economic benefit of hip replacement: a 5-year follow-up of costs and outcomes in the Exeter Primary Outcomes Study. BMJ Open 2:e000752

Foucher KC, Hurwitz DE, Wimmer MA (2007) Preoperative gait adaptations persist one year after surgery in clinically well-functioning total hip replacement patients. J Biomech 40(15):3432–3437

Froböse I (Hrsg) (2010) Training in der Therapie Grundlagen und Praxis, 3. Aufl. Urban & Fischer, München

Frost H, Lamb SE, Robertson S (2002) A randomized controlled trial of exercise to improve mobility and function after elective knee arthroplasty. Feasibility results and methodological difficulties. Clinical rehabilitation 16(2):200–209

Geidl W, Hendrich S, Schöne D, Pfeifer K (2009) Bewegungstherapie und sportliche Aktivität nach Hüftgelenks-Total-Endoprothese. Medizinisch-Orthopädische Technik 136(4):310–316

Gesundheitsberichterstattung des Bundes (2009) Diagnosedaten der Krankenhäuser 2009. www.gbe-bund.de. Zugegriffen: 16. Aug. 2013

Grange CC, Maire J, Groslambert A, Tordi N, Dugue B, Pernin JN, Rouillon JD (2004) Perceived exertion and rehabilitation with arm crank in elderly patients after total hip arthroplasty: a preliminary study. Journal of Rehabilitation Research And Development 41(4):611–620

Greitemann B, Dibbelt S, Fröhlich S, Niemeyer C (2012) DGRW-Update: Erkrankungen des Muskel-Skelettsystems. Rehabilitation 51(6):378–384

Gremeaux V, Renault J, Pardon L, Deley G, Lepers R, Casillas JM (2008) Low-frequency electric muscle stimulation combined with physical therapy after total hip arthroplasty for hip osteoarthritis in elderly patients: a randomized controlled trial. Archives of Physical Medicine and Rehabilitation 89(12):2265–2273

Gülich M, Mittag O, Müller E, Uhlmann A, Brüggemann S, Jäckel WH (2010) Ergebnisse einer Analyse der therapeutischen Leistungsdaten (KTL-Daten) von 5.838 Rehabilitandinnen und Rehabilitanden nach Hüft- bzw Knieendoprothesenimplantation. Rehabilitation 49(1):13–21

Harmer AR, Naylor JM, Crosbie J, Russell T (2009) Land-based versus water-based rehabilitation following total knee replacement: a randomized single-blind trial. Arthritis and Rheumatism 61(2):184–191

Hauer K, Specht N, Schuler M, Bärtsch P, Oster P (2002) Intensive physical training in geriatric patients after severe falls and hip surgery. Age and Aging 31(1):49–57

Healy WL, Sharma S, Schwartz B, Iorio R (2008) Athletic activity after total joint arthroplasty. J Bone Joint Surg 90(10):2245–2252

Heisel J (2008) Rehabilitation nach endoprothetischem Ersatz von Hufte und Knie. Orthopäde 37(12):1217–1232

Heisel J, Jerosch J (2007) Rehabilitation nach Hüft- und Knieendoprothese. Deutscher Ärzte-Verlag, Köln

Hendrich S, Zech A, Schmitt B, Pfeifer K (2013) Die Dosierung der Bewegungstherapie in der Rehabilitation nach Hüft- oder Knie-TEP. Bewegungstherapie und Gesundheitssport 29(1):11–15

Hesse S, Werner C, Seibel H, Frankenberg S, von Kappel EM, Kirker S, Käding M (2003) Treadmill training with partial body-weight support after total hip arthroplasty: a randomized controlled trial. Archives of Physical Medicine and Rehabilitation 84(12):1767–1773

Horstmann T, Martini F, Mayer F, Sell, Knak SJ, Zacher J (1995) Kraftverhalten der hüftumgreifenden Muskulatur und Gehfähigkeit bei Patienten nach Implantation einer zementfreien Hüftendoprothese. Zeitschrift für Orthopädie und ihre Grenzgebiete 133(6):562–567

Huch K, Müller KAC, Stürmer T, Brenner H, Puhl W, Günther KP (2005) Sports activities 5 years after total knee or hip arthroplasty: the Ulm Osteoarthritis Study. Annals of the Rheumatic Diseases 64(12):1715–1720

Hüppe A, Raspe H (2005) Zur Wirksamkeit von stationärer medizinischer Rehabilitation in Deutschland bei chronischen Rückenschmerzen: Aktualisierung und methodenkritische Diskussion einer Literaturübersicht. Rehabilitation 44(1):24–33

Husby VS, Helgerud J, Bjørgen S, Husby OS, Benum P, Hoff J (2009) Early maximal strength training is an efficient treatment for patients operated with total hip arthroplasty. Archives of Physical Medicine and Rehabilitation 90(10):1658–1667

Husby VS, Helgerud J, Bjørgen S, Husby OS, Benum P, Hoff J (2010) Early postoperative maximal strength training improves work efficiency 6–12 months after osteoarthritis-induced total hip arthroplasty in patients younger than 60 years. Am J Phys Med Rehabil 89(4):304–314

ISEG (Institut für Sozialmedizin Epidemiologie und Gesundheitssystemforschung) (2010) Barmer GEK Report Krankenhaus 2010. Schriftenreihe zur Gesundheitsanalyse, Bd. 3.

Jöllenbeck T, Schönle C (2005) Die Teilbelastung nach Knie- oder Hüft-Totalendoprothese – die Unmöglichkeit der Einhaltung ihre Ursachen und Abhilfen. www.bad-sassendorf.de/generator.aspx/property=Data/id=104680/Joe-Schoe-2005-Fp-02.pdf. Zugegriffen: 29. Mai 2009

Jones DL, Westby MD, Greidanus N, Johanson NA, Krebs DE, Robbins L, Rooks DS, Brander V (2005) Update on hip and knee arthroplasty: Current state of evidence. Arthritis, Rheumatism 53(5):772–780

Jones A, Beaupré LA, Johnston DWC, Suarez-Almazor ME (2007) Total joint arthroplasties: current concepts of patient outcomes after surgery. Rheumatic Disease Clinics of North America 33(1):71–86

Jourdan C, Poiraudeau S, Descamps S, Nizard R, Hamadouche M, Anract P, Boisgard S, Galvin M, Ravaud P, Gagnier JJ (2012) Comparison of patient and surgeon expectations of total hip arthroplasty. PloS One 7(1):e30195

Khan F, Ng L, Gonzalez S, Hale T, Turner-Stokes L (2008) Multidisciplinary rehabilitation programmes following joint replacement at the hip and knee in chronic arthropathy. Cochrane Database of Systematic Reviews 2:CD004957

Király E, Gondos T (2012) Cardiovascular diseases and the health-related quality of life after total hip replacement. Journal of Clinical Nursing 21(19–20):2843–2850

Kirchheimer J (2008) Rehabilitationskonzept bei Endoprothetik an den Gelenken der unteren Extremität. Journal für Mineralstoffwechsel 15(Suppl 1):53–55

Klauber G, Friedrich W (Hrsg) (2012) Krankenhaus-Report 2013; Schwerpunkt: Mengendynamik: mehr Menge mehr Nutzen? Schattauer, Stuttgart

Korsukewitz C, Irle H (2010) Medizinische Rehabilitation Kernaufgaben der Rentenversicherung. Internist 51(10):1219–1230

Kramer JF, Speechley M, Bourne R, Rorabeck C, Vaz M (2003) Comparison of clinic- and home-based rehabilitation programs after total knee arthroplasty. Clinical Orthopaedics and Related Research May(410):225–234

Krauth C, Hessel F, Klingelhofer HE, Schweikert B, Hansmeier T, Wasem J (2005) Health economic evaluation of rehabilitation programmes in the "rehabilitation sciences" research funding programme in Germany. Rehabilitation 44(5):297–306

Kurtz SM, Ong KL, Lau E, Widmer M, Maravic M, Gómez-Barrena E, Fátima Pina M, de Manno V, Torre M, Walter WL, Steiger R, Geesink RGT, Peltola M, Röder C (2011) International survey of primary and revision total knee replacement. International Orthopaedics 35(12):1783–1789

Learmonth ID, Young C, Rorabeck C (2007) The operation of the century: total hip replacement. Lancet 370(9597):1508–1519

Leskinen J, Eskelinen A, Huhtala H, Paavolainen P, Remes V (2012) The incidence of knee arthroplasty for primary osteoarthritis grows rapidly among baby boomers: A population-based study in Finland. Arthritis, Rheumatism 64(2):423–428

Madsen MS, Ritter MA, Morris HH, Meding JB, Berend ME, Faris PM (2004) The effect of total hip arthroplasty surgical approach on gait. Journal of Orthopaedic Research 22(1):44–50

Maire J, Dugué B, Faillenet-Maire AF, Tordi N, Parratte B, Smolander J, Rouillon J-D (2003) Recovery after total hip joint arthroplasty in elderly patients with osteoarthritis: positive effect of upper limb interval-training. Journal of Rehabilitation Medicine 35(4):174–179

Maire J, Faillenet-Maire AF, Grange C, Dugué B, Tordi N, Parratte B, Rouillon J-D (2004) A specific arm-interval exercise program could improve the health status and walking ability of elderly patients after total hip arthroplasty: a pilot study. Journal of Rehabilitation Medicine 36(2):92–94

Maire J, Dugué B, Faillenet-Maire AF, Smolander J, Tordi N, Parratte B, Grange C, Rouillon JD (2006) Influence of a 6-week arm exercise program on walking ability and health status after hip arthroplasty: a 1-year follow-up pilot study.

Journal of Rehabilitation Research and Development 43(4):445–450

Minns LCJ, Barker KL, Dewey ME, Sackley CM (2007) Effectiveness of physiotherapy exercise after knee arthroplasty for osteoarthritis: systematic review and meta-analysis of randomised controlled trials. BMJ 335(7624):812

Mizner RL, Petterson SC, Snyder-Mackler L (2005) Quadriceps strength and the time course of functional recovery after total knee arthroplasty. Journal of Orthopaedic and Sports Physical Therapy 35(7):424–436

Moffet H, Collet JP, Shapiro SH, Paradis G, Marquis F, Roy L (2004) Effectiveness of intensive rehabilitation on functional ability and quality of life after first total knee arthroplasty: A single-blind randomized controlled trial. Archives of Physical Medicine and Rehabilitation 85(4):546–556

Müller E, Mittag O, Gülich M, Uhlmann A, Jäckel WH (2009) Systematische Literaturanalyse zu Therapien in der Rehabilitation nach Hüft- und Kniegelenks-Total-Endoprothesen: Methoden Ergebnisse und Herausforderungen. Rehabilitation 48(2):62–72

Naylor J, Harmer A, Fransen M, Crosbie J, Innes L (2006) Status of physiotherapy rehabilitation after total knee replacement in Australia. Physiotherapy Research International 11(1):35–47

Petterson SC, Mizner RL, Stevens JE, Raisis L, Bodenstab A, Newcomb W, Snyder-Mackler L (2009) Improved function from progressive strengthening interventions after total knee arthroplasty: a randomized clinical trial with an imbedded prospective cohort. Arthritis and Rheumatism 61(2):174–183

Rahmann AE, Brauer SG, Nitz JC (2009) A specific inpatient aquatic physiotherapy program improves strength after total hip or knee replacement surgery: a randomized controlled trial. Archives of Physical Medicine and Rehabilitation 90(5):745–755

Rastogi R, Davis AM, Chesworth BM (2007) A cross-sectional look at patient concerns in the first six weeks following primary total knee arthroplasty. Health and Quality of Life Outcomes 5:48

RKI (2011) Beiträge zur Gesundheitsberichterstattung des Bundes. Daten und Fakten: Ergebnisse der Studie "Gesundheit in Deutschland aktuell 2009". www.gbe-bund.de/gbe10/abrechnung.prc_abr_test_logon?p_uid=&p_aid=&p_knoten=FID&p_sprache=D&p_suchstring=13126. Zugegriffen: 16. Aug. 2013

Ronai P, LaFontaine T (2011) Multiple sclerosis and exercise. Strength and Conditioning Journal 33(1):26–29

Rupp S, Wydra G (2012) Anschlussheilbehandlung nach Knietotalendoprothesenimplantation. Orthopäde 41(2):126–135

Spieser A, Mittag O, Bruggemann S, Jackel WH (2011) Acceptance and practicability of the rehab therapy standards for rehabilitation after total hip and knee arthroplasty – findings of a user survey of the pilot version. Rehabilitation 51:229–236

Statistisches Bundesamt Deutschland (2009) Fallpauschalenbezogene Krankenhausstatistik (DRG-Statistik). Die 20 häufigsten Operationen der vollstationär behandelten

Patienten insgesamt 2009. www.destatis.de. Zugegriffen: 16. Aug. 2013

Suetta C, Aagard P, Rosted A, Jakobsen AK, Duus B, Kjaer M, Magnusson SP (2004a) Training-induced changes in muscle CSA muscle strength EMG and rate of force development in elderly subjects after long-term unilateral disuse. Journal of Applied Physiology 97(5):1954–1961

Suetta C, Magnusson SP, Rosted A, Aagaard P, Jakobsen AK, Larsen LH, Duus B, Kjaer M (2004b) Resistance training in the early postoperative phase reduces hospitalization and leads to muscle hypertrophy in elderly hip surgery patients – a controlled randomized study. Journal of the American Geriatrics Society 52(12):2016–2022

Trudelle-Jackson E, Emerson R, Smith SS (2002) Outcomes of total hip arthroplasty: a study of patients one year postsurgery. Journal of Orthopaedic and Sports Physical Therapy 32(6):260–267

Trudelle-Jackson E, Smith SS (2004) Effects of a late-phase exercise program after total hip arthroplasty: a randomized controlled trial. Archives of Physical Medicine and Rehabilitation 85(7):1056–1062

Waddell J, Johnson K, Hein W, Raabe J, FitzGerald G, Turibio F (2010) Orthopaedic practice in total hip arthroplasty and total knee arthroplasty: results from the Global Orthopaedic Registry (GLORY). American Journal of Orthopedics 39(9):5–13

Weineck J (2007) Optimales Training. Leistungsphysiologische Trainingslehre unter besonderer Berücksichtigung des Kinder- und Jugendtrainings, 15. Aufl. Spitta, Balingen

Werner C, Kappel EM, Sonntag D, Bardeleben A, Käding M, Hesse S (2004) Laufbandtherapie mit partieller Körpergewichtsentlastung nach Hüftendoprothese. Physikalische Medizin Rehabilitationsmedizin Kurortmedizin 14(3):140–145

Umsetzung von Rapid Recovery in der Schulterendoprothetik

Mathias Herwig

32.1   Einleitung – 316

32.2   Einführung eines Behandlungspfads – 316

32.3   Konkrete Umsetzungen am Johanna-Etienne-Krankenhaus – 317
32.3.1 Indikationsstellung und Sprechstunde – 317
32.3.2 Prästationärer Tag und Patientenschule – 318
32.3.3 Aufnahmetag – 319
32.3.4 OP-Tag – 320
32.3.5 Stationärer Verlauf – 322
32.3.6 Entlassungstag – 323
32.3.7 Poststationäre Phase – 324

32.4   Prozessevaluation und Auswertung – 324
32.4.1 Schmerztherapie – 324
32.4.2 Prästationäre und stationäre Prozesse – 325
32.4.3 Poststationärer Prozess – 326
32.4.4 Aufenthaltsdauer – 328
32.4.5 Klinische Scores – 328

32.5   Fazit – 329

Literatur – 329

J. Jerosch, C. Linke (Hrsg.), *Patientenzentrierte Medizin in Orthopädie und Unfallchirurgie*,
DOI 10.1007/978-3-662-48081-6_32, © Springer-Verlag Berlin Heidelberg 2016

32.1 Einleitung

Ziel dieses Kapitels ist es, die Umsetzung eines multimodalen Behandlungskonzepts im Sinne von Rapid Recovery in der Schulterendoprothetik darzustellen. Die Einführung eines solchen Behandlungskonzepts erscheint sinnvoll, da in den letzten Jahren die Patientenzahlen in der Schulterendoprothetik angestiegen sind und aufgrund des demographischen Wandels weiter ansteigen werden. Jährlich werden zurzeit etwa 25.000 Schulterprothesen implantiert mit steigender Tendenz (Gessner 2014). Nach dem Hüft- und Kniegelenk bildet das Schultergelenk somit das am dritthäufigsten ersetzte Gelenk. Im Vergleich zum Knie- und Hüftgelenkersatz gibt es ein breites Spektrum an Behandlungsformen, bis dato existiert jedoch keine gesicherte AWMF-S3-Leitlinie im Bereich der Schulterendoprothetik.

Rapid Recovery erhebt den Anspruch, für beide Handlungspartner, d. h. sowohl für den Therapeuten als auch für den Patienten, einen maximalen Nutzen aus dem entwickelten Behandlungspfad zu erzielen. Auf der einen Seite wird der Patient als Leistungsempfänger in den Mittelpunkt gestellt. Er erfährt eine qualitativ hochwertige und sichere Behandlung, die auf seine Bedürfnisse zugeschnitten ist und auch seiner Altersstruktur Rechnung trägt. Im Rahmen von Schulungen wird die Behandlung für den Patienten fassbar gemacht, sodass er im Sinne eines "informed consent" als gleichberechtigter Interaktionspartner in die Behandlung einbezogen wird.

Auf der anderen Seite stellt Rapid Recovery für den Therapeuten einen Leitfaden dar, der ein evidenzbasiertes und standardisiertes Arbeiten sowie eine hohe Behandlungssicherheit gewährleistet, bei gleichzeitiger Optimierung der Wirtschaftlichkeit und bestmöglicher Nutzung von Ressourcen. Im Folgenden wird dargestellt, wie das Rapid-Recovery-Konzept im Johanna-Etienne-Krankenhaus in Neuss umgesetzt wurde.

32.2 Einführung eines Behandlungspfads

Um einen Behandlungspfad in der Schulterendoprothetik zu implementieren, bedarf es der Ak

Tab. 32.1 Beispielhafte Ziele eines Behandlungspfads

Prästationär	Stationär	Poststationär
– Schulter in 3 Ebenen, Messaufnahme und MRT – Kürzere Wartezeiten – Patientenschule eine Woche vor OP/Informationsgehalt – 3–5 Patienten pro Zyklus	– Feste Entlasskriterien – Postoperative Mobilisation – Verkürzung des Krankenhausaufenthalts – Steigerung der Patientenzufriedenheit – Reduktion der OP-Zeit – Schmerzempfinden < 4 Punkte (VAS)	– Schnellerer Übergang zur Rehabilitation – Qualitätsprüfung mit DASH- und Constant-Score

zeptanz und Mitwirkung aller an der Patientenbetreuung beteiligten Personen. Dies umfasst die Mitarbeiter aller Berufsgruppen, vom Erstkontakt bis zur Entlassung – Ambulanzschwester, Sekretariat, Case Management, Rehaberatung, Orthopädietechnik, Pflegepersonal, Anästhesie, Orthopädie, Physiotherapie, Radiologie etc. Zunächst gilt es, bestehende Strukturen und Pfade zu analysieren und darauf folgend in einzelnen Arbeitsgruppen die Prozesse zu evaluieren und zu verbessern. Die Verbesserung erfolgt anhand von formulierten messbaren Zielen, die im Verlauf überprüft werden können (Tab. 32.1).

Im Rahmen von Steuerkreissitzungen mit dem gesamten Team bzw. Vertretern aus den verschiedenen Bereichen können diese Ziele und Verbesserungsvorschläge verabschiedet werden. Die entsprechenden Protokolle werden für alle Teilnehmer zugänglich gemacht und sind verbindlich für das gesamte Team. Im Rahmen von monatlichen Steuerkreissitzungen können diese verabschiedeten Pfade anhand der gewonnen Erfahrungen/Messungen überprüft und ggf. modifiziert werden. Mit der Abbildung der Behandlungspfade und dem aktiven Mitgestalten durch alle Beteiligten werden die Akzeptanz und die Motivation im Team erhöht. Dies kommt letztendlich dem Patienten in Form von erhöhter Transparenz und Zuwendung in der Behandlung zugute.

◘ **Tab. 32.2** Indikationsstellung Prothese

	Intakte Rotatorenmanschatte	Defekte Rotatorenmanschatte	Glenoid Walch A1 & A2	Glenoid Walch B1, B2 & C	Nickelallergie	Humerusdefekt
Capica	X		X		X	
Tess anatomisch	X		X	X		
Tess invers		X	X	X		
Lima invers		X	X	X	X	
Delta Xtend		X	X	X		X

◘ **Abb. 32.1** Ablauf der Sprechstunde

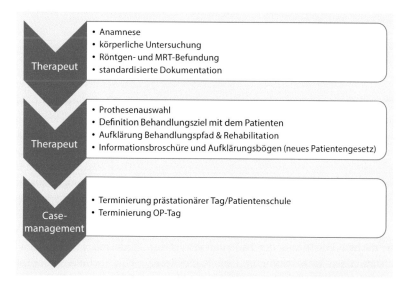

Therapeut
- Anamnese
- körperliche Untersuchung
- Röntgen- und MRT-Befundung
- standardisierte Dokumentation

Therapeut
- Prothesenauswahl
- Definition Behandlungsziel mit dem Patienten
- Aufklärung Behandlungspfad & Rehabilitation
- Informationsbroschüre und Aufklärungsbögen (neues Patientengesetz)

Case-management
- Terminierung prästationärer Tag/Patientenschule
- Terminierung OP-Tag

32.3 Konkrete Umsetzungen am Johanna-Etienne-Krankenhaus

32.3.1 Indikationsstellung und Sprechstunde

Die Sichtung der Patienten erfolgt in der Schultersprechstunde und der Privatsprechstunde. Um die Patientensicherheit zu gewährleisten, ist zur Indikationsstellung eine entsprechende Anamnese notwendig, außerdem werden präoperative Röntgenbilder der Schulter in 3 Ebenen (a.-p., axial und Y-Aufnahme) angefertigt. Standardmäßig wird die a.-p. Aufnahme mit einer Messkugel versehen, um ein erneutes Röntgen zu vermeiden. Zusätzlich wird ein MRT der Schulter zur sicheren Beurteilung der Rotatorenmanschette gefordert. Die Indikation wird in der Sprechstunde fachärztlich gestellt und in der Röntgendemonstration am Folgetag ggf. durch den Klinikleiter oder Stellvertreter erneut bestätigt (◘ Tab. 32.2).

Die Patienten werden in der Sprechstunde über den Behandlungspfad aufgeklärt und erhalten eine allgemeine Rapid-Recovery-Broschüre mit Vorabinformationen (◘ Abb. 32.1). Nach der Sprechstunde werden über das Case Management die Termine zur vorstationären Vorbereitung/Patientenschule und für den OP-Tag vergeben.

Schon bei diesem ersten Kontakt soll der Patient zum Partner in der Behandlung werden. Das heißt, er soll durch den Informationsgewinn in der Sprechstunde einen ersten Eindruck vom Behandlungsablauf bekommen und einen Eindruck vom Leben mit einer Schulterendoprothese. Diese Infor-

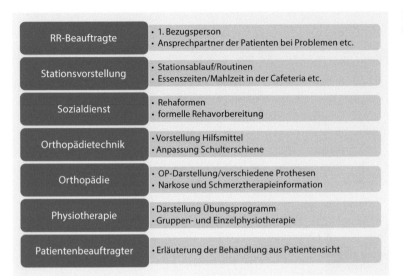

◨ **Abb. 32.2** Ablauf der Patientenschule

mationen kann der Patient mit seinen Erwartungen abgleichen, um anschließend zusammen mit dem Therapeuten ein "realistisches" Behandlungsziel formuliert zu können.

32.3.2 **Prästationärer Tag und Patientenschule**

Die nächste Vorstellung der Patienten erfolgt zur vorstationären Vorbereitung und zur Rapid-Recovery-Schulung. Diese findet eine Woche vor der geplanten Operation statt, um etwaige Schwierigkeiten zu umgehen und entsprechende Aufklärungsfristen nach dem neuen Patientengesetz einzuhalten. Am Vorbereitungstag werden 3–5 Patienten im Beisein ihrer Angehörigen auf den bevorstehenden Eingriff und das Leben mit einer Schulterendoprothese vorbereitet. Die Angehörigen sollen sowohl bei den Aufklärungsgesprächen als auch bei der Patientenschule anwesend sein. Sie sollen als "Coach" den Patienten unterstützen und motivieren. Zusammen mit der entstehenden Gruppendynamik bei 3–5 Patienten soll dies die Genesung fördern.

Der Tag wird mithilfe eines Laufzettels für die Patienten strukturiert und mit entsprechenden Zeiten versehen. Am Vormittag zwischen 8 und 12 Uhr erfolgen die Blutabnahme, das EKG, die Anästhesievorstellung, die orthopädische Aufklärung und die Patientenanmeldung. Bei der orthopädischen

Aufklärung werden die klinischen Scores DASH ("disabilities of arm, shoulder and hand") und Constant erfasst. Mittags haben die Patienten die Möglichkeit, sich an einem eigens für sie reservierten Tisch in der Cafeteria beim Essen kennenzulernen und Erfahrungen auszutauschen. Ab 13 Uhr wird in einem Schulungsraum eine Patientenschule angeboten. Dabei werden Patienten und ihre Angehörigen durch interdisziplinäre Vorträge über die Operation informiert und auf den Umgang und das Leben mit einer Schulterendoprothese vorbereitet. Die Vorträge sind in ◨ Abb. 32.2 dargestellt. Die Patienten haben zudem die Möglichkeit, einem Patienten, der bereits mit einer Schulterendoprothese versorgt wurde, Fragen zu stellen und einen Erfahrungsbericht aus erster Hand zu bekommen.

Die Patienten erhalten zusätzlich zur Infektprophylaxe die Waschlotion Hibiscrub. Dies ist eine Waschlotion mit Chlorhexidin zur Senkung der Keimbesiedlung der Haut. Mit dieser sollen sich die Patienten einen Tag vor der Operation sowie am Morgen vor der Operation am ganzen Körper waschen. Entsprechende Waschanleitungen werden in der Patientenschule verteilt.

> ❯ Ziel der prästationären Phase ist es, den Patienten durch die umfangreiche Vermittlung von Informationen und Wissen für die Behandlung zu motivieren und zu aktivieren. Der Patient wird durch die Patientenschule

befähigt, das Leben mit einer Schulterendoprothese einzuschätzen und kann eine Woche lang entsprechende Vorkehrungen treffen. Dem Patienten soll weiterhin die Angst vor der Operation und der Anästhesie genommen werden (Jerosch u. Heisel 2005, 2010).

Patientenmappe

Bei Ankunft im Krankenhaus erhalten die Patienten Mappen mit für sie zusammengestellten Materialien. Diese Materialien waren zuvor in Arbeitsgruppen eigens für den Behandlungspfad erstellt worden. Die Mappe enthält die Aufklärungsbögen, ein Schmerztagebuch, das Physiotherapiekonzept der Klinik, die illustrierten klinischen Scores DASH und Constant, die Befragung zur Entlassung, die Checkliste der Entlassungskriterien sowie eine illustrierte Broschüre mit Verhaltenstipps zum Leben mit einer Schulterendoprothese. Zudem beinhaltet die Mappe einen Stundenplan bezüglich des stationären Aufenthalts, Informationen über den Ablauf der Patientenschule und den Ablaufplan des Vormittags.

Das empfohlene Physiotherapiekonzept umfasste 9 Übungen, 3 zur Kraft, 3 zur Koordination und 3 zur Verbesserung der Beweglichkeit. Es wurde mit den entsprechenden Bildern illustriert. Die Patienten werden dazu angehalten, diese Übungen regelmäßig durchzuführen. Durch diese Maßnahme sollen die Patienten dazu motiviert werden, ihren eigenen Heilungsprozess zu fördern.

In der Broschüre mit den Verhaltenstipps werden verschiedene Aspekte beleuchtet. Zunächst die direkte postoperative Phase mit Ratschlägen zum Anlegen der Orthese, zur bevorzugten Kleidung und zum Aufstehen aus dem Bett mit anliegender Orthese. Des Weiteren werden Empfehlungen zu alltäglichen Verrichtungen gegeben.

Der erstellte Stundenplan soll dem Patienten zeigen, was ihn während des stationären Aufenthalts erwartet. Dazu wird vom präoperativen Tag bis zur möglichen Entlassung jeder Tagesablauf beschrieben. Erläutert werden die Zeitpunkte von Blutabnahmen, Verbandswechseln, Visiten, Physiotherapie, Lymphdrainagen, Entfernung des Schmerzkatheters etc.

Der DASH- und Constant-Score dienen zur Untersuchung der klinischen Funktion und werden

präoperativ und im Verlauf von 6 Wochen, 3 Monaten, 6 Monate und einem Jahr kontrolliert. Eine telefonische Befragung wird durch die entsprechende Illustration der Untersuchungen möglich (Germann et al. 1999, Constant 1986).

Die Checkliste zur Entlassung besteht aus 6 Punkten, die der Patient erfüllen muss, um entlassfähig zu sein: trockene Wundverhältnisse, ausreichende Mobilisation, VAS <4, gesicherte häusliche Versorgung, CRP-Wert <10 mg/dl und unauffälliger Prothesensitz. Die Entlassbefragung dient nach Abschluss der stationären Behandlung der Evaluation und bietet eine Grundlage für klinische Verbesserungen.

> Durch die Patientenmappe kann der Patient den Vorbereitungstag noch einmal reflektieren und erhält auf Dauer Tipps zur weiteren Nachbehandlung. Durch die bebilderten Scores wird eine telefonische Nachkontrolle ermöglicht.

32.3.3 Aufnahmetag

Die Patienten werden ein Tag vor der geplanten Operation am Nachmittag gegen 14 Uhr aufgenommen. Dies erfolgt aus 2 Gründen: zum einen um Blutkonserven bei humeralem und glenoidalem Gelenkersatz bereitzustellen, zum anderen um die Indikation mit den Hauptoperateuren in der Nachmittagsbesprechung um 15 Uhr noch einmal zu bestätigen und die entsprechende Checkliste zu überprüfen. Diese Checkliste beinhaltet auch die Überprüfung der digitalen OP-Planung.

Checkliste präoperativ
- OP-Aufklärung
- Anästhesieaufklärung
- Laborwerte
- Blutkonserven
- kritische Medikamente
- Röntgenplanung
- Allergien?
- Markierung der Schulter
- Instrumente vorhanden?

Tab. 32.3 Standards der Anästhesie

Kurze Nüchternzeiten	Bis zu 2 h vor OP klare Flüssigkeiten, bei OP am Nachmittag leichtes Frühstück (Spies et al. 2003)
Wärmemanagement	S3-Leitlinie „Vermeidung perioperativer Hypothermie" (► www.awmf.org Nr. 001-018, 2014), Prewarming mittels Wärmedecke u. Bair Hugger und intraoperative Wärmeapplikation mittels Bair Hugger
Perioperative Antibiotikatherapie	Antibiotikatherapie 30–60 min vor Schnitt mit Cefuroxim oder bei Allergie Clindamycin
Präoperative Anlage eines Scalenuskatheters	Der Scalenuskatheter ermöglicht eine flachere Narkose, schnellere Wechselzeit, geringere Kreislaufbelastung und damit auch eine schnellere Mobilisation. Dies ermöglicht eine postoperative Schmerztherapie unter Einsparung von Opioiden (Schwemmer et al. 2004)
Larynxmaske	Atemwegsmanagement mittels Larynxmaske, wenn keine Kontraindikationen bestehen (Hillebrand u. Motsch 2007)
Balancierte Anästhesie, ggf. TIVA	
Keine Blasenverweilkatheter	Blasenverweilkatheter werden entsprechend dem Rapid-Recovery-Programm im Regelfall nicht verwendet, erhöhte Infektionsgefahr und erschwerte Mobilisation sind die Hauptgründe
PONV-Prophylaxe	Verwendung von Dexamethason mit 0,1–0,2 mg/kgKG und Ondansetron bei Beachtung der Kontraindikationen

PONV "post operative nausea and vomiting", *TIVA* totale intravenöse Anästhesie

Außerdem erfolgt an diesem Tag die Einweisung der Patienten in einen eigens für sie eingerichteten Rapid-Recovery-Raum durch die Rapid-Recovery-Beauftragte. Hier können die Patienten an Motorschienen üben und soziale Kontakte pflegen. Der Raum soll den Patienten als "Wohnzimmer" dienen, damit sie so wenig wie möglich ein Krankheitsgefühl entwickeln.

32.3.4 OP-Tag

Am OP-Tag werden 3–5 Patienten nacheinander in einem Saal operiert. Vor der Operation wird auf Station noch einmal überprüft, ob die zu operierende Seite markiert ist. Anschließend erhält der Patient die vom Anästhesisten angeordnete Prämedikation, in der Regel Midazolam 7,5 mg. Außerdem erhält er eine "loading dose" eines Analgetikums, bevorzugt Arcoxia 90 mg. Danach wird der Patient nach entsprechender Kontrolle an der Schleuse mit einer adaptierten WHO-Checkliste in die Einleitung des OP-Saals gebracht (Renner 2015).

In der Einleitung wird dem Patienten in der Regel ein Scalenuskatheter unter Ultraschallkontrolle gelegt, es sei denn, er hat dies im Vorgespräch abgelehnt. Dann bieten wir ihm eine lokale Infiltrationsanalgesie (LIA) an (☐ Tab. 32.3). Ein genereller Nutzen der LIA wird derzeit geprüft, ist aber noch nicht abschließend beurteilbar. Ein möglicher Vorteil konnte in der Knieendoprothetik schon gezeigt werden, vor allem im Hinblick auf opiatinduzierte Nebenwirkungen und niedrigere Schmerzwerte. Ebenso scheint die Patientenverweildauer kürzer zu sein bei hoher Patientenzufriedenheit (Affas et al. 2011).

Dem Patienten wird 30 min vor der Operation eine Single-shot-Antibiose mit Cefuroxim verabreicht, bei Allergien ggf. Clindamycin. Anschließend wird der Patient nach Einleitung der Allgemeinanästhesie in den Operationssaal gebracht. Eine PONV-Neigung wird entsprechend behandelt (Arbeitskreis "Krankenhaus- & Praxishygiene" der AWMF 2012, Rüsch et al. 2010). Anhand der adaptierten WHO-Checkliste erfolgte ein "team time out" zur abschließenden Kontrolle (Spies et al. 2003, Schwemmer et al. 2004, Hillebrand u. Motsch 2007, Torossian 2014).

◻ **Tab. 32.4** Standards der Orthopädie	
Standardisierter Zugang	Verkürzter deltoidopektoraler Zugang
Standardisierter OP-Ablauf	2 Hauptoperateure führen die Eingriffe durch, der Ablauf der OP ist in den SOP der Klinik hinterlegt
Keine Drainagen	In der Knieendoprothetik zeigen Studien keinen Benefit von Drainagen. In der Schulterendoprothetik konnten bislang keine Hämatome unsererseits beobachtet werden
LIA (lokale Infiltrationsanalgesie)	Entwickelte Standardprozedur, die letztendlich Evaluation steht noch aus, Erfolge in der Knie- und Hüftendoprothetik

LIA lokale Infiltrationsanalgesie, *SOP* "standard operating procedure"

Der Ablauf im OP ist standardisiert. Durch die präoperative Planung kann der OP-Springer die zu erwartenden Prothesengrößen bereitstellen. Der Patient wird in modifizierter Beach-chair-Position mit 30° angehobenem Oberköper gelagert und die Schulter so abgewaschen, dass der Arm frei bewegt werden kann.

Wir verwenden einen verkürzten deltoidopektoralen Zugang (◻ Tab. 32.4). Hierbei beginnt der Hautschnitt etwa einen Querfinger lateral des Korakoidfortsatzes und endet kurz oberhalb der Axillarfalte. Dies ermöglicht eine schonende Präparation von Glenoid und Humerus unter sicherer Schonung der Nerven- und Gefäßstraßen (Ambacher et al. 2010).

Wir verwenden je nach Indikation verschiedene Prothesenmodelle. Als Oberflächenersatz kommt die Capica-Prothese von Corin zum Einsatz, bei anatomischem oder inversem Gelenkersatz die metaphysär verankernden Systeme Tess anatomisch und Tess invers von Biomet (ggf. mit Schaft, je nach Knochenqualität), bei Nickelallergie die SMR-Prothese von Lima und bei größeren Defekten am Humerus die Delta Xtend der Firma Delta.

Der Wundverschluss ist ebenso standardisiert: Das deltoidopektorale Intervall wird adaptierend genäht, darauf erfolgt die Subkutannaht und abschließend die intrakutane Hautnaht. Auf die Einlage von Drainagen wird verzichtet (Quinn et al. 2014).

LIA-Konzept

Wurde präoperativ eine LIA mit dem Patienten besprochen, erfolgt vor Hautschnitt zunächst die Anlage eines Suprascapularisblocks mit 10 ml Naropin. Anschließend wird die LIA nach Fräsen der Gle-

◻ **Tab. 32.5** LIA: Zusammensetzung und Applikation	
1. Spritze: Suprascapularisblock (10 ml)	10 ml Ropivacain
2. Spritze: periglenoidal und in die dorsale Kapsel sowie in die hinteren Anteile der Rotatorenmanschette (30 ml)	30 ml Naropin (2 mg/ml) 0,25 ml Adrenalin (1 mg/ml) 1 ml Dynastat (20 mg)
3. Spritze: anterosuperiore Anteile der Rotatorenmanschette, der Mm. deltoideus und pectoralis, lange Bizepssehne (30 ml)	28,75 ml Naropin (2 mg/ml) 0,25 ml Adrenalin (1 mg/ml) 1 ml Dynastat (20 mg)
4. Spritze: subkutane Infiltration (10 ml)	10 ml Ropivacain

noidkomponente fortgesetzt. Dabei werden 30 ml eines Schmerzmittelgemisches (Naropin, Dynastat und Adrenalin) periglenoidal und in die dorsale Kapsel sowie die hinteren Anteile der Rotatorenmanschette gespritzt. Nach eingebrachter Prothese und Refixation des M. subscapularis erfolgt die dritte Infiltration mit dem genannten Schmerzmittelgemisch. Dabei werden die anterosuperioren Anteile der Rotatorenmanschette, der Mm. deltoideus und pectoralis sowie die proximalen Anteile der langen Bizepssehne infiltriert. Ein intraartikulärer Katheter wird nicht eingelegt. Abschließend erneute Infiltration des Subkutangewebes mit 10 ml Naropin. Zur Verlängerung der Analgesiewirkung erfolgt eine großflächige Kühlung mittels Kühlpacks. Diese werden in den ersten 24 h alle 2 h gewechselt (◻ Tab. 32.5).

Nach der Operation wird der Patient in den Aufwachraum gebracht und je nach Kreislaufsituation auf Normalstation verlegt. Die erste Mobilisation erfolgt innerhalb von 4 h nach der Operation durch die Physiotherapie und Pflege. Die Patienten dürfen mit der Schwester ins Badezimmer gehen und dürfen nach vertragener Flüssigkeitsaufnahme wieder essen. Eine am Nachmittag durchgeführte Visite durch den Operateur klärt den Patienten über den Erfolg der Operation auf und trägt unserer Erfahrung nach wesentlich zum Wohlbefinden bei.

Standardisierte Schmerztherapie

Wenn ein Scalenuskatheter gelegt wurde, wird dieser am Abend nach der Operation durch die Pain Nurse bestückt und am Folgetag erneut 2-mal. Der Scalenuskatheter wird für 2 Tage belassen und dann unter Begutachtung der Kathetereintrittsstelle entfernt.

Außerdem erfolgte nach der Operation eine standardisierte Schmerztherapie. Die Schmerztherapie richtet sich nach dem WHO-Stufenschema. In der Regel werden ein NSAR und ein Opioidanalgetikum in retardierter Form verabreicht. Wir bevorzugen Arcoxia 90 mg einmal morgens und ggf. Oxycodon 5–10 mg alle 12 h. Die Gabe des retardierten Opioids richtet sich nach dem Schmerztagebuch (Giesa et al. 2006).

Um die Schmerztherapie weiter zu optimieren und anzupassen, führt der Patienten ein Schmerztagebuch, in dem er seinen Ruhe-, Belastungs- und Nachtschmerz anhand der VAS-Skala und aufgetretene Nebenwirkungen der Schmerztherapie dokumentiert. Bei der Angabe eines Schmerzes über 4 auf der VAS erfolgt eine Anpassung der Schmerztherapie in Form eines retardierten Opioids. Bei Schmerzspitzen erhält der Patient ggf. Sevredol als Rescue-Medikation. Bei einer Angabe unter 4 auf der VAS erfolgt die weitere Einstellung mittels NSAR.

> ❯ Durch die standardisierten OP-Abläufe und die standardisierte Schmerztherapie durch Anästhesie und Orthopädie wird eine hohe Patientensicherheit gewährleistet bei flacheren Narkosen und damit verbundenen schnelleren Wechselzeiten im OP. Durch diese Abläufe wird die Mobilisation der Patienten am OP-Tag möglich.

32.3.5 Stationärer Verlauf

Der stationäre Aufenthalt wird anhand eines Tagebuchs/Ablaufplans für die Patienten strukturiert und damit wahrnehmbar gemacht (◻ Tab. 32.6). Jeder Tag im Krankenhaus wird beschrieben und fassbar gemacht. Dabei wird der gesamte Ablauf eines Tages beschrieben, von Wecken, Visite und Frühstück über Gruppen- und Einzelphysiotherapie bis hin zu Verbandswechseln und Blutabnahmen. Auch die Zeitpunkte des Mittagessens, der Lymphdrainage und des Abendessens sowie die dazwischen liegenden Freiräume für die Patienten werden erläutert.

Am ersten Tag postoperativ erfolgt eine Röntgenkontrolle der Schulter, und das OP-Ergebnis wird noch einmal mit ausgedruckten Röntgenbildern am Patientenbett besprochen. Außerdem beginnen die Gruppenphysiotherapie und die Einweisung in die Eigenübungen. Individuell werden Motorschienen für die Patienten eingestellt, sodass sie die Übungen durchführen können.

Weiterhin besteht für die Patienten die Möglichkeit, individuell zu üben oder sich einfach außerhalb des Zimmers zu treffen. Dafür wurde ein Rapid-Recovery-Raum mit Motorschienen und Übungsmaterialien eingerichtet. Der Raum kann aber auch zum Kaffeetrinken oder als Ruhezone genutzt werden. An dieser Stelle kann sich eine Gruppendynamik entwickeln, und die Patienten können sich gegenseitig unterstützen und ihre Genesung vorantreiben.

Am ersten postoperativen Tag wird das Mittagessen noch im Zimmer eingenommen. In den Folgetagen erfolgt das Mittagessen in der Cafeteria. Dies fördert die Kommunikation in der Gruppe und die Rückkehr in einen "normaleren" Alltag.

Ein speziell für die Schulterpatienten eingeführtes Übungsprogramm wird während der Gruppen- und Einzelphysiotherapien eingeübt und soll auch nach dem stationären Aufenthalt von den Patienten weiter durchgeführt werden. Diese Übungen umfassen 3 Übungen zur Koordination, 3 zur Propriozeption sowie 3 Kraftübungen.

Die Patienten werden jeden Tag dazu angehalten, ihr Schmerztagebuch und ihre Entlassungscheckliste zu überprüfen. So kann individuell die Schmerztherapie angepasst werden. Durch die Ent-

◻ **Tab. 32.6** Beispiel eines Stundenplans

Uhrzeit	OP-Tag	1. postoperativer Tag	2. Tag bis Entlassung
7:00–7:30	Visite	Visite	Visite Verbandskontrolle jeden 2. Tag
7:30	OP-Vorbereitung, Prämedikation etc.	Kontrolle des Blutbilds	Jeden 3. Tag Laborkontrolle
8:30	Ggf. leichtes Frühstück, je nach OP-Termin	Frühstück Pain Nurse Katheterbestückung	Frühstück Pain Nurse Katheterbestückung
9:30		Röntgenaufnahme	
10:00		Einzelphysiotherapie	
10:30		Motorschiene	Motorschiene
11:30		Gruppenphysiotherapie	Gruppenphysiotherapie
12:00	3–4 h nach OP Mobilisation Essen nach sicherer Flüssigkeitsaufnahme	Gruppenphysiotherapie	Gruppenphysiotherapie
12:30	Besuchszeit bis zum Abend	Mittagessen	Essen in der Cafeteria
13:00	Mobilisation ins Bad mit Pflege		
14:00	Postoperative Visite	Lymphdrainage	Lymphdrainage
15:00		Ggf. Nutzung des Rapid-Recovery-Raums	Ggf. Nutzung des Rapid-Recovery-Raums
15:30	Katheterbestückung durch Pain Nurse	Katheterbestückung durch Pain Nurse	Katheterbestückung durch Pain Nurse und Entfernung am 2. Tag
16:00		Ggf. Nutzung des Rapid-Recovery-Raums	Ggf. Nutzung des Rapid-Recovery-Raums
17:30	Abendessen	Abendessen	Abendessen
18:00		Katheterbestückung durch Pain Nurse	
19:00	Eisakkus	Eisakkus	Eisakkus

lassungscheckliste werden die Patienten in die Lage versetzt, ihren Heilungsverlauf mit zu verfolgen.

❯ Der Patient soll sich durch diese Maßnahmen so wenig wie möglich als krank empfinden. Es soll nicht zu einer "Pyjamaparalyse" kommen, und der Patient soll für die Behandlung entsprechend den Rapid-Recovery-Grundsätzen für die Behandlung aktiviert werden. Ein weiterer wichtiger zentraler Ansatz bildet an dieser Stelle die Gruppendynamik. Dadurch findet eine Reduktion der Stimulationsabhängigkeit des Patienten von den Therapeuten statt (Jerosch et al. 2012).

32.3.6 Entlassungstag

Sobald die Entlassungskriterien sicher erreicht sind, erfolgt die Entlassung aus dem Krankenhaus. Bei Entlassung erhalten die Patienten einen informativen Arztbrief in 3-facher Ausfertigung, OP-Berichte in 3-facher Ausfertigung und ihren individuellen Prothesenpass. Zudem erhalten sie bei Wunsch zur weiteren Behandlung in unserem Haus ihren ersten Nachuntersuchungstermin 6 Wochen postoperativ. Ansonsten erfolgt eine telefonische Befragung mithilfe der oben genannten Scores.

Checkliste Entlassung
- CRP < 10 mg/dl
- VAS < 4 Punkte
- Mobilisation
- häusliche Versorgung
- trockene Wunde
- regelrechtes Röntgen

Vor Entlassung wird eine Entlassbefragung zur Zufriedenheit mit dem stationären Aufenthalt und der Schmerztherapie durchgeführt. Die Schmerztagebücher werden eingesammelt und ausgewertet. Diese Befragungen sind Qualitätsindikatoren unserer klinischen Arbeit und dienen zum Aufbau einer hauseigenen Evidenz.

32.3.7 Poststationäre Phase

Die Organisation der poststationären Phase beginnt schon präoperativ mit der Rehabilitationsberatung und den Hinweisen in der Patientenschule zum Leben mit einer Schultergelenkendoprothese. In der Rehabilitationsberatung kann schon vor der Operation ein strukturierter Entlassungsplan individuell für den Patienten aufgestellt werden. Dies stellt sicher, dass mögliche Probleme beim Entlassungsverfahren frühzeitig gelöst werden können. So können z. B. häusliche Gegebenheiten angepasst, unter Umständen die Versorgung durch Angehörige sichergestellt und die Versorgung mit notwendigen Hilfsmitteln frühzeitig geklärt werden. In der Regel wird versucht, die Patienten direkt in eine stationäre Rehabilitation zu verlegen. Wenn dies nicht möglich ist, erfolgt die Entlassung zunächst ins häusliche Umfeld.

Shepperd et al. (2010) haben in einer Datenanalyse gezeigt, dass individuell auf den Patienten zugeschnittene Entlassungspläne eine gewisse Verkürzung des Krankenhausaufenthalts, eine Verringerung der Wiederaufnahmequoten sowie eine Erhöhung der Patientenzufriedenheit mit sich bringen.

Die erste Nachuntersuchung erfolgt nach 6 Wochen telefonisch, oder die Patienten stellen sich zur Nachkontrolle in unserer Sprechstunde vor. Es wer-

den erneut die klinischen Scores erfasst, und eine Röntgenkontrolle vor Abnahme der Abduktionsschiene wird durchgeführt. Bei Wunsch zu weiteren Kontrollen im Johanna-Etienne-Krankenhaus werden Termine für eine Kontrolle nach 3 Monaten, 6 Monaten und nach einem Jahr vergeben. Wenn dies nicht gewünscht wird, erfolgt zu diesen Zeitpunkten eine telefonische Befragung.

Die gewonnen Resultate der Befragung zur Zufriedenheit mit dem stationären Aufenthalt und die Resultate in den klinischen Scores bilden die Grundlage für weitere klinische Verbesserungen und unserer hauseigenen Evidenz. Jeden 2. Monat werden im Rahmen einer interdisziplinären Steuerkreissitzung die Resultate besprochen und der Behandlungspfad wird ggf. nachgebessert. So können die Ergebnisse dem Behandlungsteam mitgeteilt und die klinische Arbeit objektiviert werden. Die Behandlungserfolge können dokumentiert und sowohl intern als auch extern im Rahmen von Newslettern kommuniziert werden.

32.4 Prozessevaluation und Auswertung

Im Folgenden werden die Ergebnisse von 61 Patienten aus dem Rapid-Recovery-Programm der Jahre 2012 und 2013 vorgestellt. Hierbei wird eine Auswertung der abgelaufenen Prozesse in der Klinik dargestellt. Es werden die Ergebnisse aus Schmerztherapie, den prästationären und stationären Abläufen, die Aufenthaltsdauer und das klinische Outcome im Verlauf eines Jahres gezeigt.

32.4.1 Schmerztherapie

Der Schmerzverlauf wird mittels der Tagebücher ausgewertet und objektiviert die Schmerzbehandlung. Der Schmerz wird in 3 Untergruppen unterteilt: Ruheschmerz, Belastungsschmerz und Nachtschmerz. Wie ◘ Abb. 32.3 zu entnehmen ist, zeigt sich ab dem 2. postoperativen Tag ein Wert kleiner 4 auf der VAS-Skala, dies entspricht der von uns geforderten Schmerzeinstellung und wird auch in der subjektiven Bewertung der Patienten positiv bewertet (◘ Abb. 32.4).

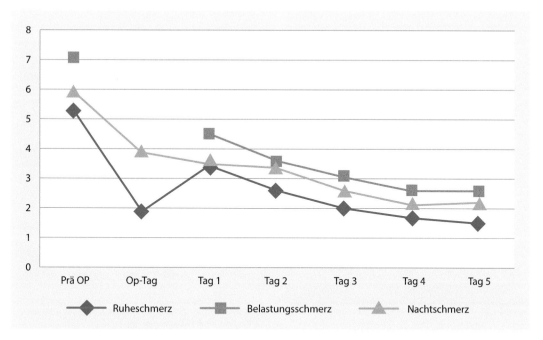

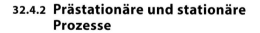 **Abb. 32.3** Schmerzlevel im Verlauf (VAS)

Die Nebenwirkungen der Schmerztherapie im Hinblick auf Übelkeit, Erbrechen, Kreislaufbeschwerden und Angst vor der Operation werden von den Patienten im Mittel gar nicht bis nur leicht empfunden. Komplikationen bezüglich des Scalenuskatheters traten nur in 3 Fällen auf (■ Abb. 32.5).

Die in unserem standardisierten Schmerzprotokoll festgelegte Schmerztherapie kann perioperative Schmerzen durch die Kombination eines Scalenuskatheters mit einem standardisierten Schmerzprotokoll suffizient einstellen. Die Nebenwirkungen der Schmerztherapie sind gering. Die konkreten Ergebnisse bezüglich der LIA im Bereich des Schultergelenks stehen noch aus. Die tägliche Befragung bezüglich der Schmerzintensität mit der VAS als Qualitätsindikator erweist sich zur Feinjustierung der Therapie als sinnvoll.

32.4.2 Prästationäre und stationäre Prozesse

Um die prästationären und stationären Prozesse bewerten zu können, müssen die Patienten die einzel-

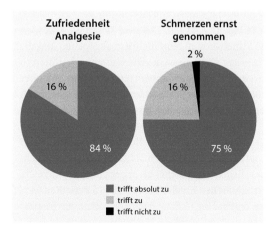

Abb. 32.4 Zufriedenheit mit der Analgesie

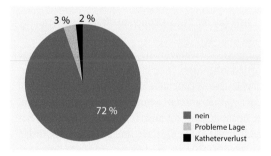

Abb. 32.5 Komplikationen mit dem Katheter

◘ Tab. 32.7 Bewertung der prästationären Phase	
Wartezeit auf den prästationären Tag	Eher kurz
Wartezeit OP-Termin	Eher kurz
Aufnahmeverfahren	Sehr gut
Vorbereitung OP	Sehr gut
Information über die Station	Sehr gut
Tipps zur Nachsorge	Sehr gut
Nachsorgeplanung	Gut
Informationsmaterial	Sehr gut
Verständlichkeit der Broschüren	Sehr gut
Informative Vorträge der Patienten-schule	Sehr gut
Zeit für Fragen in der Schulung	Sehr gut
Umfassende Beantwortung der Fragen	Sehr gut

◘ Tab. 32.8 Bewertung der Therapeuten				
	Ope-ra-teur	Anäs-the-sie	Pfle-ge	Phy-siothe-rapie
Information über die Behandlung	Sehr gut	Sehr gut	Sehr gut	Sehr gut
Persönliche Zuwendung	Sehr gut	Sehr gut	Sehr gut	Sehr gut
Besuche auf Station	Gut	Gut	Sehr gut	Sehr gut
Beantwor-tung von Fragen	Sehr gut	Sehr gut	Sehr gut	Sehr gut
Privatsphäre	Sehr gut	Sehr gut	Sehr gut	Sehr gut

◘ Tab. 32.9 Entlassverfahren	
Entlassungsverfahren	Gut
Wartezeit für stationäre Rehabilitation	Gut
Wartezeit für ambulante Rehabili-tation	Gut

nen Bausteine bewerten. Zur besseren Übersicht erfolgt eine tabellarische Darstellung der Ergebnisse. In ◘ Tab. 32.7, ◘ Tab. 32.8 und ◘ Tab. 32.9 werden die Mittelwerte in Nominalform angegeben, um die Übersicht zu verbessern. Die Patienten konnten in jeweils 4 Kategorien antworten: sehr gut, gut, eher schlecht und sehr schlecht bzw. sehr kurz, eher kurz, genau richtig und eher lang.

Durch diese Fülle an Informationen können die einzelnen Bestandteile des Behandlungspfads objektiviert werden. Die in den Tabellen gezeigten Ergebnisse liegen dabei sicher im angepeilten Zielbereich. Die erhobenen Ergebnisse von 10–15 Patienten werden regelmäßig in den Steuerkreissitzungen besprochen, und ggf. erfolgen Nachbesserungen.

> Ein kontinuierliches Controlling ist erforderlich, um die Behandlungsqualität zu sichern.

In diesem Zusammenhang ist auch die empfundene Zufriedenheit und Qualität der Behandlung hervorzuheben. Nur 3 Patienten von 60 sind unzufrieden mit dem Ergebnis und nur 6 unzufrieden mit dem Ablauf der Behandlung. Trotzdem attestieren alle 60 der Behandlung eine hohe Qualität, und 59 Patienten würden das Johanna Etienne weiterempfehlen (◘ Abb. 32.6, ◘ Abb. 32.7, ◘ Abb. 32.8, ◘ Abb. 32.9, ◘ Abb. 32.10).

> Diese Ergebnisse machen eine positive Gesundheitskommunikation möglich und steigern gegebenen falls die Überweisungen in das Johanna Etienne Krankenhaus.

32.4.3 Poststationärer Prozess

Nach 6 Wochen erfolgt in Zusammenhang mit der ersten klinischen Nachuntersuchung eine weitere Befragung zum Ablauf der erfolgten Rehabilitation. Hier können die Patienten wie oben beschrieben antworten (◘ Tab. 32.10). Bei dieser Befragung geht es darum, herauszufinden, ob im nachstationären Bereich die Versorgung sichergestellt ist und die erlernten Übungen im stationären Aufenthalt zur "Pflege" der Prothese auch fortgeführt wird (◘ Abb. 32.11, ◘ Abb. 32.12, ◘ Abb. 32.13, ◘ Abb. 32.14).

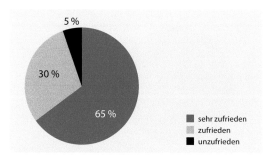

Abb. 32.6 Ergebniszufriedenheit

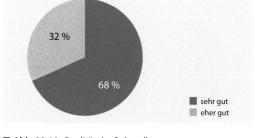

Abb. 32.10 Qualität der Behandlung

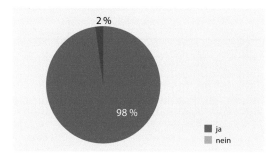

Abb. 32.7 Behandlungsablauf

⬛ **Tab. 32.10** Befragung nach 6 Wochen	
Allgemeinbefinden	Gut
Rötung der Narbe	Keine
Schwellung der Narbe	Keine
Nässende Narbe	Keine
Narbenschmerzen	Keine

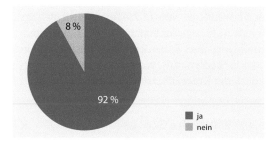

Abb. 32.8 Weiterempfehlung

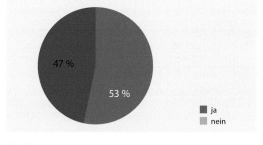

Abb. 32.11 Schmerzmedikamenteneinnahme

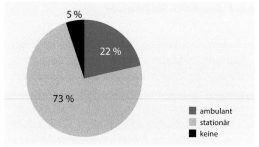

Abb. 32.9 Erwartungen erfüllt?

Abb. 32.12 Rehabilitation/Anschlussheilbehandlung

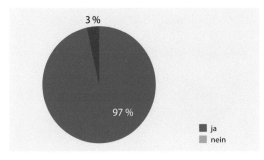

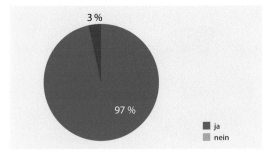

Abb. 32.13 Betreuung: niedergelassenen Arzt aufgesucht

Abb. 32.14 Regelmäßige Eigenübungen

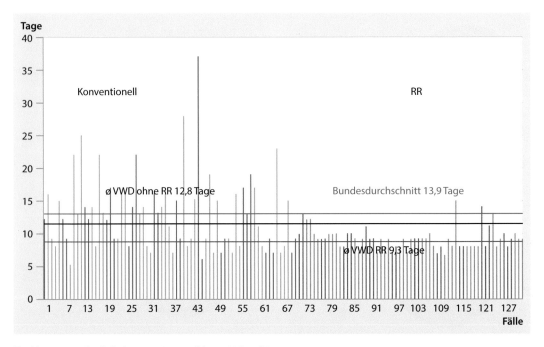

Abb. 32.15 Aufenthaltsdauer. *VWD* Verweildauer, *RR* Rapid Recovery

32.4.4 Aufenthaltsdauer

Nach dem statistischen Bundesamt verweilt ein Patient mit Omarthrose 13,9 Tage in deutschen Kliniken. Vor Einführung des Rapid-Recovery-Programms im Johanna-Etienne-Krankenhaus gab es starke Schwankungen in der Aufenthaltsdauer nach erfolgter Schulterendoprothetik. Diese reichten von 7 Tage bis im schlechtesten Fall 35 Tage, im Durchschnitt 12,75 Tage. Nach Einführung des Rapid-Recovery-Programms kam es zu einer Homogenisierung des Aufenthalts mit weniger Ausreißern. Insgesamt kam es zu einer Reduktion

der Verweildauer von 12,75 Tagen auf 9,34 Tage (■ Abb. 32.15). Dieser Effekt, vor allem auch durch Einführung einer Patientenschule, konnte auch in anderen Studien, z. B. von Jones et al. (2011), im Bereich der Knieendoprothetik gezeigt werden.

32.4.5 Klinische Scores

Constant-Score und DASH-Score

Diese Untersuchung mit den üblichen Schulterscores Constant und DASH sollte den Erfolg der Operationen objektivieren und den Heilungsverlauf für Therapeuten und Patienten dokumentieren. Dazu erfolgte eine Erhebung beider Scores präoperativ sowie 6 Wochen, 3 Monate, 6 Monate und ein Jahr nach erfolgtem Schultergelenkersatz.

Über diesen Verlauf zeigte der altersadaptierte Constant-Score eine Verbesserung der Werte um 48,5 Punkte. Er stieg von präoperativ 31 Punkten auf 79,5 Punkte nach einem Jahr. Die Schulterfunktion besserte sich von Messzeitpunkt zu Messzeitpunkt, lediglich zwischen den Messungen nach 6 Monaten und einem Jahr zeigte sich kein signifikanter Unterschied.

Beim DASH-Score handelt es sich um einen rein subjektiven Score mit 30 Fragen. Er besteht aus einem Teil, der mit 23 Fragen die Aktivitäten des täglichen Lebens untersucht, und einem Symptomteil mit 7 Fragen. Der schlechteste Wert entspricht 100 Punkten, der beste Wert 0 Punkten. Über den Verlauf von einem Jahr besserte sich die subjektiv empfundene Funktion der Schulter um 34 Punkte, von präoperativ 65,8 auf 31,8 Punkte nach einem Jahr. Im Funktionsteil verbesserte sich der Eingangswert um 32,6 Punkte. Im Symptomteil bezogen auf 100 Punkte verbesserte sich der Wert um 38,9 Punkte (Abb. 32.16).

Die subjektiv empfundene und objektive Schulterfunktion der Patienten nach einem Jahr ist vergleichbar mit den Ergebnissen aus der Literatur (Kempf et al. 1999, Seebauer et al. 2005). Um herauszufinden ob es durch Rapid Recovery im ersten Jahr zu einer schnelleren Rekonvaleszenz kommt, bedarf es prospektiver randomisierter Studien.

32.5 Fazit

Durch die Einführung eines standardisierten Behandlungspfads im Sinne von Rapid Recovery kann eine patientenzentrierte Versorgung mit schneller und sicherer Genesung nach Schultergelenkersatzoperation gewährleistet werden. Durch die Optimierung von Prozessen können die Ressourcen eines Krankenhauses in Zeiten zunehmenden wirtschaftlichen Druckes optimal genutzt werden. Standardisierte Behandlungspfade führen zu einer hohen Qualität in der Patientenversorgung, die sowohl von Therapeuten als auch von Patienten empfunden wird.

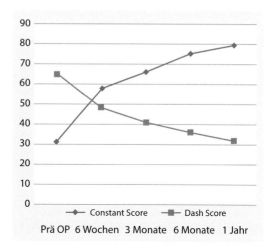

■ **Abb. 32.16** Schulterscores Constant und DASH

Der Aufbau einer hauseigenen Evidenz der Behandlung dient als Grundlage der Qualitätssicherung. Dadurch wird ein Eingreifen in vorhandene Prozesse ermöglicht und die Voraussetzung für weitere klinische Verbesserungen gebildet. In unseren Untersuchungen konnten wir zeigen, dass Rapid Recovery zu guten klinischen Ergebnissen führt, bei reduzierter Verweildauer im Krankenhaus und hoher subjektiver Zufriedenheit der Patienten und damit auch hoher Zufriedenheit auf Seiten der Therapeuten.

Literatur

Torossian A (2014) S3-Leitlinie "Vermeidung perioperativer Hypothermie ". AWMF-Registernummer 001-018. www.awmf.org/uploads/tx_szleitlinien/001-018m_S3_Vermeidung_perioperativer_Hypothermie_2014-05.pdf

Affas F, Nygårds E-B, Stiller C-O, Wretenberg P, Olofsson C (2011) Pain Control after Total Knee Arthroplasty: A Randomized Trial Comparing Local Infiltration Anesthesia and Continuous Femoral Block. Acta Orthopaedica 82(4):441–447

Ambacher T, Loew M, Irlenbusch U, Rolf O, Gohlke F (2010) Operationstechnik. In: Loew M (Hrsg) AE-Manual der Endoprothetik. Springer, Heidelberg, S 69–130

Arbeitskreis "Krankenhaus- & Praxishygiene" der AWMF (2012) Perioperative Antibiotikaprophylaxe. AWMF-Registernummer 029-022. www.awmf.org/leitlinien/detail/ll/029-022.html

Constant C (1986) Age related recovery of shoulder function after injury. Thesis. Cork: University College, Ireland

Gessner C (2014) Schulterprothese: Nicht zu lange warten. BV-Med (Bundesverband Medizintechnologie). www.bvmed.

de/de/technologien/bewegungsapparat/schulterpro-
these-nicht-zu-lange-warten. Zugegriffen: 13. Juni 2014

Germann G, Wind G, Harth A (1999) The DASH (Disability of
Arm-Shoulder-Hand) Questionnaire – a new instrument for
evaluating upper extremity treatment outcome. Handchi-
rurgie, Mikrochirurgie, Plastische Chirurgie 31(3):149–152

Giesa M, Jage J, Meurer A (2006) Postoperative Schmerztherapie in der Orthopädie und Unfallchirurgie. Orthopäde
35(2):211–222

Hillebrand H, Motsch J (2007) Larynxmaske: Möglichkeiten und
Grenzen. Anaesthesist 56(6):617–632

Jerosch J, Heisel J (2005) Die Endoprothesenschule: Aktives
Leben mit einem künstlichen Gelenk, 3. Aufl. Schüling,
Münster

Jerosch J, Heisel J (2010) Management der Arthrose: Neue therapeutische Konzepte. Deutscher Ärzte-Verlag, Köln

Jerosch J, Göddertz J, Herwig M, Linke C, Schwegel P, Lang K
(2012) Rapid Recovery – ein innovativer Ansatz für Patienten in der Schulterendoporthetik. OUP 1:167–172

Jones S, Alnaib M, Kokkinakis M, Wilkinson M, St Clair Gibson
A, Kader D (2011) Pre-operative patient education reduces
length of stay after knee joint arthroplasty. Annals of the
Royal College of Surgeons of England 93(1):71–75

Kempf JF, Walch G, Lacaze F (1999) Results of shoulder arthroplasty in primary gleno-humeral osteoarthritis. In: Walch
G, Boileau P (Hrsg) Shoulder arthroplasty. Springer, Heidelberg, S 203–210

Renner D (2015) OP-Checklisten für mehr Patientensicherheit
veröffentlicht. www.aerzteblatt.de/nachrichten/59677/OP-
Checklisten-fuer-mehr-Patientensicherheit-veroeffentlicht

Quinn M, Bowe A, Galvin R, Dawson P, O'Byrne J (2014) The
use of postoperative suction drainage in total knee arthroplasty: a systematic review. International Orthopaedics,
doi:10.1007/s00264-014-2455-2

Rüsch D, Eberhart LHJ, Wallenborn J, Kranke P (2010) Nausea
and vomiting after surgery under general anesthesia: an
evidence-based review concerning risk assessment, prevention, and treatment. Deutsches Ärzteblatt International
107(42):733–741

Schwemmer U, Greim CA, Boehm TD, Papenfuss T, Markus CK,
Roewer N, Gohlke F (2004) Perioperative Schmerzbehandlung in der Schulterchirurgie. Schmerz 18(6):475–480

Seebauer L, Walter W, Keyl W (2005) Reverse total shoulder arthroplasty for the treatment of defect arthropathy. European
Journal of Trauma 31(5):508–520

Shepperd S, McClaran J, Phillips CO, Lannin NA, Clemson LM,
McCluskey A, Cameron ID, Barras SL (2010) Discharge pl-
anning from hospital to home. Cochrane Database of Systematic Reviews 1:CD000313

Spies CD, Breuer JP, Gust R, Wichmann M, Adolph M, Senkal
M, Kampa U et al (2003) Preoperative fasting. An update.
Anaesthesist 52(11):1039–1045

Umsetzung des Fast-Track-Konzepts in der Wirbelsäulenchirurgie

Christoph Fleege, Michael A. Rauschmann

33.1 Einführung – 332

33.2 Präoperative Aspekte der Behandlungsoptimierung – 332
33.2.1 Verbesserte Patienteninformation durch Patientenschule – 332
33.2.2 Steigerung der Patientenzufriedenheit durch die Patientenschule – 334

33.3 Intra- und postoperative Aspekte zur Reduktion von Komplikationen und Verbesserung des Outcomes – 335
33.3.1 Optimale Lagerung des Patienten – 335
33.3.2 Intraoperative Wärmeregulation und deren Folgen – 336
33.3.3 Maßnahmen zur Reduktion des intraoperativen Blutverlusts – 336
33.3.4 Periduralkatheter und weitere Möglichkeiten zur Schmerzreduktion – 338

33.4 Postoperatives Nachbehandlungsmanagement – 339
33.4.1 Müssen postoperative Drainagen sein? Wenn ja, wie lange? – 339
33.4.2 Multifaktorielle Einflüsse auf die Frühmobilisation – 340
33.4.3 Postoperative Korsettbehandlung – hilfreich oder behindernd? – 341

33.5 Konsequentes Entlassungsmanagement – 342

33.6 Entwicklung der Krankenhausverweildauer durch strukturierte Behandlungskonzepte – 342

33.7 Zusammenfassung – 342

Literatur – 343

J. Jerosch, C. Linke (Hrsg.), *Patientenzentrierte Medizin in Orthopädie und Unfallchirurgie*,
DOI 10.1007/978-3-662-48081-6_33, © Springer-Verlag Berlin Heidelberg 2016

33.1 Einführung

Die Behandlung von Patienten mit degenerativen Wirbelsäulenerkrankungen ist durch verschiedene Herausforderungen gekennzeichnet. Einerseits bilden die Patienten mit einem langen Leidensweg, langjährigen Therapien und einem hohen Maß an Chronifizierung des Schmerzes eine besondere Patientengruppe. Andererseits konnte erst in der letzten Zeit die evidenzbasierte Datenlage schrittweise in einigen Bereichen verbessert werden, sodass immer noch viele Behandlungen eher auf "Traditionen" als auf wissenschaftlich fundierten Erkenntnissen basiert.

Gesellschaftlich und politisch werden immer mehr ein kritischer Blick auf die steigenden Operationszahlen im Bereich der Wirbelsäulenchirurgie gerichtet und Anreize für eine qualitätsorientierte Vergütung der Behandlung gesetzt. Lösungsansätze für diese Herausforderungen finden sich in strukturierten, evidenzbasierten Behandlungspfaden, die für andere Bereiche der Chirurgie bereits erfolgreich entwickelt und implementiert wurden.

In den 1990er-Jahren entwickelten sich in den chirurgischen Fachgebieten verschiedene Ansätze zur Senkung perioperativer Komplikationen und zur Optimierung der postoperativen Rekonvaleszenz. Basierend auf den Erfahrungen aus der Abdominalchirurgie entstand ein ganzheitliches Bewusstsein, dass operative Eingriffe nicht nur im Zusammenhang mit Belastungen wie Schmerzen, Infektionen, Thrombosen und kardiopulmonalen Störungen stehen, sondern auch negative seelische Einflüsse haben können. Henrik Kehlet evaluierte als einer der Ersten, mit welchen prä-, peri- und postoperativen Behandlungsmaßnahmen eine Reduktion der operativen Stressbelastung erzielt und somit eine raschere Genesung erreicht werden kann. Er konnte dabei zeigen, dass Fast-Track-Konzepte diese multikausalen Zusammenhänge durch multimodale Maßnahmen beantworten (Kehlet u. Willmore 1997, Kehlet u. Morgensen 1999).

Eine erste Einführung von Fast-Track-Behandlungskonzepten im orthopädischen Versorgungsbereich fand in Deutschland um das Jahr 2004 statt. Primärer Ausgangspunkt war die Etablierung eines strukturierten Algorithmus für die Versorgung der Patienten mit hüft- und knieendoprothetischem Ersatz. 2011 wurde die Versorgungstruktur auf die elektive Schulterendoprothetik übertragen und etabliert. Zielsetzung bei der Behandlung aller Patienten sollte eine bestmögliche, evidenzbasierte medizinische Versorgung mit Reduzierung perioperativer Komplikationen bei gleichzeitig hoher Patientenzufriedenheit sein, unter Berücksichtigung wirtschaftlicher Aspekte bei immer geringeren finanziellen Ressourcen.

Aufgrund der positiven Ergebnisse für die 3 Bereiche in der endoprothetischen Versorgung stellte sich primär die Frage der Übertragbarkeit und Ausdehnung auf weitere operative orthopädisch-unfallchirurgische Felder. Das Ziel der Übertragung von evidenzbasierten Fast-Track-Behandlungsstrukturen auf die Wirbelsäulenorthopädie gestaltete sich im Vergleich zu den etablierten Konzepten der endoprothetischen Versorgungen aufgrund des inhomogenen Patientenguts sowie variantenreicheren Behandlungsabläufen schwierig. So mussten durch Sitzungen eines Steuerkreises und von Arbeitsgruppen – auf dem Boden evidenzbasierter Untersuchungsdaten – Einschluss- und Entlasskriterien, das Aufnahmeverfahren, die peri- und postoperative Behandlung strukturiert und ein interdisziplinäres Behandlungskonzept für lumbale mono- und bisegmentale Fusionsoperationen neu erarbeitet werden.

33.2 Präoperative Aspekte der Behandlungsoptimierung

33.2.1 Verbesserte Patienteninformation durch Patientenschule

Seit dem Inkrafttreten des Patientenrechtegesetzes (▶ www.bmg.bund.de/praevention/patientenrechte/patientenrechte.html) am 26.2.2013 kommt der Patientenaufklärung und Patienteninformation noch größere Bedeutung zu. Die Arzt-Patient-Beziehung ist darin in Form eines "medizinischen Behandlungsvertrags" verankert. Durch das Gesetz müssen Patienten ausführlich über alles informiert und aufgeklärt werden, was für die Behandlung wichtig ist. Dies schließt insbesondere die Art der Erkrankung, Therapieoptionen und Behandlungsalternativen sowie deren Risiken ein.

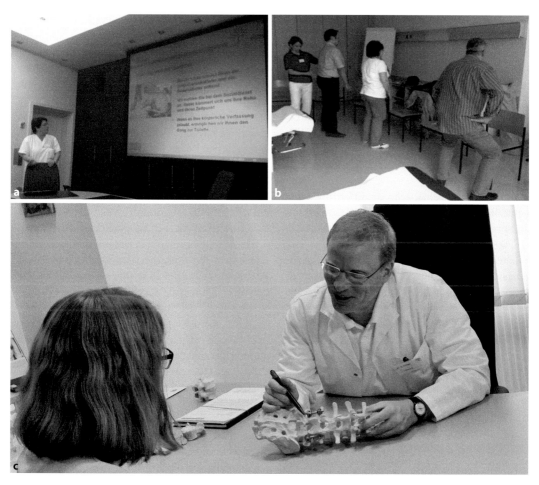

■ **Abb. 33.1a–c** Bilder einer Patientenschule mit allgemeiner Information (**a**), physiotherapeutischen Übungen (**b**) und individueller Aufklärung (**c**). (Aus Fleege et al. 2014a)

Eine groß angelegte Schweizer Studie bei gynäkologischen Patientinnen ergab, dass Zweidrittel der Patientinnen mehrmals vor der Operation eine schriftliche Operationsaufklärung lesen. Die Kombination von mündlicher und schriftlicher Aufklärung, wie mittlerweile in der Praxis etabliert, war am effektivsten. Nur 7 % der Patientinnen wurden durch eine intensive Aufklärung verängstigt, wohingegen mehr als die Hälfte die Aufklärung für die anstehende Operation als beruhigend empfanden. Allerdings zeigten die unzufrieden aufgeklärten Patientinnen den Wunsch nach mehr Informationen zu Diagnose 18 %, operativer Technik 11 % und Risiken 13 % (Pons u. Shipton 2011). Dies unterstreicht die Grenzen vorgefertigter Aufklärungsprotokolle.

Eine Möglichkeit zur umfassenderen Informationsübermittlung bietet die Durchführung einer sog. "Patientenschule". Hierbei erhält der Patient eine umfangreiche Übermittlung von Informationen und Aufklärungen über seine Erkrankung, seine sämtlichen Behandlungsschritte und mögliche Alternativen durch eine Präsentation in der Gruppe und individuell, von allen an der Behandlung beteiligten Disziplinen im Einzelgespräch (■ Abb. 33.1). Dies entspricht zum einen dem primären Therapieansatz des "Fast-Track-Gedankens" einer ganzheitlichen Behandlung mit Reduktion der präoperativen Angst und Ungewissheit, zum anderen greift die Patientenschule die aktuelle gesetzliche Forderung der Patientenaufklärung auf und stärkt eine gleichberechtigte Arzt-Patienten-

Beziehung. Hierdurch erfährt der Patient eine Motivation für seine Behandlung und wird gleichzeitig ein Partner in der Versorgung, der durch sein Wissen, seine Einstellung und sein Verhalten eigenverantwortlich zur Genesung beiträgt (Linke 2010). Schließlich unterstützt die intensive präoperative Information und Aufklärung die Patientensouveränität und versetzt den Patienten in die Lage, sich selbst aktiv an der Behandlung zu beteiligen sowie das postoperative Ergebnis nachhaltig zu sichern (◘ Abb. 33.1).

Im klinischen Alltag zeigt die Erfahrung, dass in der Regel die vorgenommenen Gespräche in den Sprechstunden nicht den Informationsbedarf der Patienten befriedigen, dass nach diesen Gesprächen noch ein weiterer, erheblicher Informationsbedarf besteht bzw. entsteht und Angehörige der Patienten häufig keine Möglichkeit zu einem Informationsaustausch erhalten. Die Struktur der Patientenschule spiegelt den interdisziplinären Charakter der Behandlung mit Vertretern aus Orthopädie, Anästhesie, Krankenpflege, Physiotherapie und Sozialdienst wieder.

33.2.2 Steigerung der Patientenzufriedenheit durch die Patientenschule

Die Überprüfung und kontinuierliche Anpassung der Behandlungskonzepte erfolgt auf dem Boden einer Datenerhebung. Neben der Führung von Schmerztagebüchern und der prä-/postoperativen Erhebung des "Oswestry Disability Index" werden Daten zur Patientenzufriedenheit und dem Informationsgehalt während des gesamten Behandlungsverlaufs ausgewertet. Die dadurch geschaffene hauseigene Evidenz dient der nachhaltigen internen und externen Qualitätskontrolle und verschafft sowohl dem Patienten als auch dem interdisziplinären Behandlungsteam Transparenz. Diese Ergebnisse bilden ferner die Grundlage für Entscheidungen zu Weiterentwicklungen im Behandlungsverlauf.

Nach der Prüfung, ob die Fast-Track-Kriterien auf die Versorgung von Wirbelsäulenpatienten anwendbar sind, wurde ein Programm für mono- und bisegmentale Spondylodesen entwickelt. Im

Januar 2013 durchliefen (erstmalig in Europa) Patienten mit degenerativen Wirbelsäulenerkrankungen dieses Behandlungskonzept. Seit Einführung nahmen 302 Patienten an der Wirbelsäulenpatientenschule teil. Geschult werden Patienten ohne Altersbegrenzung, bei denen die Indikation zu einer mono- oder bisegmentalen Spondylodese im lumbalen Wirbelsäulenbereich bei ausgeschöpfter konservativer Behandlung gestellt wurde.

Die Patientenschule findet in der Regel eine Woche vor der Operation statt. Nach der allgemeinen Aufklärung in der Gruppe erfolgen die individuelle Aufklärung und die Voruntersuchungen (EKG, Labor, klinische Untersuchung). Hier haben die Patienten Gelegenheit, Fragen mit dem Operateur und dem Anästhesisten und auch mit dem Pflegebereich und dem Sozialdienst zu klären. Letztere sind insbesondere auch für Angehörige und Verwandte sehr hilfreich, um sich auf die Phase nach der stationären Entlassung einzustellen. Die Auswertung ergab einheitlich ausschließlich sehr gute und gute Bewertungen für diesen vorstationären Tag (◘ Abb. 33.2).

Die erhobenen Daten stellen eine hohe Patientenzufriedenheit nach dem 4-stündigen Programm bestehend aus der Patientenschule und den Voruntersuchungen dar, die durch eine fast 98 %ige Weiterempfehlungsrate untermauert wird. Gleichzeitig scheint ein hohes Bedürfnis des Erfahrungsaustausches mit bereits operierten Patienten zu bestehen, das durch eine alleinige Operationsaufklärung durch den behandelnden Arzt nicht erfüllt werden kann. Diese Aspekte werden weiterhin durch den Gruppengedanken innerhalb der Betroffenen positiv beeinflusst. Subjektiv hat auch die Teilnahme eines ehemaligen Patienten an der Patientenschule einen sehr positiven Einfluss. Dies führt zu einer authentischen Untermauerung der Vorträge sowie zu einer hohen Überzeugung der Patienten, die richtige Entscheidung getroffen zu haben.

Dass die Durchführung einer Patientenschule auch einen erheblichen Einfluss auf den weiteren Behandlungsablauf hat, zeigen die vergleichenden Daten bei der Versorgung von Patienten mit und ohne Teilnahme an der präoperativen Patientenschule. So reduziert allein der Besuch der Patientenschule die stationäre Verweildauer um knapp einen Behandlungstag. Das Angebot und die Organisation einer Patientenschule erfordern einen erheblichen personellen Aufwand aller an der Behandlung beteiligten Disziplinen. Somit stellt die prästationäre Kostensteigerung eine Investition für die weiteren peri- und postoperativen Behandlungsabläufe dar, bei welchen wiederum durch verkürzte Verweildauer eine Kostenreduktion erzielt werden kann.

33.3 Intra- und postoperative Aspekte zur Reduktion von Komplikationen und Verbesserung des Outcomes

Auf der Grundlage evidenzbasierter Daten wurden intra- und postoperative Behandlungsmethoden auf ihre Anwendbarkeit und Ergebnisse in der Wirbelsäulenchirurgie überprüft und dadurch ein strukturiertes Gesamtkonzept erarbeitet.

33.3.1 Optimale Lagerung des Patienten

Eine optimale präoperative Lagerung, bei dorsalen Instrumentationen in Bauchlage, stellt zum einen die Basis für eine gute Rekonstruktionsmöglichkeit des sagittalen Profils dar. Zum anderen bietet sie die Voraussetzung für eine Reduktion des intraoperativen Blutverlusts. Bekannterweise kommt es bei einem intraabdominalen Druckanstieg zu einer Dilatation des epiduralen Venenplexus. Ein freiliegendes Abdomen, mit gepolsterter Abstützung in Brust- und Beckenbereich, bietet die Grundlage für ein gutes sagittales Alignement und eine Druckentlastung des Abdomens (◘ Abb. 33.3). Tse et al. (2011) beschrieben für Wirbelsäuleneingriffe eine Reduzierung des intraoperativen Blutverlusts bei optimaler Lagerung und intraabdominaler Druckentlastung.

Zusätzlich ist bei der Lagerung zu fordern, dass auf prädisponierte Stellen wie den Armplexus und auf Druckschäden im Gesicht, insbesondere in der Augenregion, geachtet wird. So liegt die Inzidenz eines postoperativen Verlusts der Sehkraft nach Wirbelsäulenoperationen in Bauchlage in der Literatur bei bis zu 0,2 %, wobei die Pathogenese multifaktoriell ist (Zimmerer et al. 2011).

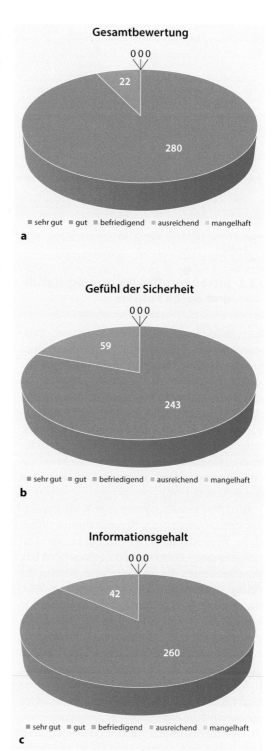

◘ **Abb. 33.2a–c** Bewertungen der Wirbelsäulenpatientenschule. **a** Gesamtbewertung, **b** Gefühl der Sicherheit, **c** Informationsgehalt

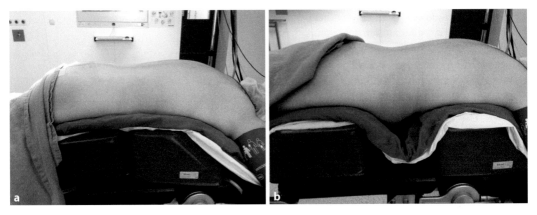

◻ Abb. 33.3a,b Nicht optimale (**a**) und korrekte Lagerung mit abdomineller Druckentlastung und Wärmematte (**b**). (Aus Fleege et al. 2014b)

33.3.2 Intraoperative Wärmeregulation und deren Folgen

Eine optimale Lagerung wird durch effiziente Wärmemaßnahmen ergänzt. Zur Vermeidung einer intraoperativen Hypothermie haben mehrere Behandlungsmöglichkeiten positive Ergebnisse erzielen können. Primär wurde die Problematik der Wärmeregulation bei kardiochirurgischen Operationen in Hypothermie thematisiert. 1996 konnte gezeigt werden, dass eine Hypothermie bei abdominalen Eingriffen durch die Verwendung von Warm-Touch-Systemen vermieden werden kann (Yamauchi et al. 1996).

Zum Zusammenhang zwischen Körpertemperatur und intraoperativen Komplikationen finden sich für Wirbelsäulenoperationen nur kleinere Datenerhebungen (Guest et al. 2004, Evidenzlevel III). Allerdings zeigen die nachfolgenden Studien die Wichtigkeit eines optimalen intraoperativen Wärmemanagements. Anhand eines umfassenden Reviews gibt die Guideline des National Institute for Health and Clinical Excellence (NICE) Empfehlungen. So sollte eine Flüssigkeitszufuhr ab 500 ml erwärmt werden, die Operationsraumtemperatur, bis der Patient seine normale Körpertemperatur erreicht hat, 21 °C betragen und intraoperativ eine kontinuierliche Körpertemperaturmessung erfolgen. Gleichzeitig konnte durch das Review gezeigt werden, dass eine perioperative Hypothermie die Krankenhausverweildauer signifikant verlängert (Harper et al. 2008). Eine Untersuchung von An-

drzejowski et al. (2008), dass durch eine präoperative Vorwärmung 68 % der Patienten intraoperativ über der Hypothermieschwelle von 36 °C Körpertemperatur gehalten werden konnten, während ohne Prewarming-Maßnahme bei nur 43 % die Körpertemperatur mehr als 36 °C betrug.

Der wirtschaftliche Aspekt einer perioperativen Hypothermie wird durch Mahoney dargestellt. Bereits eine Hypothermie von 1,5 °C ließ die Krankenhauskosten pro Patient um 2500 bis 7000 US-Dollar steigen (Mahoney u. Odom 1999). Für ein effektives Wärmemanagement bei dorsalen Fusionsoperationen besteht im klinischen Alltag die Möglichkeit der Kombination zweier Wärmemaßnahmen (◻ Abb. 33.4). Zum einen erfolgt die Anwendung einer luftbetriebenen Patientenerwärmung dorsal, außerhalb des Operationsbereichs, durch Warm-Touch-Systeme. Dabei ist zur Vermeidung von Luftaustritten auf eine Unversehrtheit und ein korrektes Befestigen des Systems zu achten. Zum anderen bieten von der ventralen Körperseite aus mattenartige Anwendungen, wie z. B. Moeck-Warming-Systeme, eine gute Wärmemöglichkeit.

33.3.3 Maßnahmen zur Reduktion des intraoperativen Blutverlusts

Die Anatomie des Batson-Venenplexus als klappenloses epidurales Venengeflecht ist hinreichend bekannt. Einen Zusammenhang zwischen einer intraabdominalen Druckerhöhung und einem ver-

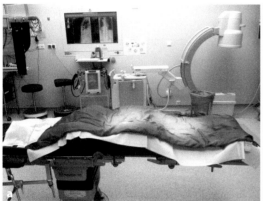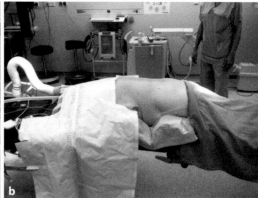

◘ **Abb. 33.4a,b** Wärmemaßnahmen mit mattenartigem Warming-System (**a**) und luftbetriebenem Warm-Touch-System (**b**). (Aus Fleege et al. 2014b)

mehrten Blutfluss in diesem Venengeflecht konnten primär Metastasierungsuntersuchungen der Prostata aufzeigen (Geldof 1997). In der Folge wurde dies für Wirbelsäulenoperationen in Bauchlage unter Verwendung von Rahmen und Polsterungsmaßnahmen mehrfach bestätigt (Park 2000, Lee et al. 1998; Evidenzlevel Ib). Somit hat eine optimale Lagerung des Patienten mit intraabdominaler Druckentlastung und Entlastung des Drucks der Vena cava einen signifikanten Einfluss auf den intraoperativen Blutverlust. Erfahrungsgemäß ist neben der epiduralen Blutung der Blutverlust durch die Durchtrennung des Subkutangewebes und die Ablösung der paravertebralen Muskulatur bedeutend. Ein Behandlungsansatz zur perioperativen Reduktion des Blutverlusts bietet die lokale Infiltrationsanästhesie (LIA) kombiniert mit einer vasokonstriktiven Medikation, die zusätzlich zu einer postoperativen Wundschmerzreduktion führt. Eine Literaturrecherche zu dieser Thematik ergab für die Wirbelsäulenchirurgie keine wissenschaftlich strukturierten Studien, allenfalls Expertenmeinungen (Tse et al. 2011, Evidenzlevel IV).

Empfohlen wird die Anwendung eines langwirksamen Lokalanästhetikums (z. B. Ropivacain) und eines vasokonstriktiven Medikaments (z. B. Epinephrin). Eine Applikationsmöglichkeit für den Wirbelsäulenbereich im Rahmen eines "off-label use" nach entsprechender präoperativer Aufklärung ist die Verwendung einer Ampulle Suprarenin 1 mg/ml mit 9 ml NaCl 0,9 %. Aus dieser Mischung werden dann 0,4 ml mit einer Ampulle Naropin 2 %

(10 ml) kombiniert und vor Hautinzision entlang des Wundrands infiltriert. Hierdurch lässt sich klinisch während der Präparation des Zugangswegs eine Reduktion des Blutverlusts erzielen. Exakte Untersuchungsdaten liegen zu dieser Anwendung nicht vor, jedoch ist derzeit eine randomisierte Studie in Vorbereitung.

Neben einer subtilen Blutstillung führen eine normovolämische Hämodilution, die Verwendung von Tranexamsäure und die intrathekale Applikation von Morphin zu einer perioperativen Verringerung des Blutverlusts (Tse et al. 2011). Andere Maßnahmen erfordern zusätzliche Studien, beispielsweise die präoperative Eigenblutspende, der Wegfall der obligatorischen Verwendung von Thrombozytenaggregationshemmern, der Einsatz von Aprotinin, ε-Aminocapronsäure, rekombinantem Faktor VIIa oder Desmopressin und die Induktion einer Hypotonie (Tse et al. 2011).

Insbesondere die Wiederentdeckung der kostengünstigen Tranexamsäure als Lysinanalogon und Hemmer des Fibrinolysesystems zeigt wissenschaftlich deutliche Erfolge. Durch eine Komplexbildung mit Plasminogen inhibiert Tranexamsäure dessen Bindung an der Fibrinoberfläche. Über 20 Studien zeigten in den letzten 5 Jahren eine Reduktion des intraoperativen Blutverlusts in der Kinder- und Erwachsenenwirbelsäulenchirurgie. Primär berichteten Wong et al. (2008) über eine deutliche Minderung des intraoperativen Blutverlusts nach Fusionsoperationen unter Verwendung von Tranexamsäure. Noch eindrucksvoller beschrieben Li

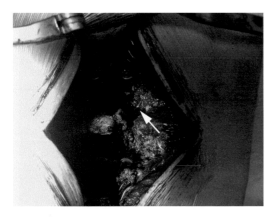

Abb. 33.5 Intraoperative Anlage eines Periduralkatheters bei monosegmentaler Spondylodese L5/S1. (Aus Fleege et al. 2014a)

et al. (2013) in einer Metaanalyse die positiven Effekte. In einem Kollektiv von 411 Patienten wurden eine signifikante Reduktion des intraoperativen Blutverlusts und eine Verminderung der Anzahl der verabreichten Bluttransfusionen nachgewiesen. Gleichzeitig wurde, auch bei einer hohen Dosierung von über 15 mg/kgKG, kein erhöhtes Risiko für die Entstehung einer tiefen Beinvenenthrombose oder einer Lungenembolie beobachtet (Li et al. 2013, Evidenzlevel Ib).

Grant et al. (2009) zeigten, dass die Wirksamkeit von Tranexamsäure dosisabhängig zu sein scheint. Die Verwendung einer höheren Dosis (20 mg/kgKG Einzeldosis, gefolgt von einer Infusion mit 10 mg/kgKG pro Stunde) führte bei Patienten mit idiopathischer Skoliose zu einer Reduktion von 50 %, verglichen mit denjenigen mit einer geringeren Dosis (10 mg/kgKG Einzeldosis, gefolgt von einer Infusion mit 1 mg/kgKG pro Stunde). Jedoch sollte ein undifferenzierter Gebrauch vermieden werden.

33.3.4 Periduralkatheter und weitere Möglichkeiten zur Schmerzreduktion

Der dorsale Zugang in der Wirbelsäulenchirurgie bietet die Möglichkeit, Medikamente direkt an die Nervenwurzel oder epidural zu applizieren. Dies kann über eine einzige intraoperative Dosis oder durch die Anlage eines epiduralen Katheters erfol-

gen (■ Abb. 33.5). Hierdurch kann eine sichere und effektive Analgesie erreicht werden. Bei der Platzierung, unter Sichtkontrolle durchgeführt, sind im Wesentlichen keine Komplikationen zu erwarten. Ziel der postoperativen Verwendung eines Periduralkatheters ist die Reduzierung der systemischen Schmerzmitteldosis und damit verbunden die Minderung der damit einhergehenden Nebenwirkungen wie Übelkeit, Erbrechen und Schwindel. Bereits 1984 zeigten erste Untersuchungen die Vorteile einer epiduralen Buprenorphingabe im Vergleich zu einer intramuskulären Morphinapplikation auf (Murphy u. MacEvilly 1984). Über erste Erfahrungen mit der intraoperativen Anlage eines Periduralkatheters bei fusionierenden Operationen an der Lendenwirbelsäule berichteten Otto et al. (1991).

Aktuelle prospektiv randomisierte Untersuchungen zeigten, dass durch die Verwendung eines Periduralkatheters, welcher für die ersten 48 postoperativen Stunden kontinuierlich Bupivacain und Hydromorphon epidural applizierte, der systemische Opioidkonsum um über 20 % verringert werden konnte, ohne Auftreten von Komplikationen und Nebenwirkungen. Gleichzeitig beschreiben die Autoren jedoch auch, dass diese Behandlungsoption keine flächendeckende Verbreitung gefunden hat (Choi et al. 2014). Weiterhin zeigten Klatt et al. (2013) bei einem Vergleich zwischen 3 verschiedenen postoperativen Schmerztherapieverfahren nach langstreckiger Spondylodese die Überlegenheit eine Periduralkatheterbehandlung gegenüber einer intravenösen patientenkontrollierten Analgesie (PCA); die Autoren empfehlen sogar eine Doppelkatheteranlage. Eine Verkürzung der postoperativen Krankenhausbehandlungstage wurde nach Skolioseoperationen bei Jugendlichen beobachtet (Gauger et al. 2009).

Entscheidender Vorteil bei der Anwendung eines Periduralkatheters ist die deutliche Schmerzreduktion und die damit verbundene raschere postoperative Mobilisationsmöglichkeit des Patienten bei gleichzeitiger Verminderung der opioidtypischen systemischen Nebenwirkungen. Während die intraoperative Positionierung sehr einfach ist (mit Ausnahme beim Vorliegen erheblicher Narbenbildungen), müssen die postoperative Beobachtung und Behandlung sehr differenziert erfolgen. Basis der postoperativen Beobachtung sind die Untersuchung und Dokumentation aller neurologischen Funktionen präoperativ und unmittelbar nach der Operation.

Nur bei vollständiger Funktion bzw. bei länger vorbestehendem und bekanntem neurologischen Defizit geringerem Ausmaßes (Kraftgrad [KG] 4/5) der unteren Extremitäten kann mit der Medikamentengabe kontinuierlich per Pumpe oder als Bolusgabe begonnen werden. Bei höhergradigen präoperativen neurologischen Defiziten (KG 3/5) ist die Indikation zu einer Periduralkatheteranlage aufgrund der schwierigen postoperativen Beurteilbarkeit kritisch zu überprüfen. Absolute Kontraindikationen für die intraoperative Anlage eines Periduralkatheters gibt es entsprechend der Literatur nicht, gerade in letzter Zeit konnten kleinere, noch nicht publizierte Fallstudien zeigen, dass auch bei Spondylodiszitiden eine Katheterbehandlung möglich ist (Geßler 2013, Evidenzlevel III).

Differenziert zu betrachten ist der Umgang mit postoperativ neu aufgetretenen Defiziten der Motorik und Sensibilität nach intraoperativer Periduralkatheteranlage, da diese ursächlich nicht nur durch die Wirkung der lokalen Anästhesiemedikation, sondern auch durch lokale Komplikationen, wie z. B. postoperative Hämatome, entstehen können. Sollte unter einer Katheterbehandlung ein peripheres neurologisches Defizit auftreten und nach Unterbrechung der kontinuierlichen Schmerzmittelapplikation persistieren, ist eine zeitnahe Schnittbildgebung zu veranlassen und im Zweifelsfall eine Revision durchzuführen.

Bereits intraoperativ zum Zeitpunkt des Wundverschlusses kann mit der Gabe eines alleinigen Opioids (z. B. 100 µg Fentanyl auf 10 ml 0,9 % NaCl) begonnen werden. Hierdurch bleibt die postoperative Beurteilbarkeit der motorischen und sensiblen Funktionen unbeeinträchtigt. Nach der postoperativen Kontrolle der neurologischen Fähigkeiten erfolgt die Applikation eines langwirksamen Anästhetikums (Ropivacain) per Katheterpumpe und eine Anpassung nach Schmerzangabe des Patienten.

Neben der positiven Effekte auf den intraoperativen Blutverlust hat eine lokale Infiltrationsanästhesie der Wundränder einen weiteren positiven Einfluss auf den postoperativen Schmerz. Jirarattanaphochai et al. (2007) untersuchten eine

multimodale Schmerztherapie bestehend aus einer Wundrandinfiltration mit Bupivacain und einer Methylprednisolonapplikation lokal auf die neuronalen Strukturen. Die Autoren konnten in ihrer prospektiv randomisierten Kontrollstudie an 103 Patienten mit lumbalen Dekompressionen und instrumentierten Fusionen zeigen, dass diese Methode zu einer Reduktion der postoperativen Schmerzen und zu einer Minderung des postoperativen Morphinbedarfs führte (Jirarattanaphochai et al. 2007, Evidenzlevel Ib). Ein Review mit über 12.000 Patienten in 9 Untersuchungen ergab in der Hälfte der Studien eine deutliche Reduktion des zusätzlichen Opioidkonsums und in 30 % eine Schmerzminderung nach lokaler Infiltrationsanästhesie bei unterschiedlichen Wirbelsäuleneingriffen (Kjærgaard et al. 2012, Evidenzlevel Ib).

33.4 Postoperatives Nachbehandlungsmanagement

33.4.1 Müssen postoperative Drainagen sein? Wenn ja, wie lange?

Eine Behandlungsmaßnahme, die den Patienten am vordringlichsten an einer frühen Mobilisation hindert, ist – neben der Anlage eines transurethralen Blasenkatheters – das Legen von Wunddrainagen. Der Umgang mit den Drainagen bereitet den Patienten Unsicherheit und Angst.

Die Datenlage für die Notwendigkeit einer Drainageneinlage für den Wirbelsäulenbereich ist qualitativ und quantitativ limitiert. Bei Wirbelsäulenoperationen dient die Drainageneinlage mutmaßlich der Prävention eines postoperativen Hämatoms und der damit verbundenen Kompression neuronaler Strukturen nach Dekompression des Spinalkanals sowie einer möglichen postoperativen Fibrosierung. In einer älteren prospektiv randomisierten Studie zeigten sich bei dekomprimierenden Nukleotomien eine höhere postoperative Hämatomrate und -größe sowie nach 6 Monaten eine höhere Fibrosierungsrate ohne Drainageneinlage (Mirzai et al. 2006, Evidenzklasse Ib). Brown et al. (2004) sahen jedoch keine Korrelation zwischen einer Wunddrainageneinlage und einer Reduzierung postoperativer epiduraler Hämatome bzw. der weiteren Ausbildung neurologischer Defizite bei Fusionen (Brown et al. 2004, Evidenzklasse Ib).

Verschiedene neuere Studien bestätigten, dass die Einlage einer Wunddrainage keinen Einfluss auf die postoperative Hämatombildung und Infektionsrate hat, dazu gehören eine retrospektive Untersuchung mit 560 Patienten mit monosegmentalen lumbalen Dekompressionen (Kanayama et al. 2010, Evidenzlevel III), eine retrospektive Multicenterstudie mit 500 Skolioseversorgungen (Diab et al. 2012, Evidenzlevel III) und ein retrospektives Review mit einem gemischten Patientenkollektiv mit 402 Dekompressionen und lumbalen Fusionen (Walid et al. 2012, Evidenzlevel III). Retrospektiv zeigten Walid et al. die fehlende Notwendigkeit einer Drainageneinlage bei mono- und bisegmentalen posterioren lumbalen Fusionsoperationen. Drainagen haben laut dieser Untersuchung keinen Einfluss auf die postoperative Infektrate, fördern aber die Entwicklung von postinterventionellem Fieber. Ferner wurde ein signifikanter Anstieg der postoperativen Anämierate und der damit verbundenen Transfusionspflichtigkeit beobachtet. In Zusammenschau mit einer unveränderten stationären Behandlungsdauer kommen die Autoren zu dem Schluss, dass der Verzicht auf eine Drainagenanlage keinen negativen Einfluss auf die postoperative Wundheilung hat und dass Wunddrainagen aus ökonomischer Sicht keinen Vorteil bieten. Aus Sicht der Patienten jedoch bietet das Verlassen einer postoperativen Drainagenbehandlung die Option zu einer deutlichen Steigerung des Komforts und die Basis einer rascheren Mobilisation (Walid et al. 2012, Evidenzlevel III).

Bei vorhandener Notwendigkeit einer Drainageneinlage ist der Zeitraum der Drainagenbehandlung so kurz wie möglich zu halten. In mehreren retrospektiven Fallstudien nach dorsalen Fusionsoperationen wird die Empfehlung ausgesprochen, dass eine Entfernung der Wunddrainagen am ersten postoperativen Tag erfolgen sollte. Diese Empfehlung basiert auf einem signifikanten Anstieg der Infektionsrate bei längerer Drainagenbehandlung und einer erkennbaren Steigerung der Infektionen mit Methicillin-resistenten Staphylokokken (Rao et al. 2011, Klekamp et al. 1999, Evidenzlevel III).

33.4.2 Multifaktorielle Einflüsse auf die Frühmobilisation

Durch die verbesserte Kenntnis der stationären Behandlungsabläufe und ein geschlossenes interdisziplinäres Auftreten zeigen sich eine deutlich höhere Motivation zur Kooperation und Selbstinitiative der Patienten. Im Rahmen der Patientenschule erfolgt eine Anleitung über physiotherapeutische Übungen, sodass der Patient schon präoperativ dazu beiträgt, die Abfolge der Übungen sowie die alltäglichen Bewegungsabläufe zu automatisieren (■ Abb. 33.1b). Aufgrund der umfangreichen präoperativen Aufklärung steigert sich das Sicherheitsgefühl der Patienten und das Vertrauen in die operative Instrumentation wächst. Ängste und Sorgen eines möglichen Fehlverhaltens bei der postoperativen Mobilisation können deutlich reduziert werden. Durch diese Zusammenarbeit mit dem optimal informierten Patienten, die intra- und postoperative Regimeausrichtung auf geringen Wärme- und Blutverlust sowie Schmerzarmut und durch die interdisziplinäre, gegenseitige Ergänzung von Physiotherapeuten und Pflegepersonal ist es möglich, die Patienten am Operationstag zu mobilisieren.

In dem von uns behandelten Patientenkollektiv konnte aufgrund der vorgenommenen Veränderung eine Mobilisationsrate mit Stand vor dem Bett von 81 % am Operationstag erzielt werden (■ Abb. 33.6). Eine eingehende Literaturrecherche über den Zusammenhang zwischen fusionierenden Wirbelsäulenoperationen und Frühmobilisation ergab keine evidenzbasierten Daten für diese Fragestellung. Einzelfallbeschreibungen zeigten positive Einflüsse einer frühen postoperativen Mobilisation auf das postoperative Schmerzausmaß (Pons u. Shipton 2011).

❯❯ Die Wichtigkeit einer suffizienten Schmerztherapie sei bei der Erstmobilisation am Operationstag nochmals betont. Hierbei kommen Maßnahmen wie die Applikation einer lokalen Wundrandinfiltration und die intraoperative Anlage eines Periduralkatheters eine entscheidende Rolle zu.

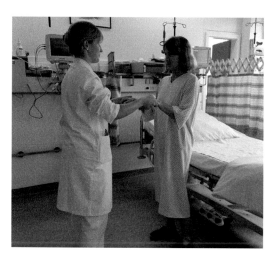

◨ **Abb. 33.6** Postoperative Erstmobilisation in den Stand im Aufwachraum. (Aus Fleege et al. 2014a)

33.4.3 Postoperative Korsettbehandlung – hilfreich oder behindernd?

Jahrzehntelang war eine Korsettbehandlung der Goldstandard nach fusionierenden Wirbelsäulenoperationen. Durch die Entwicklung und Verwendung modernerer Implantate und Veränderungen in der Operationstechnik wird diese Behandlungstradition jedoch immer mehr infrage gestellt. Von Patientenseite aus werden unterschiedliche subjektive Einschätzungen übermittelt. Ein Teil der Patienten berichtet im klinischen Alltag, dass eine Korsettbehandlung für sie Sicherheit bedeute. Andererseits schildern Patienten die intensive Behinderung bei der Verrichtung der Tätigkeiten des alltäglichen Lebens durch das angelegte Korsett.

Zwei Reviews aus den Jahren 1998 und 2005 zeigten keine Evidenz für bzw. gegen die Anwendung eines Korsetts nach fusionierenden Operationen (Connolly u. Grob 1998, Resnick et al. 2005). In einer randomisierten, kontrollierten Studie wurde 2008 die Wertigkeit der postoperativen Korsettbehandlung nach lumbaler Spondylodese mit einem posterioren Instrumentation und autologer Beckenkammspananlage bei degenerativen Erkrankungen untersucht. Die Patienten in der Interventionsgruppe (n = 46) wurden aufgefordert, ein stabiles Korsett nach Maß für einen Zeitraum von

8 Wochen postoperativ 24-stündig zu tragen und anschließend für weitere 4 Wochen abzutrainieren. Die Patienten in der Kontrollgruppe (n = 44) wurden ohne Orthese mobilisiert. Nach einem Zeitraum von 2 Jahren zeigten sich zwischen den beiden Gruppen keine signifikanten Unterschiede in den gemessenen klinischen Parametern (Dallas Pain Questionnaire und SF-36) sowie in der Rate der postoperativen Komplikationen und Revisionen. Diese Studie konnte somit weder Vor- noch Nachteile der Verwendung eines Korsetts nach lumbaler Spondylodese nachweisen (Yee et al. 2008). Ein Defizit dieser Untersuchung ist die fehlende Berücksichtigung kurzfristiger Effekte wie postoperative Schmerzreduktion, Mobilisation und Krankenhausverweildauer. In den genannten Studien blieben die Fusionsraten von den unterschiedlichen Behandlungen unbeeinflusst.

Ein traditionsbehaftetes Handeln offenbarte eine Fragebogenerhebung anlässlich des Kongresses "Disorders of the spine" in Kanada 2008: Trotz der zitierten richtungsweisenden Studienlage bestand weiterhin eine erhebliche Varianz in der postoperativen Korsettversorgung, und zwar sowohl in der Korsettanwendung an sich als auch bei der Dauer der Orthesenbehandlung. So verordneten 49 % der Operateure nach Eingriffen an der Lendenwirbelsäule eine Orthese für einen Zeitraum zwischen einer und 8 Wochen. Als Hauptgrund für die deutlich unterschiedliche Behandlungssichtweise wurde die unterschiedliche Einschätzung der Einschränkung der Aktivität der Patienten durch eine Orthesenbehandlung angegeben (Bible et al. 2009).

Auch zum Einfluss des langfristigen Tragens einer Lumbalorthese auf die rumpfstabilisierende Muskulatur ohne operative Intervention existieren kontroverse Daten, die teilweise eine Kräftigung der Muskulatur, eine Minderung der Kraft oder auch keine Unterschiede zeigen (Kawaguchi et al. 2002, Eisinger et al. 1996, Walsh u. Schwartz 1996).

Aufgrund der Komplexität der mechanischen Einflüsse im Bereich der Wirbelsäule mit Rotations- sowie Flexions- und Extensionsbewegungen sind aussagekräftige Untersuchungen über die Wirkung einer Korsettversorgung schwierig. Biomechanisch führen Lumbalorthesen zu einer signifikanten Bewegungslimitierung der Flexion und Extension und der lateralen Beugung. Eine signifikante Verminderung der Rotation konnte nicht nachgewiesen werden (van Poppel et al. 2000). Rollmann et al. fanden 1999 heraus, dass nach bisegmentalen lumbalen Spondylodesen die höchsten Belastungen beim Gehen und bei Seitneigungen im Stehen entstehen. Bei Anteversion des Oberkörpers wurden die Kräfte auf die einliegende Instrumentation nur gering verändert. Korsettversorgungen konnten die einwirkenden Kräfte auf die einliegende Instrumentation nicht reduzieren (Rollmann et al. 1999). Somit scheinen die vorliegenden Daten auch aus biomechanischer Sicht ausreichend zu sein, um eine Korsettbehandlung auf multisegmentale und komplexe operative Eingriffe zu beschränken.

33.5 Konsequentes Entlassungsmanagement

Ein weiterer wesentlicher Einflussfaktor auf die Verbesserung des Outcomes ist neben einem strukturierten Behandlungskonzept die Planbarkeit der Entlassung. Im klinischen Alltag ist zu erkennen, dass Patienten den Wunsch haben, frühzeitig über ihren Entlassungstag informiert zu werden. Hierdurch kann das häusliche Umfeld auf die Rückkehr vorbereitet und eine Transportmöglichkeit organisiert werden.

Untersuchungen stellten bei operativ versorgten Patienten mit Spinalkanalstenose heraus, dass in absteigender Reihe folgende Faktoren negativen Einfluss auf die Krankenhausverweildauer haben: Duraleckage, Epiduralhämatom, Operationen über mehrere Segmente, weibliches Geschlecht, Patienten über 65 Jahre (Kaminski u. Banse 2013). Die patientenbezogenen Faktoren stellen jedoch nur einen Teil der Einflüsse auf ein optimiertes Entlassungsmanagement dar. Jedes Mitglied des interdisziplinären Behandlungsteams steuert seinen Anteil an einer zeitnahen Entlassung des Patienten bei. So sollte schon bei der Patientenschule eine Festlegung der geplanten Krankenhausverweildauer erfolgen. Im nächsten Schritt stellt der Sozialdienst während der Patientenschule die häusliche Rückkehr sicher, indem eine eingehende Beratung erfolgt und Hilfsmittel bereitgestellt werden. Während des stationären Aufenthalts wird die Entlassung bei jeder ärztli-

chen Visite thematisiert und eine Überprüfung der Entlassbarkeit vorgenommen.

Die Überprüfung der Entlassungsfähigkeit erfolgt anhand fixierter qualitativer Entlassungskriterien, die dem Patienten bereits bei der Patientenschule erläutert wurden. Diese Entlassungskriterien beinhalten die Beurteilung der Wundverhältnisse, die Normalisierung der Blutparameter sowie die eigenständige Verrichtung der Tätigkeiten des alltäglichen Lebens. Diese gemeinsame Erarbeitung der Entlassungsfähigkeit fördert wiederum die Position des Patienten als gleichwertigen Behandlungspartner und vermeidet Hindernisse, die einer Entlassung entgegenwirken.

33.6 Entwicklung der Krankenhausverweildauer durch strukturierte Behandlungskonzepte

Durch das Zusammenwirken aller optimierten Behandlungsprozesse und die Optimierung des Entlassungsmanagements konnte eine Verminderung der Krankenhausverweildauer, für Patienten, die mit einer mono- oder bisegmentalen lumbalen Spondylodese operativ versorgt wurden, von 10,9 Tage im Jahr 2012 auf aktuell 6,2 Tage im Jahr 2014 bei gleicher Versorgungsqualität erzielt werden. Weiterhin wird bei der Aufarbeitung der Daten deutlich, dass weniger das Patientenalter, sondern mehr die Anzahl der versorgten Segmente einen Einfluss auf die Verweildauer hat.

33.7 Zusammenfassung

Die Erfahrungen bezüglich der Anwendbarkeit eines Fast-Track-Programms in der elektiven Wirbelsäulenchirurgie zeigen, dass der Informationsbedarf bei Wirbelsäulenpatienten aufgrund einer chronischen Schmerzhistorie über einen längeren Zeitraum hinweg bei ausgebliebenen Therapieerfolgen vorangegangener Behandlungen besonders hoch ist. Zusätzlich führen die Komplexität des bevorstehenden Eingriffs und die Nachbehandlung zu einer hohen Unsicherheit der Patienten. Die Implementierung einer Patientenschule, die passgenaue

Information zum jeweiligen Behandlungsschritt sowie die aktive Einbindung des Patienten in den gesamten Behandlungsverlauf tragen dem ausgeprägten Informations- und Aufklärungsbedürfnis der Patienten Rechnung und können Ängste reduzieren. Gleichsam wird der Patient durch die verbesserte Information zum gleichwertigen Partner in der Behandlung, und die Mitarbeit und somit sein Genesungsprozess werden gefördert. Durch Optimierung intra- und postoperativer Behandlungsabläufe auf Grundlage evidenzbasierter Daten und durch rasche postoperative Mobilisation werden Komplikationsraten reduziert, und die gesundheitsbezogene Lebensqualität wird gesteigert. Ein strukturiertes Entlassungsmanagement mit quantifizierbaren Entlassungskriterien gibt sowohl dem Patienten als auch dem behandelnden Krankenhaus Planungssicherheit.

Zusammenfassend können Fast-Track-Konzepte auf Patienten mit geplanter mono- bzw. bisegmentaler Fusion angewandt werden. Wie in der endoprothetischen Versorgung zeigt sich auch nach wirbelsäulenchirurgischen Eingriffen eine deutliche Reduktion der Krankenhausverweildauer, bei hoher Patientenzufriedenheit und einer evidenzbasierten Versorgung.

Literatur

Andrzejowski J, Hoyle J, Eapen G, Turnbull D (2008) Effect of prewarming on post-induction core temperature and the incidence of inadvertent perioperative hypothermia in patients undergoing general anaesthesia. Br J Anaesth 101(5):627–631

Bible JE, Biswas D, Whang PG, Simpson AK, Rechtine GR, Grauer JN (2009) Postoperative bracing after spine surgery for degenerative conditions: a questionnaire study. Spine J 9(4):309–316

Brown MD, Brookfield KF (2004) A randomized study of closed wound suction drainage for extensive lumbar spine surgery. Spine 29(10):1066–1068

Choi S, Rampersaud YR, Chan VW, Persaud O, Koshkin A, Tumber P, Brull R (2014) The addition of epidural local anesthetic to systemic multimodal analgesia following lumbar spinal fusion: a randomized controlled trial. Can J Anaesth 61(4):330–339

Connolly PJ, Grob D (1998) Bracing of patients after fusion for degenerative problems of the lumbar spine – yes or no? Spine (Phila Pa 1976) 23(12):1426–1428

Diab M, Smucny M, Dormans JP, Erickson MA, Ibrahim K, Lenke LG, Sucato DJ, Sanders JO (2012) Use and outcomes of wound drain in spinal fusion for adolescent idiopathic scoliosis. Spine (Phila Pa 1976) 37(11):966–973

Eisinger DB, Kumar R, Woodrow R (1996) Effect of lumbar orthotics on trunk muscle strength. Am J Phys Med Rehabil 75:194–197

Fleege C, Arabmotlagh M, Almajali A, Rauschmann M (2014a) Prä- und postoperative Fast-track-Behandlungskonzepte in der Wirbelsäulenchirurgie. Orthopäde 43(12):1062–1069

Fleege C, Arabmotlagh M, Almajali A, Rauschmann M (2014b) Verbesserung des Operationsoutcomes in der Wirbelsäulenchirurgie. Orthopäde 43(12):1070–1078

Gauger VT, Voepel-Lewis TD, Burke CN, Kostrzewa AJ, Caird MS, Wagner DS, Farley FA (2009) Epidural analgesia compared with intravenous analgesia after pediatric posterior spinal fusion. J Pediatr Orthop 29(6):588–593

Geldof AA (1997) Models for cancer skeletal metastasis: a reappraisal of Batson's plexus. Anticancer Res 17(3A):1535–1539

Geßler F (2013) Der Einsatz von Peridualkathetern zur patientengesteuerten postoperativen Analgesie nach operativer Stabilisierung von Patienten mit Spondylodiszitis. Jahrestagung der Sektion Wirbelsäule der Deutschen Gesellschaft für Neurochirurgie, Frankfurt.

Parsons GJAHJLJHJASD (2009) Perioperative blood transfusion requirements in pediatric scoliosis surgery: the efficacy of tranexamic acid. J Pediatr Orthop 29:300–304

Guest JD, Vanni S, Silbert L (2004) Mild hypothermia, blood loss and complications in elective spinal surgery. Spine J 4:130–137

Harper CM, Andrzejowski JC, Alexander R (2008) NICE and warm. Br J Anaesth 101(3):293–295

Jirarattanaphochai K, Jung S, Thienthong S, Krisanaprakornkit W, Sumananont C (2007) Peridural methylprednisolone and wound infiltration with bupivacaine for postoperative pain control after posterior lumbar spine surgery: a randomized double-blinded placebo-controlled trial. Spine 32(6):609–616

Kaminski L, Banse X (2013) Time spent per patient in lumbar spinal stenosis surgery. Eur Spine J 22(8):1868–1876

Kanayama M, Oha F, Togawa D, Shigenobu K, Hashimoto T (2010) Is closed-suction drainage necessary for single-level lumbar decompression? Review of 560 cases. Clin Orthop Relat Res 468(10):2690–2694

Kawaguchi Y, Gejo R, Kanamori M, Kimura T (2002) Quantitative analysis oft he effect of lumbar orthesis on trunk muscle strength and muscle activity in normal subjects. J Orthop Sci 7:483–489

Kehlet H, Mogensen T (1999) Hospital stay of 2 days after open sigmoidectomy with a multimodal rehabilitation programme. Br J Surg 86(2):227–230

Kehlet H, Willmore DW (1997) Multimodal approach to control postoperative pathophysiology and rehabilitation. Br J Anaesth 78:606–617

Kjærgaard M, Møniche S, Olsen KS (2012) Wound infiltration with local anesthetics for post-operative pain relief in lumbar spine surgery: a systematic review. Acta Anaesthesiol Scand 56(3):282–290

Klatt JW, Mickelson J, Hung M, Durcan S, Miller C, Smith JT (2013) A randomized prospective evaluation of 3 techniques of postoperative pain management after posterior spinal instrumentation and fusion. Spine 38(19):1626–1631

Klekamp J, Spengler DM, McNamara MJ, Haas DW (1999) Risk factors associated with methicillin-resistant staphylococcal wound infection after spinal surgery. J Spinal Disord 12(3):187–191

Lee TC, Yang LC, Chen HJ (1998) Effect of patient position and hypotensive anesthesia on inferior vena caval pressure. Spine 23:941–947

Li ZJ, Fu X, Xing D, Zhang HF, Zang JC, Ma XL (2013) Is tranexamic acid effective and safe in spinal surgery? A meta-analysis of randomized controlled trials. Eur Spine J 22(9):1950–1957

Linke C (2010) Managementgesellschaft im Rahmen der Integrierten Versorgung. Verlag PCO, Bayreuth

Mahoney CB, Odom J (1999) Maintaining intraoperative normothermia: a meta-analysis of outcomes with costs. AANA J 67(2):155–163

Mirzai H, Eminoglu M, Orguc S (2006) Are drains useful for lumbar disc surgery? A prospective, randomized clinical study. J Spinal Disord Tech 19(3):171–177

Murphy DF, MacEvilly M (1984) Pain relief with epidural buprenorphine after spinal fusion: a comparison with intramuscular morphine. Acta Anaesthesiol Scand 28(2):144–146

Otto S, Dietz C, Kuleszynski P, Hopf C, Stanton-Hicks M, Dick W (1991) Postoperative analgesia following spondylodesis using a peridural catheter placed during surgery. Results of a pilot study. Anaesthesist 40(4):235–237

Park CK (2000) The effect of patient positioning on intraabdominal pressure and blood loss in spinal surgery. Anesth Analg 91:552–557

Pons T, Shipton EA (2011) Multilevel lumbar fusion and postoperative physiotherapy rehabilitation in a patient with persistent pain. Physiother Theory Pract 27(3):238–245

Rao SB, Vasquez G, Harrop J, Maltenfort M, Stein N, Kaliyadan G, Klibert F, Epstein R, Sharan A, Vaccaro A, Flomenberg P (2011) Risk factors for surgical site infections following spinal fusion procedures: a case-control study. Clin Infect Dis 53(7):686–692

Resnick DK, Choudhri TF, Dailey AT, Groff MW, Khoo L, Matz PG, Mummaneni P, Watters WC 3rd, Wang J, Walters BC, Hadley MN, American Association of Neurological Surgeons, Congress of Neurological Surgeons (2005) Guidelines for the performance of fusion procedures for degenerative disease of the lumbar spine. Part 14: brace therapy as an adjunct to or substitute for lumbar fusion. J Neurosurg Spine 2(6):716–724

Rollmann A, Bergmann G, Graichen F, Weber U (1999) Loading on internal spinal fixation devices. Orthopäde 28(5):451–457

Tse EY, Cheung WY, Ng KF, Luk KD (2011) Reducing perioperative blood loss and allogeneic blood transfusion in pati-

ents undergoing major spine surgery. J Bone Joint Surg Am 93(13):1268–1277

van Poppel MN, De Looze MP, Koes BW, Smid T, Bouter LM (2000) Mechanisms of action of lumbar supports: A systematic review. Spine 25:2103–2113

Walid MS, Abbara M, Tolaymat A, Davis JR, Waits KD, Robinson JS 3rd, Robinson JS Jr (2012) The role of drains in lumbar spine fusion. World Neurosurg 77(3-4):564–568

Walsh NE, Schwartz RK (1990) The influence of prophylactic orthoses on abdominal strength and low back injury in the workplace. Am J Phys Med Rehabil 69:245–250

Wong J, El Beheiry H, Rampersaud YR, Lewis S, Ahn H, De Silva Y, Abrishami A, Baig N, McBroom RJ, Chung F (2008) Tranexamic acid reduces perioperative blood loss in adult patients having spinal fusion surgery. Anesth Analg 107:1479–1486

Yamauchi M, Kanaya N, Okazaki K, Kita A, Namiki A (1996) Use of warm touch for intraoperative hypothermia. Masui 45(7):873–875

Yee AJ, Yoo JU, Marsolais EB, Carlson G, Poe-Kochert C, Bohlman HH, Emery SE (2008) Use of a postoperative lumbar corset after lumbar spinal arthrodesis for degenerative conditions of the spine. A prospective randomized trial. J Bone Joint Surg Am 90(10):2062–2068

Zimmerer S, Koehler M, Turtschi S, Palmowski-Wolfe A, Girard T (2011) Amorosis after spine surgury: survey of the literature and discussion of one case. Eur Spine J 20(2):171–176

Multimodales Konzept in der konservativen Wirbelsäulenbehandlung

Christian Schneider

34.1   Einführung – 346

34.2   Schmerzbehandlung – 346

34.3   Psychosoziale Aspekte – 346

34.4   Physio- und Trainingstherapie – 347

34.5   Stationäre Behandlung – 347

J. Jerosch, C. Linke (Hrsg.), *Patientenzentrierte Medizin in Orthopädie und Unfallchirurgie*,
DOI 10.1007/978-3-662-48081-6_34, © Springer-Verlag Berlin Heidelberg 2016

34.1   Einführung

Gerade die vielfältigen Beschwerdebilder an der Wirbelsäule bedürfen einer konsequenten Planung der Diagnostik und Behandlung. Die Möglichkeiten der Diagnostik im Rahmen eines Instituts, das auf ein spezifisches Problem oder Körperteil spezialisiert ist, wurden bereits in ▶ Kap. 13 ausführlich dargestellt. In diesem Kapitel wird die nachfolgende konservative Behandlung angesprochen. Die Möglichkeit eines Strategiewechsels hin zu einem operativen Vorgehen ist dabei zu jedem Zeitpunkt gegeben und muss sorgfältig abgewogen werden.

Aus den Erkenntnissen der umfassenden Diagnostik, die zumindest die 3 Bereiche Orthopädie/Neurochirurgie, Neurologie und Psychosomatik umfassen sollte, wird ein Behandlungsplan erstellt. Dabei ist die strategisch-fachliche Ausrichtung an der vordergründigen Symptomatik sinnvoll. Die Einbeziehung der "angrenzenden" Fachgebiete aber muss im Sinne einer multimodalen Behandlung immer erfolgen. Auch der langfristige Behandlungserfolg darf nicht aus dem Auge verloren werden, und so wird frühzeitig die Einbindung der Physiotherapie erfolgen müssen, da eine verminderte/falsche körperliche Aktivität mit einem Rückenschmerz korreliert.

Das führende Symptom des Patienten ist der Schmerz. Der Wunsch nach rascher und effektiver Ausschaltung eines akuten Schmerzes treibt ihn dann in die ärztliche Praxis bzw. ins Krankenhaus. Das komplette Spektrum der Schmerzmedikation kann dabei leitliniengerecht ausgeschöpft werden. Ein schon langfristiger oder bereits chronischer Schmerz bedarf erst einer multimodalen Abklärung und dabei dennoch auch einer leitliniengerechten adäquaten Akutbehandlung.

34.2   Schmerzbehandlung

Bewährt haben sich bei bekannter nachgewiesener anatomisch führender Kompression/Irritation eines Nervs oder Reizung eines Gelenks vor allem die selektiven radiologisch kontrollierten Infiltrationen an bzw. in die betroffene Struktur. Die Möglichkeiten der radiologischen Kontrolle reichen dabei vom Ultraschall über den Bildwandler bis zu den Groß-

geräten Computertomographie (CT) und Magnetresonanztomographie (MRT). Bei der Verfahrensauswahl sind neben den örtlichen Gegebenheiten vor allem strahlenhygienische Aspekte bei der anatomisch korrekten Ausführung zu berücksichtigen. Die Sicherheit der korrekten Nadelpositionierung steht für den Behandler dabei im Vordergrund.

Die Ausstattungsansprüche zur Durchführung dieser Behandlungsverfahren sind nicht unerheblich. So muss eine Überwachung des Patienten während der Behandlung erfolgen und eine komplette Notfallausrüstung schnell zugänglich sein. Aber auch Ruhe- und Nachbeobachtungsmöglichkeiten sind nach einzelnen Infiltrationen notwendig, sodass diese teilweise nur in einem stationären Setting durchgeführt werden können.

Die selektiven Infiltrationen sind neben der therapeutischen Indikation auch unter diagnostischen Gesichtspunkten extrem wertvoll. So kann eine gezielte Differenzierung zwischen einzelnen Pathologien und damit eine gezieltere Behandlung erfolgen. Dies hat Auswirkungen auf die verabreichte Menge der verwendeten Medikation, damit auch indirekt auf mögliche Nebenwirkungen oder Komplikationen. Die operativ ausgerichteten Kollegen nutzen die Erkenntnisse einer gezielten Stufendiagnostik mit selektiven Infiltrationen zur gezielten Operationsplanung. Teilweise können so aufwendige stabilisierende Verfahren durch schonendere mikrochirurgische Operationen ersetzt werden, und der prognostizierte Erfolg bleibt trotzdem gewährleistet.

34.3   Psychosoziale Aspekte

Im Rahmen der differenzierten Diagnostik werden auch die psychosozialen Aspekte in der Entstehung, Wahrnehmung und Aufrechterhaltung von Rückenschmerzen adressiert. Die weitere Be-und Verarbeitung dieses Problemkreises erfolgt durch die eng kooperierenden Kollegen aus den Bereichen Psychologie und Psychosomatik. Neben Einzelgesprächen finden vor allem Gruppentherapien in den unterschiedlichsten Bereichen statt. Die gewonnenen Erkenntnisse und deren Aufarbeitung sind essenziell für eine nachhaltig erfolgreiche Behandlung. Im Hinblick auf Chronifizierungsprozesse ist diesen psychosozialen Kofaktoren besondere Aufmerksamkeit zu widmen!

Die Akzeptanz des Rückenschmerzes und eines vorliegenden Krankheitsgeschehens ist oft der Beginn der Behandlungskette, die natürlich auch die effektive Reduktion des Rückenschmerzes und die Rückkehr in den beruflichen und sozialen Kontext zum Ziel hat. Der Fokus auf den Schmerz ist häufig der Trigger für eine zunehmende Isolation und eine Verstärkung von Symptomen, die nicht unbedingt somatische Ursachen haben.

Die korrekte Einordnung vorliegender Befunde der Bildgebung, z. B. Röntgen, CT oder MRT, sollte unter Beachtung der psychosozialen Kofaktoren erfolgen – teils ist auch von Eingriffen oder Operationen abzuraten. Rückenschmerz ist sicher mit Angst, Stress und einer großen Verunsicherung verbunden. Auch das operative Ergebnis wird unter Beachtung der emotionalen Stimmung und einer guten Vorbereitung sicherlich besser.

34.4 Physio- und Trainingstherapie

Die dritte Säule im multimodalen Behandlungskonzept ist die Physio- und Trainingstherapie. Ein ganzheitlicher Ansatz beinhaltet auch die physiotherapeutische Untersuchung, vor allem im Hinblick auf vorliegende muskuläre Dysbalancen und funktionelle Problemketten. Dabei kann z. B. eine alte Fehlstellung im Sprunggelenk der regelmäßige Trigger des Rückenschmerzes sein; dieser wird sich erst nach adäquater Behandlung am Sprunggelenk und der gesamten Kette des betroffenen Beins bessern.

Neben fokussierten Einzelbehandlungen können physikalische Behandlungen z. B. zur Tonusreduktion eingesetzt werden. Das Erlernen von Bewegungsmustern und Trainingsinhalten braucht ausreichend Zeit, um auch langfristig Akzeptanz zu erfahren. Gerätegestützte Trainingsformen können ebenfalls zur Anwendung kommen, wobei meist die grobe Kraft der Bauch- und Rückenmuskulatur verbessert werden soll. Besonders die sensomotorischen und koordinativen Trainingsformen haben sich in der Behandlung von Rückenschmerzen bewährt – Zielstruktur ist dabei die tiefe autochthone Rückenmuskulatur und ein Ausgleich vorhandener

Dysbalancen. Diverse Kleingeräte kommen unterstützend zum Einsatz und ermöglichen auch die Fortsetzung der Übungen im häuslichen Umfeld.

Aktuelle Forschungsprojekte untersuchen derzeit die Effektivität verschiedener Trainingsformen und die Verbesserung der Ergebnisse durch die zusätzliche Einbeziehung von mentalen Ablenkungsaufgaben. Eine "Umprogrammierung" von bekannten Schmerzwahrnehmungs- und -bewertungsmustern in Verbindung mit der Entstehung von Rückenschmerz ist dabei das erhoffte Ziel.

Die Anleitung zu rückengerechtem Verhalten im Alltag und teilweise auch eine rückengerechte Integration in das Berufsleben runden den physiotherapeutischen Bereich ab. Die Nachhaltigkeit des begonnenen Trainingsprogramms hängt auch von einer guten Hilfestellung beim Erlernen und bei der Ausarbeitung eines patientenbezogenen Heimtrainingsprogramms sowie von vereinbarten Kontrollterminen ab. Dabei sollten kurze, einfache Testverfahren in bestimmten Intervallen die zunehmende Stabilität der Muskulatur, aber auch die verbesserte Beweglichkeit und Koordination auswerten können.

Die Einbeziehung von ausgewiesenen Kotherapeuten zu spezifischen Fragestellungen hat sich ebenfalls bewährt. Schmerztherapeuten sind in das kontinuierliche Erreichen eines erträglichen Schmerzlevels eingebunden, nur so können andere Behandlungsformen angewandt werden. Diätberatung und Ernährungsumstellung sind bei entsprechenden Problemen angezeigt und sollten bei Bedarf möglichst frühzeitig erfolgen. Die langfristige Gewichtskontrolle ist ein wichtiger Faktor der konservativen Behandlung.

34.5 Stationäre Behandlung

Der Vorteil einer stationären multimodalen Behandlung des Rückenschmerzes liegt in der engen räumlichen und zeitlichen Zusammenarbeit aller Fachrichtungen. Die abgestimmten Diagnostik- und Behandlungspfade lassen sich so zeitnah und konsequent umsetzen. Die notwendigen regelmäßigen Treffen zur Besprechung der Behandlungsergebnisse und der Adjustierung des Behandlungsplans mit dem Patienten sind leichter zu bewerkstelligen.

Die Behandlungsdokumentation kann in einem gemeinsamen File erfolgen, sodass alle, die an der Behandlung beteiligt sind, auf die gleichen Daten zurückgreifen können. Doppeluntersuchungen können so eingespart werden, was neben ökonomischen auch echte individuelle Vorteile für den Patienten hat (z. B. reduzierte Röntgenstrahlenbelastung). Alle an der Behandlung Beteiligten sind auf dem gleichen Kenntnisstand, und in den regelmäßigen Teamsitzungen können bestimmte Teilziele konkret und direkt miteinander besprochen werden.

Der Patient, der sich mit seinem Rückenschmerz in eine multimodale Behandlung begibt, muss diesen Mehrwert direkt bemerken: Der nachfolgende Therapeut ist z. B. bereits über die Anamnese und die bisherigen Vorbehandlungen informiert – eine effektivere Nutzung der eigentlichen Therapiezeit ist somit möglich. Die effektive Schmerzbehandlung durch selektive Infiltrationen und eine begleitende orale Medikation schafft die Grundlage für die weiteren Behandlungen inklusive des notwendigen physiotherapeutischen Trainingsprogramms.

Bei der Begleitung des gesamten Behandlungsprozesses haben sich Messungen diverser Variablen bewährt. So kann der Erfolg eines Behandlungsansatzes beobachtet, dokumentiert und wenn nötig angepasst werden. Die Messung zu definierten Zeitpunkten erlaubt auch eine externe Kommunikation sowie den Benchmark zu anderen Behandlungsformen und Institutionen. Auch im Dialog mit Kostenträgern hat sich die Darstellung der Behandlungsergebnisse im Zeitverlauf bewährt, um die Notwendigkeit bestimmter Behandlungsinhalte oder -zeiträume transparent zu machen.

Die stationäre Umsetzung innerhalb der verschiedenen DRG ist an bestimmte Voraussetzungen geknüpft. Die kurzfristigen Aufenthalte über nur wenige Tage dienen der Akutbehandlung und vor allem der Diagnostik. Länger dauernde Aufenthalte im Rahmen eines konsequenten multimodalen schmerztherapeutischen Ansatzes bedürfen eines höheren personellen und strukturellen Aufwands und sind eher in eine spätere Krankheitsphase zu integrieren – so können ggf. Chronifizierungsprozesse gebremst werden.

Die gemeinsame Sichtweise auf den betroffenen Patienten aus verschiedenen Blickwinkeln ist mit diesem Ansatz möglich. Die in ▶ Kap. 13 bereits dargestellte gemeinsame Besprechung der Befunde im Team mit anschließender Behandlungsplanung wird sich auch hier positiv auf den weiteren Krankheitsverlauf auswirken. Die richtige Dosierung von Orthopädie/Neurochirurgie, Neurologie/Psychiatrie, Psychosomatik und Physio-/Trainingstherapie ist der Schlüssel zum Erfolg.

Arthosemanagement in Praxis und Klinik

Klaus Baum, Jörg Jerosch, Axel Schulz

35.1   Einführung – 350

35.2   Konservatives Arthrosemanagement – 350
35.2.1   Basistherapie – 351
35.2.2   Erweiterte nicht medikamentöse Therapie – 356
35.2.3   Erweiterte medikamentöse Therapie – 357

35.3   Operative Therapie – 359
35.3.1   Gelenkerhaltende Operationen – 359
35.3.2   Gelenkersatz – 359

35.4   Multimodales Arthrosemanagement – 360

         Literatur – 361

J. Jerosch, C. Linke (Hrsg.), *Patientenzentrierte Medizin in Orthopädie und Unfallchirurgie*,
DOI 10.1007/978-3-662-48081-6_35, © Springer-Verlag Berlin Heidelberg 2016

35.1 Einführung

Die Arthrose gilt weltweit als häufigste Gelenkpathologie der erwachsenen Bevölkerung. Als degenerative Erkrankung muss die Arthrose zu den chronischen Erkrankungen gezählt werden und erfordert eine hohe Aufmerksamkeit im Gesundheitswesen – ambulant und stationär. Die Lebenszeitprävalenz der Arthrose mit 22,7 % und die direkten jährlichen Kosten von 7,62 Milliarden Euro liegen sogar höher als die Lebenszeitprävalenz und die direkten Kosten für Diabetes mellitus (◘ Tab. 35.1). Die jährlichen Krankheitskosten der Arthrose in Deutschland für die Behandlung von Frauen, insbesondere jenseits des 65. Lebensjahres, liegen deutlich über denen der Männer. Erklärungen hierfür sind unter anderem die höhere Lebenserwartung der Frauen und deren genetische Veranlagung (◘ Tab. 35.2).

Trotz der immensen Kosten, die durch die Behandlung der Arthrose entstehen, erfährt der Diabetes in der Bevölkerung eine weitaus höhere Aufmerksamkeit als die Arthrose. Ausnahmen sind populistisch aufbereitete Themen wie "Arthroskopie bei Gonarthrose" oder "Deutsche Kliniken implantieren zu viele Endoprothesen". Dabei ist belegt, dass die Zahlen des Hüftgelenkersatzes von 2005 bis 2011 konstant waren und die Zahlen des Kniegelenkersatzes nach einem Anstieg von 2005 bis 2008 von etwa 12 % in den Jahren 2008 bis 2001 ebenso nicht weiter angestiegen sind (Niethard et al. 2013). Die Diskussion um die durch die Moseley-Studie infrage gestellte Arthroskopie bei Gonarthrose kann am besten durch die vor der Arthroskopie meist frustran durchgeführte konservative Therapie und die versuchte Vermeidung eines Gelenkersatzes bei diesen Patienten beantwortet werden.

Gerade die Frage nach der Evidenz der einzelnen Therapiemaßnahmen ist für die Erstellung von Therapiepfaden neben der Umsetzbarkeit in der täglichen Praxis eine der beiden wesentlichen Säulen der Behandlung von Arthrosepatienten. Während 1980 in Medline gerade einmal 306 publizierte Arbeiten zum Thema Arthrose (Osteoarthritis) zu finden waren, so hat sich die Anzahl der dort aufgeführten wissenschaftlichen Arbeiten zur Arthrose im Jahr 2010 verzehnfacht und bis 2013 sogar verdreizehnfacht. Trotzdem sind wir auch heute nur in der Lage, die Arthrose symptomatisch zu behandeln.

Einen Ansatz zur Implementation des aus den zahlreichen Studien gewonnenen Wissens für die Arthrosetherapie bieten Leitlinien der nationalen und internationalen Fachgesellschaften. So sind in den vergangenen Jahren neue Leitlinien zur Behandlung der Gonarthrose erstellt worden. Für andere Gelenke, wie z. B. dem glenohumeralen Gelenk oder dem oberen Sprunggelenk, liegen keine Leitlinien der großen Fachgesellschaften vor.

Die aktuellen Leitlinien der anerkannten internationalen Fachgesellschaften für die konservative Behandlung der Gonarthrose beinhalten eine Basistherapie, bestehend aus Patientenschulung, Bewegungstraining/Sporttherapie und einer Gewichtsoptimierung, sofern erforderlich. Hinzu kommen, je nach individuellem Patientenprofil, zusätzliche Therapieoptionen, wie z. B. biomechanische Interventionen (z. B. Einlagen, entlastende Orthesen) oder die medikamentöse Therapie. Eine Übersicht über die konservativen, nicht medikamentösen Empfehlungen der großen internationalen Fachgesellschaften geben ◘ Tab. 35.3 sowie die Arbeiten von Hochberg et al. (2012), Fernandez et al. (2013), AAOS (2013) und McAlindon et al. (2014).

Bei Versagen der konservativen Therapie gilt es, rechtzeitig die Indikation zur operativen gelenkerhaltenden bzw. gelenkersetzenden Therapie zu stellen. Alle ausgesprochenen Empfehlungen systematisch entwickelter Leitlinien über angemessene Vorgehensweisen bei speziellen diagnostischen und therapeutischen Problemstellungen lassen dem Arzt jedoch einen Entscheidungsspielraum zu und geben "Handlungskorridore" vor, von denen in begründeten Einzelfällen auch abgewichen werden kann – so die Darstellung der Bundesärztekammer.

35.2 Konservatives Arthrosemanagement

Ein individuelles Arthrosemanagementkonzept sollte in eine Basistherapie, eine erweiterte konservative und eine erweiterte operative Therapie gegliedert werden, deren konservative Maßnahmen sich zeitlich überlappen können und sollten – denn ein schmerzgeplagter Arthrosepatient wird ohne adäquate Besserung der Schmerzen nur selten an

◘ **Tab. 35.1** Vergleich zweier chronischer Erkrankungen: Arthrose versus Diabetes mellitus, erstellt auf Basis der Angaben des Robert-Koch-Instituts und der DEGS-I-Studie (Gößwald et al. 2013, Robert-Koch-Institut 2013)

Diagnose	Lebenszeitprävalenz [%]	Trend	Direkte Kosten [€]	Quelle
Arthrose	22,7	↑	7,62 Milliarden	RKI 2012
Diabetes mellitus	7,2	↑	6,34 Milliarden	RKI 2012/*2008

◘ **Tab. 35.2** Krankheitskosten der Arthrose in Deutschland 2008 (ICD M.15–M.19). (Aus Robert-Koch-Institut 2013)

Alter [Jahre]	Frauen [Mio. €]	Männer [Mio. €]	Gesamt [Mio. €]
< 30	14	17	31
30–44	94	116	210
45–64	1025	812	1837
65–84	3004	1343	4346
> 85	1024	172	1196
Gesamt	5160	2460	7620

◘ **Tab. 35.3** Zusammenfassung der internationalen Leitlinien zur konservativen, nicht pharmakologischen Therapie der Gonarthrose von: American College of Rheumatology (ACR 2012: Hochberg et al. 2012); European League Against Rheumatism (EULAR 2013: Fernandez et al. 2013), American Academy of Orthopaedic Surgeons (AAOS 2013), Osteoarthritis Research Society International (OARSI 2014: McAlindon et al. 2014)

Behandlung		ACR	EULAR	AAOS	OARSI
Körperl. Aktivität, Sport		+++	++	++	++
Optimierung des Körpergewichts		+	++	++	++
Patientenschulung		+	*	++	++
Einlagen	Med. Erhöhung	*		o	++
	Lat. Erhöhung	o	–		++
Bandagen		*	*	*	++
Orthesen		o	*	o	++
Elektrotherapie		+	*	o	–

Bewertungen: +++ starke Empfehlung; ++ Empfehlung; + schwache Empfehlung; o keine Bewertung möglich; – nicht empfohlen; * von der jeweiligen Fachgesellschaft nicht bewertet

einer Bewegungs- oder Sporttherapie teilnehmen. Neben anderen Verbänden und Gesellschaften hat die Deutsche Gesellschaft für Arthrosemanagement (DGFAM e. V.) es sich zur Aufgabe gemacht, die Empfehlungen der verschiedenen internationalen Guidelines in ein praktikables Arthrosemanagementkonzept zu integrieren.

35.2.1 Basistherapie

Patienteninformation und Patientenschulung Ziel ist es, den Patienten über die Art der Erkrankung und mögliche Behandlungsmaßnahmen zu informieren und den Lebensstil, sofern erforderlich, zu beeinflussen. Die EULAR-Studie hat hierzu entsprechende Empfehlungen für das nicht pharmakologische Management von Hüft- und Kniearthrose, vor allem auf Basis der Patientenschulung und einer Anpassung des Lebensstils, gegeben (Fernandes et al. 2013).

Gewichtsmanagement Die existierenden Daten erlauben den Schluss, dass bei wenigstens 5 % Gewichtsverlust innerhalb von 6 Monaten eine messbare Verbesserung der klinischen Symptomatik sowie eine Verbesserung der Gelenkfunktion zu erwarten ist (Christensen et al. 2007). Eine weitere Studie zeigte bei einem Gewichtsverlust von 10 % eine signifikante Verbesserung der klinischen Symptome (Messier et al. 2013). Problem ist hierbei meist die mangelnde Compliance der Patienten, daher kann es sinnvoll sein, die Patienten an Ernährungsmediziner oder Ernährungsberater zu überweisen.

Bewegungs- und Sporttherapie Konkret werden das Krafttraining, ausdauerorientierte Belastungen wie Spazierengehen oder Radfahren, Tai Chi und Wassergymnastik empfohlen. Dies ist letztlich die folgerichtige Konsequenz aus zahlreichen Untersuchungen der letzten Jahre, die für Arthrosepatienten durchgängig positive Auswirkungen von körperlicher Aktivität auf Schmerzsymptomatik und Funktionalität nachweisen konnten.

Gelenksschmerz, Funktionalität und Training aus wissenschaftlicher Sicht

Orientiert man sich ausschließlich an der wissenschaftlichen Faktenlage, dann ist das "Ja" zur körperlichen Beanspruchung des betroffenen Gelenks und seiner umgebenden kontraktilen und bindegewebigen Strukturen eindeutig. Zahlreiche Studien und mehrere Übersichtsartikel belegen sowohl für die Schmerzreduktion als auch für die Steigerung der Funktionalität die eindeutige Überlegenheit des Trainings gegenüber der Inaktivität. Eine aktuelle Metaanalyse zeigt, dass diese Effekte selbst bis ins hohe Alter erreicht werden können (Quintrec et al. 2014).

Weniger eindeutig fällt die differenzierte Betrachtung der einzelnen Trainingskomponenten und Modalitäten aus. Ein metaanalytischer Vergleich zwischen Kraft-, Ausdauer- und Flexibilitätstraining ergab eine Überlegenheit des Krafttrainings (Uthman et al. 2013). Die Überlegenheit des Krafttrainings gegenüber dem Ausdauertraining wurde auch durch Metaanalysen bei rheumatoider Arthritis deutlich (Baillet et al. 2010, 2012). Die besten Resultate scheinen bei einem kombinierten Training zu erwarten sein, wozu allerdings nur wenige Studien vorliegen. Bezüglich Land- und Aquatraining konnten keine entscheidenden Vor- oder Nachteile festgestellt werden. Auch Tai Chi als Kombination aus Körperwahrnehmung, Kraft-, Koordinations- und Gleichgewichtselementen besitzt eine positive Evidenz (Ye et al. 2014).

Gelenkschmerz, Funktionalität und Training aus der Sicht des Patienten

Bei der Trainingstherapie steht der Patient vor einer paradoxen Situation: In seinem Alltag verspürt er bei körperlichen Tätigkeiten häufig Schmerzen und Einbußen der Funktionalität des betroffenen Gelenks. Dies führt in vielen Fällen zu dem nachvollziehbaren Wunsch nach Schonung und damit zu Vermeidungsstrategien gegenüber körperlichen Belastungen. Auf der anderen Seite greifen selbst die Laienpresse und andere Medien die bereits beschriebene Tatsache auf, dass durch ein körperliches Training die Funktionalität zunimmt und der Gelenkschmerz reduziert werden kann. Offensichtlich reichen solche allgemeinen Ratschläge bei vielen aber nicht aus, da ein großer Teil der Arthrosepatienten immer noch inaktiv ist.

Um den Patienten erfolgreich einem Training zuführen zu können, bedarf es wahrscheinlich einer individuelleren Ansprache und Unterstützung, die z. B. von ärztlicher Seite gegeben werden kann. Der Arzt sollte dem Patienten erklären, worin die persönlichen Vorteile liegen. Im Idealfall benennt er therapeutische Einrichtungen, von denen er aus eigener Erfahrung oder von Berichten anderer Patienten weiß, dass ein indikationsgerechtes Training durchgeführt wird. Erkundigt er sich bei nachfolgenden Kontakten nach den Fortschritten im Trainingsprozess, dann wird der Patient dies als Zeichen für Interesse und Anteilnahme werten und sich in seinem Handeln unterstützt fühlen. Gleichzeitig wird damit das Bild über Qualität und Güte des Trainings-/Therapiezentrums bzw. des Trainers/Therapeuten zunehmend klarer.

Trainingsplanung und Trainingsgestaltung

Viele Arthrosepatienten haben über einen sehr langen Zeitraum keinen Sport mehr betrieben. Noch größer ist die Anzahl derjenigen, die noch nie ein zielgerichtetes und kontinuierliches Training über einen längeren Zeitraum absolviert haben. Infolgedessen entspricht die Erwartungshaltung häufig nicht der Realität. Training ist kein medikamentöses Analgetikum, das mit dem ersten Mal wirkt. Dem Patienten sollte daher bewusst gemacht werden, dass die Erfolge nur mittel- und langfristig erzielt werden.

Eine der wichtigsten Voraussetzungen für den Erfolg ist die Compliance des Patienten. Im Idealfall wird das Training mit Freude wahrgenommen. Dazu gehört das gesamte "Trainingspaket": die konkreten Inhalte ebenso wie das Umfeld, z. B. die räumliche Atmosphäre und die Art der Ansprache durch den Therapeuten. Auch wenn der Begriff "Therapie" hier immer wieder verwendet wird, hat er im Dialog mit dem Patienten wenig Rechtfertigung. Denn wer unterzieht sich schon mit Freude langfristig einer Therapie? Daher: "Training" statt "Trainingstherapie" und eine räumliche Gestaltung ohne den sterilen Charme eines OP-Saals.

Bei der Trainingsplanung müssen selbstverständlich begleitende Morbiditäten berücksichtigt werden, die aber in den seltensten Fällen einen Ausschluss darstellen. So ist es bei kardiovaskulären Begleiterkrankungen oder vorangegangenen Ereignissen wie Herzinfarkt oder Schlaganfall wichtig, hohe Blutdrücke zu vermeiden. Beim Krafttraining hilft die von Baum et al. (2003) entwickelte intermittierende Methode. Dabei wird nach jeder konzentrisch-exzentrischen Phase die muskuläre Spannung kurzzeitig, aber vollständig aufgelöst, um eine uneingeschränkte Durchblutung der Arbeitsmuskulatur zu ermöglichen. Die Trainingseffekte sind dabei mit einem konventionellen Krafttraining vergleichbar, die auftretenden Blutdruckspitzen jedoch sind signifikant geringer. Bei einem Diabetiker ist darauf zu achten, dass es während des Trainings nicht zu einer kritischen Hypoglykämie kommt. Deshalb ist es von Vorteil, den behandelnden Diabetologen über die Aufnahme des Trainings im Vorfeld zu informieren, damit die Medikation ggf. umgestellt werden kann.

Die Trainingsgestaltung bei Gesunden orientiert sich an der Zielsetzung, dem Umfang entsprechend der zur Verfügung stehenden Zeit und der Intensität, die gewissen Prozenten der aktuellen Leistungsfähigkeit entspricht. Die ersten beiden Merkmale sind auf das Training mit Arthrosepatienten vollständig übertragbar. Die Reduktionen von Schmerzen und funktionellen Einschränkungen als Ziel benötigen einen Zeitaufwand von zunächst 2, maximal 3 Trainingseinheiten pro Woche von jeweils ca. 1 h Dauer. Die Trainingseinheiten sollten so verteilt sein, dass mindestens 48 h Erholungsphase dazwischen liegen. Anzahl und Dauer können nach einer hinreichenden Adaptation von ca. 3 Monaten sukzessive gesteigert werden.

Bei der Wahl der Intensität unterscheiden sich Gesunde und Arthrosepatienten mit Schmerzen. Im Vordergrund steht initial die Reduktion der häufig vorhandenen Angst vor Verschlechterung des aktuellen Zustands. Entsprechend wird zunächst mit möglichst geringen Intensitäten die richtige Bewegungsausführung erlernt und die Belastung einschleichend erhöht. Die angestrebten Zielintensitäten beim Ausdauer- und Krafttraining unterscheiden sich zwischen Gesunden und Arthrosepatienten nicht wesentlich: Beim Kraft- und Ausdauertraining werden 60–80 % der maximalen Kraft bzw. Ausdauerleistungsfähigkeit eingesetzt. Allerdings beinhaltet die schmerzorientierte Herangehensweise auch eine durchgehend variable Trainingsgestaltung und damit kein starres Schema. Bei auftretenden Komplikationen sollten die Intensitäten und unter Umständen auch die Übungsauswahl modifiziert werden.

Jede Trainingseinheit sollte nach Möglichkeit die motorischen Eigenschaften Kraft, Koordination, Beweglichkeit und Ausdauer beinhalten und in dieser Reihenfolge gewichtet werden. Falls die Zeit des Patienten für das Training knapp bemessen ist, kann auf die Ausdauerelemente verzichtet werden. Selbstverständlich muss beim Krafttraining auf eine gelenkachsengerechte Führung geachtet werden. Beim Vergleich zwischen einem Krafttraining bei Kniearthrose mit und ohne vorangehendes, spezifisches Kniestabilitätsprogramm über 4 Wochen verbesserten beide Patientengruppen Funktionalität und Schmerz, ein Vorteil des Stabilisierungsprogramms war jedoch nicht erkennbar (Knoop et al. 2014).

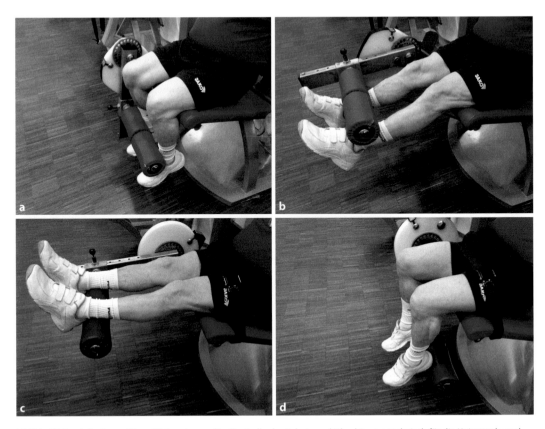

☐ Abb. 35.1a–d Kraftmaschinen bieten eine exakte Kontrolle der Belastungshöhe, hier exemplarisch für die Kniestreck- und Beugemuskulatur bei Kniearthrose

Zeitlich sollte eine Trainingseinheit so strukturiert sein, dass initial möglichst Körperregionen belastet werden, deren Gelenke schmerzfrei sind. Erst danach werden die betroffenen Gelenke belastet. So können Hüft- oder Kniepatienten mit Ruder- oder Armkurbelergometer beginnen, bei Schulterproblematiken sind es die klassischen Fahrrad- und Laufergometer, Stepper oder Ellipsentrainer. Damit wird das Phänomen einer belastungsinduzierten, generalisierten Hypoalgesie ausgenutzt, die während des Trainings und bis zu 30 min nach Belastungsende anhält (Koltyn et al. 2014).

Bei der Frage nach Geräten und Hilfsmitteln beim Krafttraining sind folgende Aspekte von Bedeutung: Freiheitsgrade bei der Bewegungsausführung, Kontrolle der Belastungshöhe und Abstufbarkeit der Belastung. Die beste Kontrolle der Belastungsintensität liefern Kraftmaschinen, die im Idealfall stufenlos einstellbar sind (☐ Abb. 35.1).

Für die ersten Wochen des Trainings besitzen sie außerdem den Vorteil, dass die Bewegungen geführt werden und damit die Gefahr von Fehlbelastungen der Gelenke aufgrund von falschen Bewegungsausführungen reduziert ist. Nachteilig ist jedoch der fehlende Einsatz der Hilfsmuskulatur, die im Alltag benötigt wird. Daher sollten im Lauf des Trainingsprozesses auch freie Gewichte, das eigene Körpergewicht und elastische Widerstände eingesetzt werden. Elastische Bänder werden in verschiedenen Stärken angeboten, sodass auch dabei eine partielle Kontrolle und Abstufbarkeit der Belastungsintensität gegeben ist (☐ Abb. 35.2). Erste positive Untersuchungen sprechen auch für den Einsatz von Vibrationsplattformen (Park et al. 2013, Simão et al. 2012).

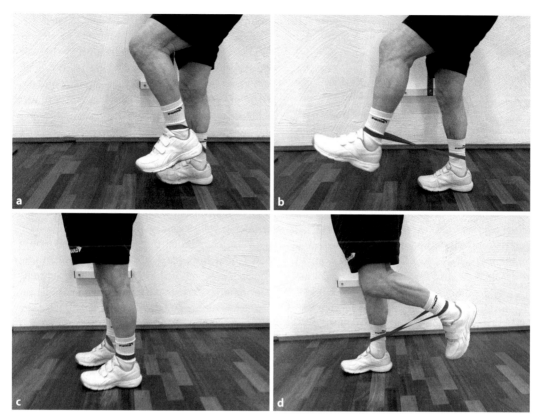

◨ Abb. 35.2a–d Elastische Bänder bieten nur eine partielle Kontrolle der Belastungsintensität, dafür aber eine sehr gute Abstufbarkeit der Belastungsintensität, hier exemplarisch für die Kniestreck- und Beugemuskulatur bei Kniearthrose

Fazit

Körperliches Training bei Arthrose verbessert die Funktionalität, reduziert den Schmerz und trägt somit wesentlich zur Verbesserung der Lebensqualität bei. Bei der Wahl der Trainingsmodalität besitzt das Krafttraining die höchste Effektstärke, aber auch durch Flexibilitäts- und Ausdauertraining können positive Adaptationen erzielt werden. Bei der Trainingsplanung ist auf eine schleichende Belastungserhöhung und eine von der Schmerzsymptomatik abhängige Flexibilität der Trainingsgestaltung zu achten. Um die erforderliche, langfristige Compliance des Patienten zu erreichen, bedarf es eines motivationalen und freudvollen Umfelds beim Training.

Grundlage für eine erfolgreiche Basistherapie stellt die Compliance der Patienten dar. Hier besteht für die Teilnahme an Bewegungsprogrammen eine etwa doppelt so große Bereitschaft als zur Teilnahme an Programmen zur Ernährungsoptimierung (12,5 vs. 5 %). Die Bereitschaft von Frauen, an Bewegungsprogrammen teilzunehmen, ist dabei fast doppelt so hoch wie die der Männer (16,1 vs. 8,6 %; Jordan u. von der Lippe 2012). Aus diesem Grund sollte im Rahmen eines Arthrosemanagements großer Wert auf die Bewegungs- bzw. Sporttherapie gelegt werden, da anzunehmen ist, dass körperliches Training auch positiven Einfluss auf das Körpergewicht hat.

Die klinische Erfahrung zeigt, dass die Basistherapie allein meist nicht ausreicht, um die Symptome und die Funktion zu verbessern oder gar die Progression der Arthrose aufzuhalten bzw. zu verlangsamen. Daher gilt es, im Rahmen des Arthrosemanagements eine multimodale und interdisziplinäre Therapie zu wählen, welche individuell auf den Patienten zugeschnitten ist. Hierzu zählen nicht pharmakologische sowie pharmakologische Therapiemaßnahmen.

35.2.2 Erweiterte nicht medikamentöse Therapie

Einlagen und Schuhaußenranderhöhung

Betrachtet man Arbeiten aus dem Julius Wolf Institut der Charité (Berlin) mit Patienten, die mit einer instrumentierten Knieendoprothese versorgt wurden, so zeigt sich, dass bei einer Einlagenversorgung (5-mm-Außenranderhöhung) die resultierende Kraft, die durch das adressierte Gelenkkompartiment läuft, etwa um 3 % reduziert wird; eine Schuhaußenranderhöhung (5 bzw. 10 mm) zeigt eine Reduktion der resultierenden Kraft von 3 bzw. 4 %. Bei gleichzeitiger Versorgung mit einer stabilisierenden Orthese des oberen Sprunggelenks werden größere Entlastungen erzielt (Kutzner et al. 2011a).

In der Analyse der AAOS-Guidelines 2013 wurden insgesamt 4 Arbeiten mit einer sehr guten bis akzeptablen Methodik identifiziert, die den Einfluss von Einlage mit erhöhtem Außenrand mit neutralen Einlagen vergleichen. Hier konnte kein signifikanter Unterschied zwischen den Behandlungsgruppen gezeigt werden. Sowohl bei der neutralen als auch bei der Einlage mit Außenranderhöhung wurden positive Effekte beschrieben.

Entlastende Orthesen

Die Betrachtung von Unloader-Orthesen bei Patienten mit instrumentierter Knieendoprothese zeigt je nach eingesetzter Orthese eine Reduktion der Kraft (die durch das adressierte mediale Gelenkkompartiment beim Gehen läuft) zwischen 8 und 30 %. Die Ergebnisse sind unter anderem abhängig von Orthesentyp, valgisierender Korrektur und Beinachse. Zu beachten ist jedoch, dass Orthesen mit einer stark valgisierenden Komponente (8°) von den Patienten nicht auf längere Zeit toleriert werden und somit zur symptomatischen Therapie der Gonarthrose allenfalls bedingt geeignet sind (Kutzner et al. 2011b). Es gilt daher, einen "Kompromiss" zwischen der Entlastung durch eine Unloader-Orthese und der Patientencompliance zu finden – denn nur

wenn die Orthese getragen wird, hilft sie dem Patienten.

Befragt man Patienten nach den Kriterien, die zur Auswahl einer Unloader-Orthese relevant sind, so werden in erster Linie der Tragekomfort und das Handling angeführt, nach einem "Testlauf" mit verschiedenen Orthesen gilt als wichtigstes Kriterium die unmittelbare Schmerzlinderung, die bei der Wahl einer bestimmten Orthese ausschlaggebend ist. Ziel muss es daher sein, neue Orthesen zu entwickeln, die den Wünschen der Patienten entsprechen und gleichzeitig ein ausreichendes Maß an Entlastung bieten, um eine zufriedenstellende Schmerzreduktion gewährleisten zu können.

Klinische Studien zeigten bei der Versorgung von Gonarthrosepatienten mit entlastenden Orthesen eine signifikante Reduktion der Schmerzen im adressierten Gelenkkompartiment, die im Vergleich zu einer Einlagenversorgung oder einer Neoprenbandage signifikant stärker ausgeprägt war (Kirkley et al. 1999, van Raayi et al. 2010). Eine Kombination einer entlastenden Orthese mit einer Bandage erscheint daher sinnvoll. In einer weiteren Arbeit konnte bei dem Vergleich von Gonarthrosepatienten, die mit einer entlastenden Orthese versorgt wurden, mit Gonarthrosepatienten, die mit Arthroseschulung, Schmerzmitteln und physikalischer Therapie behandelt wurden, kein signifikanter Unterschied bezüglich Schmerzen, Gelenkfunktion und Lebensqualität nachgewiesen werden. Bei der Betrachtung der Gehstrecke wurde jedoch ein signifikanter Unterschied zugunsten der Orthesengruppe über den Untersuchungszeitrum von 12 Monaten beobachtet (Brouwer et al. 2006).

Fazit

Bei gegebener Patientencompliance stellen die orthopädietechnischen Optionen Einlagenversorgung, Schuhaußenranderhöhung und Versorgung mit Unloader-Orthesen gute Möglichkeiten zur symptomatischen Gonarthosetherapie dar, sofern es sich um ein unikomartimentäres Geschehen handelt. Die Ergebnisse der verfügbaren Literatur beziehen sich dabei vor allem auf die mediale Gonarthrose. Biomechanische Untersuchungen an Patienten mit einer instrumentierten Knieendoprothese zeigten bei der Einlagenversorgung und der Schuhaußenranderhöhung eine Entlastung des adressier-

> ☐ **Tab. 35.4** Zusammenfassung der internationalen Leitlinien zur konservativen, pharmakologischen Therapie der Gonarthrose von: American College of Rheumatology (ACR 2012: Hochberg et al. 2012); American Academy of Orthopaedic Surgeons (AAOS 2013), Osteoarthritis Research Society International (OARSI 2014: McAlindon et al. 2014)

Behandlung	AAOS	ACR	OARSI
Paracetamol/Acetaminophen	o	+++	++
NSAR/COX-2-Inhibitoren	+++	+++	++
Opioide	+	+++	o
NSAR-Salben	+++	+++	++
Kortikoide i. a.	o	+	++
Viskosupplementation	–	o	o
PRP ("platelet rich plasma") i. a.	o	o	o
Akupunktur	– – –	+	o
Glukosamin/Chondroitin	– – –	–	o

Bewertungen: +++ starke Empfehlung; ++ Empfehlung; + schwache Empfehlung; o keine Bewertung möglich; – nicht empfohlen

ten Gelenkkompartiments von 3–5 %, die in vielen Fällen schon zu einer Beschwerdelinderung führte.

Unloader-Orthesen zeigen eine zum Teil deutlich höhere Reduktion der Kraft, die durch das adressierte Gelenkkompartiment läuft, als Einlagen und Schuhaußenranderhöhungen. Eine wesentliche Voraussetzung für den Behandlungserfolg ist die Compliance der Patienten, die wiederum vom Tragekomfort und von der erfahrenen Schmerzreduktion abhängt. Sofern eine gute Patientencompliance besteht, kann durch den Einsatz von Unloader-Orthesen eine signifikante Schmerzreduktion, eine Verbesserung der Gelenkfunktion und der Lebensqualität erreicht werden (Briggs et al. 2011). Hier sind die Orthopädietechniker erste Ansprechpartner, um eine biomechanisch korrekte, fachgerecht angepasste und vom Patienten akzeptierte Versorgung erreichen zu können.

35.2.3 Erweiterte medikamentöse Therapie

Eine Übersicht über die Empfehlungen der internationalen Leitlinien für pharmakologische Behandlungsoptionen bei Gonarthrose gibt ☐ Tab. 35.4 (Hochberg et al. 2012, AAOS 2013, McAlindon et al. 2014). Ziel ist es, durch eine adäquate Schmerzre-

duktion die Grundlage für die Einleitung der Basistherapie zu schaffen.

SYSADOAS ("symptomatic slow acting drugs")

Glukosamine und Chondroitine werden seit Jahren in zahlreichen wissenschaftlichen Arbeiten untersucht. Aufgrund der inhomogenen Ergebnisse bezüglich der nachhaltigen Schmerzreduktion und Funktionsverbesserung werden beide Substanzen von den Leitlinien entweder abgelehnt oder können nicht abschließend beurteilt werden. Aktuelle Studien zeigen jedoch widersprüchliche Ergebnisse (Yang et al. 2015, Provenza et al. 2014). Auch der mögliche positive Effekt auf die Knorpelstruktur und das Fortschreiten einer Gonarthrose werden kontrovers diskutiert. Es bleibt also bei der individuellen Entscheidung des Orthopäden/Unfallchirurgen, diese Substanzen langfristig in ausreichender Dosierung im Rahmen der Arthrosetherapie einzusetzen. Wenn eine Therapie mit Glukosaminen durchgeführt wird, so ist aufgrund der verfügbaren Literatur eine Behandlung mit Glukosaminsulfat einer Behandlung mit Glukosaminhydrochlorit vorzuziehen (Wu et al. 2013). Es gibt sinnvolle Kombinationen von Wirkstoffen, die in ersten Pilotstudien einen additiven Effekt haben könnten.

Pharmaka

Paracetamol in einer Tagesdosis von nicht mehr als 3 g Gramm wird von den meisten Leitlinien zwar generell empfohlen, in Deutschland wird es aufgrund der fehlenden antiinflammatorischen Wirkung bei aktivierter Arthrose jedoch eher zurückhaltend eingesetzt. Metaanalysen, wie z. B. die OARSI-Leitlinien von 2008 (Zhang et al. 2008), weisen eine nur geringe Effektgröße von Paracetamol auf. Darüber hinaus werden zunehmend auch Nebenwirkungen von Paracetamol beschrieben, insbesondere die Leberenzymerhöhungen (Zhang et al. 2010). Paracetamol sollte daher trotz der günstigen Kostensituation im Rahmen der Arthrosetherapie mit Bedacht eingesetzt werden.

Eine bessere antiinflammatorische/antiphlogistische Wirkung weisen die nicht steroidalen Antirheumatika (**NSAR**) auf. Hier müssen jedoch die Kontraindikationen, gerade im Hinblick auf gastrointestinale, kardiovaskuläre und renale Komorbiditäten, berücksichtigt werden. Naproxen kann diesbezüglich das Risiko für thromboembolische kardiovaskuläre Ereignisse reduzieren (Chou et al. 2011). Bei Patienten mit einen kardiovaskulären Risiko ist es somit sinnvoller, Naproxen zu verschreiben (Bhala et al. 2013, Olsen et al. 2012). Eine Alternative bei Patienten mit gastrointestinalem Risiko stellen die Coxibe als selektive COX-2-Inhibitoren dar. Diese Präparate weisen zum Teil einen raschen Wirkeintritt auf und bieten zudem durch die Einmalgabe einen zusätzlichen Komfort für die Patienten. Untersuchungen haben gezeigt, dass auch schon geringere Wirkstoffmengen eine signifikante, klinisch relevante Schmerzreduktion ermöglichen (Puopolo et al. 2007). Bei kardiovaskulärem Risiko besteht jedoch auch bei diesen Substanzen genau wie bei den traditionellen NSAR eine Kontraindikation.

Bei klinisch relevanten Kontraindikationen für NSAR gehört die intraartikuläre Therapie zum Therapiemanagement, ebenso bei deutlich ausgeprägten, mit Reizergüssen und Synovitiden einhergehenden Beschwerden. Lokalanästhetika haben insbesondere bei einer erforderlichen raschen Schmerzreduktion und im Rahmen der Differenzialdiagnostik ihre Berechtigung, wie z. B. beim Hip-spine-Syndrom. Aufgrund der in zahlreichen Arbeiten diskutierten Chondrotoxizität von Lokal-

anästhetika ist eine geringere Konzentration der Wirkstoffe zu bevorzugen, ebenso ist eine häufige Wiederholung von intraartikulären Lokalanästhetikainjektionen zu vermeiden (Karpie u. Chu 2007, Ravinhar et al. 2014, Yazdi et al. 2014).

Insbesondere bei einer Exazerbation von Koxarthroseschmerzen kann die Injektion von **Kortikosteroiden** sinnvoll sein. Aufgrund der antiinflammatorischen Potenz ist es möglich, die zugrunde liegenden Reizzustände schnell und effektiv zu behandeln. Ebenso haben klinische Studien neben der Reduktion der Schmerzen auch eine Verbesserung der Funktion und eine Reduktion der Gelenksteifigkeit gezeigt. Die Dauer dieser positiven Effekte ist jedoch auf Wochen bzw. Monate begrenzt (Lambert et al. 2007, Kullenberg 2004). Hinsichtlich der Dosierung ist die einmalige höher dosierte Injektion einer Mehrfachgabe vorzuziehen. Die Anzahl der Kortikosteroidinjektionen ist aufgrund postulierter negativer Effekte auf den Gelenkknorpel möglichst gering zu halten.

Mit intraartikulären Kortikosteroidinjektionen sollten nur Patienten behandelt werden, bei denen in den nächsten Monaten kein Gelenkersatz geplant ist, da ein möglicher Zusammenhang zwischen einer Kortikosteroidinjektion und einem möglicherweise erhöhten Risiko für einen Infekt nach Hüft-TEP-Implantation diskutiert wird. Wang et al. (2014) konnten in einer aktuellen Metaanalyse hierfür keinen direkten Zusammenhang zwischen einer vorherigen Kortikosteroidinjektion und dem Auftreten eines oberflächlichen oder tiefen Infekts nach Hüft-TEP-Implantation finden. Ravi et al. (2014) beschrieben hingegen eine Häufung von Revisionen nach Hüft-TEP-Implantation bei Patienten, bei denen in den letzten 12 Monaten vor der Implantation eine Injektion mit Kortikosteroiden durchgeführt worden war.

Auch der Einsatz von **Hyaluronsäure** im Rahmen der symptomatischen (Gonarthrose-)Therapie wird kontrovers diskutiert. Hier reichen die Empfehlungsgrade von "nicht empfohlen" über "keine abschließende Beurteilung möglich" bis hin zu einer sehr interessanten Stellungnahme im Abstract der ACR-Guidelines 2012 (Hochberg et al. 2012). Hier wird Hyaluronsäure eingeschränkt bei nicht ausreichendem Therapieerfolg einer Initial- oder Basistherapie empfohlen. Diese Empfehlung ist in der

Praxis sinnvoll, da viele Patienten zwar auf NSAR ansprechen, solange sie eingenommen werden, eine Dauertherapie mit NSAR aber oft nicht möglich ist und auch die intraartikuläre Injektion von Kortikosteroiden nicht beliebig oft wiederholbar ist. Neue Studien haben zudem einen chondroprotektiven oder sogar "disease modyfying" Wirkmechansimus von Hyaluronsäure gezeigt. So konnte die Kollagen-II-Degradation, gemessen durch die Bestimmung von CTX II im Urin/Serum, durch eine wiederholte intraartikuläre Injektion von Hylanen im Vergleich zu einer mit Placebo behandelten Patientengruppe in einer Pilotstudie verlangsamt werden (Conrozier et al. 2012). Diese Arbeit wird durch die Ergebnisse einer ähnlichen MRT-kontrollierten Arbeit gestützt (Wang et al. 2011).

Bei Patienten, die auf die beschriebenen Therapiemaßnahmen (Basistherapie, erweiterte nicht medikamentöse und medikamentöse Therapie) nicht ausreichend ansprechen und bei denen ein Gelenkersatz entweder bevorsteht oder nicht möglich ist, kann die Anwendung von schwachen **Opioiden** sinnvoll sein. Der Effekt von Tramadol auf die Schmerzreduktion und die Verbesserung der Gelenkfunktion bei Gonarthrosepatienten ist signifikant. Hierbei gilt jedoch zu beachten, dass Nebenwirkungen wie Obstipation oder Schwindel deutlich häufiger sind als bei einem Placebo und somit bei vielen Patienten diese Therapie nicht auf Dauer fortgeführt werden kann (Cepeda et al. 2007).

35.3 Operative Therapie

35.3.1 Gelenkerhaltende Operationen

Im Jahr 2002 wurde die Effektivität einer Arthroskopie bei Arthrose im Rahmen der sog. Moseley-Studie infrage gestellt (Moseley et al. 2002). In dieser Untersuchung zeigt sich kein signifikanter Unterschied zwischen Patienten mit einer arthroskopischen Gelenklavage und arthroskopischem Débridement und Patienten, bei denen eine sog. Sham-Operation erfolgt ist. Andere Autoren konnten jedoch durchaus eine schmerzreduzierende Wirkung der Gelenklavage bei Arthrose in einem vergleichbaren prospektiven randomisierten Studi-

endesign nachweisen. In der Literatur wurde auch auf gravierende Mängel der Moseley-Studie hingewiesen, was die Validität der Aussagen der Autoren infrage stellt.

Jüngere Patienten und frühere Stadien profitieren mehr als ältere Patienten und fortgeschrittene Stadien. Achsendeviation und Gelenkkontraktion sind wichtige negative Prognosefaktoren. Bei Patienten mit physiologischen Beinachsen zeigen sich bessere Ergebnisse nach arthroskopischer Gonarthrosetherapie. Eine kurze Anamnese, die Abwesenheit von Osteophyten, fehlendes Übergewicht und ein gut erhaltener Gelenkspalt gelten als günstige Vorhersagefaktoren für die erfolgreiche Arthroskopie bei Gonarthrose.

Die Umstellungsosteotomie ist, bei gegebener Indikation ebenfalls eine sehr gute Möglichkeit, Gonarthrosepatienten langfristig zu helfen. Hierbei sind die Indikationen und Kontraindikationen zu beachten (◘ Tab. 35.5; Brouwer et al. 2007). Insbesondere bei jüngeren Patienten stellt die hohe tibiale Osteotomie (HTO) ein Verfahren mit guter Erfolgsaussicht dar (Spahn et al. 2013).

35.3.2 Gelenkersatz

In der Literatur besteht die einhellige Auffassung, dass der totale Gelenkersatz eine sehr kosteneffektive und sinnvolle Maßnahme ist, wenn vorhergehende Maßnahmen versagen (Ethgen et al. 2004). Hierbei gilt es insbesondere zu berücksichtigen, dass die Überlebensrate der Endoprothesen nach 10 Jahren in etwa die 90 % Marke erreicht und dass die Anzahl von Patienten, die keinen Gewinn von einer Knieendoprothese haben, sofern sie präoperativ die richtigen Erwartungen haben, bei etwa 20 % liegt (National Clinical Guideline Centre 2014). Der unikompartimentelle Kniegelenkersatz ist ebenfalls als sinnvolles Verfahren geeignet und geht mit geringeren Komplikationen einher (Griffin et al. 2007).

Gerade bei den operativen Verfahren muss für den individuellen Patienten der ideale Zeitpunkt für die Therapie gefunden werden. In Übereinstimmung mit der Literatur sind die Ergebnisse nach Operationen, seien sie gelenkerhaltend oder gelenkersetzend, entscheidend vom idealen Opera-

▣ **Tab. 35.5** Indikationen und Kontraindikationen zur Umstellungsosteotomie. (Adaptiert nach Brouwer et al. 2007)	
Indikationen	Unikompartimentelle, arthritische, degenerative, nicht entzündliche tibiofemorale Gelenkveränderungen in Verbindung mit einer Varus- oder Valgusfehlstellung Relativ hohe Lebenserwartung Signifikante klinische Symptome Röntgenologisch erkennbare Gelenkveränderungen Subjektiver Wunsch, das Knie wieder stärker belasten zu können (z. B. aus beruflichen Gründen) Flexionsfähigkeit des Kniegelenks von mindestens 90° Posttraumatische Fehlstellungen Kongenitale oder erworbene Deformitäten Idiopathische Osteonekrosen
Kontra-indikationen	Wahrscheinlich nicht korrigierbare Instabilitäten Rezidivierende Synovitiden Gesicherte rheumatoide Arthritis Hohes Lebensalter bzw. reduzierte Lebenserwartung Stark eingeschränkter Bewegungsumfang des Kniegelenks Flexionskontraktur > 15° Varusdeformität > 20°

tionszeitpunkt abhängig. Eine zu lange Anamnese vor operativen Eingriffen führt oftmals zu einer auch postoperativ nicht mehr zu beherrschenden Chronifizierung des Schmerzes, zu Muskelatrophie und Weichteilkontraktur. Dem kann nur dann vorgebeugt werden, wenn alle beteiligten Therapeuten im interdisziplinären Konsens den Patienten engmaschig betreuen.

35.4 Multimodales Arthrosemanagement

Bei der Basistherapie, der erweiterten nicht medikamentösen, medikamentösen und der operativen Therapie der symptomatischen Gonarthrose ist eine interdisziplinäre, multimodale Behandlung der Patienten anzustreben. Essenziell ist eine präzise, umfassende Diagnostik in Orthopädie und Unfallchirurgie, auf welcher der Therapieplan aufbaut.

Was in den dargestellten Empfehlungen der internationalen Fachgesellschaften nicht beurteilt werden kann, ist der Therapieerfolg von mehreren, individuell aufeinander abgestimmten, parallel erfolgenden Therapiemaßnahmen. Dieser kann letztendlich ausschließlich basierend auf der Erfahrung der Orthopädie und Unfallchirurgie eingeschätzt werden. Die Notwendigkeit des orthopädischen Fachwissens im Rahmen der konservativen The-

rapie wird auch durch nationale Zahlen belegt, die aufzeigen, dass die Anzahl der Patienten, bei denen ein endoprothetischer Gelenkersatz erfolgt, in Gebieten mit geringerer Facharztdichte von Orthopäden/Unfallchirurgen höher ist als in Gebieten mit höherer Facharztdichte (Niethard 2013).

Die fortlaufende Therapie der chronischen Erkrankung Gonarthrose braucht daher die "steuernde Hand" von Orthopäden/Unfallchirurgen, um die Therapiemaßnahmen von Physiotherapeuten, Sporttherapeuten, Orthopädietechnikern, Ernährungsberatern und Psychotherapeuten – zur Motivation der Patienten, selbst aktiv zu werden – adäquat durchführen zu können. Die Deutsche Gesellschaft für Arthrosemanagement (DGFAM e. V.) hat aus diesem Grund ein Konzept zur Etablierung von Arthrosezentren unter Leitung von Orthopäden/Unfallchirurgen aufgesetzt, in denen die praktikable Umsetzung der Leitlinien als konzertierte Aktion der jeweiligen Leistungserbringer angestrebt wird und in denen die Orthopädie/Unfallchirurgie als erste Anlaufstelle für betroffene Patienten noch besser wahrgenommen wird.

❯ Interessenkonflikt: Dr. med. Axel Schulz arbeitet neben der Tätigkeit in der orthopädischen Praxis bei der Össur B.V., Niederlande.

Literatur

AAOS (2013) Treatment of osteoarthritis of the knee, 2. Aufl. American Academy of Orthopaedic Surgeons, Rosemont (www.aaos.com)

Baillet A et al (2010) Efficacy of cardiorespiratory aerobic exercise in rheumatoid arthritis: meta-analysis of randomized controlled trials. Arthritis Care & Research 62:984–992

Baillet A et al (2012) Efficacy of resistance exercises in rheumatoid arthritis: meta-analysis of randomized controlled trials. Rheumatology 51:519–527

Bhala N, Emberson J, Merhi A, Abramson S, Arber N et al (2013) Vascular and upper gastrointestinal effects of non-steroidal anti-inflammatory drugs: meta-analyses of individual participant data from randomised trials. Lancet 382:769–779

Baum K et al (2003) Reduction of blood pressure response during strength training through intermittent muscle relaxations. Int J Sports Med 24:441–445

Briggs KK, Matheny LM, Steadman JR (2012) Improvement in quality of life with use of an unloader knee brace in active patients with OA: a prospective cohort study. J Knee Surg 25(5):417–421

Brouwer RW, van Raaij TM, Bierma-Zeinstra SM, Verhagen AP, Jakma TS, Verhaar JA (2007) Osteotomy for treating knee osteoarthritis. Cochrane Database Syst Rev CD004019:1

Brouwer RW, van Raaij TM, Verhaar JA, Coene LN, Bierma-Zeinstra SM (2006) Brace treatment for osteoarthritis of the knee: a prospective randomized multi-centre trial. Osteoarthritis Cartilage 14(8):777–783

Cepeda MS, Camargo F, Zea C, Valencia L (2007) Tramadol for osteoarthritis: a systematic review and metaanalysis. J Rheumatol 34:543–555

Chou R, McDonagh MS, Nakamoto E, Griffin J (2011) Analgesics for osteoarthritis: An update of the 2006 comparative effectiveness review [internet]. Agency for Healthcare Research and Quality, Rockville (US)

Conrozier T, Balblanc JC, Richette P, Mulleman D, Maillet B, Henrotin Y, Rannou F, Piroth C, Hilliquin P, Mathieu P, Walliser-Lohse A, Rousselot I, Plattner V, Maillefert JF, Vignon E, Chevalier X, Osteoarthritis Group of the French Society of Rheumatology (2012) Early effect of hyaluronic acid intra-articular injections on serum and urine biomarkers in patients with knee osteoarthritis: An open-label observational prospective study. J Orthop Res 30(5):679–685

Christensen R, Bartels EM, Astrup A, Bliddal H (2007) Effect of weight reduction in obese patients with knee osteoarthritis: a systematic review and meta-analysis. Ann Rheum Dis 66:433–439

Ethgen O, Bruyere O, Richy F, Dardennes C, Reginster J-Y (2004) Health-related quality of life in total hip and total knee arthroplasty: a qualitative and systematic review of the literature. J Bone Joint Surg Am 86-A:963–974

Fernandes L, Hagen KB, Bijlsma JW, Andreeassen O, Christensen P, Conaghan PG et al (2013) EULAR recommendations for the non-pharmacological core management of hip an knee osteoarthritis. Ann Rheum Dis 72:1125–1135

Gößwald A, Lange M, Dölle R, Hölling H (2013) Die erste Welle der Studie zur Gesundheit Erwachsener in Deutschland (DEGS1) – Gewinnung von Studienteilnehmenden, Durchführung der Feldarbeit und Qualitätsmanagement. Bundesgesundheitsblatt 56(5/6):611–619

Griffin T, Rowden N, Morgan D, Atkinson RR, Woodruff P, Maddern G (2007) Unicompartmental knee arthroplasty for the treatment of unicompartmental osteoarthritis: a systematic study. ANZ J Surg 77:214–221

Hochberg MC, Altman RD, April KT, Benkhalti M, Guyatt G, McGowan J et al (2012) American College of Rheumatology 2012 recommendations for the use of non-pharmacologic and pharmacologic therapies in osteoarthritis of the hand, hip an knee. Arthritis Care Res 64:465–474

Jordan S, von der Lippe E (2012) Angebote der Prävention – wer nimmt teil? GBE kompakt 3:5 (Robert Koch Institut Berlin (Hrsg))

Karpie JC, Chu CR (2007) Lidocaine exhibits dose- and time-dependent cytotoxic effects on bovine articular chondrocytes in vitro. Am J Sports Med 35(10):1621–1627

Kirkley A, Webster-Bogaert S, Litchfield R et al (1999) The effect of bracing on varus gonarthrosis. J Bone Joint Surg Am 81(4):539–548

Knoop et al (2014) Knee joint stabilization therapy in patients with osteoarthritis oft he knee: a randomized, controlled trial. Osteoarthritis Cartiliage 21:1025–1034

Koltyn KF et al (2014) Mechanisms of exercise-induced hypoalgesia. J Pain 23:1294–1304

Kullenberg B (2004) Intra-articular corticosteroid injection: pain relief in osteoarthritis of the hip? J Rheumatol 31:2265–2268

Kutzner I, Damm P, Heinlein B, Dymke J, Graichen F, Bergmann G (2011a) The effect of laterally wedged shoes on the loading of the medial knee compartment – in vivo measurements with instrumented knee implants. J Orthop Res 29(12):1910–1915

Kutzner I, Küther S, Heinlein B, Dymke J, Bender A, Halder AM, Bergmann G (2011b) The effect of valgus braces on medial compartment load of the knee joint – in vivo load measurements in three subjects. Journal of Biomechanics 44(7):1354–1360

Lambert R et al (2007) Steroid injection for osteoarthritis of the hip: A randomized, double-blind, placebo-controlled trial. Arthritis Rheum 56:2278–2287

McAlindon TE, Bannuru RR, Sullivan MC, Arden NK, Berenbaum F, Bierma-Zeinstra SM et al (2014) OARSI guidelines for the non-surgical management of knee osteoarthritis. Osteoarthritis Cartilage 22:363–388

Messier SP, Mihalko SL, Legault C, Miller GD, Nicklas BJ, DeVita P et al (2013) Effects of intensive diet an exercise on knee joint loads, inflammation and clinical outcomes among overweight an obese adults with knee osteoarthritis: the IDEA randomized clinical trial. J Am Med Assoc 310:1263–1273

Moseley JB, O'Malley K, Petersen NJ, Menke TJ, Brody BA, Kuykendall DH, Hollingsworth JC, Ashton CM, Wray NP (2002)

A controlled trial of arthroscopic surgery for osteoarthritis of the knee. N Engl J Med 347(2):81–88

National Clinical Guideline Centre (2014) Osteoarthritis: The care and management of osteoarthritis in adults. Clinical Guideline CG177

Niethard F, Malzahn J, Schäfer T (2013) Endoprothetik und Wirbelsäuleneingriffe – uneinheitliches Versorgungsgeschehen. Dtsch Ärztebl 110(27–28):A 1362–A 1365

Olsen AM, Fosbøl EI, Lindhardsen J, Foke F, Charlot M, Selmer C et al (2012) Longterm cardiovascular risk of nonsteroidal anti-inflammatory drug use according to time passed after first-time myocardial infarction: a nationwide cohort study. Circulation 126:1955–1963

Park YG, Kwon BS, Park JW, Cha DY, Nam KY, Sim KB, Chang J, Lee HJ (2013) Therapeutic effects of whole body vibration on chronic knee osteoarthritis. Ann Rehabil Med 37:505–515

Provenza JR, Shinjo SK, Silva JM, Peron CR, Rocha FA (2015) Combined glucosamine and chondroitin sulfate, once or three times daily, provides clinically relevant analgesia in knee osteoarthritis. Clin Rheumatol 34(8):1455–1462 ([Epub ahead of print] PMID: 25085275)

Puopolo A, Boice JA, Fidelholtz JL, Littlejohn TW, Miranda P, Berrocal A, Ko A, Cichanowitz N, Reicin AS (2007) A randomized placebo-controlled trial comparing the efficacy of etoricoxib 30 mg and ibuprofen 2400 mg for the treatment of patients with osteoarthritis. Osteoarthritis Cartilage 15(12):1348–1356

Quintrec JL, Verlhac B, Cadet C, Breville P, Vetel JM, Gauvain JB, Jeandel C, Maheu E (2014) Physical exercise and weight loss for hip and knee osteoarthritis in very old patients: a systematic review of the literature. Open Rheumatol J 28(8):89–95

Ravi B et al (2014) Intra-articular hip injection and early revision following total hip arthroplasty: A retrospective cohort study. Arthritis Rheumatol 67(1):162–168 doi:10.1002/art.38886

Ravnihar K, Barlic A, Drobnic M (2014) Effect of intra-articular local anesthesia on articular cartilage in the knee. Arthroscopy 30(5):607–612

Robert-Koch-Institut (Hrsg) (2013) Arthrose. Gesundheitsberichterstattung des Bundes, Bd. 54. RKI, Berlin

Simão AP, Avelar NC, Tossige-Gomes R, Neves CD, Mendonça VA, Miranda AS, Teixeira MM, Teixeira AL, Andrade AP, Coimbra CC, Lacerda AC (2012) Functional performance and inflammatory cytokines after squat exercises and whole-body vibration in elderly individuals with knee osteoarthritis. Arch Phys Med Rehabil 93:1692–1700

Spahn G, Hofmann GO, von Engelhardt LV, Li M, Neubauer H, Klinger HM (2013) The impact of a high tibial valgus osteotomy and unicondylar medial arthroplasty on the treatment for knee osteoarthritis: a meta-analysis. Knee Surg Sports Traumatol Arthrosc 21(1):96–112

Uthman OA, van der Windt DA, Jordan JL, Dziedzic KS, Healey EL, Peat GM, Foster NE (2013) Exercise for lower limb osteoarthritis: Systematic review incorporating trial sequential analysis and network meta-analysis. BMJ 5555:347

van-Raaij TM, Reijman M, Brouwer RW, Bierma-Zeinstra SM, Verhaar JA (2010) Medial knee osteoarthritis treated by insoles or braces: a randomized trial. Clin Orthop 468:1926–1932

Wang Q et al (2014) Joint infection following THA/TKA after previous intra-articular steroid injection. Med Sci Monit 20:1878–1883

Wang Y, Hall S, Hanna F, Wluka AE, Grant G, Marks P, Feletar M, Cicuttini FM (2011) Effects of Hylan G-F 20 supplementation on cartilage preservation detected by magnetic resonance imaging in osteoarthritis of the knee: a two-year single-blind clinical trial. BMC Musculoskelet Disord 12:195

Wu D, Huang Y, Gu Y, Fan W (2013) Efficacies of different preparations of glucosamine for the treatment of osteoarthritis: a meta-analysis of randomised, double-blind, placebo-controlled trials. Int J Clin Pract 67(6):585–594

Yazdi H, Nimavard BT, Shokrgozar M, Dehghan M, Moayedi RJ, Majidi M, Mokhtari T (2014) An evaluation of the delayed effect of intra-articular injections of lidocaine (2 %) on articular cartilage: an experimental study in rabbits. Eur J Orthop Surg Traumatol 24(8):1557–1561

Yang S, Eaton CB, McAlindon TE, Lapane KL (2015) Effects of glucosamine and chondroitin on treating knee osteoarthritis: An analysis with marginal structural models. Arthritis Rheumatol 67(3):714–723

Ye J, Cai S, Zhong W, Cai S, Zheng Q (2014) Effects of tai chi for patients with knee osteoarthritis: a systematic review. J Phys Ther Sci 26(7):1133–1137

Zhang W, Moskowitz RW, Nuki G, Abrasom S, Altman RD, Arden N et al (2008) OARSI recommendations for the management of hip an knee osteoarthritis. Part II: OARSI evidence-based, expert consensus guidelines. Osteoarthritis Cartilage 16:137–162

Zhang W, Moskowitz RW, Nuki G, Abrasom S, Altman RD, Arden N et al (2010) OARSI recommendations for the management of hip an knee osteoarthritis. Part III: changes in evidence following systematic cumulative update of research published through January 2009. Osteoarthritis Cartilage 18:476–499

Sehnenmanagement in Praxis und Klinik am Beispiel der Achillessehnentendopathie

Frank Weinert, Lukas Weisskopf

36.1   Einführung – 364

36.2   Diagnostik – 365
36.2.1   Anamnese – 365
36.2.2   Untersuchung – 366
36.2.3   Bildgebung – 366

36.3   Therapie – 366
36.3.1   Auslösende Faktoren erkennen und verändern – 366
36.3.2   Heilungsprozesse aktiv anregen – 367
36.3.3   Ergänzende therapeutische Maßnahmen – 367
36.3.4   Kombination statt Monotherapie – 368
36.3.5   Komplikationen nach Achillessehnenoperationen – 372
36.3.6   Fazit – 373

Literatur – 374

J. Jerosch, C. Linke (Hrsg.), *Patientenzentrierte Medizin in Orthopädie und Unfallchirurgie*,
DOI 10.1007/978-3-662-48081-6_36, © Springer-Verlag Berlin Heidelberg 2016

36.1   Einführung

Überlastungsbedingte Sehnenerkrankungen (Tendopathien) betreffen völlig unterschiedliche Patientengruppen. Mittel- und Langstreckenläufer mit einer Lebenszeitinzidenz von 52 % für eine Achillessehnentendopathie sind typische Vertreter für hochbelastete Sportler (Kujala et al. 2005). Achillessehnenprobleme finden sich zudem im Ballsport und bei Rückschlagspielen (Badminton, Tennis; Segesser et al. 2006). Im Fußball betreffen 2,4 % aller Verletzungen die Achillessehne. Die Problematik führt hier zu den längsten verletzungsbedingten Spielpausen (Ekstrand et al. 2013). In dieser Patientengruppe spielt die Sehnenbelastung die überwiegende Rolle bei der Entstehung der Beschwerden.

Die zweite Gruppe bezieht sich auf aktive Frauen und Männer in den "mittleren Jahren". Dabei findet sich im Alter zwischen 40 und 55 Jahren ein breites Spektrum an sportlich Aktiven: vom Gesundheits- und Freizeitsportler bis zum leistungsorientierten Sportler mit hohem Trainingsvolumen und regelmäßigen Wettkämpfen. Sogenannte "occupational athletes", die "Athleten" mit der Maus, dem Bügeleisen oder der Bohrmaschine mit repetitiven Belastungen, zählen auch zu dieser Gruppe.

Neben der Sehnenbelastung spielen bei der Entstehung von Tendopathien auch metabolische bzw. toxische Faktoren eine Rolle, die die Sehnenqualität und somit die Belastbarkeit der Sehne verringern. Die letzte Gruppe erstaunt, weil diese eher ältere Patientengruppe ab 50+ keinerlei sportliche oder arbeitsbedingte Belastung aufweist. Trotzdem findet sich in dieser Gruppe eine Lebenszeitinzidenz der Achillessehnentendopathie von bis zu 30 % (Hootman et al. 2002, Maffulli et al. 2004). Lange Unterforderung der Sehne in Kombination mit metabolischen Faktoren, die die Sehnenqualität verschlechtern, sind ursächlich für die Entstehung von Tendopathien in dieser Gruppe verantwortlich.

Daraus ergeben sich folgende konkrete Probleme der Betroffenen mit Tendopathie:
— Sie erreichen nicht die volle Leistungsfähigkeit.
— Die Sehne reagiert (zu) langsam auf die Therapie.
— Ein Karriereknick oder das Karriereende droht.

Während im Leistungssport mit Zugang zu medizinischer Maximalversorgung ideale Bedingungen zur Therapie bestehen dürften, verhindern folgende Punkte eine frühzeitige und adäquate Behandlung: Der Sportler bagatellisiert Frühsymptome oder unterschätzt die Erkrankung mit vermuteter kurzer Behandlungszeit. Angst um den Stammplatz, das Nicht-verpassen-dürfen eines wichtigen Spiels, aber auch die Forderung seitens des Managements oder des Trainerstabs zum Einsatz trotz gegenteiliger Empfehlung der medizinischen Abteilung spielen eine Rolle bei prolongierten Verläufen. Der zu frühzeitige Einsatz nach Achillessehnenbeschwerden ist mit der höchsten Rezidivrate verbunden (Gajhede-Knudsen et al. 2013).

Patienten aus der zweiten und dritten Gruppe begeben sich erst spät in ärztliche Behandlung. Zunächst wird aus dem falschen Krankheitsverständnis heraus (Sehnenentzündung) Wochen bis Monate eine häufig ineffektive Eigenbehandlung durchgeführt. Von Internet und Laienpresse, Trainern, Physiotherapeuten, Osteopathen oder Heilpraktikern wird zudem die Hoffnung auf das eine Wundermittel oder die eine Wundermethode geschürt, die die bestehenden Probleme einfach verschwinden lässt. Der Arzt wird häufig erst dann aufgesucht, wenn die bereits monatelang bestehenden Beschwerden nicht nur den Sport oder die Arbeit, sondern auch zunehmend das Alltagsleben einschränken. Trotzdem ist dann die Erwartungshaltung groß, beim Arzt eine schnelle Lösung für das Problem zu finden, ohne selbst etwas dafür tun zu müssen.

In Zeiten von Budget-, Zeit- und Mittelknappheit bei den überwiegend gesetzlich versicherten Patienten sind die Grundbedingungen für Ärzte, den Patienten umfassend über die zugrunde liegende Erkrankung aufzuklären und ihn in ein aktives therapeutisches Konzept einzubinden, weit vom Ideal entfernt (Cook 2009). Auch deshalb gehören Sehnenerkrankungen zu den schwierigsten Gebieten in der Sportmedizin (Cook et al. 2007, Woo et al. 2008).

> **Was sich ändern muss**
> — Sehnenprobleme sind degenerative Erkrankungen mit Fehlheilung der Sehne ohne Nachweis einer Entzündung

- realistische Behandlungszeit: Wochen bzw. Monate (nicht Tage)
- multimodale Behandlung statt Monotherapie (keine Wunderpille)
- individuelles Behandlungskonzept (kein "one size fits all")
- Therapie und Kommunikation im multiprofessionellen Team (Sehnenzentrum). "We train, hire, and pay doctors to be cowboys. But it's pit crews people need." (Atul Gawande 2011)

Bei der Tendopathie handelt es sich um ein phasenhaft verlaufendes Krankheitsbild, bei dem Entzündungsvorgänge allenfalls initial und für kurze Zeit eine Rolle spielen (Khan et al. 2002, Cook u. Purdam 2009, Rees et al. 2014). Das histologische Bild ist geprägt von einer erhöhten Zellzahl (Fibroblastenproliferation) belastungssensibler Zellen mit gesteigerter Bildung von größeren, vermehrt wasserbindenden Proteoglykanen (Phase der akuten bzw. reaktiven Tendopathie) und einer gesteigerten Synthese prokataboler Cytokine (IL-1β, TNF-α).

Langfristig zeigen sich Sehnenabschnitte mit vermehrter Zellzahl neben zellarmen Bereichen, Kollagenveränderungen (veränderte Anordnung der Kollegenbündel mit dünneren Kollagen-Typ-I-Fasern und vermehrter Bildung von minderbelastbarem Kollagen Typ III) und zunehmender Einsprossung von Blutgefäßen und Nervenendigungen (Phase der Fehlheilung bzw. der degenerativen Tendopathie). Entzündungszellen lassen sich nicht nachweisen. Für den Patienten und den Arzt ist es wichtig, sich für die Auswahl der Therapie von dem Konzept der "Tendopathie" (Fehlheilung der Sehne ohne Nachweis einer Entzündung) leiten zu lassen und nicht, wie immer noch weit verbreitet, von einer "Tendinitis".

36.2 Diagnostik

36.2.1 Anamnese

Bei einem üblicherweise langsam progredienten Beschwerdebild in der Anamnese sollte bei Angabe einer akut aufgetretenen Beschwerdeexazerbation eine Teilruptur bzw. Ruptur der Achillessehne ausgeschlossen werden.

Da sich Tendopathien immer aus einem Missverhältnis zwischen Belastung und Belastbarkeit der Sehne entwickeln, muss man die Faktoren klären, die die Belastung der Sehne erhöhen bzw. die Sehnenqualität negativ beeinflussen (Easley u. Le 2008, Renstrom u. Woo 2008, Abate et al. 2009, Bussey et al. 2014, Kirchgesner et al. 2014). Faktoren, die die Belastung der Achillessehne erhöhen, sind:
- zu viele Wiederholungen ohne ausreichende Vorbereitung:
  - Defizite bei Kraft, Kraftausdauer, Stabilität
  - eingeschränkte Beweglichkeit (Dorsalflexion im oberen Sprunggelenk) und Flexibilität
  - mangelhafte Technik
- Instabilität im oberen und unteren Sprunggelenk
- Ausrüstung (Laufschuhe)
- Umgebungsbedingungen:
  - kalte Temperaturen
  - (weicher oder unebener Laufuntergrund)

Faktoren, die die Belastbarkeit der Sehne vermindern:
- nicht beeinflussbar: Alter, Genetik
- beeinflussbar:
  - Hormone (Hypothyreose, Östrogenmangel)
  - Metabolismus (Hyperurikämie, Diabetes mellitus, Adipositas)
  - Medikamente: Kortison, Chinolone, CSE-Hemmer (Cholesterinsyntheseenzymhemmer), Leflunomid, Aromatasehemmer, Dipeptidylpeptidase-(DPP-)4-Hemmer, Isotretinoin, anabole Steroide
  - Rauchen
  - Inaktivität

Der Einsatz eines Anamnesebogens, der vom Patienten vor der Vorstellung in der Praxis auszufüllen ist, hat sich in der Praxis bewährt, um alle wichtigen Faktoren schnell und vollständig zu erfassen. Zusätzlich wird auch die Schmerzintensität, vor allem direkt nach dem Aufstehen, bei sportlicher Belastung mittels VAS abgefragt. Um das Ausmaß von Schmerz und Funktionseinschränkungen initial und im Behandlungsverlauf zu erfassen, steht der validierte VISA-A-Fragebogen (Victorian Institute of Sports Assessment – Achilles Questionnaire) zur Verfügung (Robinson et al. 2001).

36.2.2 Untersuchung

Die Diagnose der Achillessehnentendopathie im mittleren Sehnendrittel kann mit ausreichender Sicherheit klinisch gestellt und von Problemen der Sehneninsertion am Kalkaneus abgegrenzt werden. Daraus leiten sich unterschiedliche Therapieansätze her. Im Weiteren wird nur auf die Tendopathie im mittleren Sehnendrittel der Achillessehne eingegangen.

Bei Verdacht auf Achillessehnen(teil)ruptur wird die Palpation (palpable Lücke?) durch Tests in Bauchlage ("hanging foot", Thompson-Test, Matles-Test), im Einzelfall auch durch dynamische Tests (Zehenspitzenstand und -gang) ergänzt. Weiterhin werden der Bewegungsumfang und die Stabilität des oberen und unteren Sprunggelenks getestet. Funktion und dynamische Stabilität der Bewegungskette werden auf dem Posturomed sowie bei der Gang-/Bewegungsanalyse getestet. Die isokinetische Diagnostik ermittelt vorhandene Kraftdefizite.

36.2.3 Bildgebung

Die sonographische Untersuchung zeigt die typischen Veränderungen einer Tendopathie mit vergrößertem Sehnenquerschnitt und Texturstörungen. Die ergänzende Power-Dopplersonographie weist Neugefäßbildungen im Sehnengewebe nach (◘ Abb. 36.1; Bleakney u. White 2005). Es besteht jedoch kein sicherer direkter Zusammenhang zwischen Beschwerdeintensität und Ausmaß der Neovaskularisationen, noch lässt sich an deren Ausprägung der Behandlungsverlauf vorhersagen (De Vos et al. 2007, De Jonge et al. 2013).

Ein diagnostischer Ultraschall hilft in Kombination mit der Anamnese und der klinischen Untersuchung bei der Differenzialdiagnose der Beschwerden. Daneben kann man dem Patienten die degenerativen Veränderungen der Sehne bildhaft vor Augen führen. Verlaufskontrollen zeigen häu-

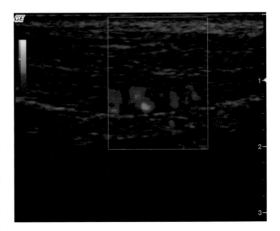

◘ **Abb. 36.1** Sonographische Darstellung der Achillessehnentendopathie mittels Power-Dopplersonographie

fig bereits Verbesserungen in der Sehnenstruktur oder im Durchmesser, auch wenn der Patient unter der Therapie subjektiv noch keine wesentliche Beschwerdelinderung erfahren hat. Dies unterstützt die Compliance erheblich.

Eine MRT kann zur Klärung unklarer Befunde sowie zum sicheren Ausschluss oder Nachweis einer Achillessehnenteilruptur oder -ruptur durchgeführt werden, wobei die Ergänzung von intravenös appliziertem Kontrastmittel die Qualität der Bildgebung deutlich verbessert (Movin et al. 1998). Derzeit in wenigen Zentren verfügbar und überwiegend in der klinischen Forschung verwendet, kommen zur Diagnostik und zur Verlaufskontrolle der Therapie die Elastosonographie, die UTC ("ultrasonographic tissue characterization") sowie die Hochfelddiagnostik (7-Tesla-Scanner) mit Darstellung des Proteoglykangehalts der Achillessehne durch ein ^{23}Natrium-MRT zum Einsatz (Van Schie et al. 2010, Trattnig et al. 2012, Cook u. Purdam 2014).

36.3 Therapie

36.3.1 Auslösende Faktoren erkennen und verändern

Im Vordergrund steht die Lastmodifikation im Training, z. B. kürzere Trainingszeiten, längere Intervalle zwischen den Trainingseinheiten, Verminderung von sehnenbelastenden Inhalten (Sprünge,

Sprints, schnelle Richtungswechsel). Defizite in der Stabilität, Beweglichkeit und Koordination sollten ausgeglichen werden. Weitere Anpassungen sind in Abhängigkeit von anderen identifizierten Faktoren sinnvoll und notwendig.

36.3.2 Heilungsprozesse aktiv anregen

Sehnen sind dynamische Strukturen, die ihre anabole/katabole Balance anhand des Bewegungs- und Belastungsmusters anpassen. Unter Berücksichtigung der zugrunde liegenden Sehnenpathologie sollten Heilungsprozesse aktiv angeregt statt antientzündlich behandelt werden. Dabei ist das exzentrische Training, das mittlerweile als Goldstandard in der Therapie von Tendopathien gilt, nicht in allen Phasen der Tendopathie und nicht bei allen Patientengruppen gleich wirksam und indiziert (Malliaras et al. 2013). Lastsensible Sehnen im Rahmen einer akuten Tendopathie zeigen unter isometrischem Training eine schnelle Schmerzlinderung und eine Verringerung der schmerzbedingten zentralen Hemmung der Muskulatur (Rio et al. 2013, 2014).

Die Wirkung eines exzentrischen Übungsprogramms zur Beschwerdelinderung und Verbesserung der Achillessehnenstruktur ist durch eine Reihe von Studien mit 50–60 % guten bis sehr guten Ergebnissen nach einer Therapiedauer von 16 Wochen belegt. In aktuellen Studien sind positive Effekte bei einer Fortführung des exzentrischen Trainings über ein Jahr hinaus dokumentiert.

Programme mit hoher Last sollten bei Sportlern in der Saisonvorbereitung zur Anwendung kommen, in der laufenden Saison haben sie deutlich geringeren Effekt. Hier hat sich das isometrische Training bewährt. Bei Patienten mit geringer initialer Belastungstoleranz der Achillessehne sind beschwerdeadaptierte Programme sinnvoll und wirksam (Alfredson et al. 1998, Silbernagel et al. 2007b). Konzentrisch-exzentrische Übungsprogramme und Training mit hohen Gewichten und langsamer Bewegungsausführung ("heavy-slow resistance training") haben sich in Studien ebenfalls als wirksam und teilweise dem isolierten exzentrischen Training als überlegen gezeigt (Malliaras et al. 2013).

Ein therapeutisches Belastungsprogramm bei der Achillessehnentendopathie sollte sich an den individuellen Patientencharakteristika ausrichten, statt allen das gleiche exzentrische Übungsprogramm zu verordnen.

36.3.3 Ergänzende therapeutische Maßnahmen

NSAR

Im Rahmen der akuten Tendopathie können NSAR kurzfristig zum Einsatz kommen. Hier ist speziell Ibuprofen in der Lage, die erhöhte Zellaktivität der Fibroblasten und die Bildung von Aggrekan zu hemmen. In der Phase der Fehlheilung/Degeneration der Sehne haben sie keinen Einfluss auf den Krankheitsverlauf. Daneben wird vermutlich die Adaptation der Sehne an die Belastung durch Reduktion der Prostaglandin-E2-vermittelten Kollagensynthese verhindert und bei langfristiger Einnahme von NSAR die Bildung von katabolen Matrixmetalloproteinasen stimuliert (Ferry et al. 2007, Fallon et al. 2008).

Kortikoide

Kortikoide führen bei Tendopathien zu einer schnellen Beschwerdelinderung. Die positiven Effekte halten jedoch nur kurze Zeit an. Die Rate an Beschwerderezidiven nach Kortisonbehandlung liegt in der aktuellen Literatur bei über 70 %. Mittel- bis langfristig führen Kortikoide zu einer Verschlechterung der Sehnenqualität mit einem erhöhten Risiko für (Teil-)Rupturen. Für Chirurgen, die mit Kortison vorbehandelte Sehnen operieren, ergeben sich Probleme durch Nekrosebezirke in der Sehne, Probleme der Gewebeheilung mit vermehrten Wundheilungsstörungen und eine erhöhte postoperative Infektionsrate (Coombes et al. 2010).

Stoßwellentherapie

Die Anwendung extrakorporaler Stoßwellen stimuliert die Sehnenheilung über Mechanotransduktion und Freisetzung von proanabolen Botenstoffen (Stickoxid [NO], "vascular endothelial growth factor" [VEGF]). Zudem werden Schmerzrezeptoren inhibiert. Für die fokussierte Stoßwellentherapie zeigen Studien eine signifikant bessere Wirkung bei der Behandlung der Achillessehnentendopathie im mittleren Sehnendrittel im Vergleich zu Placebo (Furia 2008, Rasmussen et al. 2008). Vergleichbare Resultate liegen auch für die radiale Druckwellentherapie vor. Als Monotherapie durchgeführt sind diese Ergebnisse mit denen eines exzentrischen Trainings bei der Achillessehnentendopathie vergleichbar (Rompe et al. 2009).

Sklerosierung

Bei der Sklerosierungsbehandlung werden unter Ultraschall-/Power-Dopplersonographie-Kontrolle sichtbare Neovaskularisationen mittels Polidocanol verödet. Der schmerzlindernde Effekt (bis zu 3 Injektionen im Abstand von 4–6 Wochen sind notwendig) wird über die Denervierungseffekte der Nerven erklärt, die parallel zu den Neovaskularisationen in die Sehne einsprießen (Ohberg u. Alfredson 2002, Yelland et al. 2011)

HVIGI ("high volume image-guided injection")

Bei dieser Therapiemethode werden 10 ml Bupivacain 0,5 %, 25 mg Hydrokortisonacetat und bis zu 40 ml physiologische Kochsalzlösung unter Ultraschallkontrolle im ventralen Achillessehnenbereich peritendinös injiziert. Eine schnelle Beschwerdereduktion innerhalb der ersten 4 Wochen nach der Injektion ist in Studien dokumentiert. Die Wirksamkeit auch ohne Kortikoidzusatz konnte mittlerweile gezeigt werden. Die Methode empfiehlt sich, neben der Sklerosierung mit Polidocanol, vor allem bei der Therapie des Sportlers während der Saison (Chan et al. 2008, Maffulli et al. 2013, Wheeler 2014).

PRP und ACP

Bei der Behandlung der Achillessehnentendopathie zeigten sich in einer Doppelblindstudie keinerlei Vorteile der Behandlungsmethode mit thrombozytenreichem Plasma (PRP, "platelet-rich plasma") im Vergleich mit Placebo (De Vos et al. 2011). Auch für die Behandlung mit autonomem konditioniertem Plasma (ACP, "autologous-conditioned plasma") liegt lediglich eine Fallstudie vor mit Anwendung in einem multimodalen Therapieprogramm ohne Kontrollgruppe. Eine beschleunigte Abheilung von Sehnen(teil)rupturen unter Anwendung von PRP oder ACP ist jedoch denkbar, aber noch nicht durch Studien belegt.

Glyceroltrinitrat

Die lokale Anwendung von Glyceroltrinitratpflaster bei Achillessehnentendopathie führte in einer Doppelblindstudie zu einer signifikanten Beschwerdeverbesserung innerhalb von 12 Wochen im Vergleich zu Placebo (Paolini u. Murrell 2007). Die Effekte sind auch nach 6 Monaten und 3 Jahren nachzuweisen. Neben einer verbesserten Mikrozirkulation, mit entstauendem Effekt durch Reduktion des postkapillaren venösen Füllungsdrucks, soll die Kollagensynthese über Stickstoffmonoxid (NO), den aktiven Metaboliten von Glyceroltrinitrat, angeregt werden (Osadnik et al. 2010, Paolini u. Murrell 2007).

Mikronährstoffe

Die Wirkung von Mikronährstoffen wird über den Ausgleich vorhandener Defizite bzw. die Deckung eines erhöhten Nährstoffbedarfs bei vermehrtem Gewebeumbau im Rahmen einer Tendopathie erklärt. Daneben zeigt die molekularbiologische Forschung spezifische Effekte von Nährstoffen auf die Genexpression, die Signalübertragung und die Proteinsynthese von Zellen. So reduzieren Glukosamine, Chondroitin, Hyaluronsäure und Ω-3-Fettsäuren die Bildung proinflammatorischer Zytokine (TNF-α, IL-1β). Hyaluronsäure und Chondroitin wirken über den CD-44-Rezeptor von Fibroblasten. Dadurch wird die Zellzahl durch Hemmung der Fibroblastenproliferation verringert sowie die Bildung von Kollagen Typ III reduziert (Knobloch u. Weinert 2012).

Im Rahmen einer Studie führte die ergänzende Gabe einer Nährstoffkombination bei Patienten mit Achillessehnentendopathie zu einer signifikanten Verbesserung der Therapieergebnisse bei gleichzeitiger Einsparung im Analgetikaverbrauch und in der Verordnung zusätzlicher Heil- und Hilfsmittel (Weinert u. Authorsen 2010).

36.3.4 Kombination statt Monotherapie

Die Behandlung der Tendopathien sollte immer aus einer Kombination mehrerer Therapiemaßnahmen bestehen. Die Kombination führt zu wesentlich besseren Therapieergebnissen als die jeweiligen Einzelmaßnahmen alleine (Rompe et al. 2009, Yelland et al. 2011). Die von den Autoren bevorzugten nicht invasiven Basismaßnahmen, die je nach individueller Situation des Patienten mit ergänzenden Therapien kombiniert werden, finden sich in ◘ Abb. 36.2.

Ausgehend von dem von Jill Cook und Craig Purdam eingeführten Kontinuumsmodell der Tendopathie findet sich bei dauerhafter Überlastung der Sehne eine zunehmend schlechter werdende Sehnenstruktur im Sinne einer initialen reaktiven Tendopathie und, da der Sehnenstoffwechsel die körpereigene Reparatur nicht mehr gewährleisten kann, ein fortschreitendes metaplastisches Geschehen mit Umwandlung der Kollagenstruktur von Typ I zu Typ III als Zeichen einer Fehlheilung bzw. einer degenerativen Tendopathie (Cook u. Purdam 2009). Damit wird die Reißfestigkeit der Sehne kompromittiert, und ein fließender Übergang von einer Tendopathie zu Teilrupturen, auch bei nicht exzessiven Belastungen, wird somit verständlich. Der Anteil von Teilrupturen bei Tendopathien liegt bei 23 % (Aström 1998). Auch bei kompletten Sehnenrupturen finden sich in 97 % der Fälle degenerative Veränderungen (Kannus u. Jósza 1991).

Neben übermäßiger Belastung spielen zusätzlich individuelle Faktoren (Hormone, Metabolismus, Medikamente, Rauchen oder Inaktivität bzw. Ruhigstellung) eine wesentliche Rolle bezüglich der Sehnenqualität. Es gilt dabei zu beachten, dass das Alter nur eine relative negative Prädiktion hat, da optimal trainierende ältere Menschen kein erhöhtes Rupturrisiko haben. Zwar kommt es im Alter zu leicht veränderter Kollagenstruktur (kürzere Kollagenfibrillen), die vermehrte Anzahl von Crosslinks gewährleistet aber eine nahezu gleiche Rissfestigkeit der Sehne wie bei jungen Menschen. Die erhöhte Anzahl von Sehnenrupturen im Alter sind eher durch das vermehrte Auftreten der oben aufgeführten metabolischen Risikofaktoren sowie der meist vorhandenen relativen Inaktivität geschuldet (Couppé et al. 2009).

Diese Risikofaktoren sind immer im Rahmen einer gezielten Anamnese und Laboranalysen zu identifizieren und sollten, wenn beeinflussbar, behoben werden, da sie sich in jeglichen Therapieformen negativ bemerkbar machen und die Therapiezeit maßgeblich verlängern oder den Therapieerfolg grundsätzlich gefährden. Zusätzlich kommen bild-

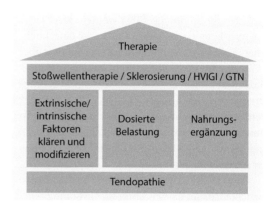

◘ **Abb. 36.2** Multimodales konservatives Therapieschema bei Tendopathien

gebende Verfahren mit Ultraschall und/oder MRT mit intravenöser Kontrastmittelapplikation zur Anwendung, um Tendopathien von Teil- oder Komplettrupturen zu differenzieren.

Bei Teilrupturen zeigt die biomechanische (isokinetische) Untersuchung eine erstaunlich gute Korrelation zwischen dem Anteil des von der Ruptur betroffenen Sehnenquerschnitts und dem daraus resultierenden Kraftdefizit. So sind z. B. bei kleineren Teilrissen unter 30 % des Sehnenquerschnitts meist nicht mehr als 30 % der Abstoßkraft beeinträchtigt. Reine Tendopathien dagegen zeigen biomechanisch kaum eine Abstoßdifferenz zum gesunden Fuß.

Klinisch sind die Teilrisse teilweise schwierig von den Tendinosen oder Komplettrupturen zu unterscheiden. Eine orientierende Information gibt der Test in Bauchlage mit über das Liegenende hängenden Füßen (Hanging-foot-Test), welcher bei Rupturen oder Teilrupturen eine Verlängerung der Sehne anzeigen kann. Der Matles- bzw. Thompson-Test ist bei Teilrupturen eher wenig genau, sollte jedoch der Vollständigkeit halber immer durchgeführt werden.

Wichtig ist es, den Patienten darauf hinzuweisen, dass bei einer bestehenden Tendopathie der Achillessehne das Risiko, innerhalb der nächsten 4 Jahre eine komplette Ruptur zu erleiden, bereits bei über 25 % liegt (Nehrer et al. 1997). Bei einer Teilruptur ist dieses Risiko nochmals erhöht. Entsprechend konsequent ist die Therapie aus ärztlicher und Patientensicht umzusetzen.

Bei Teilrissen unter 30 % des Sehnenquerschnitts kann eine konservative Therapie sicherlich als erste Option durchgeführt werden. Handelt es sich um eine akute Teilruptur, kann eine hochschaftige Schuhversorgung mit Keilerhöhung über 6 Wochen mit bildgebenden und biomechanischen Verlaufskontrollen angewendet werden. Da Teilrupturen jedoch nicht selten verspätet diagnostiziert werden, können auch aktivierende bzw. sehnenstimulierende Therapien wie Stoßwellenbehandlungen und ultraschallgesteuerte ACP-/PRP-Injektionen zur Anwendung kommen.

Dabei ist initial auf das exzentrische Training zu verzichten, damit die Teilruptur nicht voranschreitet oder in eine Elongation der Sehne übergeht. Früh kann und sollte mit konzentrischen und assistiven Übungen auf niedrigem Intensitätsniveau in Spitzfußstellung begonnen werden. Die frühfunktionelle Nachbehandlung ist einer Ruhigstellung klar überlegen. Sollte in der Bildgebung die Sehnenstruktur nach 6–8 Wochen wieder erkennbar sein, kann das exzentrische Training vorsichtig begonnen werden.

Bei Teilrupturen von mehr als 30 % des Sehnenquerschnitts empfehlen wir bei aktiven Personen eine operative Vorgehensweise, entweder mit einer Plantarisverstärkungsplastik oder ggf. mit einer Umkehrplastik aus dem Gastrocnemiusspiegel (Weisskopf et al. 2010a). Falls man sich für operative Maßnahmen entscheidet, müssen auf jeden Fall die Risikofaktoren bezüglich Wundheilungsstörung oder Infektionen in Betracht gezogen werden. Dabei stellen Vorbehandlungen mit Kortison, Rauchen und fortgeschrittenes Alter Faktoren für ein massiv erhöhtes Risiko (bis über 50 %) für diese Komplikationen dar. Entsprechend sollten die Patienten über diese Problemstellung aufgeklärt werden.

Operative Therapieoptionen bei Tendopathie

Grundsätzlich sollte zwischen Mid-portion-Tendopathie und insertionsnaher Tendopathie unterschieden werden, da die operative bzw. konservative Behandlung bei diesen ganz unterschiedliche Erfolgsaussichten haben.

Mid-portion-Tendopathie

Tendopathien 3–8 cm oberhalb des Sehnenansatzes ("mid portion") haben unter konservativer Therapie eine bis zu 90 %ige Erfolgsaussicht, und operative Interventionen werden immer seltener. Bei massiv

erhöhter Risikokonstellation ist eine konservative Therapie, auch bei Teilrupturen, die mehr als 30 % des Sehnenquerschnitts betreffen, zu bevorzugen. Oberstes Gebot der Therapie ist, eine komplette Ruptur oder Elongation der Sehne zu vermeiden, dies würde sich ansonsten gravierend auf die Funktion auswirken. Sollte trotzdem eine therapieresistente Situation vorliegen, gelten die operative Dekompression und die spindelförmige Exzision der zentralen metaplastischen Anteile als Goldstandard (Johnson et al. 2006, Maffulli et al. 1999). Diese wird frühzeitig empfohlen und zeigt gute bis exzellente Resultate in über 90 % der Fälle.

Operationstechnik: Über einen medialen, paraachillären Zugang wird das Retinakulum zu den Zehenflexoren gespalten, die Plantarissehne wird mobilisiert und Verklebungen des Paratenons werden von der Sehne gelöst. Anschließend werden eine Längstenotomie und eine Dekompression durchgeführt mit spindelförmigem Ausschneiden der metaplastischen Areale. Wenn nötig, wird die Rekonstruktion der Sehne mit resorbierbarem Nahtmaterial durchgeführt, ohne strangulierende Nahttechniken zu verwenden.

Insertionstendopathien

Die Insertionstendopathien zeigen konservativ eine deutlich schlechtere Erfolgschance, und operative Sanierungen gelten als Goldstandard bei insertionsnahen Achillessehnenbeschwerden, wobei in der Literatur noch keine zu favorisierende Operationstechnik empfohlen wird. Die Erfolgsraten nach operativen Maßnahmen werden in einer Metaanalyse mit einer 89 %igen Patientenzufriedenheit angegeben (Wiegerinck et al. 2013).

Die operative Sanierung ist insbesondere bei ansatznahen, intratendinotischen Verkalkungen der konservativen Therapie klar überlegen. Daneben muss aber bedacht werden, dass das Komplikationsrisiko bei derartigen operativen Eingriffen bis zu 10 % beträgt. Oftmals reicht es bei der Operation, insertionsnahe Haglund-Exostosen mittels Meißel moderat abzutragen, retrokalkanear entzündliches Gewebe zu entfernen und Insertionsverkalkungen herauszuschälen sowie die Sehne von Adhäsionen zu befreien. Kalkaneusosteotomien wie die Kelly-Keck-Operationen werden ebenfalls angewandt. Dabei ist zu beachten, dass das Osteosynthesema-

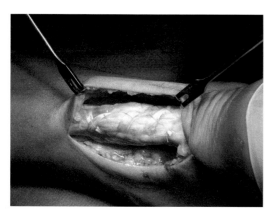

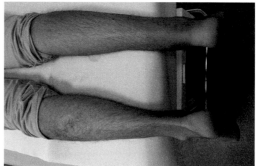

◻ **Abb. 36.4** Positiver "Hanging foot test" bei kompletter Achillessehneninsuffizienz rechts

◻ **Abb. 36.3** Verstärkungsplastik mit Plantarissehne bei Teilruptur der Achillessehne bei einem Profifußballer (32 Jahre)

terial im Kalkaneus nicht selten therapieresistente Beschwerden verursachen kann und der Hebelarm des Fersenbeins bei exzessiver Osteotomie verkürzt wird. Dadurch kann die Funktion der Achillessehne als Stabilisator und Plantarflexor beeinträchtigt werden.

Zunehmend werden arthroskopische Verfahren angewandt. Diese zeigen bezüglich Infekten und Wundheilungsstörungen eine deutlich reduzierte Komplikationsrate, sind jedoch technisch sehr schwierig und können bei intratendinösen Verkalkungen nicht angewandt werden. Ebenfalls muss das Risiko von Nervenläsionen beachtet werden.

Operative Therapieoptionen bei Teilrupturen

Die operative Sanierung bei Teilrupturen kann vielfältig erfolgen. Teilrisse unter 30 % können oftmals direkt vernäht werden, insbesondere wenn sie in der akuten Phase behandelt werden. Bei chronischen Rupturen oder bei Rupturen von mehr als 30 % des Sehnenquerschnitts empfehlen wir bei aktiven Patienten eine Verstärkungsplastik, z. B. mittels Verstärkungsplastik mit Plantarissehne oder durch Umkehrplastik (◻ Abb. 36.3).

Auch Autografts wie die Gracilis- oder Semitendinosussehne werden in der Literatur beschrieben und von Experten teilweise verwendet. Es gilt dabei, Risikokonstellationen zu beachten (z. B. Zustand nach Kortisonanwendungen als sehr häufige Ursache der Teilrupturen), kritisch abzuwägen und entsprechend vorsichtig die Nachbehandlung

durchzuführen, um Wundheilungsstörungen aber auch Rerupturen zu vermeiden. Standard ist eine frühfunktionelle Rehabilitation, die je nach Defektgröße in einem hohen Achillessehnenschuh mit entsprechender Fersenkeilerhöhung über insgesamt 8–16 Wochen durchgeführt wird.

Therapieoptionen bei kompletter Ruptur

Achillessehnenrupturen sind gravierende Verletzungen mit einer leider noch sehr hohen Fehldiagnosenrate von bis zu 20 %. Ursache für solche Fehldiagnosen können die sehr unterschiedlichen Rissformen der Achillessehne sein. So ist in unserem Patientengut eine Zwei-Etagen-Rissbildung in ca. 10 % der Fälle vorhanden, welche nicht der klassischen Ein-Etagen-Sehnenruptur im Insertionsbereich des M. soleus entspricht. Auch die Ein-Etagen-Ruptur zeigt nahezu immer eine asymmetrische Rissform und ist manchmal schwieriger zu diagnostizieren als erwünscht (◻ Abb. 36.4).

Die optimale Therapie der kompletten Achillessehnenruptur wird weiterhin kontrovers diskutiert. Dies hängt vor allem mit dem Erfolg und den Komplikationsraten der verschiedenen Techniken zusammen. Dabei gilt als Hauptziel der Versorgung, die Funktion bestmöglich wiederherzustellen. Aus der Literatur wissen wir, dass eine 100 %ige Wiederherstellung fast nie erreicht werden kann, jedoch sollte das funktionelle Defizit im Vergleich zur gesunden Gegenseite so gering wie möglich sein und der Maximalkraftverlust wenn möglich unter 10–15 % bleiben. Dabei gilt es, Komplikationen zu beachten, die sich negativ auf die Funktion der

Achillessehne auswirken. Während oberflächliche Wundinfekte, oberflächliche Wundheilungsstörung oder Nervenentrapments die Funktion nicht signifikant beeinflussen, sind es hauptsächlich die Reruptur und tiefe Wundinfekte, die es gilt mit allen Maßnahmen prä-, peri- und postoperativ zu vermeiden.

Betrachtet man die Ergebnisse der Metaanalysen und Studien zur Behandlung von akuten Achillessehnenrupturen hinsichtlich der Gefahr der Reruptur, zeigt sich klar eine erhöhte Risikokonstellation bei konservativer Therapie bei ca. 10–12 % Rerupturen gegenüber den operativen Techniken mit 4 bis maximal 5 % (Kahn et al. 2010, Jiang et al. 2012, Nilsson-Helander et al. 2010). Dabei spielt es bei den operativen Techniken keine Rolle, ob diese "mini-open" oder offen durchgeführt werden.

Betrachten wir die objektivierten Resultate bezüglich Funktion in der Literatur, so zeigt sich nach konservativer Therapie der frischen Achillessehnenruptur ein isokinetisches Kraftdefizit zwischen 10 und 40 % (Neumayer et al. 2010, Wallace et al. 2004, 2011, Hufner et al. 2006). Die Rate für die Rückkehr in den Sport auf dem gleichen Leistungsniveau wie vor der Verletzung beträgt dabei zwischen 37 und 100 %. Hingegen werden bei der perkutanen Rekonstruktion isokinetische Kraftdefizite im Vergleich zur gesunden Gegenseite von 6–25 % angegeben. Ein "return to sports" auf dem gleichen Leistungsniveau liegt dabei zwischen 58 und 100 %. Bei den offenen Rekonstruktionen liegen die Resultate in der Literatur zwischen 2 und 18 % isokinetischem Kraftdefizit, was sich auch in der der Rate "return to sports" auf gleichem Leistungsniveau zwischen 90 und 98 % widerspiegelt.

Dabei gilt es vor allem, die Operationstechnik zu beachten, da einfache Rahmennähte (z. B. Kirchhoff-, Kessler-Nähte) bei der offenen Rekonstruktion deutlich schlechtere primäre Ausrisskräfte zeigen als z. B. die Tripelbündeltechnik, die nahezu 2,5-fach höhere Ausrisskräfte (primär) gewährleisten kann. Diese initial vorhandenen Ausrisskräfte nach Achillessehnenrekonstruktion oder unter konservativer Therapie gilt es für die Nachbehandlung zu beachten. Übermäßige Kräfte auf das Sehnenkonstrukt in den angewandten Orthesen würden die Heilungschancen einer Achillessehnenruptur negativ beeinflussen. Stäudle et al. (2010) konnten diese Kräfte in den verschiedenen Orthesen biomechanisch aufzeigen. Entsprechend kann damit gezielt eine orthetische Versorgung ausgewählt werden, die die Stabilität bzw. Ausrisskraft der jeweiligen Sehnenrekonstruktion nicht überschreitet. Folgerichtig ist bei der konservativen Therapie keine relevante primäre Stabilität vorhanden, und die Nachbehandlung sollte entsprechend vorsichtig vollzogen werden.

Als Basisinformation ist zu beachten, dass eine Cochrane-Metaanalyse klar gezeigt hat, dass die funktionelle Nachbehandlung der kompletten Ruhigstellung bezüglich jeglicher Komplikationsrisiken von Vorteil ist (Khan u. Carey Smith 2010). Dies ist insofern schlüssig, als dass die Sehnenernährung durch Diffusion und die Stimulation der Tenozyten unter angepasstem Zug stattfindet und entsprechend die Reparation gewährleistet werden kann.

Die primäre Risskraft der perkutanen Rekonstruktion liegt bei ca. 180–200 Nm, wobei die gemessenen Kräfte auf die Sehne bis zu 400 Nm in den Orthesen erreichen. Dies führt zu einem erhöhten Elongations- oder Rerupturrisiko des Sehnenkonstruktes. Die primäre offene Rekonstruktion mittels Tripelbündeltechnik zeigt die höchste primäre Rissfestigkeit von ca. 450 Nm, welches aber immer noch gegenüber den auftretenden Kräften in den Orthesen grenzwertig erscheint (◘ Abb. 36.5).

Konsequenterweise sollte ein entsprechend vorsichtiges Nachbehandlungsprogramm umgesetzt werden. Aus unserer Sicht ist dieses Programm in einem hochschaftigen Achillessehnenschuh (AS-Schuh) mit ventraler Lasche, initial mit mindestens 3 cm Fersenkeil über 6 Wochen gewährleistet. Anschließend wird nach biomechanischer Prüfung der initialen Funktion der Achillessehne (Ganganalyse) zuerst die Lasche entfernt und dann pro Woche ein Keil reduziert, sodass der Patient nach ca. 10 Wochen zu normalem Schuhwerk mit guter Führung übergehen kann. Ein solches Nachbehandlungsschema berücksichtigt dabei auch die normale Heilungszeit der Achillessehne von mindestens 3 Monaten und kann der Tendenz der Achillessehnenelongation weitestgehend entgegenwirken.

36.3.5 Komplikationen nach Achillessehnenoperationen

Die Rate von Komplikationen nach operativer Sanierung der Achillessehne hängt nicht zuletzt von den

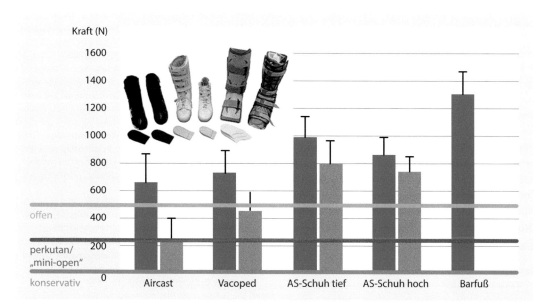

□ **Abb. 36.5** Kräfte auf die Achillessehnen in diversen Orthesen in Korrelation zu den primären Risskräften der einzelnen Therapieformen. (Adaptiert nach Stäudle et al. 2010)

bereits erwähnten negativen Beeinflussungsfaktoren wie Kortisonbehandlung, Rauchen, Alter oder Voroperationen und inadäquater Nachbehandlung ab, zudem vom Ausmaß der intraoperativen Gewebeschädigung durch strangulierende Operationstechniken oder von unnötiger Druckbelastung der Haut. Insbesondere die tiefe Wundinfektion mit Defektsituation stellt ein gefürchtetes Szenario dar. Die daraus entstehenden Folgen sind nur mit sehr aufwendigen Operationstechniken (z. B. Umkehrplastik, Tractusaugmentationsplastik, Lappendeckung) zu behandeln. Andere Komplikationen wie Entrapment des N. suralis können einfacher behandelt werden, konservativ durch Infiltrationsbehandlungen (Lokalanästhetikum und Traumeel, kein Kortison) oder operativ mit Neurolyse des N. suralis.

Rerupturen sollten operativ ebenfalls mit Umkehrplastik oder Sehnentransfer angegangen werden, um gutes Gewebe für die Rekonstruktion bereitzustellen. Direkte Rekonstruktionen bei chronischen Rupturformen zeigen schlechte funktionelle Resultate (Bohnsack et al. 2000), wohingegen Umkehrplastiken bei primären Rerupturen ein funktionelles Defizit von nur ca. 14 % gegenüber der gesunden Gegenseite aufweisen (Weisskopf et al. 2010a).

Noch häufiger wie Rerupturen sind Elongationen der Achillessehne. Klinisch und funktionell äußern sich diese ähnlich wie eine rerupturierte Sehne. Die Elongation der Achillessehne führt dazu, dass die Kraft nicht adäquat zum Kalkaneus übergeleitet werden kann. Folgen davon sind ein Maximalkraftverlust und eine funktionelle Destabilisierung des Kalkaneus. Das Beheben solcher Situationen ist äußerst aufwendig und sollte mittels Umkehrplastik oder Sehnentransfer erfolgen. Der noch häufig beschriebene Flexor-hallucis-longus-Transfer gilt als kritisch zu hinterfragen, da durch die Opferung des M. flexor hallucis longus ca. 10 % Abstoßkraft wegfällt und ein wichtiger Stabilisator im unteren Sprunggelenk und im Vorfuß fehlt. Auch die funktionellen Resultate zeigen gegenüber den Umkehrplastiken 8–10 % weniger isokinetische Kraftentfaltung, was der bereits erwähnten Funktionsschwächung der Zehenflexoren entspricht.

36.3.6 Fazit

Bei jungen, aktiven Patienten gilt es, die Funktion bestmöglich wiederherzustellen, dies ist aus unserer Sicht mittels der offenen Tripelbündeltechnik gemäß Literatur und bezüglich der Adressierung von asymmetrischen Rupturformen am besten gewährleistet. Insbesondere die Distalisierung des in 80 % isoliert abgerissenen M. soleus ist so am besten möglich. Die frühfunktionelle Nachbehandlung ist im Vergleich zur perkutanen Technik und zur konservativen Behandlung sicherer möglich. Dabei gilt es, die zum Teil sehr hohen Risiken bezüglich Wundheilungsstörungen, Infektionen und Entrapment des N. suralis abzuwägen und präoperativ bestehende Risikokonstellationen, insbesondere Rauchen, Kortisonvorbehandlung und Alter des Patienten, in der Therapieentscheidung mit zu berücksichtigen.

Literatur

Abate M, Sibernagel KG, Siljeholm C, Di Iorio A, De Amicis D, Salini V, Werner S, Paganelli R (2009) Pathogenesis of tendinopathies: inflammation or degeneration? Arthritis Research & Therapy 11:235

Alfredson H, Pietilä T, Jonsson P, Lorentzon R (1998) Heavy-load eccentric calf muscle training for the treatment of chronic Achilles tendinosis. Am J Sports Med 26:360–366

Aström M (1998) Partial rupture in chronic Achilles tendinopathy. A retrospective analysis of 342 cases. Acta Orthop Scand 69(4):404–407

Bleakney RR, White LM (2005) Imaging of the Achilles tendon. Foot Ankle Clin 10(2):239–254

Bohnsack M, Rühmann O, Kirsch L, Wirth CJ (2000) Surgical shortening of the achilles tendon for correction of elongation following healed conservatively treated Achilles tendon rupture. Z Orthop Ihre Grenzgeb 138(6):501–505

Bussey MR, Emanuele MA, Lomasney LM, Tehrani R (2014) Sitagliptin-induced bilateral Achilles tendinitis. Rheumatology 53(4):630

Chan O, O'Dowd D, Padhiar N, Morrissey D, King J, Jalan R, Maffulli N, Crisp T (2008) High volume image guided injections in chronic Achilles tendinopathy. Disability and Rehabilitation 30(20–22):1697–1708

Cook JL (2009) In search of the tendon holy grail: predictable clinical outcomes. Br J Sports Med 43(4):235

Cook JL, Purdam CR (2009) Is tendon pathology a continuum? A pathology model to explain the clinical presentation of load-induced tendinopathy. Br J Sports Med 43:409–416

Cook JL, Purdam CR (2014) The challenge of managing tendinopathy in competing athletes. Br J Sports Med 48:506–509

Cook JL, Karlsson, Khan KM (2007) A clinical perspective to tendinopathy. Br J Sports Med 41(4):187

Coombes BK, Bisset L, Vicenzino B (2010) Efficacy and safety of corticosteroid injections and other injections for management of tendinopathy: a systematic review of randomised controlled trials. Lancet 376:1751–1767

Couppé C, Hansen P, Kongsgaard M, Kovanen V, Suetta C, Aagaard P, Kjaer M, Magnusson SP (2009) Mechanical properties and collagen cross-linking of the patellar tendon in old and young men. J Appl Physiol 107(3):880–886

Deans VM, Miller A, Ramos J (2012) A prospective series of patients with chronic achilles tendinopathy treated with autologous-conditioned plasma injections combined with exercise and therapeutic ultrasonography. J Foot Ankle Surg 51(6):706–710

De Jonge S, Warnaars JLF, de Vos RJ, Weir A, van Schie HTM, Bierma-Zeinstra SMA, Tol JL (2014) Relationship between neovascularisation and clinical severity in Achilles tendinopathy in 556 paired measurements. Scand J Med Sci Sports 24(5):773–778

De Vos RJ, Weir A, Cobben LPJ, Tol JL (2007) The value of power Doppler ultrasonography in Achilles tendinopathy: a prospective study. Am J Sports Med 35(10):1696–1701

De Vos RJ, Weir A, Tol JL, Verhaar JAN, Weinans H, van Schie HTM (2011) No effect of PRP on ultrasonographic tendon structure and neovascularisation in chronic Achilles tendinopathy. Br J Sports Med 45(5):387–392

Easley ME, Le ILD (2008) Noninsertional Achilles tendinopathy: an overview. In: Nunley JA (Hrsg) The Achilles tendon. Treatment and rehabilitation. Springer Science and Business Media, Heidelberg, S 145–167

Ekstrand J, Hägglund M, Kristenson K, Magnusson H, Waldén M (2013) Fewer ligament injuries but no preventive effect on muscle injuries and severe injuries: an 11-year follow-up of the UEFA Champions League injury study. Br J Sports Med 47(12):732–737

Ferry ST, Dahners LE, Afshari HM et al (2007) The effects of common anti-inflammatory drugs on the healing rat patellar tendon. Am J Sports Med 35:1326–1333

Fallon K, Purdam C, Cook J, Lovell G (2008) A "polypill" for acute tendon pain in athletes with tendinopathy? Journal of Science and Medicine in Sport 11:235–238

Furia JP (2008) High-energy extracorporeal shock wave therapy as a treatment for chronic noninsertional Achilles tendinopathy. Am J Sports Med 36(3):502–508

Gajhede-Knudsen M, Ekstrand J, Magnusson H, Maffulli N (2013) Recurrence of Achilles tendon injuries in elite male football players is more common after early return to play: an 11-year follow-up of the UEFA Champions League injury study. Br J Sports Med 47(12):763–768

Hootman JM, Macera CA, Ainsworth BE, Addy CL, Martin M, Blair SN (2002) Epidemiology of musculoskeletal injuries among sedentary and physically active adults. Medicine and Science in Sports and Exercise 34(5):838–844

Hufner TM, Brandes DB, Thermann H, Richter M, Knobloch K, Krettek C (2006) Long-term results after functional nonoperative treatment of achilles tendon rupture. Foot Ankle Int 27–3:167–171

Jiang N, Wang B, Chen A, Dong F, Yu B (2012) Operative versus nonoperative treatment for acute Achilles tendon rupture: a meta-analysis based on current evidence. International Orthopedics 36(4):765–773

Johnson KW, Charalampos Z, Thordarson DB (2006) Surgical management of insertional calcific Achilles tendinosis with a central tendon splitting approach. Foot Ankle Int 27(4):245–250

Kannus P, Józsa L (1991) Histopathological changes preceding spontaneous rupture of a tendon. A controlled study of 891 patients. J Bone Joint Surg Am 73(10):1507–1525

Kayser R, Mahlfeld K, Heyde CE (2005) Partial rupture of the proximal Achilles tendon: a differential diagnostic problem in ultrasound imaging. Br J Sports Med 39:838–842

Khan KM, Scott A (2009) Mechanotherapy: how physical therapists' prescription of exercise promotes tissue repair. Br J Sports Med 43:247–252

Khan KM, Cook JL, Kannus P, Maffulli N, Bonar SF (2002) Time to abandon the "tendinitis" myth – Painful, overuse tendon conditions have a non-inflammatory pathology. BMJ 324(7338):626–627

Khan RJ, Carey Smith RL (2010) Surgical interventions for treating acute Achilles tendon ruptures. Cochrane Database Syst Rev 9:CD003674

Kirchgesner T, Larbi A, Omoumi P, Malghem J, Zamali N, Manelfe J, Lecouvet F, Vande Berg B, Djebbar S, Dallaudière B (2014) Drug-induced tendinopathy: From physiology to clinical applications. Joint Bone Spine 81(6):485–492

Knobloch K, Weinert F (Hrsg) (2012) Mikronährstoffe in der Sportmedizin und Orthopädie. Uni-Med, S 93–100

Kujala UM, Sarna S, Kaprio J (2005) Cumulative incidence of Achilles tendon rupture and tendinopathy in male former elite athletes. Clin J Sport Med 15(3):133–135

Langberg H, Ellingsgaard H, Madsen T et al (2007) Eccentric rehabilitation exercise increases peritendinous type I collagen synthesis in humans with Achilles tendinosis. Scand J Med Sci Sports 17:61–66

Malliaras P, Barton CJ, Reeves ND, Langberg H (2013) Achilles and Patellar tendinopathy loading programmes. Sport Med 43:267–286

Maffulli N, Binfield PM, Moore D, King JB (1999) Surgical decompression of chronic central core lesions of the Achilles tendon. Am J Sports Med 27(8):747–752

Maffulli N, Sharma P, Luscombe KL (2004) Achilles tendinopathy: aetiology and management. J R Soc Med 97(10):472–476

Maffulli N, Spiezia F, Longo UG et al (2013) High volume image guided injections for the management of chronic tendinopathy of the main body of the Achilles tendon. Physical Therapy in Sport 14(3):163–167

Marie I, Delafenêtre H, Massy N et al (2008) Tendinous disorders attributed to statins: A study on ninety-six spontaneous reports in the period 1990–2005 and review of the literature. Arthritis Care Res 59:367–372

Movin T, Kristoffersen-Wiberg M, Rolf C et al (1998) MR imaging in chronic Achilles tendon disorders. Acta Radiol 39:126–132

Nehrer S, Breitenfeuer M, Brodner W, Kainberger F, Fellinger EJ, Engel A, Imhof F (1997) Clinical and sonographic evaluation of the risk of rupture in the Achilles tendon. Arch Orthop Trauma Surg 116(1–2):14–18

Neumayer F, Mouhsine E, Arlettaz Y, Gremion G, Wettstein M, Crevoisier X (2010) A new conservative-dynamic treatment for the acute ruptured Achilles tendon. Arch Orthop Trauma Surg 130(3):363–368

Nilsson-Helander K, Silbernagel KG, Thomeé R, Olsson N, Eriksson BI, Karlsson J (2010) Acute Achilles tendon rupture. A randomized, controlled study comparing surgical and nonsurgical treatments using validated outcome measures. Am J Sports Med 38(11):2186–2193

Notarnicola A, Pesce V, Vicenti G, Tafuri S, Forcignanò M, Moretti B (2012) SWAAT Study: Extracorporeal Shock Wave Therapy and arginine supplementation and other nutraceuticals for insertional achilles tendinopathy. Adv Ther 29:799–814

Ohberg L, Alfredson H (2002) Ultrasound guided sclerosis of neovessels in painful chronic Achilles tendinosis: pilot study of a new treatment. Br J Sports Med 36:173–177

Osadnik R, Redeker J, Kraemer R, Vogt PM, Knobloch K (2010) Microcirculatory effects of topical glyceryl trinitrate on the Achilles tendon microcirculation in patients with previous Achilles tendon rupture. Knee Surgery, Sports Traumatology, Arthroscopy 18(7):977–981

Paolini JA, Murrell GA (2007) Three-year follow up study of topical glyceryl trinitrate treatment of chronic non insertional Achilles tendinopathy. Foot Ankle Int 28:1064–1068

Rasmussen S, Christensen M, Mathiesen I, Simonson O (2008) Shockwave therapy for chronic Achilles tendinopathy: a double-blind, randomized clinical trial of efficacy. Acta Orthop 79(2):249–256

Rees JD, Stride M, Scott A (2014) Tendons: time to revisit inflammation? Br J Sports Med 48(21):1553–1557

Renstrom PAHF, Woo SL-Y (2008) Tendinopathy: a major medical problem in sport. In: Woo S, Renström P, Arnoczky S (Hrsg) Tendinopathy in athletes. Wiley-Blackwell, New York, S 1–9

Resteghini P, Yeoh J (2012) High-volume injection in the management of recalcitrant mid-body Achilles tendinopathy: a prospective case series assessing the influence of neovascularity and outcome. International Musculoskeletal Medicine 34(3):92–100

Rio E, Kidgell D, Moseley L, Pearce A, Gaida J, Cook J (2013) Exercise to reduce tendon pain: A comparison of isometric and isotonic muscle contractions and effects on pain, cortical inhibition and muscle strength. J Sci Med Sport 16(Suppl 1):e28

Rio E, Kidgell D, Cook J (2014) Exercise reduces pain immediately and affects cortical inhibition in patellar tendinopathy. Br J Sports Med 48:A57–A58

Robinson JM, Cook JL, Purdam C, Visentini PJ, Ross J, Maffulli N, Taunton JE, Khan KM (2001) The VISA-A questionnaire. A valid and reliable index of the clinical severity of Achilles tendinopathy. Br J Sports Med 35:335–341

Rompe JD, Furia J, Maffulli N (2009) Eccentric loading versus eccentric loading plus shock-wave treatment for midportion Achilles tendinopathy: a randomized controlled trial. Am J Sports Med 37:463–470

Segesser B, Brüggemann GP, Weisskopf L (2006) Die Achillessehne im Sport. Therapiewoche 7/8:144–150

Silbernagel KG, Thomeé R, Eriksson BI, Karlsson J (2007a) Full symptomatic recovery does not ensure full recovery of muscle-tendon function in patients with Achilles tendinopathy. Br J Sports Med 41:276–280

Silbernagel KG, Thomeé R, Eriksson BI, Karlsson J (2007b) Continued sports activity, using a pain-monitoring model, during rehabilitation in patients with Achilles tendinopathy: a randomized controlled study. Am J Sports Med 35:897–906

Silbernagel KG, Brorsson A, Lundberg M (2011) The majority of patients with achilles tendinopathy recover fully when treated with exercise alone. Am J Sports Med 38:607–613

Stäudle B, Kälin X, Heinrich K, Segesser B, Brüggemann G-P (2010) Therapieschuh für Achillessehnenverletzungen: Eine biomechanische Untersuchung von Entlastungsstrategien. Orthopädieschuhtechnik 82:24–29

Stevens M, Tan CW (2014) Effectiveness of the Alfredson Protocol compared with a lower repetition-volume protocol for midportion Achilles tendinopathy: a randomized controlled trial. JOSPT 44(2):59–67

Trattnig S, Zbýň Š, Schmitt B, Friedrich K, Juras V, Szomolanyi P, Bogner W (2012) Advanced MR methods at ultra-high field (7 Tesla) for clinical musculoskeletal applications. European Radiology 22(11):2338–2346

Van Schie HTM, de Vos RJ, de Jonge S, Bakker EM, Heijboer MP, Verhaar JAN, Tol JL, Weinans H (2010) Ultrasonographic tissue characterisation of human Achilles tendons: quantification of tendon structure through a novel non-invasive approach. Br J Sports Med 44(16):1153–1159

Wallace RG, Traynor IE, Kernohan WG, Eames MH (2004) Combined conservative and orthotic management of acute ruptures of the Achilles tendon. J Bone Joint Surg Am 86(6):1198–1202

Wallace RG, Heyes GJ, Michael AL (2011) The non-operative functional management of patients with a rupture of the tendo Achillis leads to low rates of re-rupture. J Bone Joint Surg Br 93(10):1362–1366

Weinert F (2012) Mikronährstoffe bei Tendinopathien. In: Knobloch K, Weinert F (Hrsg) Mikronährstoffe in der Sportmedizin und Orthopädie. Uni-Med, Jena, S 93–100

Weinert F, Authorsen S (2010) Klinische Wirksamkeit einer supportiven Ernährungstherapie bei Patienten mit Tendopathien – Ergebnisse einer multizentrischen kontrollierten Beobachtungsstudie. Ernährung und Medizin 25:172–177

Weisskopf L, Segesser B, Ulrich M, Rosso C, Rist H-J, Brüggemann P (2010a) Akute und chronische Achillessehnenrupturen: die offene Achillessehnenrekonstruktion. http://orthopaedie-unfallchirurgie.universimed.com/artikel/akute-und-chronische-achillessehnenrupturen-die-offene-achilles

Weisskopf L, Segesser B, Ulrich M, Rosso C, Rist H-J, Brüggemann P (2010b) Ätiologie, Diagnostik und Rekonstruktion: Teilrupturen der Achillessehne. http://orthopaedie-unfall-chirurgie.universimed.com/artikel/ Ätiologie-diagnostik-und-rekonstruktion-teilrupturen-der-achill

Wiegerinck JI, Kerkhoffs GM, van Sterkenburg MN, Sierevelt IN, van Dijk CN (2013) Treatment for insertional Achilles tendinopathy: a systematic review. Knee Surgery Sports Traumatology Arthroscopy 21(6):1345–1355

Wheeler PC (2014) The use of high-volume image guided injections (HVIGI) for Achilles tendinopathy – A case series and pilot study. International Musculoskeletal Medicine 36(3):96–103

Woo SL-Y, Renström P, Arnotzky SP (2008) Tendinopathy in athletes. Blackwell Publishing, New York

Yelland MJ, Sweeting KR, Lyftogt JA, Ng SK, Scuffham PA, Evans KA (2011) Prolotherapy injections and eccentric loading exercises for painful Achilles tendinosis: a randomized trial. Br J Sports Med 45(5):421–428

Erratum zu: Das deutsche Gesundheitssystem – Mängel, Defizite und Perspektiven

Edmund A. M. Neugebauer

Die korrigierte Version dieses Kapitels ist verfügbar unter:
DOI 10.1007/978-3-662-48081-6_1

J. Jerosch, C. Linke (Hrsg.), *Patientenzentrierte Medizin in Orthopädie und Unfallchirurgie*,
DOI 10.1007/978-3-662-48081-6_37, © Springer-Verlag Berlin Heidelberg 2016

Erratum zu:

Kapitel 1 in: J. Jerosch, C. Linke (Hrsg.), Patientenzentrierte
Medizin in Orthopädie und Unfallchirurgie
DOI 10.1007/978-3-662-48081-6_1

Wir machen darauf aufmerksam, dass die jetzt zur Verfügung
gestellte Fassung sich von der zunächst veröffentlichten
Fassung unterscheidet. Ursache dafür ist die ursprüngliche
Abbildung 1.1, die aus urheberrechtlichen Gründen ausgetauscht werden musste.